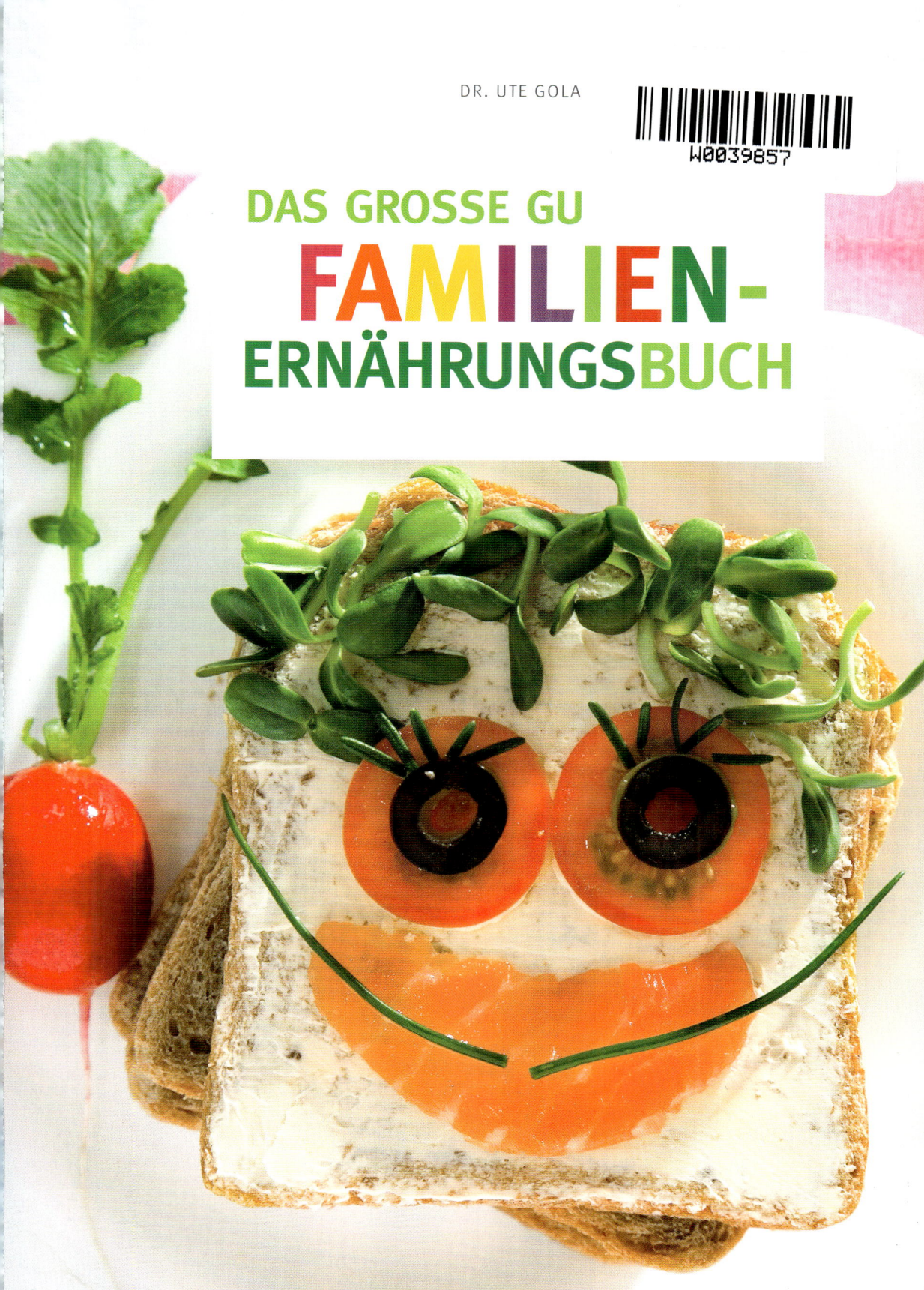

DR. UTE GOLA

DAS GROSSE GU
FAMILIEN-
ERNÄHRUNGSBUCH

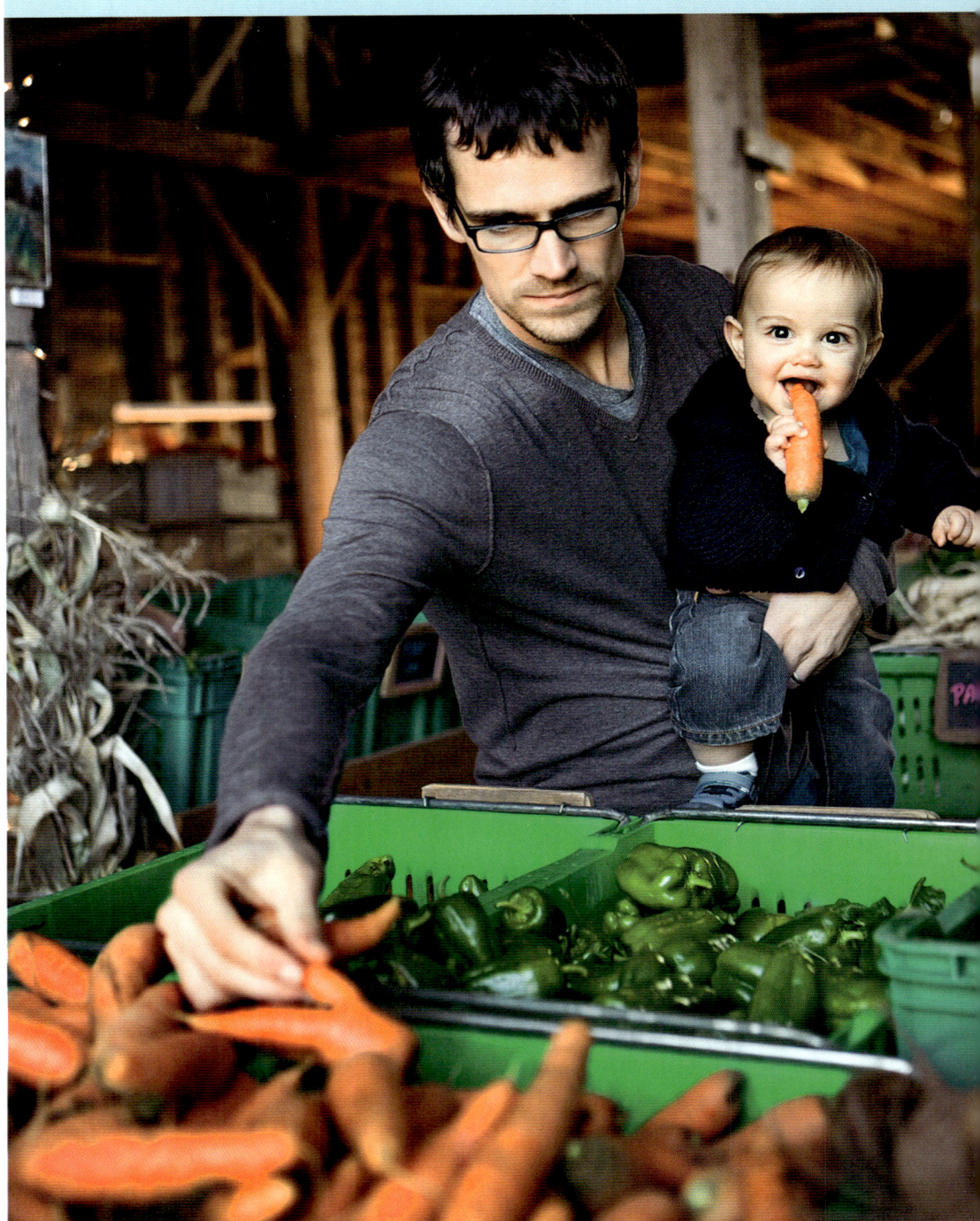

EIN WORT ZUVOR

Sobald sich Menschen zu einer Familie zusammenfinden, entstehen »Essgemeinschaften«. Jedes Familienmitglied bringt seine eigenen Geschmacksvorlieben, aber auch seine Wertvorstellungen rund um das Thema Essen mit. Manchmal dauert es Jahre, bis wir uns an die Geschmacksvorstellungen des anderen gewöhnt haben, weshalb die gemeinsamen Mahlzeiten am Wochenende stets sehr sorgfältig ausgehandelt werden. Kommen Kinder dazu, beginnt die Phase des Aushandelns und Abstimmens von Neuem.

Bei der Auswahl unserer Speisen und deren Zubereitung zehren wir vom Wissen unserer Vorfahren. In der gegenwärtigen Zeit bieten sich zahlreiche Möglichkeiten, Nahrungsmittel fertig zu kaufen, sodass die Frage im Raum steht: Wie viel von dem alten Wissen sollten wir bewahren, wo sollten wir offen für Neues sein? Nachdem wir heute nicht mehr an den jahreszeitlichen Speisenablauf gebunden sind, stehen wir vor einer weiteren Frage: Was ist denn jetzt gesund? Worauf sollten wir als Familie achten?

In den vielen Jahren, in denen Ernährung zum Thema in meinem beruflichen Leben geworden ist, haben uns Tausende Menschen in meinem Institut besucht, von sich erzählt und uns befragt. Durch diesen regen Austausch haben meine Kolleginnen und ich viel rund um die Themen Essen und Ernährung gelernt. Die Fragen haben uns dazu veranlasst, nach praktischen Lösungen zu suchen. Wir durften lernen und sind dadurch reicher an Wissen und Erfahrungen geworden. Deshalb muss ich mich an dieser Stelle zunächst einmal bei all den ratsuchenden Menschen bedanken, die im Laufe der letzten Jahre zu uns kamen. Sie haben auch immer wieder die Bitte geäußert, doch »alles« einmal aufzuschreiben, obwohl es doch schon so viele Bücher über Ernährung gibt!

Herr Ehrlenspiel vom GU-Verlag gab den Anstoß dazu, ernsthaft über das Projekt »Familienernährungsbuch« nachzudenken. Mein Dank gilt der Lektorin, Dorit Zimmermann, und Sarah Schocke, die mich als Redakteurin mit viel Engagement begleitet hat.

Meine Mitarbeiterinnen, Diätassistentin Dajana Assmuth, Diplom-Ernährungswissenschaftlerin Karen Franz, Diplom-Ernährungswissenschaftlerin Dr. Cornelia Maaß und unsere Assistentin Yvonne Staege haben mich unermüdlich unterstützt, und sie haben großen Anteil daran, dass dieses Buch entstanden ist. Herzlichen Dank an alle Beteiligten für die interessanten Diskussionen und den Spaß bei der Teamarbeit zu diesem Buch.

Dr. Ute Gola

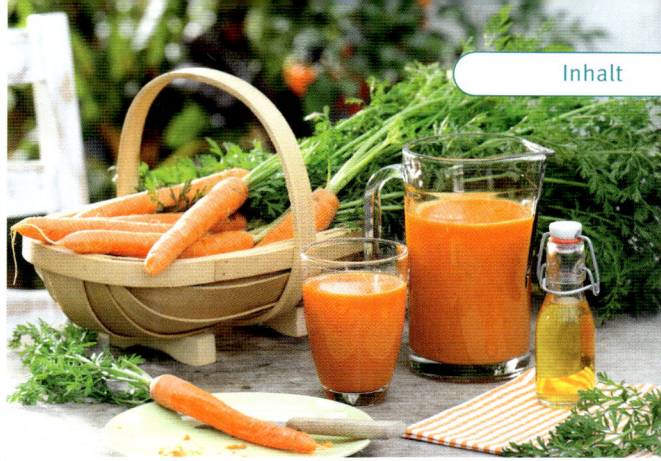

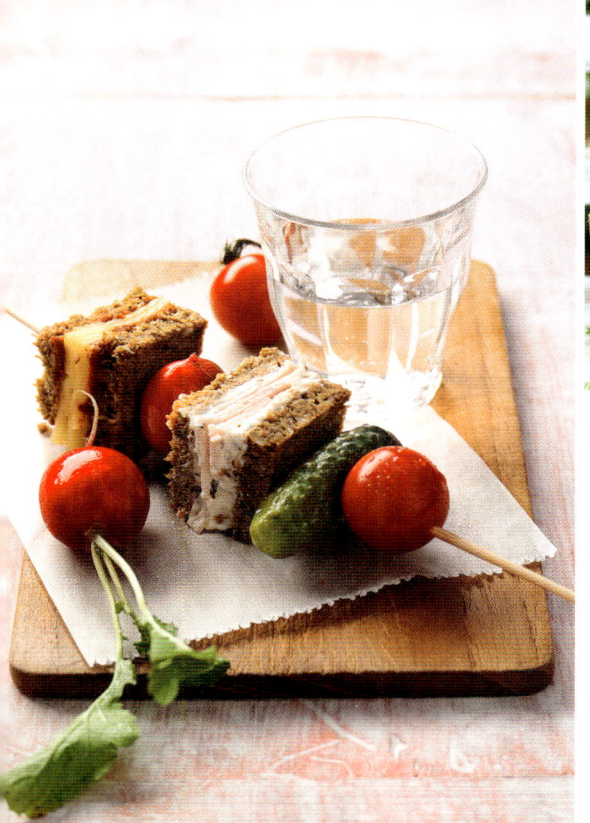

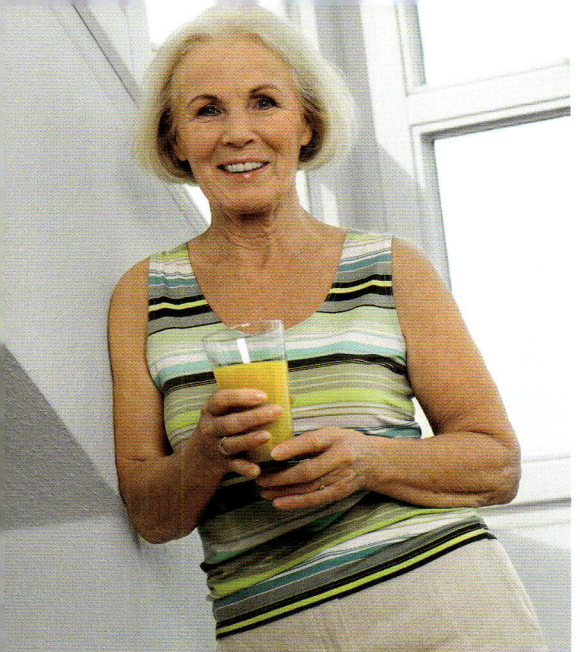

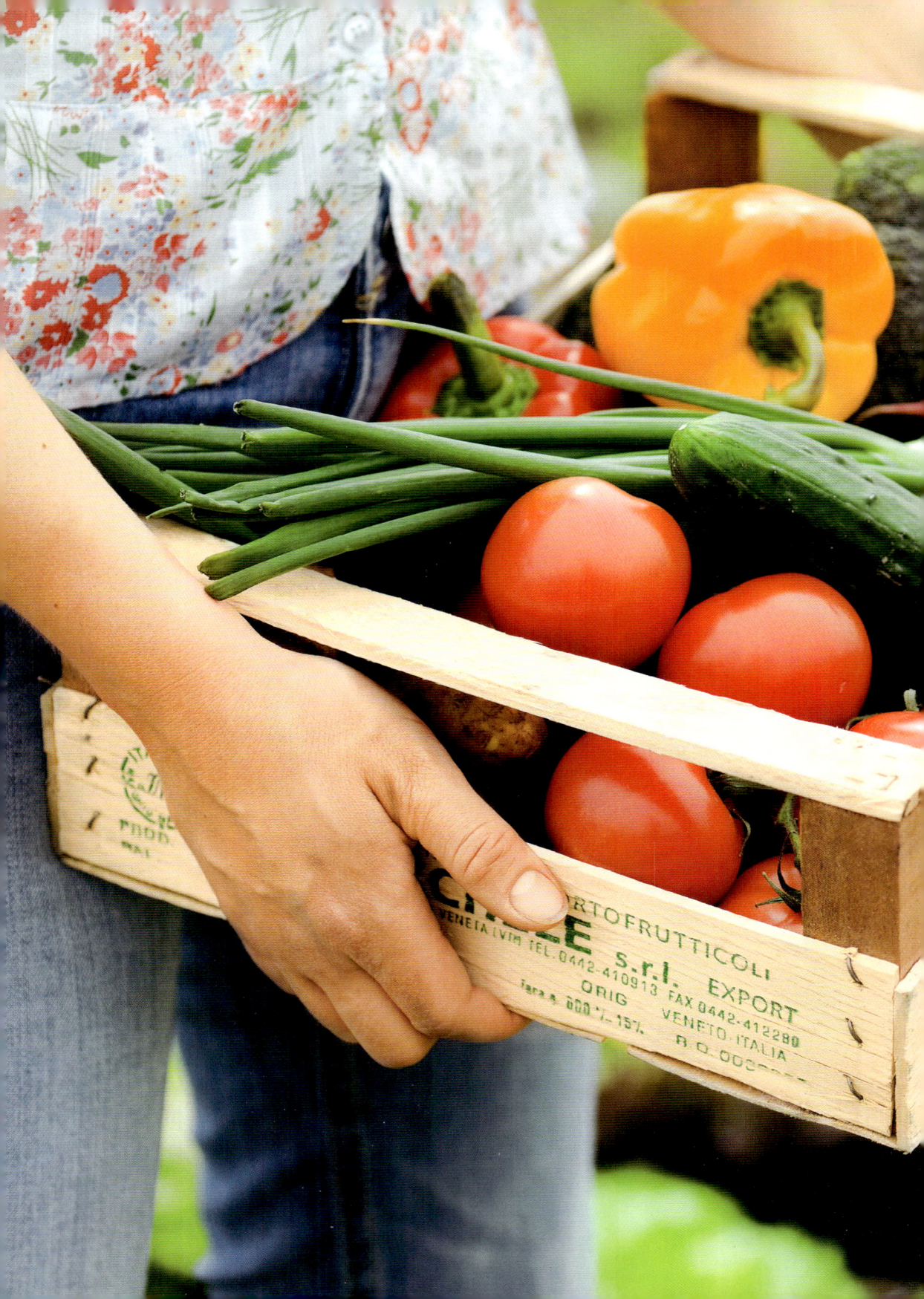

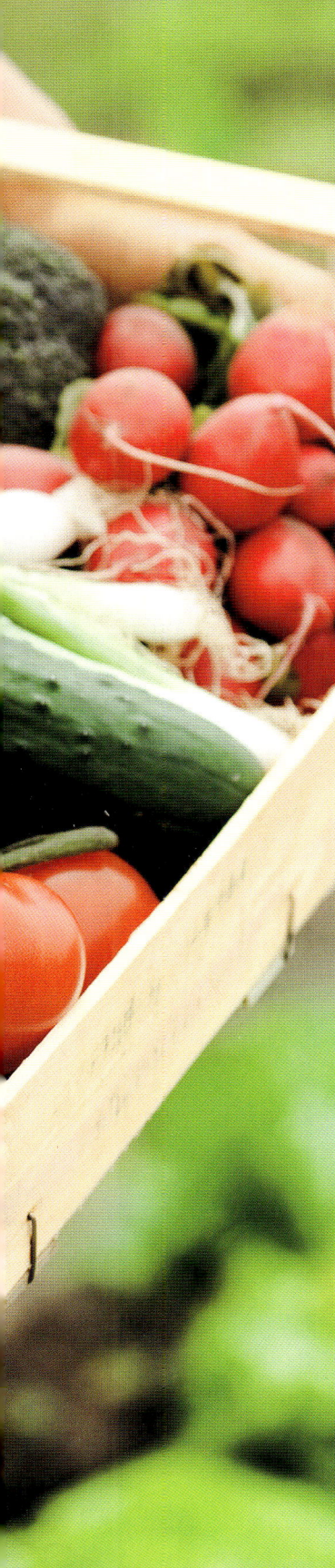

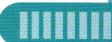

WAS UNSER KÖRPER BRAUCHT

Kohlenhydrate, Fette, Eiweiß und Vitamine sowie Mineralstoffe und sekundäre Pflanzenstoffe sind die notwendigen Bestandteile unserer Nahrung. Für eine gesunde Ernährung kommt es darauf an, ausgewogen und von allem ausreichend, aber nicht zu viel zu essen. Mit unseren abwechslungsreichen Rezepten fällt Ihnen das sicher leicht.

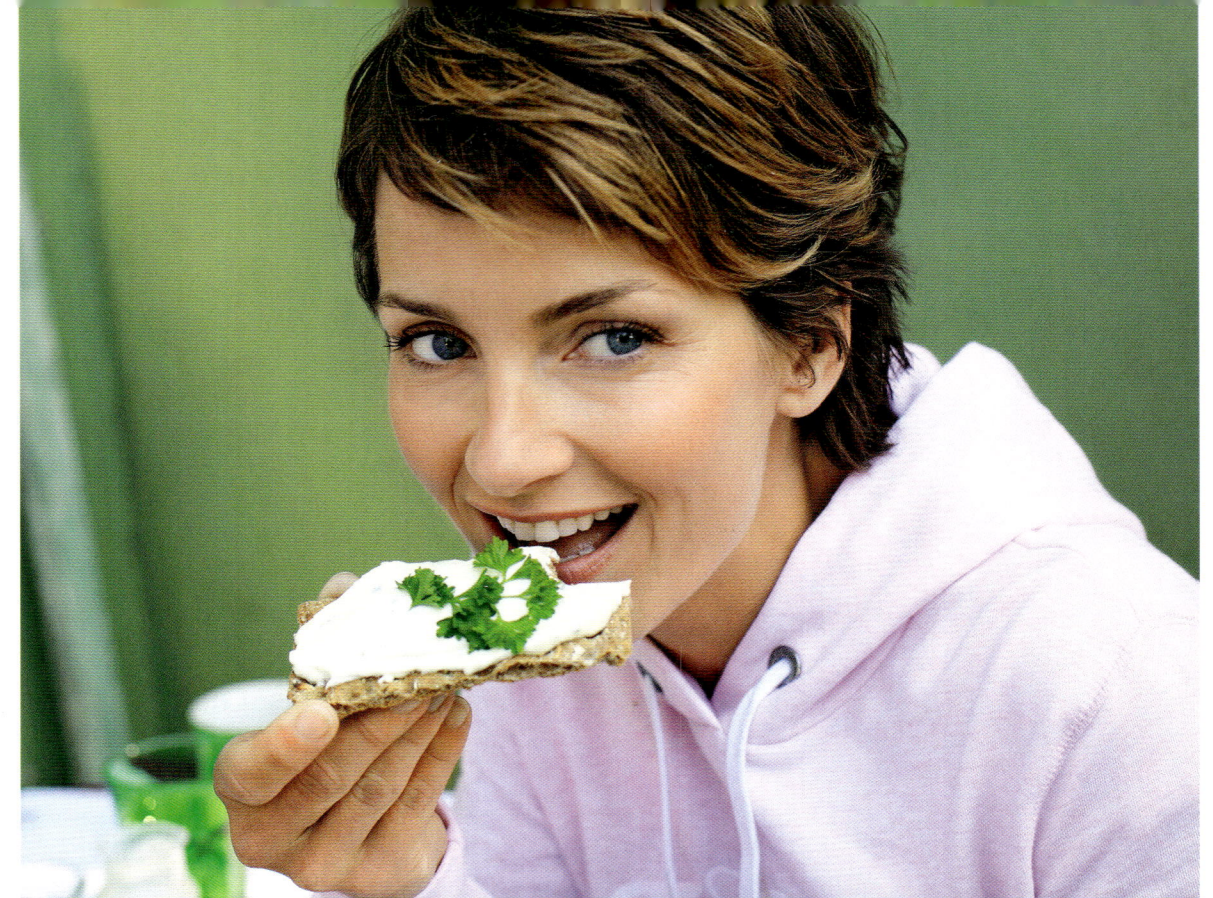

Eine Reise durch den Körper

Wann immer wir essen und trinken, beginnt das Verdauungssystem sofort damit, die aufgenommene Nahrung zu verarbeiten und die darin enthaltenen Nährstoffe aufzubereiten. In Magen und Darm wird die Nahrung zerlegt und die Nährstoffe werden über das Blut überall im Körper verteilt. Neben der Energiegewinnung dienen sie zum Aufbau neuer körpereigener Strukturen wie Muskelmasse, Knochensubstanz und allen anderen Körperzellen.

Vom Mund ...

Sobald wir einen Bissen zu uns nehmen, geht es los, denn bereits in der Mundhöhle beginnt die Verdauung. Sie ist ein wahres »Feuchtbiotop«, in dem alle Komponenten so fein aufeinander abgestimmt sind, dass wir die wichtigen Prozesse, die sich dort abspielen, gar nicht wahrnehmen. Wenn jedoch Entzündungen an der Mundschleimhaut auftreten, wir über einen längeren Zeitraum Antibiotika einnehmen müssen oder unregelmäßig die Zähne putzen, kann hier alles kippen. Eigentlich beginnt die Verdauung ja schon in der Nase. Wenn wir Speisen riechen, treffen wir bereits die Entscheidung, ob wir etwas essen wollen oder nicht. Gleichzeitig wird die Komposition der Verdauungssäfte eingeleitet. Die Geschmacksrezeptoren auf unserer Zunge regulieren dann weiter. Wir können fünf Geschmacksqualitäten unterscheiden: süß, salzig, sauer, bitter und umami (herzhaft). Im Mund beginnt nun über besagte Rezeptoren die Analyse der Nahrung, die im Magen-Darm-Trakt fortgesetzt wird. Ja, auch der Darm kann schmecken, auch er verfügt über Geschmacksrezeptoren. Damit auch die wasserunlöslichen Nahrungsbestandteile aus dem Dünndarm ins Blut gelangen, muss alles fein zerkleinert werden. Bereits beim Kauen beginnt die Aufspaltung von Kohlenhydraten durch Enzyme wie die alpha-Amylase, die im Speichel durch die drei Speicheldrüsen zur Verfügung gestellt wird. Nachdem alles gut gekaut und eingespeichelt ist, wird geschluckt und die Reise durch die Speiseröhre kann beginnen. Damit der Speisebrei nicht in der Luftröhre landet, klappt der Kehldeckel die Luftröhre zu. Schlucken und Reden gleichzeitig geht deshalb nicht.

... in den Magen

Am Ende der Speiseröhre wartet der Magen auf den Nahrungsbrei. Er ist von einer Schleimhaut mit drei verschiedenen Drüsenzellen ausgekleidet. Die Belegzellen stellen die sehr aggressive Salzsäure her, die den Brei ansäuert und mögliche Krankheitserreger abtötet. Die Hauptzellen produzieren Pepsinogen, eine Vorstufe des Verdauungsenzyms Pepsin, damit in der Salzsäure die Eiweißverdauung in Gang kommt. Und die Nebenzellen sorgen für alkalischen Schleim als Schutz, damit die Salzsäure die Magenwände nicht angreift und der muskulöse Magen sich nicht unfreiwillig selbst verdaut.

SAUER MACHT LUSTIG?

Auch Stress kann auf den Magen schlagen und die Balance der Magensaftproduktion erheblich stören. Schließt der Mageneingang aus verschiedenen Gründen nicht richtig, dann schießt die Magensäure ungehindert zurück in die Speiseröhre, vielen Menschen bekannt als Sodbrennen. Wer hier empfindlich reagiert, kennt in der Regel seine persönlichen »Säurelocker« wie Süßes, Saft, Bier sowie scharfes und fettes Essen. Manchmal werden in besonders stressigen Zeiten auch Vollkornprodukte vom Magen schlechter vertragen als sonst.

Wie lange die Nahrung im Magen bleibt, ist von verschiedenen Faktoren abhängig. So verzögert etwa ein hoher Fettanteil im Essen die Magenentleerung. Einfluss haben auch Zusammensetzung und Temperatur des Speisebreis. Am schnellsten passieren Flüssigkeiten den Magen – sie bleiben nur bis zu einer Stunde darin. Am längsten braucht der Magen für fette Speisen wie Gänsebraten und Ölsardinen, nämlich über acht Stunden. Durch den Magenpförtner wird die Nahrung in den Zwölffingerdarm weitergeleitet. Dabei ist der Füllungszustand des Magens ein wichtiger Regler für den Beginn des Sättigungsgefühls. Je voller der Magen ist, desto satter fühlen wir uns.

Während der Magenpassage werden ständig Informationen über den jeweiligen Füllungszustand ans Gehirn weitergegeben.

Der Dünndarm

Der Dünndarm ist die »Sortieranlage« unseres Körpers. Hier wird entschieden, welche Substanzen sich sofort nutzen lassen. Mithilfe von Enzymen werden die Bestandteile, die in Mund und Magen bereits vorverdaut wurden, weiter zerlegt. Die Kohlenhydrate werden im Dünndarm durch spezielle Enzyme, die Disaccharidasen, in kleinste Bestandteile aufgespalten – normaler Haushaltszucker beispielsweise in Trau-

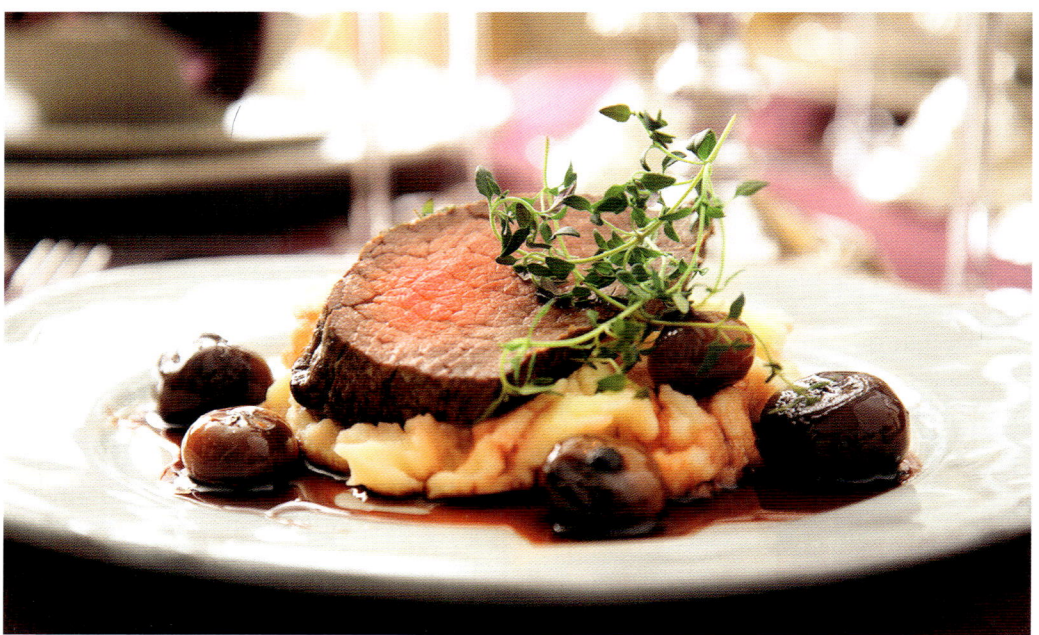

Nach einem festlichen Sonntagsmenü mit Fleisch, Kartoffeln, Gemüse und einem Nachtisch mit Sahnehaube hat der Körper richtig viel zu tun, um alle Nahrungsbestandteile zu zerlegen und an den jeweiligen Bestimmungsort zu transportieren.

ben- und Fruchtzucker. Die Fettverdauung findet überwiegend in den oberen Teilen des Dünndarms statt. Die von der Leber gebildete Gallenflüssigkeit wird in der Gallenblase gespeichert und nahrungsabhängig in den Zwölffingerdarm abgegeben. Die Gallenflüssigkeit ist wichtig, um die Fette zu emulgieren, wodurch sie von den entsprechenden Verdauungsenzymen (Lipasen) besser verarbeitet werden können.

In unmittelbarer Nähe des Ganges, durch den der Gallensaft in den Zwölffingerdarm gelangt, sondert auch die Bauchspeicheldrüse ihre Enzyme in den Darm ab. Die im Magen begonnene Eiweißverdauung setzt sich dort fort. Im Dünndarm findet die Aufnahme der Nährstoffbausteine statt. Nachdem die einzelnen Nährstoffe (Kohlenhydrate, Fette und Eiweiße) in ihre Einzelbestandteile zerlegt wurden, gelangen diese über die Dünndarmzotten ins Blut und in die Lymphe. Das Pfortadersystem, so heißt das Gefäßsystem auf der Rückseite der Darmwand, nimmt die zerlegten Nahrungsbestandteile auf und transportiert sie zur Leber. Von da aus wird alles an seinen Bestimmungsort, zum Beispiel die Muskelzellen, transportiert. Auf diese Weise wird der größte Teil der energiereichen Stoffe für unseren Organismus bereitgestellt.

Der Dickdarm

Zwischen Dünn- und Dickdarm gibt es eine Klappe, die dafür sorgt, dass der Speisebrei nur in eine Richtung fließt. Hinter diese Klappe gelangen alle Bestandteile, die der Körper für seine unmittelbare Nährstoffver-

sorgung nicht verwerten kann. Im Dickdarm wird dem bis dahin sehr flüssigen Speisebrei Wasser entzogen, das zusammen mit Mineralstoffen resorbiert und dem Körper nutzbar gemacht wird. Andere Nährstoffe werden hier nicht mehr aufgenommen. Im Dickdarm leben sehr viele Bakterienkulturen, die Darmflora. Diese sorgt dafür, dass Ballaststoffe abgebaut werden. Darunter versteht man überwiegend pflanzliche Bestandteile, die von unseren Verdauungsenzymen nicht oder nur teilweise verarbeitet werden können. Aus Ballaststoffen machen Bakterien beispielsweise den Buttersäurebestandteil Butyrat, mit dem sich der Darm von innen »pflegt« und kleine Entzündungen repariert. Das ist einer der Gründe, warum es so wichtig ist, reichlich Ballaststoffe mit der Ernährung aufzunehmen.

Im Mastdarm, dem letzten Dickdarmabschnitt, findet keine Verdauung mehr statt. Hier wird dem Stuhl nur noch Wasser entzogen, bevor dieser über den After ausgeschieden wird. Der Magen-Darm-Trakt ist jedoch nicht nur für die Verdauung verantwortlich. So haben wir im gesamten Darm ein Nervensystem mit Rezeptoren, die für unser Wohlbefinden und für unser Immunsystem mitverantwortlich sind. Wie im Gehirn wird auch im Darm das »Glückshormon« Serotonin produziert. Das enterale Nervensystem von Magen und Darm, auch »Bauchhirn« genannt, ist mit 100 Millionen Nervenzellen ausgerüstet und koordiniert damit eigenständig die Verdauungsarbeit, beispielsweise die Muskeltätigkeit von Magen und Darm (Peristaltik), wodurch der Speisebrei kontinuierlich weitertransportiert wird.

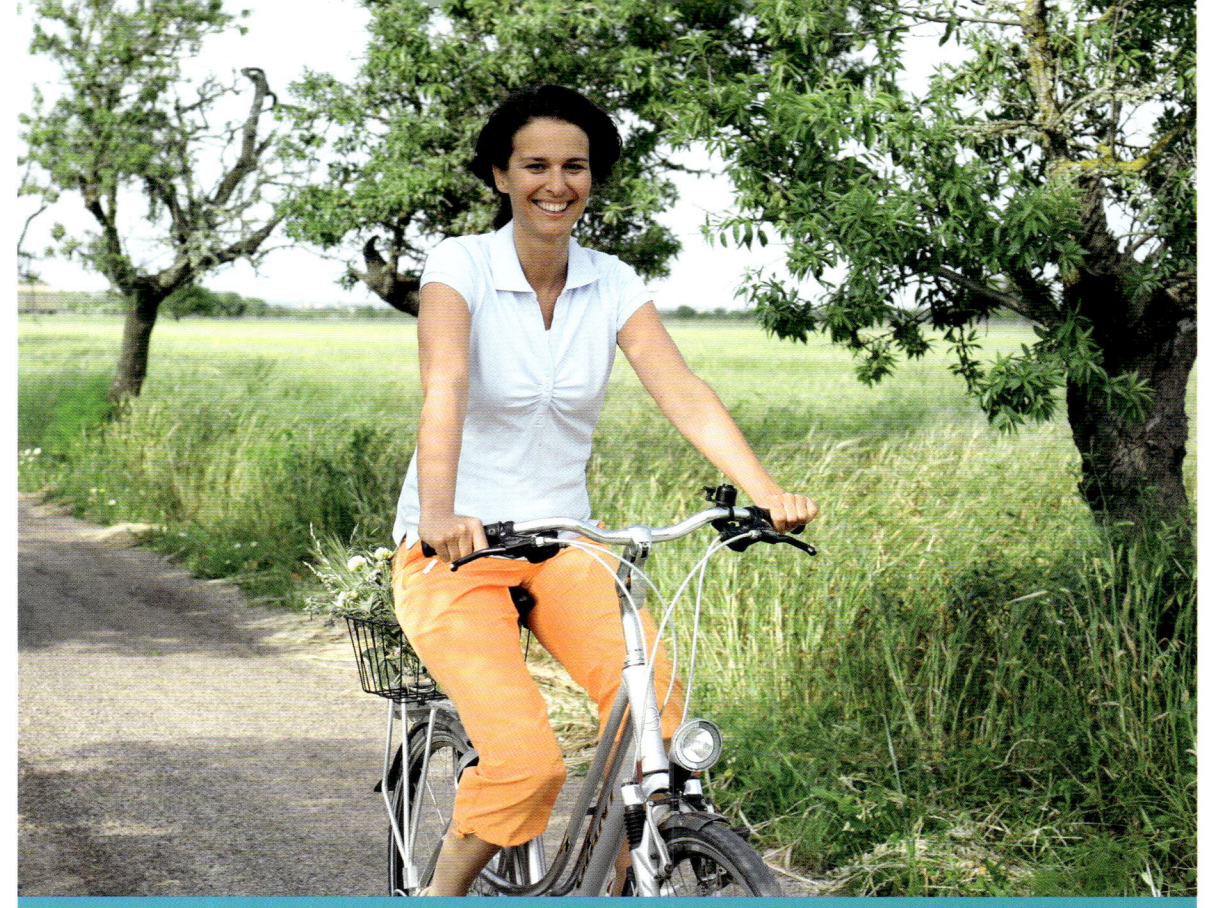

Wie viel Energie brauchen wir?

Der menschliche Körper benötigt rund um die Uhr Energie, die er aus der täglichen Nahrung gewinnt. Wie viel Energie wir tatsächlich verbrauchen, haben wir selbst in der Hand. Neben dem Grundumsatz, den jeder Mensch aufweist, um seine elementaren Körperfunktionen aufrechtzuerhalten, hängt es vor allem von der individuellen Lebensführung ab, wie viel Energie wir nötig haben.

Der Grundumsatz

Jeder von uns benötigt Energie, damit sein Herz schlägt, die Leber entgiftet oder die Körpertemperatur bei rund 36,5 °C bleibt. Doch auch um zu wachsen oder zu verdauen, benötigt unser Organismus Energie. Diese Energiemenge nennt man Grundumsatz oder auch Ruhe-Energie-Umsatz. Wir verbrauchen sie auch dann, wenn wir die ganze Zeit im Bett liegen und nichts tun. Daher sollten wir unserem Körper diese Energie täglich zuführen. Wie hoch der Grundumsatz ist, hängt von verschiedenen Faktoren ab wie Größe, Gewicht, Alter und Geschlecht. Allgemein gilt:

> Frauen verfügen in der Regel über eine kleinere Muskel- und Organmasse und einen relativ höheren Fettanteil, weshalb sie einen geringeren Grundumsatz haben als Männer. Das liegt ganz einfach daran, dass Muskelgewebe mehr Energie verbraucht als Fettgewebe.
> Muskulöse Menschen verbrauchen auch in Ruhe mehr Energie als untrainierte Personen mit überwiegend sitzender Lebensweise und wenig Muskelmasse.
> Wegen des Wachstums nimmt der Grundumsatz bis zum Jugendalter zu und sinkt etwa ab dem 25. Lebensjahr kontinuierlich. Das hängt damit zusammen, dass das Muskelgewebe mit zunehmendem Alter abnimmt (ab Mitte 30). Aber auch die diversen Stoffwechselprozesse verbrauchen im Alter weniger Energie als in jüngeren Jahren.
> In Schwangerschaft und Stillzeit ist der Grundumsatz erhöht.

SO BERECHNEN WIR UNSEREN GRUNDUMSATZ

Stark vereinfacht können wir unseren Grundumsatz mit folgender Formel ausrechnen:

Männer: ca. 1 kcal pro kg Körpergewicht pro Stunde

Frauen: ca. 0,9 kcal pro kg Körpergewicht pro Stunde

> Kalte Außentemperaturen lassen den Grundumsatz ansteigen.
> Auch Krankheiten oder eine Veränderung im Zusammenspiel unserer Hormone (beispielsweise ein Zuviel oder Zuwenig des Schilddrüsenhormons) lassen den Grundumsatz schwanken.

Zusätzlicher Energiebedarf

Neben dem Grundumsatz brauchen wir noch Energie für die nahrungsinduzierte Wärmebildung, die postprandiale Thermogenese. Diese ist nötig für Aufnahme, Transport und Umwandlung der Nahrungsbestandteile. Jetzt fehlt noch die Energie, die wir für Arbeit, Freizeitaktivitäten und Sport benötigen. Diesen täglichen Energieverbrauch können wir gezielt beeinflussen: Je aktiver und sportlicher wir sind, umso mehr Energie verbrauchen wir. So benötigt ein Büroangestellter, der überwiegend sitzt, weniger Energie als ein Kellner, der den ganzen Tag in Bewegung ist.

KALORIENVERBRAUCH IN KCAL PRO STUNDE IN ABHÄNGIGKEIT VOM KÖRPERGEWICHT

Sportart	60 kg	80 kg	100 kg
Gehen (3km / Std.)	150	180	230
Gehen (5km / Std.)	200	240	300
Hausarbeit	150	180	230
Gartenarbeit	250	300	380
Tanzen	200	240	300

Quelle: Dt. Ärzteblatt 2000; 97: A-768-774

Daraus ergibt sich: Bei einer Person mit einer mittleren Aktivität macht der Grundumsatz gut die Hälfte des Gesamtbedarfs an Energie aus, die Thermogenese rund 10 Prozent und die körperliche Aktivität ungefähr 30 bis 40 Prozent.

KÖRPERLICHE AKTIVITÄT UND KALORIENVERBRAUCH IN KCAL/TAG

	sitzende Tätigkeit mit wenig anstrengender Freizeitaktivität (z. B. Büroangestellte)		sitzende Tätigkeit mit zusätzlichem Energieaufwand für teils gehende und stehende Tätigkeiten (z. B. Laborant)		überwiegend gehende und stehende Arbeit (z. B. Verkäufer)	
Alter	m	w	m	w	m	w
25 bis unter 51 Jahre	2400 kcal	1900 kcal	2800 kcal	2100 kcal	3100 kcal	2400 kcal

Quelle: Referenzwerte für die Nährstoffzufuhr der Gesellschaften für Ernährung in Deutschland (DGE), Österreich (ÖGE) und der Schweiz (SGE, SVE), 2008

Den überwiegenden Anteil des Grundumsatzes können wir nicht beeinflussen, aber durch eine vermehrte körperliche Aktivität erhöhen wir unseren Muskelanteil und verbrauchen damit entsprechend mehr Energie in Ruhe. Den größten Einfluss haben wir demnach auf unseren Energiebedarf für Arbeit und Freizeit.

SO STEIGERN SIE IHREN ENERGIEVERBRAUCH

Der Alltag bietet zahlreiche Möglichkeiten, um den täglichen Energieverbrauch gezielt zu erhöhen. Hier einige praktische Beispiele, die sich beliebig ergänzen lassen.

> Steigen Sie Treppen, anstatt den Fahrstuhl oder die Rolltreppe zu nehmen!

> Wenn Sie vor allem am Schreibtisch arbeiten, bauen Sie gezielt Wege ein: Gehen Sie beispielsweise zu Ihrem Kollegen ins Nebenzimmer, anstatt zum Telefonhörer zu greifen.

> Parken Sie bewusst weiter weg und laufen Sie ein Stück.

> Bleiben Sie in Bus und Bahn stehen, vor allem, wenn Sie gerade von einer sitzenden Tätigkeit nach Hause fahren.

> Steigen Sie, wenn Sie mit Bus oder Bahn unterwegs sind, ein oder zwei Stationen früher aus und laufen Sie den Rest der Strecke.

> Vielleicht können Sie Ihr Kind zu Fuß oder mit dem Rad zur Kindertagesstätte oder zur Schule bringen?

> Kinder mögen kleine Wettkämpfe. Wer kann eine Strecke schneller rennen? Wer zieht sich schneller an? Das verbraucht nicht nur mehr Energie, sondern macht auch noch Spaß.

> Das Wochenende eignet sich besonders, um mit der ganzen Familie aktiv zu werden: bei Sport im Verein, beim Spaziergang, bei einer Wanderung, beim Schwimmen oder bei einer gemeinsamen Fahrradtour.

> Jedes einzelne Familienmitglied sollte ein funktionstüchtiges, passendes Fahrrad haben und es natürlich so oft wie möglich benutzen.

> Wie wäre es mit einem Schrittzähler: Ein kleines Gerät, am Hosenbund getragen, gibt konkret Auskunft darüber, wie aktiv Sie waren – morgens angelegt und abends einfach die Schrittzahl abgelesen. Zu kaufen gibt es Schrittzähler in Sportgeschäften oder übers Internet (ein einfaches Modell ohne Sonderfunktionen ist völlig ausreichend).

> Kinder, die im Grundschulalter schwimmen lernen, haben viel mehr Spaß daran, wenn die ganze Familie tatkräftig mitschwimmt.

> Nehmen Sie zum Einkaufen oder für kürzere Strecken das Fahrrad und lassen Sie das Auto bewusst in der Garage stehen, das spart Sprit und Kalorien und Sie sind ein leuchtendes Vorbild für Ihre Kinder. Mit einem Fahrradanhänger oder geräumigen Satteltaschen lässt sich sogar der Wocheneinkauf für die ganze Familie bewerkstelligen und Sie müssen keinen Parkplatz suchen.

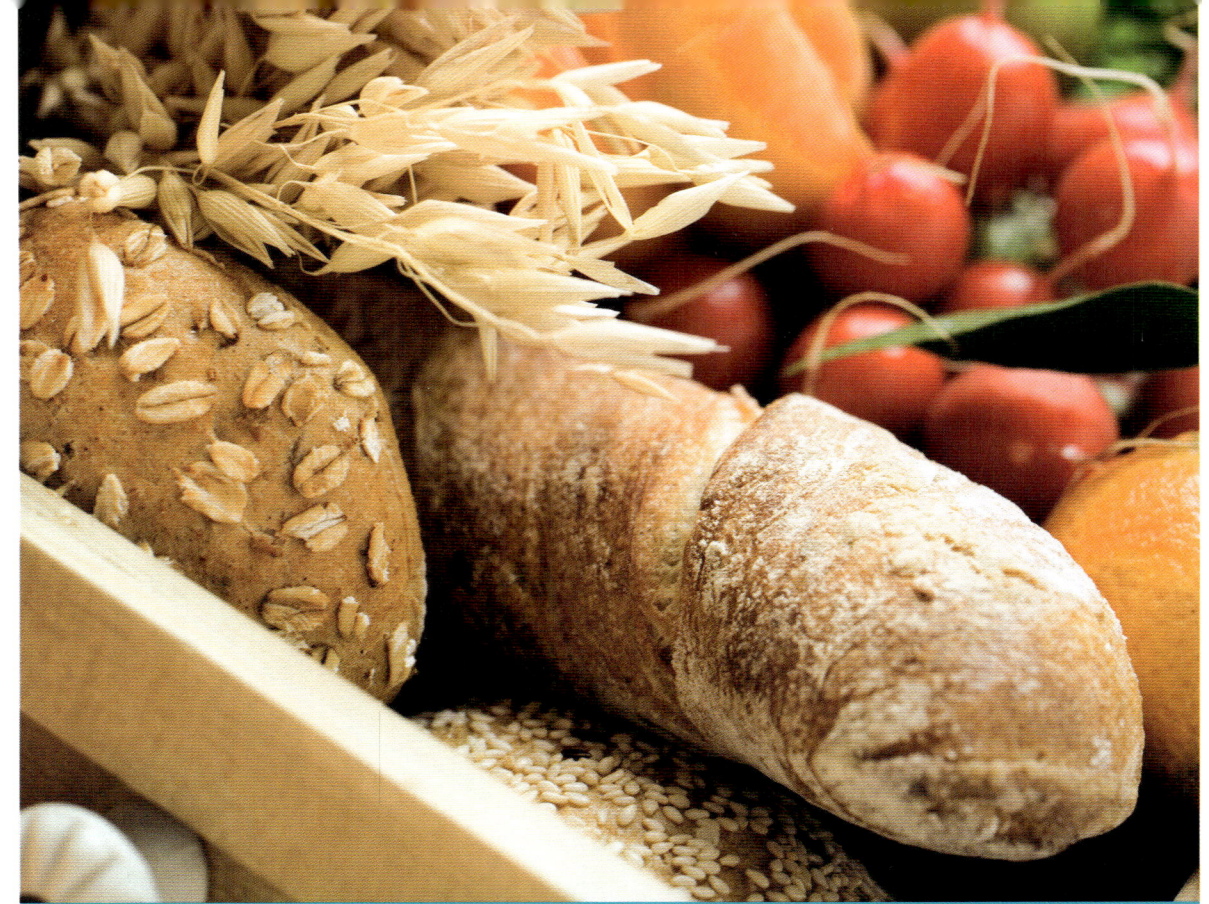

Kohlenhydrate

Kohlenhydrate sind wichtige Energielieferanten, bestehend aus Kohlenstoff und Wasser. Sie sind der Grundbaustein für Stärke, die in einzelnen Lebensmitteln wie Brot, Müsli, Nudeln und Kartoffeln reichlich enthalten ist. Zudem stecken sie aber auch in Zucker, der als süß schmeckender Inhaltsstoff beispielsweise in Obst und Honig vorkommt.

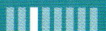

Was sind Kohlenhydrate?

Kohlenhydrate sind vor allem in pflanzlichen Lebensmitteln enthalten. Sie werden nach der Anzahl ihrer Zuckerbausteine unterteilt in Mono-, Di-, Oligo- und Polysaccharide. Grundsätzlich besteht jeder Zucker aus einer Verbindung von Kohlenstoff und Wasser, was in dem Wortteil »hydrat« (von altgriechisch hydor = Wasser) zum Ausdruck kommt. Zu den Monosacchariden (Einfachzucker) zählen Trauben- (Glukose), Frucht- (Fruktose) und Schleimzucker (Galaktose). Sie bestehen aus einfachen Zuckermolekülen und bilden die Grundlage für Zwei- und Mehrfachzucker. Disaccharide (Zweifachzucker) sind aus zwei Einfachzuckermolekülen aufgebaut. Zu ihnen gehören Milch- (Laktose), Malz- (Maltose), Rohr- oder Rübenzucker (Saccharose) und Isomaltulose. Oligosaccharide (Mehrfachzucker) setzen sich aus drei bis neun, Polysaccharide (Vielfachzucker) aus mindestens zehn Einfachzuckermolekülen zusammen. Neben Stärke und Zucker gehören Ballaststoffe zu den Kohlenhydraten. Diese liefern zwar keine Energie, unterstützen aber die Verdauungsarbeit. Stärke, ein Vielfachzucker, wird im Darm abgebaut, gelangt als Glukose durch die Darmwand in die Blutbahn und wird als Glykogen in der Leber und im Muskel gespeichert. Von dort wird die Glukose in die einzelnen Körperzellen transportiert, wo sie für die Energiegewinnung eingesetzt wird.

In Obst sind Kohlenhydrate meist als Einfachzucker enthalten, Süßungsmittel wie Zucker, Honig, Sirup oder Dicksäfte bestehen aus Einfach- und Zweifachzuckern. Letztere werden zur Herstellung vieler verarbeiteter Lebensmittel verwendet wie Marmelade, Fruchtjoghurt oder Desserts. Brot, Nudeln, Reis, Müsli, Kartoffeln und Hülsenfrüchte enthalten dagegen überwiegend Mehrfach- und Vielfachzucker in Form von Stärke und Ballaststoffen. In Gemüse stecken sie vorwiegend als Ballaststoffe. In tierischen Lebensmitteln finden sich dagegen nur wenige Kohlenhydrate.

Welche Funktion haben Kohlenhydrate im Stoffwechsel?

In unserem Organismus werden Zucker vor allem für die Bereitstellung von Energie genutzt. Kohlenhydrate sind also wichtig, um die Leistungsfähigkeit des Körpers zu erhalten. Und da wir nicht in der Lage sind, große Kohlenhydratmengen zu speichern, ist es wichtig, regelmäßig kohlenhydrathaltige Lebensmittel zu essen. Zudem sind sie reich an Vitaminen und Mineralien. Obst zum Beispiel ist unsere wichtigste Vitamin-C-Quelle und Vollkornprodukte versorgen uns mit B-Vitaminen. Auch Mineralstoffe wie Magnesium, Eisen und Zink sind im Getreide und den daraus hergestellten Produkten vorhanden.

Ist Kohlenhydrat gleich Kohlenhydrat?

Bei der in Kartoffeln und Getreideprodukten wie Brot, Nudeln und Reis vorkommenden Stärke spricht man von »komplexen Kohlenhydraten«. Zucker dagegen sind

»einfache Kohlenhydrate«. Zu ihnen gehören Haushalts-, Trauben-, Frucht- und Milchzucker. Der Hauptvertreter der Ballaststoffe ist die Zellulose. Diese ist ein Baustein der pflanzlichen Zellen und kommt in allen pflanzlichen Lebensmitteln vor – allerdings in unterschiedlichen Mengen. Um die Unterschiede der einzelnen Kohlenhydrate genauer zu beleuchten, konzentrieren wir uns der Einfachheit halber auf Stärke und Traubenzucker. Beide werden im Darm unterschiedlich schnell verdaut. Aufgrund seiner kleinen Molekülstruktur kann der Traubenzucker rasch durch die Darmwand in die Blutbahn gelangen. Die Stärke hingegen muss erst von Enzymen aufgespalten werden, bis sie klein genug ist, um die Darmwand passieren zu können. Bei Lebensmitteln mit großem Stärkeanteil dauert es länger, bis die Ketten aufgespalten und die kleinen Moleküle im Blut ankommen sind. Der Zucker gelangt dann nur langsam in die Blutbahn und kann von dort auch nicht so schnell in die Zellen abtransportiert werden. In diesem Fall steigt der Blutzuckerspiegel langsam an und fällt auch langsam wieder

ab. Besteht eine Mahlzeit hauptsächlich aus Traubenzucker, so kann dieser schnell durch die Darmwand ins Blut weitergeleitet werden. Dort kommt es zu einem abrupten Anstieg der Zuckerkonzentration. Um den Blutzuckerspiegel im Normbereich halten zu können, schüttet die Bauchspeicheldrüse das blutzuckersenkende Hormon Insulin aus. Dadurch sinkt der Blutzuckerspiegel relativ schnell wieder ab, was dazu führt, dass man auch rasch wieder Hunger verspürt.

Glykämischer Index – was verbirgt sich dahinter?

Der Glykämische Index (GI) beschreibt die Blutzuckerwirkung eines kohlenhydrathaltigen Lebensmittels in Relation zum Traubenzucker (=100). Kohlenhydrate, wie sie in Vollkornprodukten und Hülsenfrüchten vorkommen, bewirken einen langsamen Blutzucker- und Insulinanstieg und haben daher einen niedrigen GI. Lebensmittel mit hohem Gehalt an Traubenzucker führen dagegen zu einem schnellen Blutzucker- und hohen Insulinanstieg und haben daher

WELCHE KOHLENHYDRATE LIEFERN WIE LANGE ENERGIE?

Langzeitige Energiespender	Kurzzeitige Energiespender	Rasche Energiespender
Vollkornbrot	Obst	Traubenzucker
Getreide / Müsli	Cornflakes, ungezuckert	Honig
Vollkornmehl / -nudeln	Weißmehlprodukte	Haushaltszucker
Naturreis		
Basmatireis		
Hülsenfrüchte		

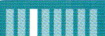
einen hohen GI. Je niedriger der GI, desto besser. Um die GI-Werte praxisnäher zu gestalten, wurde der Begriff »glycemic load«, auf Deutsch Glykämische Last (GL) eingeführt. Diese berücksichtigt den Kohlenhydratgehalt des jeweiligen Lebensmittels, sodass die Angaben auf Portionsgrößen bezogen sind und daher besser miteinander verglichen werden können.

Die Ernährung mit niedriger GL hat verschiedene Vorteile: Unsere Bauchspeicheldrüse produziert weniger Insulin, wodurch das Erkrankungsrisiko für Diabetes Typ II (siehe Seite 182) verringert werden kann. Und »last but not least«: Lebensmittel mit niedrigem GI machen länger satt.

Praktische Tipps für die Ernährung mit niedrigem GI/GL

> Bevorzugen Sie Vollkornprodukte: Müsli ist besser als Cornflakes, Naturreis ist gesünder als Instantreis in Fertigprodukten.
> Greifen Sie zu festkochenden Pellkartoffeln, statt Backkartoffeln.
> Die Zubereitung mit hohen Temperaturen (Frittieren, Backen) erhöht den GI, günstiger sind Kochen, Dünsten und Braten.
> Eiweiß und Fett erniedrigen den GI. Eine Kombination von Kohlenhydraten mit Milchprodukten, Fleisch, Fisch oder Eiern ist daher sinnvoll.
> Süßes mit hohem GI kombinieren Sie am besten mit Lebensmitteln, die einen niedrigen GI aufweisen, beispielsweise ein süßer Nachtisch am Ende einer vollwertigen Mahlzeit.
> Reduzieren Sie die Menge der Nahrungsmittel mit hohem GI.

NAHRUNGSMITTEL MIT NIEDRIGEM GI/GL

Obst: Äpfel, Avocados, Beeren, Birnen, Feigen, Steinobst, Südfrüchte
Gemüse & Co: Auberginen, Chicorée, grüner Salat, Hülsenfrüchte, Kohl, Möhren, Pilze, Schwarzwurzeln, Sellerie, Spinat, Tomaten, Zucchini
Getreide, Nüsse & Co: Amarant, Basmatireis, Bulgur, Cashewnüsse, gekeimtes Getreide, Hartweizennudeln, Haselnüsse, Kleie, Kürbiskerne, Leinsamen, Mandeln, Müsli (natur), Pinienkerne, Quinoa, Sonnenblumenkerne, Tofu

Was sind Ballaststoffe?

Ballast- oder auch Faserstoffe sind Substanzen, die den Dünndarm unverdaut passieren und in den Dickdarm gelangen, wo sie verschiedene Wirkungen entfalten. Die meisten dieser Substanzen gehören zur großen Gruppe der Kohlenhydrate. Man unterscheidet wasserlösliche und wasserunlösliche Ballaststoffe. Erstere kommen vor allem in Gemüse und Obst vor. Ihr bekanntester Vertreter ist das Pektin der Äpfel. Letztere finden sich insbesondere in Vollkornprodukten, deren wichtigster Vertreter, wie bereits ausgeführt, die Zellulose ist. Ballaststoffe dienen den Darmbakterien als Nahrung und werden von diesen abgebaut, somit stellen sie die wichtigste Voraussetzung für die Aufrechterhaltung einer ausgewogenen Darmflora dar. Sie werden auch Präbio-

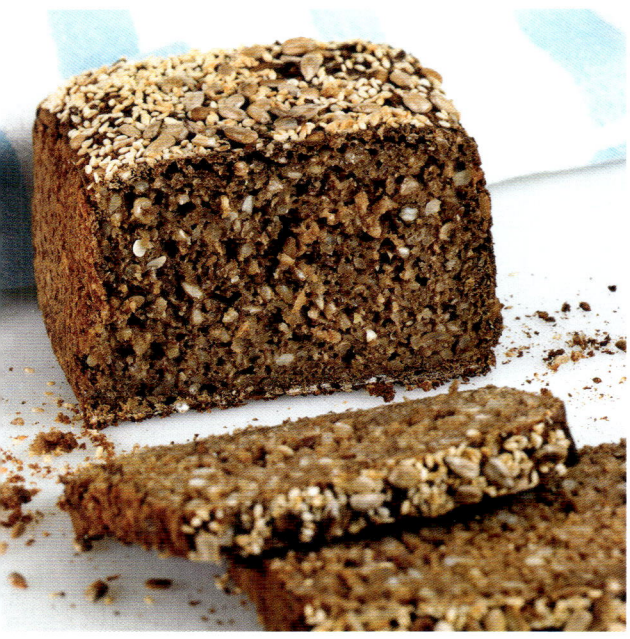

Vollkornbrot mit gekeimtem Getreide ist reich an Ballaststoffen und hat einen niedrigen GI.

tika genannt. Beim Abbauprozess durch die Bakterien entstehen unter anderem kurzkettige Fettsäuren, die eine schützende Wirkung bei entzündlichen Darmerkrankungen entfalten können. Ein gutes Beispiel dafür ist das bereits erwähnte Butyrat (Buttersäure, die im Dickdarm durch Darmbakterien entsteht). Es hat nicht nur antientzündliche Eigenschaften, sondern beugt auch der Entstehung von Dickdarmkrebs vor.

Die Ballaststoffe, die von den Darmbakterien nicht abgebaut werden, bilden das Stuhlvolumen. Auf diese Weise binden sie Schwermetalle, Giftstoffe und Gallensäuren. Zudem halten die wertvollen Ballaststoffe unsere Verdauung auf Trab.

Besonders ballaststoffreich sind Vollkorngetreide, Hülsenfrüchte und Gemüse (mehr dazu im Kasten unten). Ideal wäre, wenn wir drei ballaststoffreiche Lebensmittel pro Tag zu uns nähmen. Als Zufuhrempfehlung gelten 30 g Ballaststoffe pro Tag. Das erreichen Sie beispielsweise durch zwei Scheiben Vollkornbrot, 200 g Erbsen, 100 g Johannisbeeren und 30 g Mandeln.

Wie viele Kohlenhydrate brauchen wir?

Der tägliche Bedarf an Kohlenhydraten scheint recht individuell zu sein, mindestens 100 g (ca. 25 Prozent der Kalorienzufuhr) sollten es für einen Erwachsenen am Tag sein. Die meisten Erwachsenen nehmen zwischen 40 und 50 Prozent der Kalorienzufuhr pro Tag als Kohlenhydrate zu sich, die Deutsche Gesellschaft für Ernährung (DGE) empfiehlt mehr als 50 Prozent. Bei einer Aufnahme von 2.000 kcal wären das 250 bis 275 g. Zum Vergleich: Eine Scheibe Brot enthält etwa 25 g Kohlenhydrate, eine Portion gekochte Nudeln (200 g) etwa 50 g und ein Apfel rund 15 g.

ZU DEN BALLASTSTOFFREICHS-TEN LEBENSMITTELN ZÄHLEN

Artischocken, Bohnensamen, Datteln, Erbsen, Erdnüsse, Feigen, Haselnüsse, Kichererbsen, Kleie, Kokosnüsse, Linsen, Mandeln, Pumpernickel, Rosinen, Schoten, Schwarzwurzeln, Vollkornprodukte

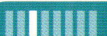
Leckere Rezepte mit wertvollen Kohlenhydraten

Arme Ritter

Für 4 Portionen
Zubereitung: ca. 10 Min.

1 Ei | 250 ml Milch | 4 Scheiben Vollkorntoastbrot oder 2 halbe Vollkornbrötchen vom Vortag | 50 g Butter | Zimtpulver | 2 EL Zucker

1 In einer Schüssel das Ei mit der Milch verquirlen. Die Brotscheiben darin einweichen.
2 Die Butter in einer Pfanne erhitzen, Brotscheiben in der Butter von beiden Seiten knusprig und goldbraun braten. Noch heiß mit Zimt und Zucker bestreuen und warm servieren.
Nährwerte pro Portion:
263 kcal | 7 g E | 14 g F | 27 g KH

Leckere Frühstücksvariante, die auch Kindern schmeckt.

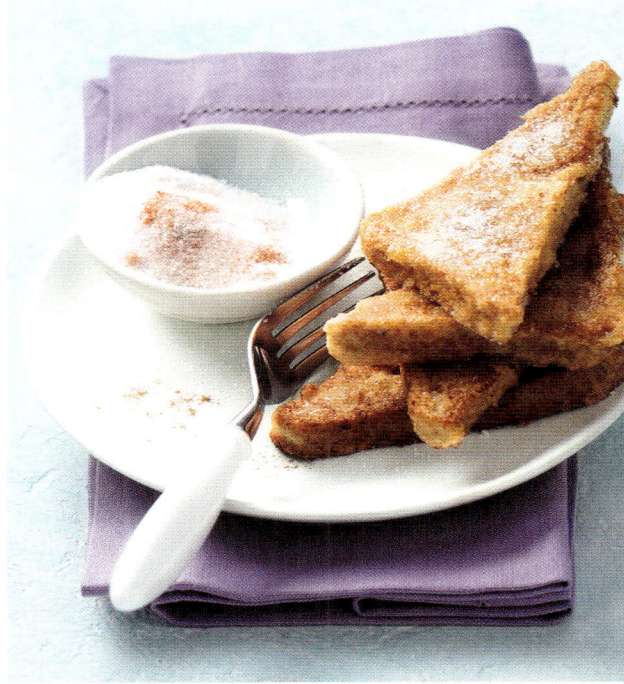

Arme Ritter: ein schnelles, aber sättigendes Gericht für zwischendurch – ideal für alle, die es gerne süß mögen.

Vollkornwaffeln mit Kompott

Für 10 Waffeln
Zubereitung: ca. 20 Min.
Gehzeit: 30 Min.

300 g Weizenvollkornmehl | ½ Pck. Trockenhefe | 125 g Butter | 300 ml Milch | 2 Eier | 3 EL Honig | etwas Öl zum Einpinseln | 1 Glas Obst (z. B. Heidelbeeren, Kirschen, Aprikosen) | etwas Puderzucker

1 Das Mehl mit der Hefe in einer Schüssel mischen. Die Butter schmelzen und die Milch etwas erwärmen. Die flüssige Butter mit der Milch, den Eiern und dem Honig zum Mehl geben und alles mit dem Handrührgerät glatt rühren. Den Teig abdecken und an einem warmen Ort ca. 30 Min. gehen lassen.

2 Das Waffeleisen aufheizen und mit etwas Öl bepinseln. Dann eine Portion Teig mit einer Kelle einfüllen und backen. Mit dem übrigen Teig ebenso verfahren.
3 Die Waffeln auf einen Teller legen, jeweils 2 EL Kompott daraufgeben und mit Puderzucker bestäuben.
Nährwerte pro Waffel:
242 kcal | 7 g E | 11 g F | 21 g KH

Vollkornwaffeln schmecken gut und machen länger satt als herkömmliche Waffeln, da sie wertvolle Ballaststoffe enthalten.

Pellkartoffeln mit Quark und gemischtem Salat

Für 4 Portionen
Zubereitung: ca. 50 Min.
700 g vorwiegend festkochende Kartoffeln (pro Portion 2–3) | 500 g Magerquark | 100 ml Mineralwasser mit Kohlensäure | 50 ml Milch | Salz | schwarzer Pfeffer | 2–3 EL gehackte Kräuter (Petersilie, Schnittlauch) | 2 TL Raps- oder Leinöl | ½ Eisbergsalat | 1 rote Paprika | ½ Gurke | ½ Dose Mais | 2 EL Rapsöl | 2 EL Essig oder frischer Zitronensaft | 1 TL Honig

1 Die Kartoffeln waschen und in kochendem Wasser ca. 30 Min. garen.
2 Quark, Mineralwasser und Milch verrühren und mit Salz, Pfeffer und Kräutern würzen. Nach Geschmack Öl dazugeben.
3 Salat und Gemüse waschen, putzen und in kleine Stücke schneiden. Den Mais abgießen. Alles in eine Salatschüssel geben und vermischen. Für die Marinade Öl, Essig, Zitronensaft, Honig, Salz und Pfeffer gut verrühren und über den Salat geben.
4 Die Kartoffeln abgießen und pellen. Den Salat mit den Kartoffeln und dem Quark auf Tellern anrichten.

Nährwerte pro Portion:
310 kcal | 22 g E | 10 g F | 31 g KH

Leinöl ist besonders reich an Omega-3-Fettsäuren. Wer es mag, sollte es auf jeden Fall zu diesem Gericht genießen.

Dinkelvollkornbrötchen

Für 8 Stück
Zubereitung: ca. 15 Min.
Gehzeit: ca. 2 ½ Std.
Backzeit: 30 Min.
500 g Dinkelvollkornmehl | 1 Pck. Trockenhefe | 350 g lauwarmes Wasser | 1 EL Ahornsirup | 1 EL + 1 TL Rapsöl | 10 g Meersalz, grob | 1 Eigelb | Mohn | Sesam | Sonnenblumenkerne | Kürbiskerne

1 Das Dinkelvollkornmehl in einer Schüssel mit der Trockenhefe mischen. Nach und nach das Wasser, den Ahornsirup und 1 EL Rapsöl untermengen und den Teig einige Min. gründlich durchkneten. Zuletzt das Salz unterkneten.
2 Mit etwas Mehl bestäuben und abgedeckt ca. 1–2 Std. an einem warmen Ort gehen lassen, bis sich das Volumen ungefähr verdoppelt hat. Anschließend den Teig wieder gut durchkneten.
3 Den Teig in 8 Portionen teilen und daraus je 1 Brötchen formen. Auf ein mit Backpapier ausgelegtes Backblech legen und abgedeckt mindestens 30 Min. gehen lassen.
4 Den Backofen auf 225° (Ober- und Unterhitze) vorheizen.

PRAKTISCHE TIPPS

> Achten Sie auf die Qualität der Kohlenhydrate, ein hoher Ballaststoffgehalt ist besonders günstig.
> Bevorzugen Sie Kohlenhydrate mit einem niedrigen GI (je naturbelassener ein Lebensmittel, desto niedriger ist meist der GI).
> Nehmen Sie Süßigkeiten als Abschluss einer Mahlzeit zu sich.
> Selbst gemacht enthalten die meisten Lebensmittel (z. B. Obstquark) weniger Zucker als fertig gekaufte Gerichte.

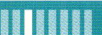

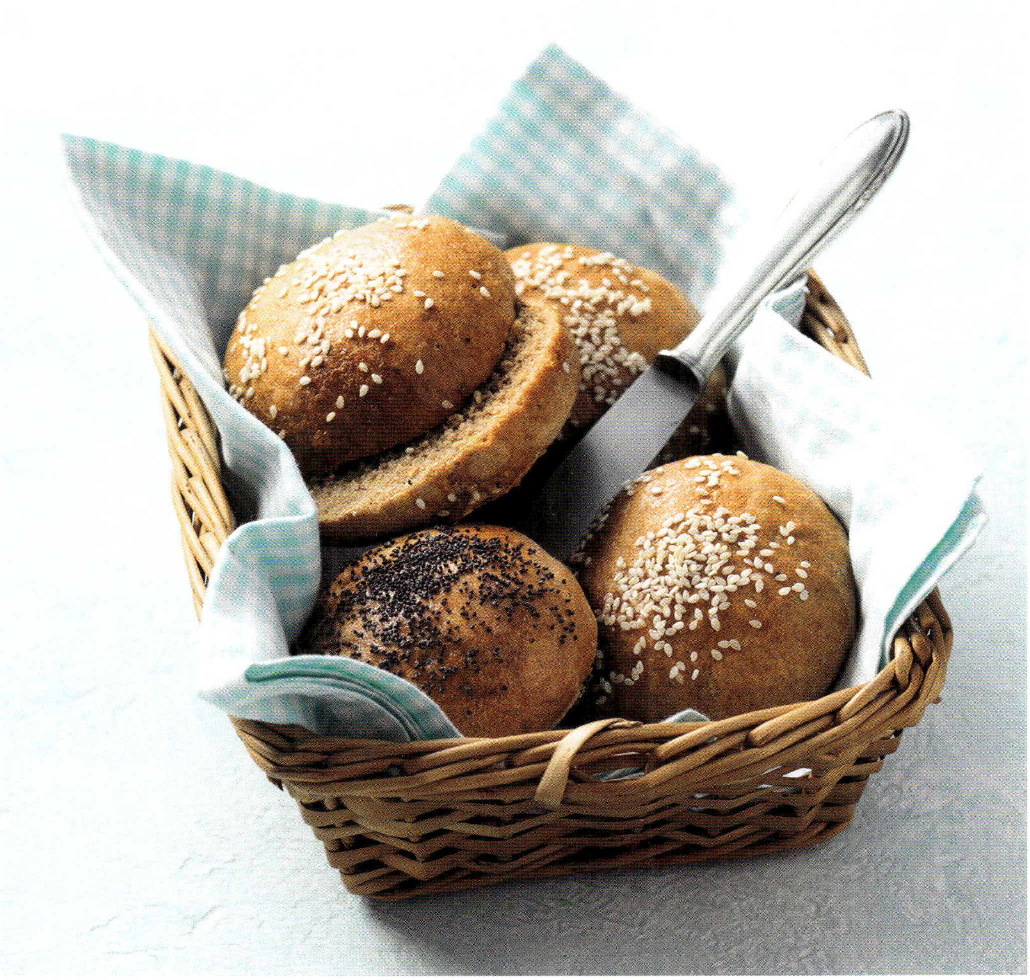

Dinkel ist ein naher Verwandter des Weizens, mit dem Unterschied, dass er wie die Gerste fest mit den Spelzen verwachsen ist. Hervorzuheben ist der gute Proteingehalt.

5 Zum Bestreichen Eigelb mit Wasser und 1 TL Rapsöl m thilfe einer Kuchengabel verquirlen und die Brötchen damit rundherum einpinseln. Nach Belieben mit Saaten oder Kernen bestreuen und in den Backofen schieben. In ca. 30 Min. goldbraun backen.

Nährwerte pro Brötchen:
265 kcal | 9 g E | 7 g F | 40 g KH

Ballaststoffreich und daher verdauungsfördernd. Die Ölsaaten können auch mit in den Teig geknetet werden.

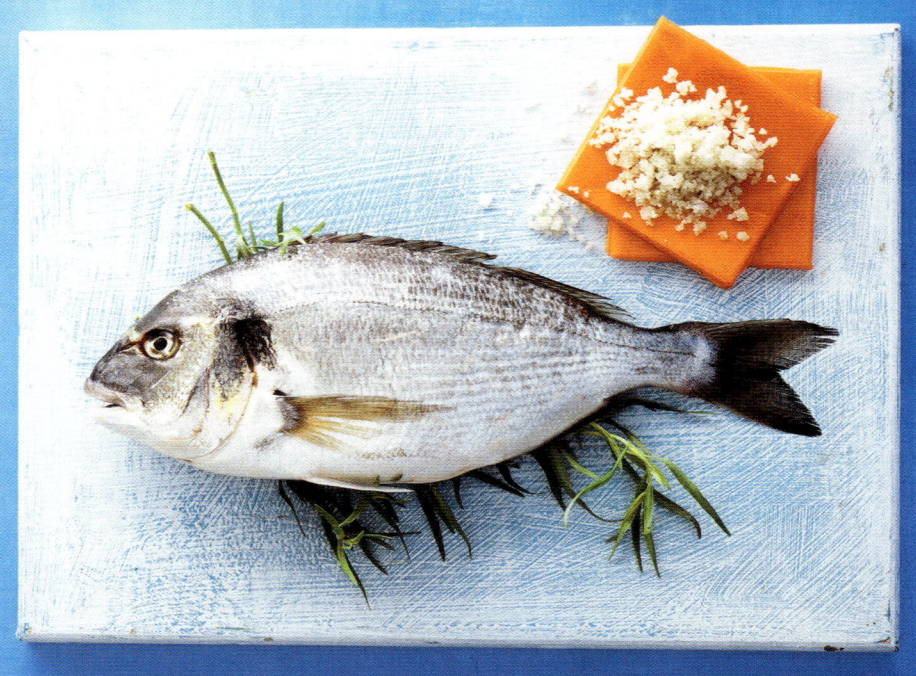

Eiweiß

Eiweiße, auch Proteine genannt, sind für den Menschen lebensnotwendig. Ohne sie könnten wir keine Muskeln bilden, und auch sonst übernehmen sie viele wichtige Aufgaben in unserem Organismus. Sie stecken sowohl in tierischen als auch in pflanzlichen Lebensmitteln. Unser täglicher Bedarf an Eiweiß verändert sich je nach Alter und körperlicher Tätigkeit und ist vom Geschlecht abhängig.

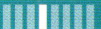

Was sind Eiweiße?

Eiweiße bestehen aus einzelnen Bausteinen, den Aminosäuren. In einem Protein sind bis zu 20 verschiedene Aminosäuren enthalten. Von diesen sind acht essenziell, also lebensnotwendig. Sie heißen Leucin, Isoleucin, Methionin, Phenylalanin, Valin, Lysin, Tryptophan und Threonin. Diese Proteinbausteine können vom Körper nicht selbst hergestellt werden, sondern müssen mit der Nahrung aufgenommen werden. Einige Aminosäuren werden als bedingt essenziell eingestuft, d. h., sie sind nur unter bestimmten Bedingungen lebensnotwendig, z. B. in der Kindheit oder bei Krankheit.

Wozu brauchen wir Eiweiß?

Eiweiße erfüllen im Körper zahlreiche Funktionen. Als Strukturproteine (z. B. Collagen) stabilisieren sie unsere Organsysteme, als Transportproteine binden sie Sauerstoff (Hämoglobin) und Vitamine wie etwa Vitamin A und sorgen dafür, dass diese durch das Blut an ihren Wirkungsort gebracht werden. Als Antikörper helfen sie uns bei der Immunabwehr, als Fibrinogen sind sie Bestandteil des Blutgerinnungssystems und als Muskeleiweiß ermöglichen sie die tägliche Muskelarbeit. Viele Proteine wirken auch als Hormone (dazu zählt beispielsweise Insulin), als Enzyme (darunter Proteasen oder Lipasen) oder als Botenstoffe und sind somit für unseren gesamten Stoffwechsel unentbehrlich. Nahrungsproteine braucht unser Organismus auch, um körpereigene Proteine herzustellen.

Proteine in unseren Lebensmitteln

Proteinreiche Lebensmittel liefern uns nicht nur essenzielle Aminosäuren, sondern auch Mineralstoffe wie Eisen, Zink und Selen sowie B-Vitamine und die fettlöslichen Vitamine D und A. In welchen Nahrungsmitteln finden wir größere Mengen an Proteinen? Fisch, Fleisch, Eier und Milchprodukte sind unsere besten tierischen Proteinquellen. Getreide, Nüsse, Hülsenfrüchte und Sojaprodukte liefern Proteine auf pflanzlicher Basis. Beide Gruppen unterscheiden sich jedoch hinsichtlich der Zusammensetzung und der Qualität der enthaltenen Proteine.

Proteine und ihre Wertigkeiten

Die Qualität eines Proteins wird maßgeblich durch seine Aminosäurenzusammensetzung bestimmt. Als Messgröße dient hier die biologische Wertigkeit eines Proteins. Je ähnlicher die Aminosäurenzusammensetzung eines Nahrungsproteins im Vergleich zu unserem eigenen Körperprotein ist, desto besser kann es unser Körper verwerten und desto höher ist somit die biologische Wertigkeit. In der Regel besitzt tierisches Eiweiß eine höhere Wertigkeit als pflanzliches. Durch eine Kombination verschiedener Proteinquellen kann eine höhere biologische Wertigkeit erreicht werden. Als Referenzwert für die biologische Wertigkeit dient das Ei, dessen Wert willkürlich auf 100 gesetzt wurde. Dicht dahinter liegen Kartoffeln (98), Rindfleisch (92), Thunfisch (92) und Kuhmilch (88). Eine Übersicht günstiger Proteinkombinationen finden Sie auf Seite 28.

IDEALE KOMBINATIONEN

> Ei und Kartoffel
> Kuhmilch und Weizenmehl
> Ei und Kuhmilch
> Kuhmilch und Kartoffel
> Ei und Mais
> Bohnen und Mais

Quelle: Claus Leitzmann u. a.: Ernährung in Prävention und Therapie. Stuttgart, 2003

Tierische Proteinquellen

Im Vergleich zum Fleisch ist zwar in Milchprodukten weniger Protein enthalten, aber durch die tägliche mehrmalige Aufnahme von Milch und Käse tragen sie maßgeblich zu unserer Eiweißversorgung bei. Die in der Milch enthaltenen Molkenproteine und Kaseine werden meist sehr gut vertragen, weshalb Milchprodukte oft die erste Proteinquelle nach Erkrankungen wie etwa Magen- und Darmbeschwerden sind. Zusätzlich liefern uns Milchprodukte Kalzium, diverse B-Vitamine sowie die Vitamine A und D (siehe Seite 121 ff.).

Im Ei ist das hochwertigste natürlich vorkommende Protein enthalten, es liefert uns alle lebensnotwendigen Aminosäuren, die wir brauchen, um körpereigenes Protein aufzubauen (siehe Seite 27). Essen Sie das ganze Ei, denn das Eiweiß befindet sich nicht nur im Eiklar (Eiweiß), sondern auch im Eigelb. In letzterem ist prozentual gesehen sogar mehr Eiweiß enthalten. Weiterhin versorgt uns das Ei mit vielen Vitaminen und Mineralstoffen.

Mageres Muskelfleisch vom Rind oder Schwein enthält rund 20 Prozent hochwertiges Eiweiß. Die faserigen Muskelproteine werden im Vergleich zu Molkenprotein oder Eiprotein allerdings schlechter verdaut bzw. vertragen. So kann ein Steak am Abend schon einmal schwer im Magen liegen. Deshalb sollten wir aber nicht auf Fleisch verzichten. Es dient uns nicht nur als Protein-, sondern auch als wichtige Eisen- und Zinkquelle. Vor allem Fleisch und Fisch versorgen uns mit Vitaminen B_{12} und A. Fischprotein besitzt im Vergleich zum Fleischprotein im Allgemeinen eine bessere Verdaulichkeit. Zusätzlich enthalten Fische Omega-3-Fettsäuren und Jod (siehe Seite 108 ff.). Ein einzelner Bestandteil des Fischeiweißes kann für einige Menschen jedoch problematisch sein: Die im Fisch enthaltene Aminosäure Histidin wird nach dem Fang von Mikroorganismen in Histamin umgewandelt. Dieses kennzeichnet den fortschreitenden Verderb des Fisches und sorgt für den typischen Fischgeruch. Nach dem Lebensmittelgesetz gibt es für das Histamin im Fisch zugelassene Höchstmengen, die nicht überschritten werden dürfen. Es gibt allerdings Menschen, die bereits auf geringere Histamin-Konzentrationen mit Unverträglichkeit reagieren. Betroffene sollten daher immer auf absolute Frische des Fisches achten (siehe Seite 110).

Pflanzliche Proteinquellen

Bohnen, Linsen, Erbsen, aber auch Sojabohnen und Erdnüsse gehören zu den Hülsenfrüchten (Leguminosen). Hülsenfrüchte sind reife, luftgetrocknete Samen von Pflan-

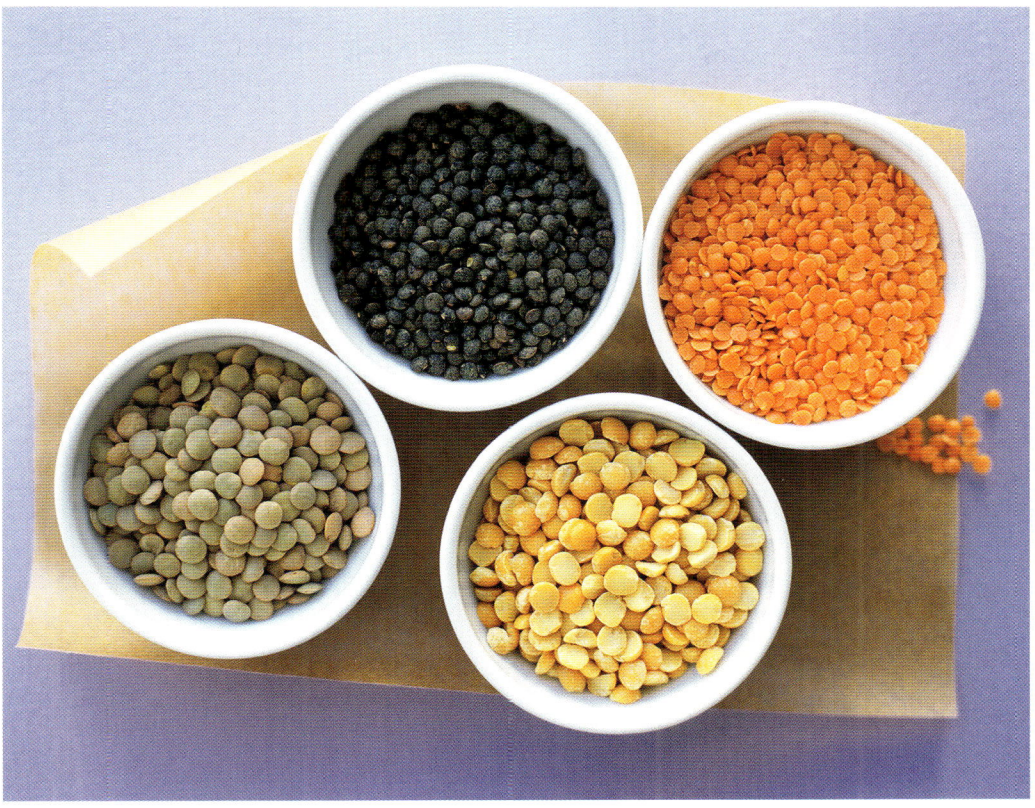

Linsen liegen nicht ganz so schwer im Magen wie Erbsen oder Bohnen und sie haben mit bis zu 25 Prozent einen sehr hohen Eiweißanteil – ideal für Vegetarier und Veganer.

zen, die Fruchthülsen ausbilden. Diese zählen zu den protein- und ballaststoffreichsten pflanzlichen Nahrungsmitteln, allen voran die Sojabohne mit etwa 33 Prozent Proteinanteil (trocken), die zugleich auch das beste Aminosäureprofil von allen Hülsenfrüchten aufweist. Hülsenfrüchte stellen neben dem Getreide für Vegetarier eine wichtige Proteinquelle dar. Um ihre biologische Wertigkeit zu erhöhen, sollten Hülsenfrüchte mit Getreide oder Mais kombiniert werden.

Denken Sie zum Beispiel an einen Bohnen-Mais-Eintopf. Aber auch Kombinationen mit Milchprodukten sind zu empfehlen.

Wie viel Protein brauchen wir?

Proteine werden ständig neu gebildet und abgebaut. Daher ist es wichtig, sie täglich mit der Nahrung aufzunehmen. Von der Deutschen Gesellschaft für Ernährung, kurz

DGE (aus dem Jahr 2008) wird für einen Erwachsenen empfohlen, täglich ca. 0,8 g Protein pro kg Körpergewicht zu sich zu nehmen. Das sind für eine 60 kg schwere Frau ca. 50 g Protein, was einem Anteil von 10 bis 15 Prozent der gesamten Energiemenge pro Tag entspricht. Nehmen wir längerfristig zu wenig Protein mit der Nahrung auf, drohen uns Mangelerscheinungen. Dazu zählen Muskelschwäche, Wachstumsstörungen, erhöhte Infektanfälligkeit, Haarausfall oder Antriebsarmut. Die »normale« Mischkosternährung eines durchschnittlichen Deutschen enthält ungefähr 100 g Eiweiß am Tag, das ist mehr als erforderlich.

Bevölkerungsgruppen mit besonderem Eiweißbedarf

Kinder, Schwangere und Stillende haben einen erhöhten Eiweißbedarf. So benötigen Säuglinge pro kg Körpergewicht mehr als doppelt so viel Protein wie Erwachsene. Mit zunehmendem Alter der Kinder sinkt deren Proteinbedarf pro kg Körpergewicht und passt sich ab ungefähr 18 Jahren der empfohlenen Proteinzufuhr für Erwachsene an. Schwangeren wird empfohlen, täglich ungefähr 10 g Eiweiß zusätzlich aufzunehmen, das entspricht etwa 100 g Kräuterquark oder 300 ml fettarmer Milch. Eine stillende Mutter benötigt etwa 15 g mehr Eiweiß täglich (enthalten in 150 g Früchtequark oder 350 g Joghurt). Auch im Alter ist es wichtig, auf ausreichende Proteinzufuhr zu achten. So kann dem schleichenden Muskelabbau durch eine gesteigerte Aufnahme von Proteinen (ca. 1,2 g pro kg Körpergewicht) entgegengewirkt werden.

WORIN IST DAS MEISTE EIWEISS ENTHALTEN?

Tierische Lebensmittel: Fisch (Forelle, Heilbutt, Lachs, Makrele, Sardine, Seelachs, Thunfisch), Fleisch (Huhn, Rindfleisch, Wild, Wurst), Hühnereier und sämtliche Milchprodukte
Pflanzliche Lebensmittel: Hülsenfrüchte (Erdnüsse, Kidneybohnen, Linsen, Sojabohnen, weiße Bohnen), Kürbiskerne, Leinsamen, Mandeln, Pilze (getrocknet), Sojamehl, Sonnenblumenkerne

Sportler und Proteine

Sportler benötigen ungefähr 1,2 bis 1,8 g Proteine je kg Körpergewicht, was der durchschnittlichen Proteinaufnahme der meisten Deutschen entspricht. Leichte Schwankungen gibt es zwischen den einzelnen Sportarten. Diese werden aber durch die normale Sportlerernährung in der Regel abgedeckt. Zusätzliche Aminosäurepulver, Proteinhydrolysate oder Eiweißshakes sind für den Breitensportler nicht notwendig, bei einem Leistungssportler sind sie in bestimmten Trainings- und Wettkampfphasen jedoch sinnvoll. Fakt ist, dass Aminosäuren nach starker Belastung gezielt die Regeneration der Muskeln fördern und den Aufbau neuer Muskelmasse unterstützen. Ein wahlloses »Hineinschütten« von Eiweißpräparaten kann jedoch auch negative gesundheitliche Konsequenzen haben, deshalb sollte die tägliche Proteinzufuhr nicht über 2 g pro kg Körpergewicht liegen.

Leckere Rezepte mit wertvollen Proteinen

Fischeintopf mit Rotbarsch

Für 4 Portionen
Zubereitung: ca. 25 Min.
400 g Rotbarschfilet | 1 Zitrone (Saft) |
300 g gelbe Paprikaschoten | 1 Zwiebel |
1 Knoblauchzehe | 1 EL Olivenöl | 800 g geschälte Tomaten (Dose) | Salz | weißer Pfeffer aus der Mühle | 1 Pck. TK-Kräuter der Provence

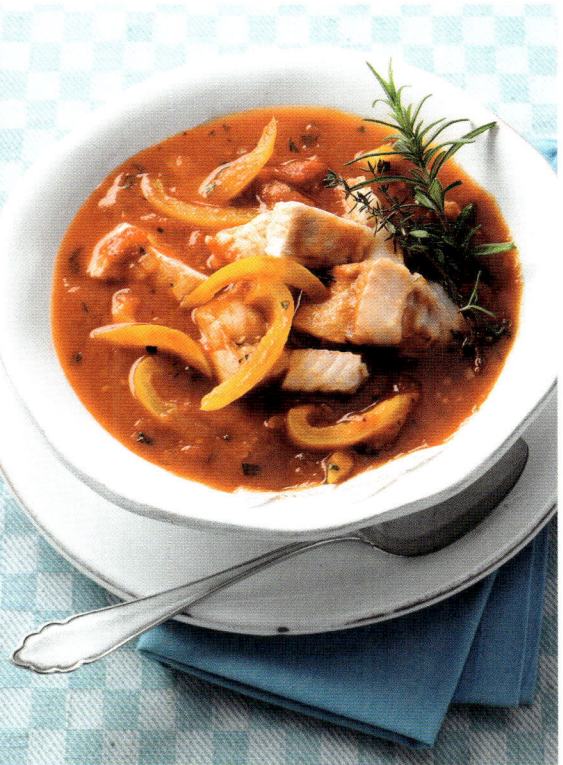

Der Rotbarsch ist ein guter Lieferant für wertvolle Omega-3-Fettsäuren und zählt darüberhinaus zu den preiswerten Fischen.

1 Rotbarschfilet kalt abbrausen, mit Küchenpapier trockentupfen und mit dem Saft von ½ Zitrone beträufeln. Paprikaschoten waschen, putzen und in Stücke schneiden. Zwiebel und Knoblauch schälen und fein würfeln.
2 Das Öl erhitzen, Zwiebel und Knoblauch darin glasig braten. Paprika und Tomaten samt ihrem Saft zugeben. Die Tomaten leicht zerdrücken und alles etwa 5 Min. kochen lassen.
3 Fischfilet würfeln, mit Salz und Pfeffer würzen und im Eintopf knapp unter dem Siedepunkt in 5 Min. gar ziehen lassen. Die Kräuter zufügen, mit Salz, Pfeffer und dem restlichen Zitronensaft abschmecken. Dazu schmeckt Baguette oder Reis.
Nährwerte pro Portion:
245 kcal | 26 g E | 9 g F | 14 g KH

Seefische wie Rotbarsch, Seelachs, Kabeljau oder Schellfisch sind gute Jodquellen und sollten regelmäßig verzehrt werden.

Ananas-Linsen-Salat

Für 4 Portionen
Zubereitung: ca. 30 Min.
125 g rote Linsen | 250 ml Gemüsebrühe |
½ frische Ananas | 1 rote Paprikaschote |
1 kleine rote Zwiebel, gewürfelt | 2 EL Rapsöl |
1 EL Essig | 2 EL Ananassaft | Salz | Pfeffer
Cayennepfeffer | Curry | Paprikapulver | Petersilie, gehackt (nach Bedarf)
1 Linsen in der Gemüsebrühe weich garen und auf einem Sieb abtropfen lassen.
2 Ananas schälen, den Strunk entfernen und das Fruchtfleisch würfeln. Paprika putzen, Kerne entfernen, das Fruchtfleisch waschen und ebenfalls würfeln. Mit der Zwiebel unter die abgekühlten Linsen geben.

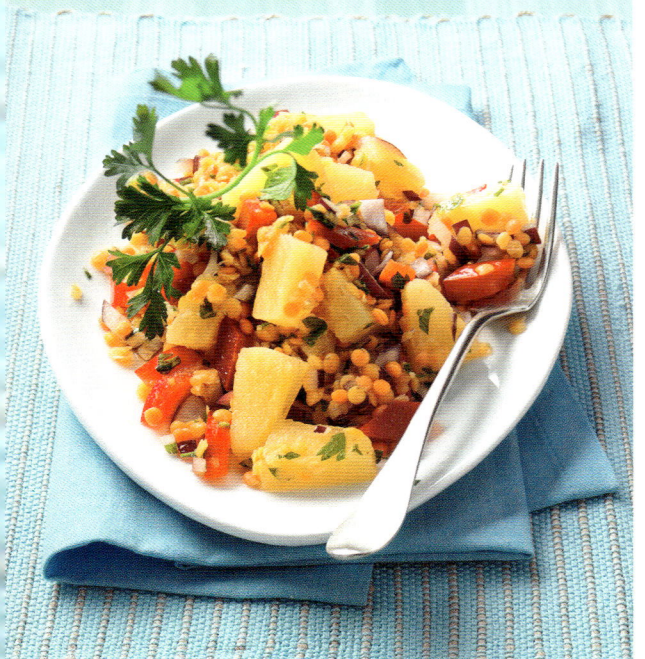

Der süßsäuerliche Geschmack der frischen Ananas harmoniert sehr gut mit den roten Linsen. Hervorragend geeignet für ein Picknick.

3 Öl, Essig, Saft und Gewürze zu einem Dressing verrühren und über den Ananas-Linsen-Salat geben. Alles gut durchziehen lassen und mit der Petersilie garnieren.

Nährwerte pro Portion:

181 kcal | 3 g E | 9 g F | 21 g KH

Rote Linsen sind geschälte Linsen. Sie eignen sich gut für Hülsenfrüchte-Anfänger.

Hackbällchen mit Feta

Für 4 Portionen (20 Hackbällchen)
Zubereitung: ca. 20 Min.

500 g Hackfleisch, gemischt | 1 Ei | 5 EL Paniermehl | 1 Zwiebel, gewürfelt | Salz | Pfeffer | Oregano | 200 g Feta | 2 EL Rapsöl

1 Das Hackfleisch mit Ei, Paniermehl und der Zwiebel zu einem Teig verrühren. Mit Salz, Pfeffer und Oregano würzen.

2 Den Feta-Käse in 20 Würfel schneiden.

3 Aus dem Fleischteig ebenfalls 20 Hackbällchen formen und dabei in jedes Bällchen einen Käsewürfel in die Mitte einarbeiten.

4 Öl in der Pfanne erhitzen und die Hackbällchen darin braten.

Nährwerte pro Bällchen:

103 kcal | 9 g E | 7 g F | 1 g KH

Fleisch und Feta sind hervorragende Eiweißquellen. Sehr gut als Fingerfood geeignet.

Zwei-Farben-Quark

Für 4 Portionen
Zubereitung: ca. 10 Min.

200 g Magerquark | Mineralwasser (mit Kohlensäure) | 200 g frische oder TK-rote Beeren | Zucker | 200 g Naturjoghurt (1,5 % Fett) | 1 Zitrone (Saft) | Vanillezucker | Schokoladenraspel | Minze- oder Melissenblätter

1 Quark mit einem Schuss Mineralwasser cremig rühren. Beeren waschen, evtl. klein schneiden und mit dem beim Schneiden entstehenden Saft unterrühren. Den Fruchtquark je nach Geschmack mit etwas Zucker nachsüßen und in 4 schmale, hohe Gläser füllen.

2 Joghurt, Zitronensaft und Vanillezucker gut verrühren und vorsichtig auf den Quark geben, sodass zwei Schichten entstehen.

3 Zum Garnieren den Zwei-Farben-Quark mit Schokoladenraspeln (oder alternativ mit Kakaopulver) bestreuen und mit einem Minze- oder Melissenblatt dekorieren.

Nährwerte pro Portion:

170 kcal | 10 g E | 3 g F | 23 g KH

Beeren haben einen besonders niedrigen GI und enthalten viele hochwertige sekundäre Pflanzeninhaltsstoffe.

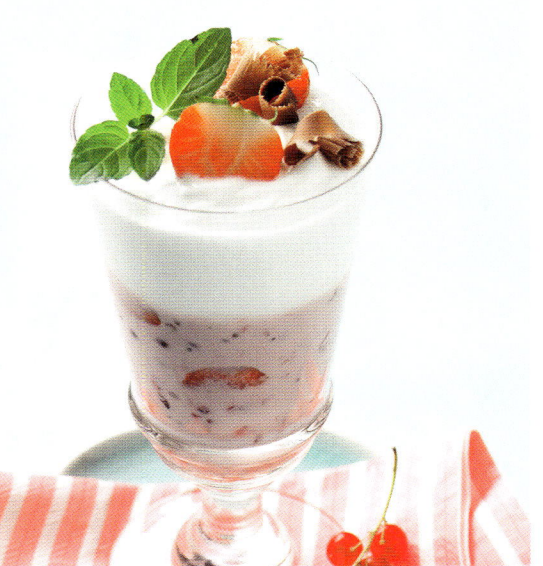

Mit diesem erfrischenden beerigen Nachtisch können Sie sowohl Familie als auch Gäste verwöhnen – ein echtes Highlight.

Chili con Carne

Für 4 Portionen
Zubereitung: ca. 25 Min.

3 Zwiebeln | 2 Knoblauchzehen | 2 Möhren | 2 gelbe Paprikaschoten | 2 EL Rapsöl | 500 g Hackfleisch, gemischt | 1 Pck. passierte Tomaten | Wasser oder Gemüsebrühe | 1 Dose Mais (400 g) | 2 kleine Dosen Kidneybohnen (je 400 g) | Salz | Pfeffer | Chili

1 Zwiebeln und Knoblauch schälen und würfeln. Möhren und Paprika waschen, putzen und klein schneiden.
2 Öl in einem großen Topf erhitzen und das Hackfleisch portionsweise darin anbraten.

Zwiebel, Knoblauch, Möhren und Paprika dazugeben. Das Gemüse gut anschwitzen und mit den passierten Tomaten ablöschen. Bei Bedarf etwas Wasser oder Gemüsebrühe hinzugeben. Alles kräftig würzen und auf kleiner Flamme 10 Min. garen.
3 Den Mais und die Bohnen abtropfen lassen und dazugeben. Mit Salz, Pfeffer und Chili würzen. Dazu passen hervorragend frisches Baguette oder Reis.
Nährwerte pro Portion:
487 kcal | 41 g E | 25 g F | 23 g KH

Ein besonders eiweißreiches Gericht, das noch dazu eine gute Kombination aus verschiedenen Proteinquellen (Fleisch, Hülsenfrüchte, Mais) darstellt .

Thunfischtoast

Für 4 Portionen
Zubereitung: ca. 20 Min.

4 Scheiben Vollkorntoastbrot | 1 Zwiebel | 2 Gewürzgurken | 1 Dose Thunfisch, im eigenen Saft | 4 EL Mayonnaise | 2 Scheiben Schnittkäse

1 Backofen auf 200° vorheizen. Toastscheiben toasten. Zwiebel schälen und fein würfeln. Gewürzgurken klein schneiden.
2 Thunfisch, Zwiebel, Gurken und Mayonnaise verrühren, auf die Toastscheiben streichen und mit dem Käse belegen.
3 Im vorgeheizten Backofen ungefähr 8 Min. überbacken.
Nährwerte pro Portion:
254 kcal | 8 g E | 18 g F | 16 g KH

Eine schnelle Fisch-Idee. Auch aus der Dose ist Thunfisch eine gute Jodquelle.

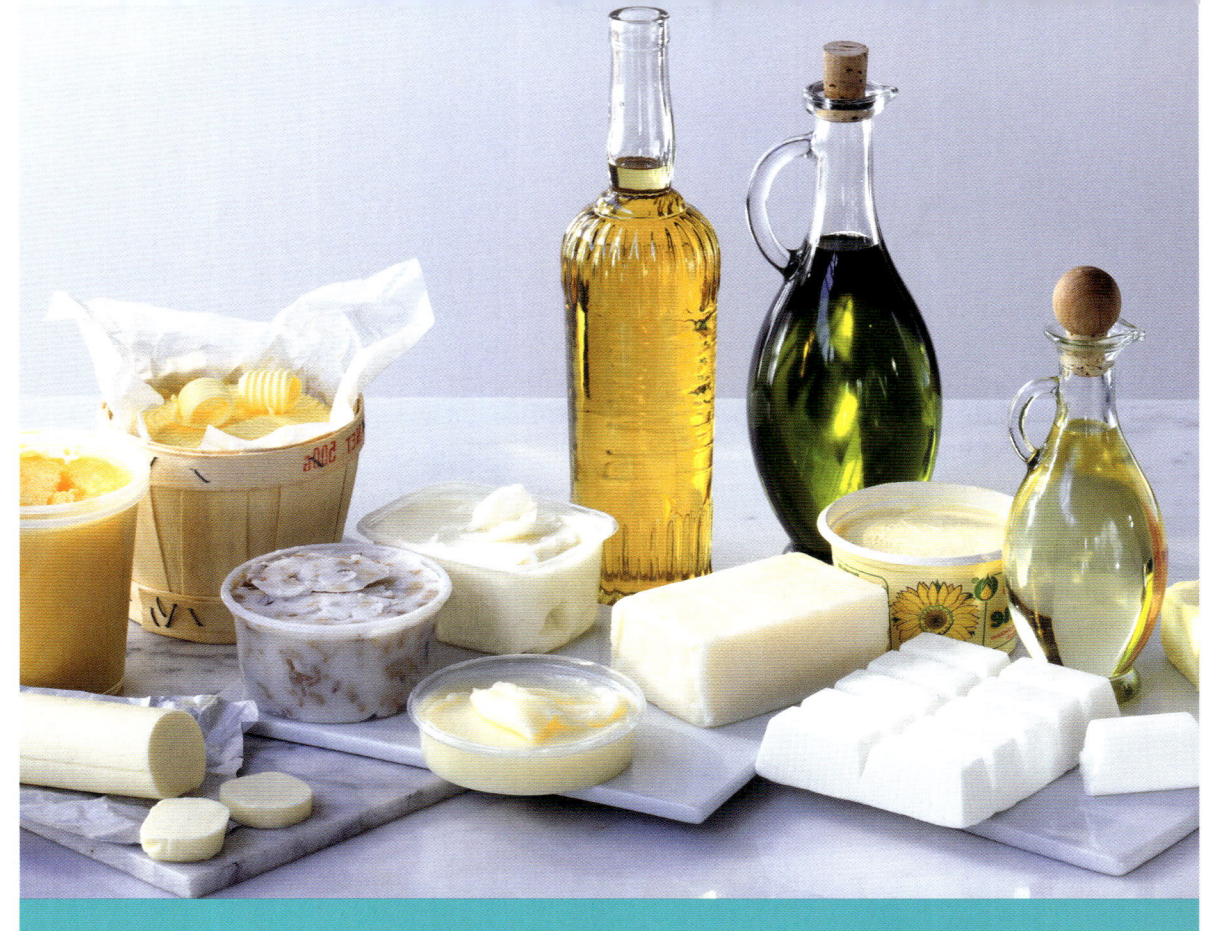

Fette

In der heutigen Ernährung hat Fett keinen besonders guten Ruf. Dabei kommt es vor allem auf die richtigen Fette an. Neben tierischen Fetten gibt es auch pflanzliche – beide sind gute Energielieferanten, die auch noch weitere wichtige Funktionen in unserem Körper übernehmen. Wobei pflanzliche Fette nicht grundsätzlich gesünder sind als tierische.

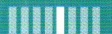

Was sind Fette?

Im Sprachgebrauch unterscheiden wir bei Nahrungsmitteln zwischen Fetten und Ölen. Als Fette bezeichnen wir fetthaltige Produkte, die bei Zimmertemperatur fest sind, wie etwa Butter oder Kokosfett, während die flüssigen Fette als Öle geführt werden, z. B. Olivenöl. Das Grundgerüst von Fetten und Ölen ist jedoch gleich und besteht aus einem Glycerolrest und verschiedenen Fettsäuren. Diese Fettsäuren unterscheiden sich bezüglich ihrer Länge und durch die Bindungsarten zwischen den einzelnen Atomen. So gibt es kurze, mittellange und lange Fettsäuren sowie gesättigte und ungesättigte Bindungen.

Als kurzkettig bezeichnet man Fettsäuren, die eine Kettenlänge von bis zu sechs Kohlenstoffatomen aufweisen. Sie kommen in geringem Maße in Milchprodukten vor. Gegenüber den langkettigen Fettsäuren haben sie den Vorteil, dass sie wasserlöslich(er) sind. Dadurch können sie die Darmwand passieren und werden auch ohne fettspaltende Enzyme und Gallensäuren verdaut. Daher ist Butter bei »Problemen mit der Galle« meist besser bekömmlich als Öl. Mittelkettige Fettsäuren sind diejenigen, die eine Kettenlänge von sechs bis zwölf Kohlenstoffatomen haben. In der Natur kommen sie vereinzelt in Kokosfett, Palmkernfett und Butter vor. Wird im Zusammenhang mit Nahrungsmitteln von Fettsäuren gesprochen, so sind meist die langkettigen Fettsäuren (ab 12 Kohlenstoffatomen) gemeint. Sie kommen in unserer Nahrung mit Abstand am häufigsten vor.

Die langkettigen Fettsäuren unterscheiden sich durch die Art der chemischen Bindungen, die sich zwischen den Kohlenstoffatomen befinden. Man unterscheidet Einfach- und Doppelbindungen. Fettsäuren, die keine Doppelbindungen enthalten, bezeichnet man als gesättigte Fettsäuren. Fettsäuren, bei denen eine Bindung zwischen zwei Atomen ungesättigt ist, heißen einfach ungesättigte Fettsäuren. Gibt es mehrere solcher Bindungen, handelt es sich um mehrfach ungesättigte Fettsäuren. Und damit es nicht zu einfach ist, werden die mehrfach ungesättigten Fettsäuren auch noch in Omega-6- und Omega-3-Fettsäuren eingeteilt, je nachdem, an welcher Position der Kette sich die erste ungesättigte Bindung befindet. Zu den Omega-3-Fettsäuren gehören die α-Linolensäure, die Eicosapentaensäure (EPA) und die Docosahexaensäure (DHA), die vom Menschen aus α-Linolensäure gebildet werden können. Trans-Fettsäuren entstehen bei der Härtung von Öl um es haltbar und fest zu machen. Diese gehärteten Fette ähneln in ihrer Struktur gesättigten Fetten, verhalten sich im Stoffwechsel aber völlig anders. Sie kommen vor allem in industriell hergestellten Produkten vor.

Essenzielle Fettsäuren

Unser Körper ist in der Lage, Fettsäuren herzustellen. Diejenigen, die er nicht selbst produzieren kann, werden essenzielle Fettsäuren genannt. Dazu gehören die Omega-6-Fettsäuren Linolsäure γ-Linolensäure, Arachidonsäure und die Omega-3-Fettsäuren. Tierische Quellen für Omega-3-Fettsäuren sind fette Fische wie Hering, Makrele und

35

Sardine, pflanzliche Quellen Raps- und Leinöl, aber auch Walnüsse. Die Fische können auch in geräucherter Form oder aus der Dose verzehrt werden. Mit 30 g Walnüssen nehmen wir 2 g Omega-3-Fettsäure auf. Die Doppelbindungen an den essenziellen Fettsäuren bewirken, dass die Moleküle leichter mit anderen Stoffen reagieren, zum Beispiel mit Sauerstoff. Das ist der Grund, warum Öle, die besonders viele mehrfach ungesättigte Fett-

säuren haben, bei Lichteinfall nicht so lange haltbar sind. Die Reaktion der Fettsäuren mit Sauerstoff lässt Öl oder Fett ranzig werden. Um das Ranzigwerden zu verzögern, sollten diese Lebensmittel kühl und lichtgeschützt gelagert werden. Vor allem für hochwertige Öle wie Lein- oder Walnussöl ist das wichtig. Olivenöl, das im Kühlschrank aufbewahrt wird, kann dagegen ausflocken. Wird das Öl erwärmt, lösen sich die Flocken wieder auf.

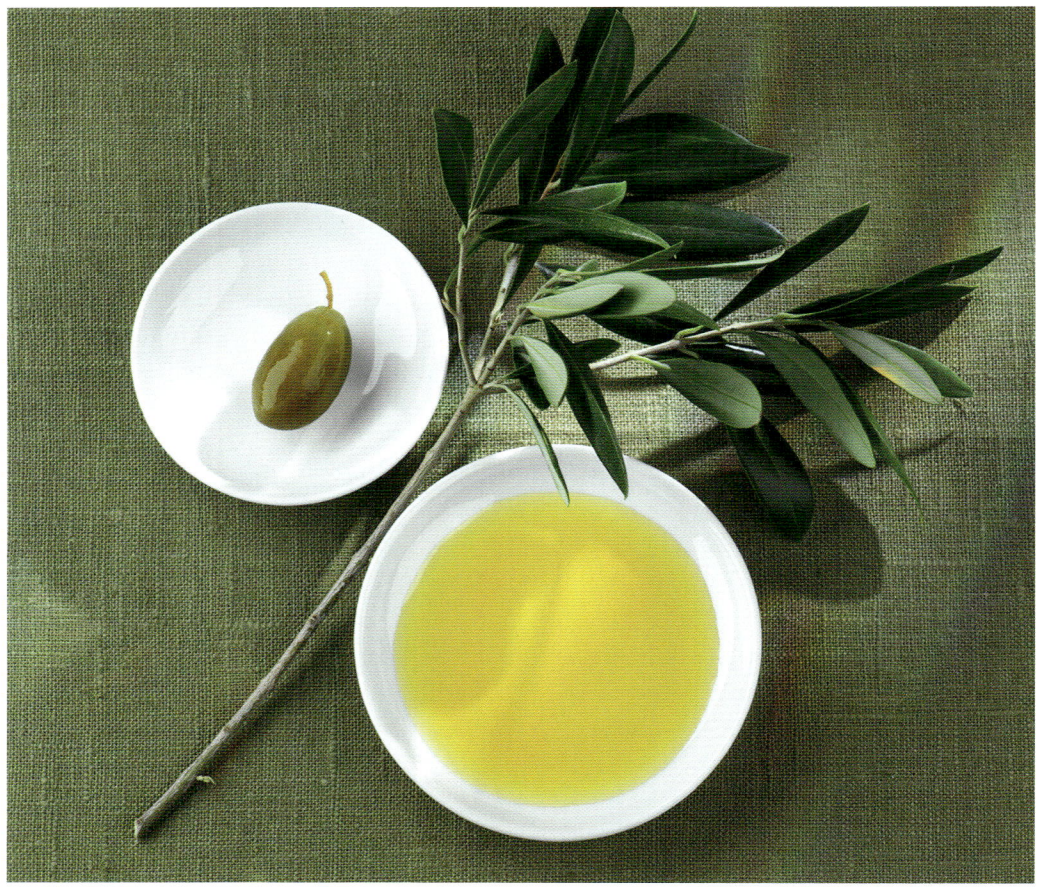

Kaltgepresstes Olivenöl besteht zu 77 Prozent aus einfach ungesättigten Fettsäuren, zu 14 Prozent aus gesättigten und lediglich zu 9 Prozent aus mehrfach ungesättigten Fettsäuren.

Auf die Qualität der einzelnen Fette kommt es an

In jedem fetthaltigen Nahrungsmittel kommen verschiedene Fettsäuren in unterschiedlichen Variationen vor. Das heißt, die Zusammensetzung der Fettsäuren in Butter unterscheidet sich von der in Margarine, die wiederum von der in Nüssen oder in den diversen Ölen. Über die Ernährung haben wir daher maßgeblichen Einfluss auf die Art der Fette, die in unseren Körper gelangen. Empfohlen wird eine Dreiteilung: ein Drittel gesättigte Fettsäuren, ein Drittel einfach ungesättigte und ein Drittel mehrfach ungesättigte. Bei dieser Grundregel wird allerdings kein Unterschied zwischen Omega-6- und Omega-3-Fettsäuren gemacht. Wenn man sich die durchschnittliche Ernährung in Deutschland ansieht, liegt der Verzehr an gesättigten Fettsäuren in der Regel über einem Drittel. Einfach ungesättigte Fettsäuren kommen oft zu kurz.

Lebensmittel, die empfehlenswerte Fette enthalten, sind fettreiche Fische, Nüsse und pflanzliche Öle, insbesondere Raps-, Lein- und Walnussöl. Olivenöl enthält zwar nur wenig mehrfach ungesättigte Fette, dafür aber viel einfach ungesättigte, die auch wichtig sind. Fleisch von Rindern aus Weidehaltung hat zum Beispiel einen höheren Anteil an Omega-3-Fettsäuren, als das von Rindern aus Stallhaltung. Ebenso enthält die Milch von Kühen mit Grünlandfütterung mehr davon.

Die Mischung macht's

Vor allem das Kochen und Dünsten, aber auch das Backen bieten die Gelegenheit, wertvolle pflanzliche Öle zu verwenden, am besten solche mit einem hohen Anteil an einfach ungesättigten Fettsäuren wie Raps- und Olivenöl. Streichfette wie Butter und Margarine ähneln sich mehr als von vielen angenommen: Butter und Margarine unterscheiden sich nicht in der Fett- oder Kalorienmenge, sondern lediglich in der Fettsäurenzusammensetzung. Butter enthält mehr gesättigte und dafür wenig mehrfach ungesättigte Fettsäuren. Ergänzt mit guten pflanzlichen Ölen ist also gegen Butter als Brotaufstrich nichts einzuwenden.

Pflanzliche Fette – tierische Fette

Bei Fetten hält sich leider hartnäckig das Vorurteil, dass pflanzliche Fette gut und tierische Fette schlecht seien. Doch so einfach ist es nicht. Einige tierische Fette sind viel besser als ihr Ruf, denn viel wichtiger als die Herkunft des Fettes ist die Zusammensetzung der einzelnen Fettsäuren. Und da gibt es einige Überraschungen:

> Fette aus Fischen haben einen besonders hohen Omega-3-Anteil. Sie sind daher bestens für die Versorgung mit guten Fettsäuren geeignet. Fisch sollte zwei- bis dreimal pro Woche auf Ihrem Speiseplan stehen. Davon ein- bis zweimal fettreiche Meeresfische wie Hering oder Lachs – letzterer nach Möglichkeit aus kontrollierter Aquakultur.

> Schmalz, besonders Gänseschmalz, hat einen hohen Anteil an einfach ungesättigten Fettsäuren, der den von Butter und so mancher Margarine übertrifft. Selbst ausgelassenes Gänseschmalz können Sie gut für Kohlgerichte verwenden oder auch

auf Brot essen. Bei Zimmertemperatur ist es flüssig, weil es so wenig gesättigte Fettsäuren enthält. Fertig gekauftes Gänseschmalz enthält meist auch anderes Fett, damit es ausreichend fest ist.

> Mit 86 Prozent gesättigten Fettsäuren hat das Kokosfett, ein pflanzliches Fett, deren höchsten Anteil. Daher sollte es nur dann verwendet werden, wenn es wirklich gar keine Alternative gibt.

> Pflanzliche Omega-3-Fettsäuren kann unser Körper leider nicht so gut verarbeiten wie tierische. Sie stecken vor allem in Lein- und Rapsöl sowie in Walnüssen. Wenn Sie wenig oder gar keinen Fisch essen, sollten Sie täglich Rapsöl verwenden und regelmäßig zu Nüssen greifen.

Was ist dran am Cholesterin?

Cholesterin – wissenschaftlich korrekt Cholesterol – ist ein Fettbegleitstoff, der in Zellen von Wirbeltieren vorkommt. Unser Körper bildet täglich bis zu 1 g Cholesterin selbst. Die DGE empfiehlt, dass die Cholesterinzufuhr mit der Nahrung 300 mg/Tag nicht wesentlich übersteigen sollte, das ist ein Drittel dessen, was wir selbst »produzieren« können. Für die meisten Menschen stellt Cholesterin kein gesundheitliches Problem dar. Im Gegenteil, es ist eine wichtige Vorform für verschiedene Hormone und spielt bei der Vitamin-D-Synthese eine bedeutende Rolle.

Fettlösliche Vitamine

Fette und Öle sind Trägersubstanz für die fettlöslichen Vitamine A, D, E und K. Öle und Nüsse sind die Lebensmittel, in denen Vitamin E in nennenswerten Mengen vorkommt. Wir brauchen diese Lebensmittel also zur Deckung unseres Bedarfs. In pflanzlichen Ölen und Nüssen stecken zudem sekundäre Pflanzenstoffe wie Phytosterine, die die Cholesterinaufnahme aus dem Darm beeinflussen. Besonders kaltgepresste Öle sind reich an sekundären Pflanzenstoffen und deshalb qualitativ hochwertige Produkte. Es ist sehr zu empfehlen, einen Teil der Fettzufuhr durch gute pflanzliche Öle zu decken. Allerdings ist zu bedenken, dass kaltgepresste Öle nicht immer zum Erhitzen geeignet sind.

Die Rolle der Fette im Stoffwechsel

Das Fett im Körper dient in erster Linie als Energiereserve. In einem kg Körperfett werden rund 7.000 kcal gespeichert. Das entspricht im äußersten Notfall einer Energie-

DAS ERHITZEN DER FETTE

Beim Kochen und Braten in der heimischen Küche werden die Öle in der Regel auf 150 bis 200 °C erhitzt. Bei diesen Temperaturen finden wenig Veränderungen der Fette statt, die einen Einfluss auf die Gesundheit haben könnten. Wird das Fett allerdings höher erhitzt, sodass es raucht, können gesundheitsschädigende Stoffe entstehen. Tropft Fett vom Fleisch direkt auf die Glut des Grills, entstehen beispielsweise Temperaturen von bis zu 400 °C.

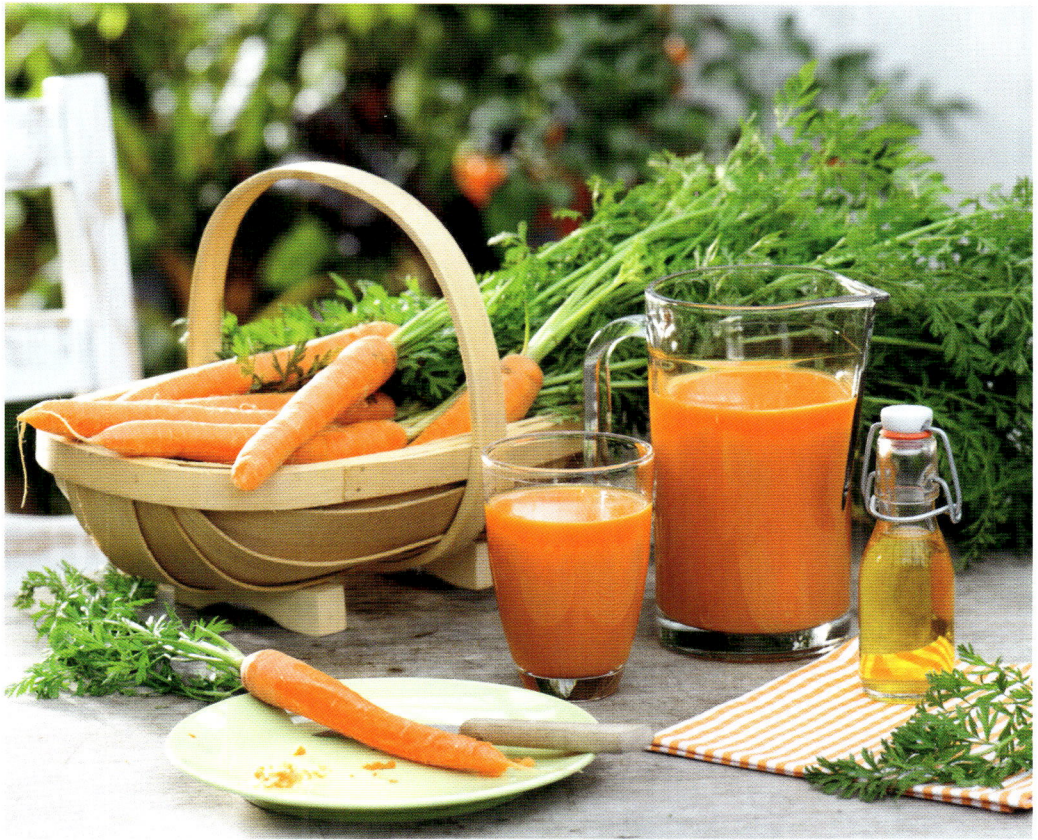

Vitamin A zählt zu den fettlöslichen Vitaminen. Damit es unser Organismus optimal verwerten kann, empfiehlt es sich, Pro-Vitamin-A-reiche Gemüse wie Karotten mit etwas Öl zuzubereiten.

reserve für mehrere Tage. In sehr geringem Umfang kann unser Körper auch Energie in Form von Kohlenhydraten (Glykogen) in Muskeln und Leber speichern. Diese Speicher haben den Nachteil, dass sie außerdem Wasser einlagern, was zusätzliches Gewicht ohne Kaloriengewinn bedeutet. Fett ist diesbezüglich am effektivsten. Wenn wir mehr Energie zu uns nehmen, als wir verbrauchen, wird die überschüssige Energie in Fett-

depots gespeichert. Nehmen wir weniger Energie zu uns, als der Körper verbraucht, greift er auf die Energiereserven im Fettgewebe zurück und baut dieses ab.

Aber das Fett hat weitere wichtige Funktionen: Aus Fettsäuren werden die Wände unserer Körperzellen gebaut. Fette sind zudem wichtige Bestandteile von Hormonen. Davon gibt es sehr viele in unserem Körper und sie erfüllen wichtige Regulationsaufgaben. Wussten Sie zum Beispiel, dass der Körper einer erwachsenen Frau mindestens 70.000 kcal, also 10 kg in Form von Körperfett braucht, damit der weibliche Zyklus funktionieren kann? Weniger signalisiert, dass die Energiereserven für den Beginn einer eventuellen Schwangerschaft nicht ausreichen, und dann »springt« auch kein Ei im Eierstock. Außerdem sind unsere Nervenbahnen von Fetten umgeben, um so die Reizweiterleitung zu verbessern. Auch unsere Organe sind durch eine Fettschicht vor Stößen und Verletzungen geschützt. Daneben kommt dem Fett auch eine isolierende Funktion zu. Ohne Körperfett unter der Haut würden wir viel schneller auskühlen und bräuchten deutlich mehr Energie, um die Körpertemperatur aufrechtzuerhalten. In der Nahrung ist das Fett vor allem als Transportmittel für die fettlöslichen Vitamine (A, D, E und K) und für fettlösliche sekundäre Pflanzeninhaltstoffe wichtig. Da auch viele Geschmacksstoffe fettlöslich sind, wird das Fett – völlig zu Recht – als Geschmacksträger bezeichnet.

Wie erkennen wir unterschiedliche Fette im Essen?

Bei Fetten tierischer Herkunft gibt es zum einen die Fette, die im Fleisch von Säugetieren, Vögeln und Fischen vorkommen. Zum anderen kommt Fett auch in der Milch von Säugetieren – bei uns vor allem Rind, Schaf und Ziege – und in den daraus hergestellten Produkten vor. Die Quelle für pflanzliche Fette sind in erster Linie Kerne und Samen. Die bekanntesten Vertreter sind neben den

Nüssen diejenigen, aus denen Öl gewonnen wird: Sonnenblumen, Kürbis, Raps, Lein. Außerdem gibt es fettreiche Früchte wie Oliven und Avocados, die auch zur Ölherstellung genutzt werden.

Neben den offensichtlichen Fetten gibt es aber auch versteckte Fette, die vor allem in verarbeiteten Lebensmitteln enthalten sind. Einem Kotelett können wir ansehen, wie die Fettmaserung verläuft. Der Bock- oder Bratwurst sehen wir dagegen nicht mehr an, dass sie rund fünfmal so fett wie das Kote-

FETTSÄUREN

Art der Fettsäure	wichtige Quellen
gesättigt	Butter, Fleisch- und Wurstwaren, Kokosfett, Milchprodukte
einfach ungesättigt	Avocado, Butter, Olivenöl, Rapsöl
mehrfach ungesättigt (reich an Omega-6-FS)	Margarine, Öle (Distel, Soja, Sonnenblume, Weizenkeim)
mehrfach ungesättigt (reich an Omega-3-FS)	fettreiche Fische (Hering, Makrele, Thunfisch), Hirn, Hühnerei, Leinöl, Mark, Nüsse, Rapsöl, Rindfleisch aus artgerechter Haltung, Wild
Trans-Fettsäuren	zum Teil in Chips, Fertiggerichten, Frittiertem, industriell gefertigten Keksen und Kuchen und teilweise in Margarine

lett ist. Wenn das an sich magere Kotelett oder Schnitzel aber paniert wird, erhöht sich der Fettgehalt von etwa 6 g pro 100 g Fleisch auf stolze 30 g. Eine sichere Beurteilung gelingt daher nur bei unverarbeitetem Fleisch. Bei Wurst und anderen Fleischprodukten müssen wir entweder den Metzger fragen oder einen Blick auf die Nährwertangaben werfen. Die Zutatenliste gibt Aufschluss darüber, wie viel Fett enthalten ist und aus welchen Quellen es stammt. Als einfache Faustregel gilt: Je weniger Fleischbestandteile erkennbar sind und je gleichmäßiger hell die Wurstmasse aussieht, desto mehr Fett ist meist enthalten.

Wie viel Fett brauchen wir?

Die DGE empfiehlt eine durchschnittliche Fettaufnahme von bis zu 30 Prozent der Gesamtkalorienaufnahme, also ca. 60 bis 80 g pro Tag. Damit sind alle im Essen enthaltenen Fette gemeint, also nicht nur die sichtbaren in Butter, Margarine oder Öl, sondern auch die in Wurst, Käse oder Schokolade. Die Deutschen nehmen durchschnittlich allerdings 120 g Fett pro Tag auf.

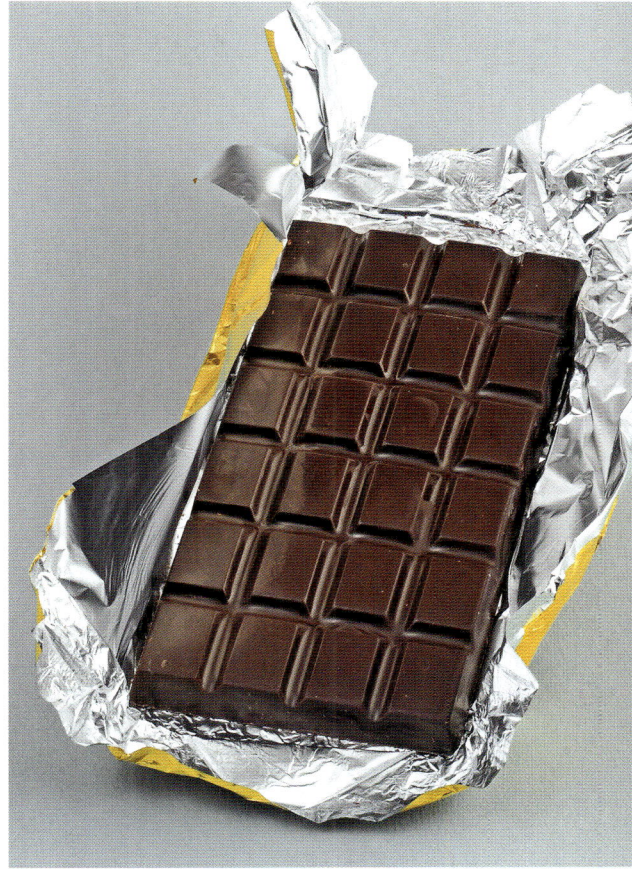

Wie bei vielen Süßigkeiten haben sich auch hier Fette versteckt, zwischen 30 und 35 g pro Tafel.

Leckere Rezepte mit wertvollen Fetten

Mandel-Honig-Butter

Zubereitung: ca. 10 Min.

100 g Mandeln, gemahlen | 250 g weiche Butter | 100 g Honig | ¼ TL Zimt | ½ TL Lebkuchengewürz | ¼ TL Kardamom | ¼ TL Nelkenpulver | 1 Pck. Vanillezucker

1 Die gemahlenen Mandeln in einer beschichteten Pfanne ohne Fett anrösten, vom Herd nehmen und kalt werden lassen.

2 Butter, Honig, Gewürze und Vanillezucker mit einer Gabel cremig rühren. Die erkalteten gemahlenen Mandeln dazugeben und gut verrühren. Portionsweise in kleine Gläschen oder Butternäpfe streichen und mindestens zwei Tage ziehen lassen.

Die Mandel-Honig-Butter schmeckt gut auf frischem Hefezopf.

Nährwerte pro Portion (20 g):

120 kcal | 1 g E | 11 g F | 4 g KH

30 g Mandeln decken die Hälfte Ihres Tagesbedarfs an Vitamin E.

Müsliriegel

Für 16 Stück

Zubereitung: ca. 30 Min.

100 g Butter | 1 El Honig | 120 ml Sahne | 100 g Zucker | 250 g gemischte Kerne (bestehend aus Sonnenblumenkernen, Kürbiskernen, Nüssen und Mandeln) | 100 g Haferflocken | Backpapier

1 Backofen auf 180° vorheizen. Butter, Honig, Sahne und Zucker in einen Topf geben und 5 Min. köcheln.

2 Die gemischten Kerne und Haferflocken dazugeben und zu einem Teig verrühren.

3 Den Teig auf ein mit Backpapier belegtes Backblech geben und bei 180° etwa 18 Min. backen. Noch warm in Streifen schneiden und abkühlen lassen. Die Müsliriegel halten sich sehr gut in einer verschlossenen Dose.

Nährwerte pro Riegel:

290 kcal | 7 g E | 22 g F | 18 g KH

Diese Riegel sind klein, aber oho! Die Kerne und Nüsse enthalten viele Vitamine und Mineralien und sind wahre Kraftpakete.

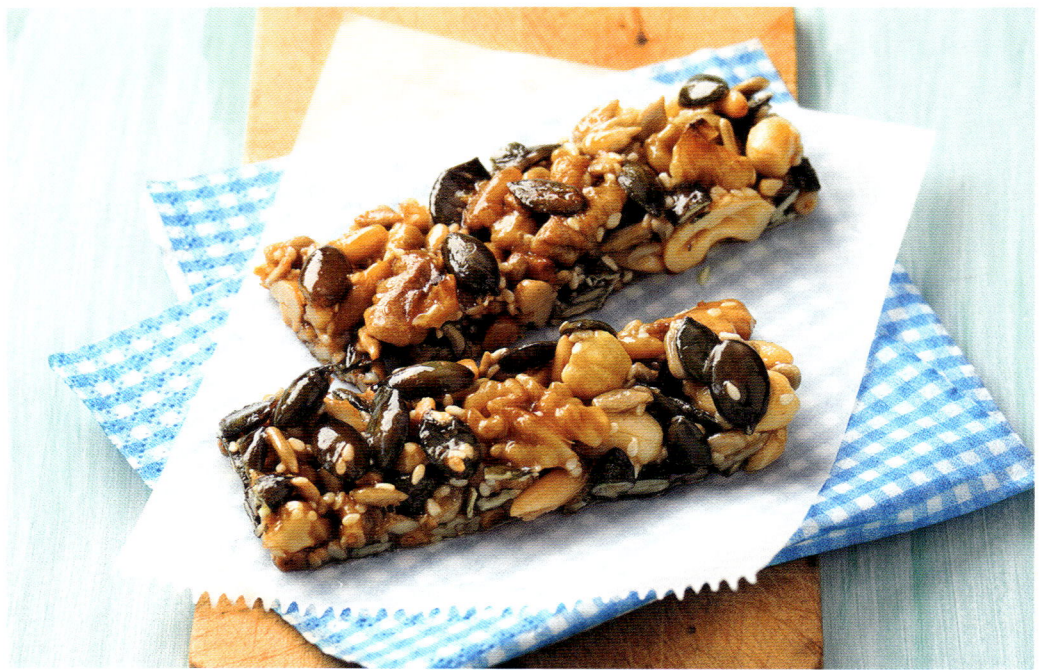

Mit den vielen Nüssen und Kernen sind die Müsliriegel eine hervorragende Energiereserve für alle, die zwischendurch Kraft tanken müssen, wie Sportler, stillende Mütter oder tobende Kinder.

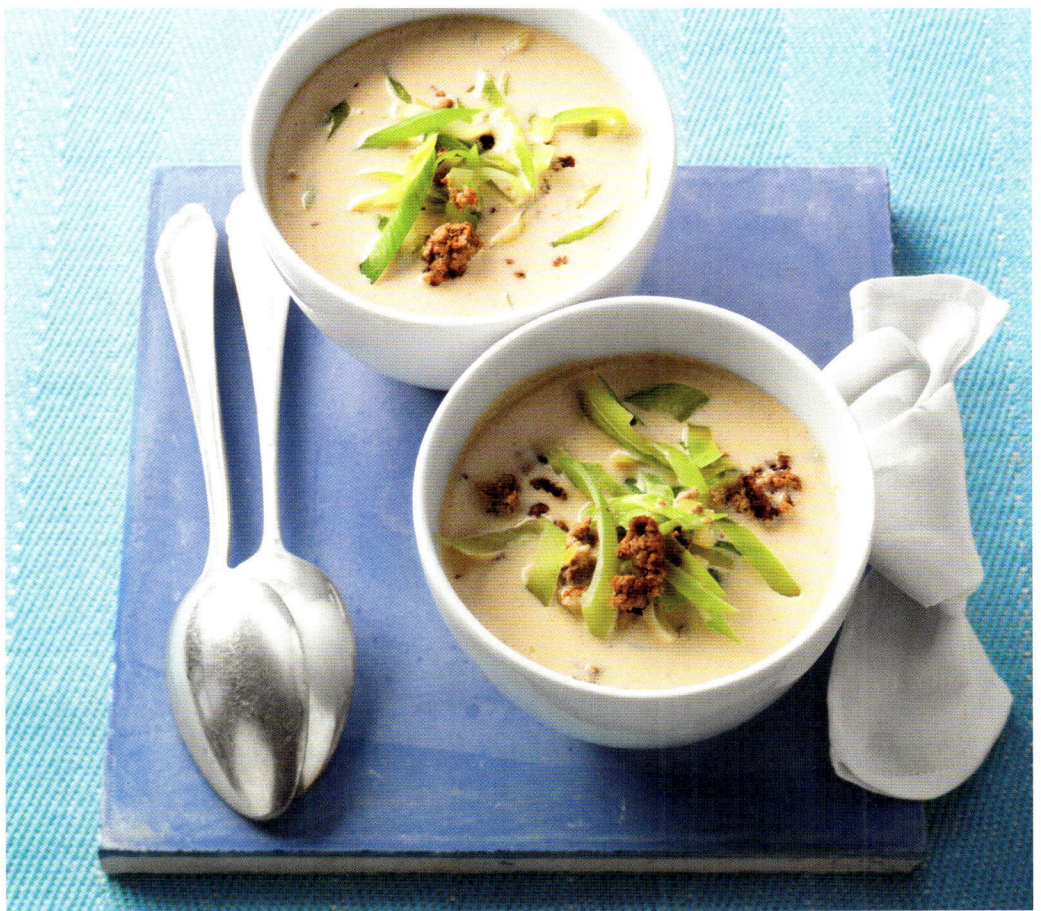

Wer Schmelzkäse nicht mag oder Probleme mit Kuhmilchprodukten hat, kann stattdessen Feta aus Schaf- oder Ziegenmilch verwenden – schmeckt noch eine Spur pikanter, aber genauso lecker.

Käse-Lauch-Suppe

Für 4 Portionen
Zubereitung: ca. 35 Min.
2 Stangen Lauch | 4 kleine Zwiebeln | 2 EL Rapsöl | 300 g Hackfleisch, gemischt | 4 EL Gemüsebrühe, instant oder Gemüsefond | 200 g Schmelzkäse (halb Sahne, halb Kräuter) | Salz | Pfeffer | Muskat

1 Den Lauch waschen, der Länge nach teilen und in kleine Ringe schneiden. Die Zwiebeln häuten und in kleine Würfel schneiden.
2 Das Rapsöl in einem großen Topf erhitzen und die Zwiebeln darin anschwitzen. Das Hackfleisch dazugeben und anbraten.
3 Den Lauch zu den Zwiebeln und dem Hackfleisch geben und noch einmal kräftig umrühren.

43

4 Gemüsebrühe in ca. 500 ml Wasser auflösen, unter ständigem Rühren dazugeben. Sobald die Suppe kocht, Käse hinzugeben und schmelzen lassen. Ca. 15 Min. auf kleiner Flamme kochen lassen und ständig umrühren.
5 Mit Salz, Pfeffer und Muskat würzen und anschließend servieren.
Nährwerte pro Portion:
427 kcal | 30 g E | 32 g F | 5 g KH

Traditionelle Lauchsuppe. Feta statt Schmelzkäse schmeckt darin auch.

Griechischer Bauernsalat

Für 4 Portionen
Zubereitung: ca. 20 Min.
400 g Gurke | 600 g Tomaten | 1 Zwiebel | 500 g gelbe Paprika | 250 g Feta-Käse | ¼ Bund Oregano | 100 g schwarze Oliven | 2 Knoblauchzehen | 3 EL Zitronensaft | 6 EL Olivenöl | Salz | Pfeffer | Zucker
1 Die Gurke schälen, halbieren und in Stücke schneiden. Die Tomaten waschen, vom Stielansatz befreien und achteln. Die Zwiebel schälen und in feine Ringe schneiden. Die Paprika waschen, putzen, von den Kernen befreien und in Streifen schneiden. Anschließend alle Zutaten in eine große Schüssel geben.
2 Den Feta-Käse grob zerkleinern, die Oreganoblätter grob hacken. Mit den Oliven in die Schüssel geben.
3 Den Knoblauch fein hacken und mit Zitronensaft und Olivenöl verrühren. Mit Salz, Pfeffer und Zucker nach Belieben würzen. Das Dressing über den Bauernsalat geben und alle Zutaten gut durchmischen.
Nährwerte pro Portion:
475 kcal | 15 g E | 36 g F | 19 g KH

Olivenöl und Oliven sind sehr gute Quellen für einfach ungesättigte Fettsäuren.

Gemüseomelett an Feldsalat

Für 4 Portionen
Zubereitung: ca. 30 Min.
2 Zwiebeln | 1 Knoblauchzehe | 2 Möhren | 250 g Chinakohl | 2 EL Oliven- oder Rapsöl | Salz | Pfeffer | Oregano | 6 Eier | Muskat | 100 g Feldsalat | 2 TL Essig | 1 EL Zitronensaft | 1 Prise Zucker
1 Zwiebeln und Knoblauchzehe abziehen und würfeln. Möhren schälen und klein schneiden. Chinakohl waschen und in Streifen schneiden.
2 Die Hälfte des Öls in einer Pfanne erhitzen und die Zwiebel- und Knoblauchwürfel darin andünsten. Die Möhren dazugeben und kurz mitdünsten. Den Chinakohl dazugeben und unter Rühren etwa 3 Min. dünsten. Mit Salz, Pfeffer und Oregano würzen.
3 Für das Omelett die Eier aufschlagen und mit Salz, Pfeffer und Muskat verquirlen. Die Eier über das Gemüse geben und bei schwacher Hitze stocken lassen. Nach 5 Min. das Omelett wenden und weitere 4 Min. garen.
4 Den Feldsalat mehrmals gründlich waschen und gut abtropfen lassen. Die kleinen Wurzeln entfernen. Essig, Zitronensaft, das restliche Öl sowie Salz, Pfeffer und Zucker verrühren und über den Feldsalat geben.
5 Das Omelett und den Salat nun auf Tellern anrichten. Dazu passen sehr gut Pellkartoffeln.
Nährwerte pro Portion:
184 kcal | 10 g E | 13 g F | 6 g KH

Weil der Chinakohl nicht blähend wirkt, ist er ideal für alle, die bei Kohl bisher eher zögerlich waren.

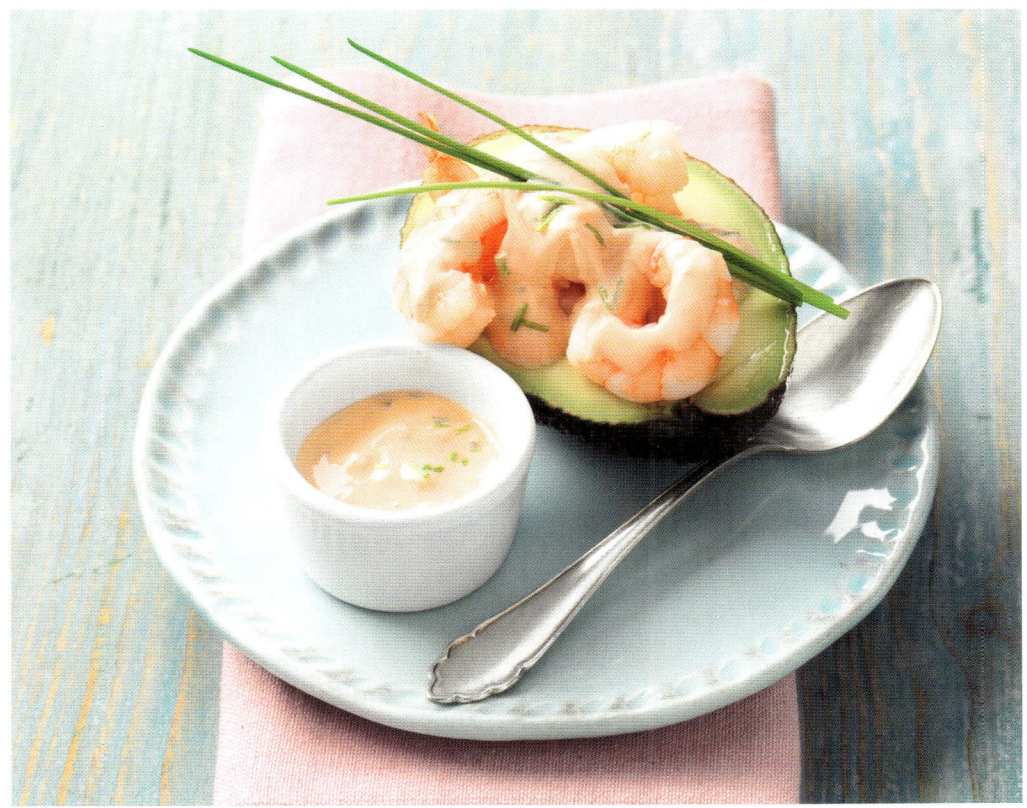

Auch wenn Avocados nicht süß schmecken, zählen sie dennoch zu den Früchten. Sie wachsen in Bäumen, die bis zu 15 Meter hoch werden. Ihre ursprüngliche Heimat ist Südmexiko.

Avocado mit Krabbensauce

Für 4 Portionen
Zubereitung: ca. 10 Min.
1 kleine Zwiebel | 2 EL Tomaten passiert |
1 Bund Schnittlauch | 500 g Naturjoghurt |
200 g Krabben | Salz | 2 Avocados
1 Zwiebel schälen und klein schneiden. Mit den passierten Tomaten in eine Schüssel geben und etwa 10 Min. ziehen lassen.
2 Den Schnittlauch klein schneiden und zu der Tomaten-Zwiebel-Mischung geben. Den Joghurt und die Krabben dazugeben. Gut umrühren und mit Salz abschmecken.
3 Die Avocados halbieren, den Kern herausnehmen. Anschließend die Krabbensauce in die Avocados füllen und servieren.
Nährwerte pro Portion:
356 kcal | 16 g E | 29 g F | 7 g KH

Avocados haben einen hohen Anteil gesunder ungesättigter Fettsäuren. Harte Avocados reifen bei Zimmertemperatur gut nach.

45

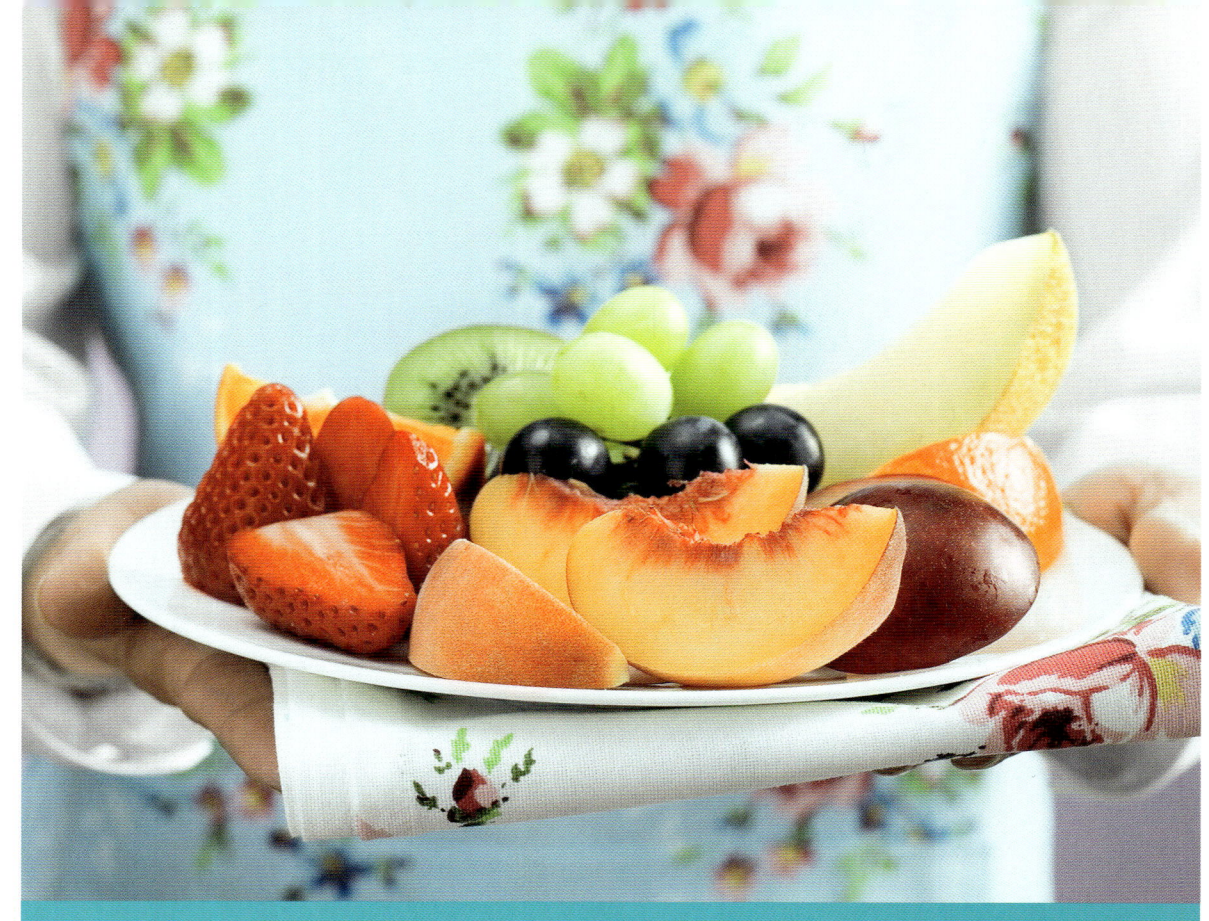

Vitamine und Mineralstoffe

Vitamine und Mineralstoffe benötigt unser Körper zwar nur
in geringen Mengen, dennoch spielen sie für unsere Gesundheit eine große Rolle. Ohne sie können viele Prozesse
in unserem Körper nicht wie gewünscht ablaufen, weshalb
wir stets auf eine ausgewogene Ernährung mit genügend
von den kleinen, aber wichtigen Helfern achten sollten.

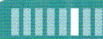

Kleine, aber wichtige Helfer

Unser Körper ist auf die Zufuhr von Vitaminen und Mineralstoffen durch die Nahrung angewiesen, da er diese nicht selbst herstellen kann. Sie erfüllen eine Vielzahl wichtiger Funktionen. Vitamine und zum Teil auch Mineralstoffe sind an der Regulation des Stoffwechsels beteiligt – ohne sie wäre kein Leben möglich. Fehlt ein einzelnes Vitamin, kann es passieren, dass ganze Stoffwechselwege nicht mehr funktionieren. Einige Mineralstoffe sind für den Wasserhaushalt wichtig, andere fungieren als Baustoffe. So kann ohne Kalzium, Phosphor und Magnesium kein Knochen aufgebaut werden. Vitamine und Mineralstoffe sind von Natur aus in tierischen und pflanzlichen Lebensmitteln enthalten und finden sich daher nicht nur in Obst und Gemüse, sondern auch in Milchprodukten, Eiern, Fisch, Fleisch, Nüssen und Getreideprodukten. In Ölen, Margarine und Butter sind zwar kaum Mineralstoffe enthalten, dafür aber reichlich fettlösliche Vitamine.

Manchmal brauchen wir mehr

Im Falle einer ausgewogenen Ernährung können wir davon ausgehen, dass alle Vitamine und Mineralstoffe in ausreichender Menge aufgenommen werden. Sind unsere Ernährungsgewohnheiten dagegen sehr einseitig, z. B. bei Vegetariern, oder essen wir zu wenig, dann kann es zu Mangelzuständen kommen. Auch regelmäßiger hoher Alkohol- und Nikotinkonsum kann eine Unterversorgung mit speziellen Vitaminen und Mineralstoffen bewirken. Störungen im Verdauungssystem oder einige Medikamente können ebenfalls die Aufnahme und Verwertung von Vitaminen und Mineralstoffen beeinflussen. Und nicht zuletzt besteht ein erhöhter Bedarf in der Schwangerschaft, der Stillzeit oder bei dauerhaftem Stress. Eine Unterversorgung wird in Deutschland mitunter bei Folsäure, Eisen (bei Frauen unter 50 Jahren), Jod und Vitamin D beobachtet, ausgeprägte Mangelerscheinungen sind allerdings aufgrund der guten Lebensmittelversorgung in Deutschland eher die Ausnahme.

Die Vitamine

Insgesamt sind 13 Vitamine für den Menschen lebensnotwendig. Wir unterscheiden die vier fettlöslichen Vitamine – Vitamin A, K, D und E – von den wasserlöslichen Vitaminen. Zu letzteren gehören die Vitamine der B-Gruppe, also Vitamin B_1 – Thiamin, B_2 – Riboflavin, B_6 – Pyridoxin, B_{12} – Cobalamin sowie Niacin und die Vitamine Folsäure, Pantothensäure, Biotin und Vitamin C. Sie werden auf den folgenden Seiten einzeln mit ihren Eigenschaften vorgestellt.

Vitamin A – Retinol

Vitamin A benötigen wir für unser Hell-Dunkel-Sehen, ein Mangel äußert sich etwa in Nachtblindheit. Aber auch für das Wachstum und die Teilung von Körpergeweben sowie für das Aufrechterhalten unserer Schleimhäute in Darm und Lunge brauchen wir Vitamin A. Trockene Schleimhäute können die Folge einer unzureichenden Vitamin-A-Zufuhr sein. Dieses fettlösliche Vi-

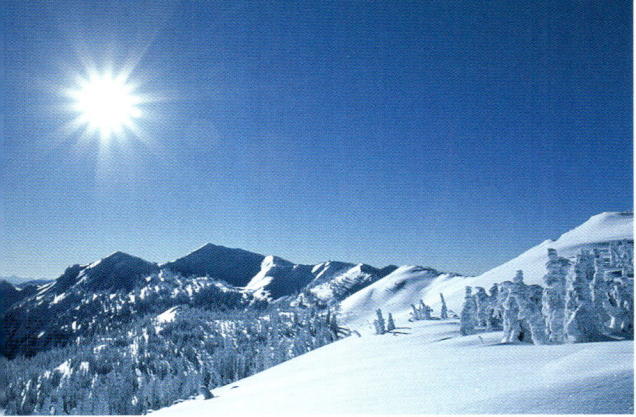

Um eine Unterversorgung mit Vitamin D in den Wintermonaten zu vermeiden, empfehlen wir Ihnen ausgedehnte Winterspaziergänge.

tamin findet sich nur in tierischen Lebensmitteln. Besonders reich sind Leber, fetter Fisch wie Aal und fetter Käse wie Camembert. Schwangere und Stillende weisen einen erhöhten Bedarf an Vitamin A auf.

Aus Betacarotin kann Vitamin A zu einem geringen Prozentsatz in unserem Darm gebildet werden. Dies ist wichtig für Menschen, die kaum bzw. wenig Fleisch oder Milchprodukte zu sich nehmen. Diesen Personen wird empfohlen, reichlich betacarotinreiche Gemüse- und Obstsorten wie Möhren, Spinat, rote Paprika, Grünkohl, Aprikosen und Mango zu essen.

Die Tageszufuhrempfehlung für Erwachsene an Vitamin A: zwischen 0,8 und 1 mg.

Vitamin D – Calciferol

Vitamin D spielt eine wesentliche Rolle beim Kalziumstoffwechsel. Es hilft, das Kalzium im Knochen einzubauen, und trägt damit entscheidend zum Knochenwachstum und zur Knochenfestigkeit bei. In den letzten Jahren wurde auch die Bedeutung einer ausreichenden Vitamin-D-Versorgung für die Vorbeugung von Krebs und Herzkreislauferkrankungen entdeckt. Ein Mangel

an Vitamin D ist hierzulande eher selten, denn unser Körper kann den überwiegenden Anteil mithilfe von Sonnenlicht in unserer Haut selbst bilden. Erst wenn unsere Haut keinen oder kaum Kontakt mit Sonnenlicht hat, sind ein Mangel und damit die Entstehung einer Rachitis bei Kindern (Knochenerweichung mit Knochenkrümmung und -biegung) beziehungsweise einer Osteomalazie bei Erwachsenen sehr wahrscheinlich. Wer in den Wintermonaten zu wenig an die frische Luft kommt, und dessen Haut kaum Kontakt mit der Sonne hat, sollte auf eine sehr Vitamin-D-reiche Ernährung mit Lebensmitteln wie fettem Fisch (Makrele, Hering, Lachs) und Eiern, aber auch mit Käse, Leber und Butter achten.

Die Tageszufuhrempfehlung für Erwachsene an Vitamin D: 5 µg im Alter 10 µg.

Vitamin E – Tocopherole

Vitamin E kommt in acht verschiedenen Variationen vor, die sich grob in zwei Vitamin-E-Familien – Tocopherole und Tocotrienole – aufteilen lassen. In unseren Nahrungsmitteln kommen diese Vitamin-E-Formen in unterschiedlichen Mengen und Mischungsverhältnissen vor. Sie unterscheiden sich auch in der Effektivität ihrer Wirkung. So übernehmen Tocopherole antioxidative Funktionen in unserem Körper, das heißt, sie verhindern, dass Radikale (aggressive Sauerstoffverbindungen) unsere Zellen schädigen. Somit gehört Vitamin E zum körpereigenen Zellschutz. Wir finden Tocopherole insbesondere in Ölen, fettem Fisch wie Makrele, Hering sowie in Nüssen, Samen und Keimen. Diese Lebensmittel sollten ruhig öfter, im Falle der Öle sogar täglich konsumiert werden.

Die Tageszufuhrempfehlung für Erwachsene an Vitamin E: zwischen 12 und 14 mg.

Vitamin K

Unter Vitamin K wird ebenfalls wieder eine Gruppe an Vitamin-K-Verbindungen zusammengefasst, wobei nur zwei – das Vitamin K_1 und K_2 – wirksam sind. Dieses Vitamin ist wichtig für die Blutgerinnung. Aber auch unsere Knochen benötigen Vitamin K. Ein Mangel ist sehr selten, da dieses Vitamin in sehr vielen Nahrungsmitteln vorkommt. Menschen mit Gallen- und Lebererkrankungen sowie Neugeborene haben ein erhöhtes Risiko für einen Vitamin-K-Mangel. Aus diesem Grund bekommen Neugeborene prophylaktisch Vitamin K in Tropfenform oder als Injektion. Vor allem grünes Gemüse wie Brokkoli, Spinat, Grünkohl, Rosenkohl oder Sauerkraut und Geflügelfleisch sowie Weizenkeime enthalten reichlich Vitamin K.

Die Tageszufuhrempfehlung für Erwachsene an Vitamin K: zwischen 60 und 70 µg.

Die B-Vitamine

Zu den wasserlöslichen B-Vitaminen gehören B_1 – Thiamin, B_2 – Riboflavin, B_6 – Pyridoxin und B_{12} – Cobalamin. B_1 benötigt unser Körper, um Kohlenhydrate abzubauen und zu speichern sowie zur optimalen Reizleitung innerhalb des Nervensystems. Ein leichter Mangel kann sich durch Appetitverlust, Müdigkeit, Erbrechen, Übelkeit und Depressionen äußern. Besonders gefährdet sind Menschen mit starkem Alkoholgenuss, Menschen mit stark kalorienreduzierter Kost, Raucher, ältere Menschen und Sportler mit unzureichender Ernährung und/oder einem erhöhten Bedarf. In Weizenkeimen, magerem Schweinefleisch, Cashewnüssen, Erdnüssen sowie in Erbsen finden wir viel Thiamin.

Die Tageszufuhrempfehlung für Erwachsene an Vitamin B_1: zwischen 1,0 und 1,2 mg.

B_2 oder auch Riboflavin spielt ebenfalls eine wichtige Rolle bei der Energiegewinnung aus Kohlenhydraten, Fetten und Eiweißen. Es wirkt wie Thiamin als Coenzym, d. h., Riboflavin unterstützt Enzyme bei der Ausübung ihrer Funktionen. Dieses Vitamin schützt unsere Augen vor Oxidationsschäden und somit vor einer Trübung der Linse. Ein Mangel ist äußerst selten, dessen Symptome sind sehr unspezifisch wie eine Entzündung des Zahnfleisches, feine Einrisse in den Mundwinkeln, schuppende Haut im Bereich von Nase und Mund. Vitamin B_2 ist vorwiegend in sämtlichen Milchprodukten, Fleisch, Eiern und grünem Blattgemüse enthalten.

Die Tageszufuhrempfehlung für Erwachsene an Vitamin B_2: ca. 1,2 mg.

B_6 (Pyridoxin, Pyridoxal, Pyridoxamin) fungiert auch als Coenzym, speziell im Eiweiß- und Fettstoffwechsel. Zudem hilft es bei der Bildung einiger Hormone. Ein Mangel ist wiederum selten, Ursachen dafür sind häufig krankheitsbedingt und unspezifisch mit Symptomen wie Müdigkeit, Konzentrationsschwäche, Gereiztheit, Nervosität. Gute Quellen für dieses Vitamin sind fetter Fisch (Makrele, Sardine, Lachs), Sojabohnen, Walnüsse und Hirse sowie Vollkornreis.

Schwangere, Stillende und Personen, die übermäßig rauchen oder Alkohol trinken, haben im Allgemeinen einen erhöhten Bedarf an Vitamin B_6.

Die Tageszufuhrempfehlung für Erwachsene an Vitamin B_6: zwischen 1,2 und 1,5 mg.

B_{12} oder Cobalamin ist zusammen mit Folsäure für die Blutbildung verantwortlich und an der Blutgerinnung beteiligt. Weiterhin wird es von unserem Nervensystem und unserem Gehirn benötigt. Da dieses Vitamin reichlich in der Leber gespeichert werden kann, ist ein Mangel äußerst selten, möglich aber bei Veganern oder als Folge von Magen-Darm-Erkrankungen, die eine optimale Aufnahme längerfristig verhindern. Eine unzureichende Zufuhr an B_{12} kann sich in Form einer Anämie mit vergrößerten, unreifen roten Blutkörperchen zeigen. Dieses Vitamin findet sich in Leber, fettem Fisch, Eiern, aber auch in Milchprodukten wie Edamer oder Parmesan.

Die Tagezufuhrempfehlung für Erwachsene an Vitamin B_{12}: 3 µg.

Niacin

Niacin (Nikotinamid, Nikotinsäure) gehört streng genommen ebenfalls zu den B-Vitaminen und nimmt in unserem Körper vielfältige Funktionen wahr. So ist es Bestandteil des sehr wichtigen Coenzyms Nicotinsäureamid-Adenin-Dinukleotid (NAD), das auf vielen Ebenen in unseren Stoffwechsel eingreift. NAD ist direkt bei der Umwandlung der Nährstoffe in Energie beteiligt, sein Fehlen hätte gravierende Folgen. Weiterhin hilft es bei der Pigmentbildung in der Haut und reguliert deren Feuchtigkeitsgehalt. Ein Mangel äußert sich unter anderem durch Schwindel, Kopfschmerzen, Übelkeit, Erbrechen, Ängstlichkeit, Nervosität und Mundtrockenheit. Einen erhöhten Bedarf haben Schwangere, Sportler, Opfer von Verbrennungen sowie Menschen, die viel rauchen oder Alkohol konsumieren. Niacin kommt vor allem in Geflügelfleisch, Leber, Nüssen und Hülsenfrüchten sowie in Sardinen vor.

Die Tagezufuhrempfehlung für Erwachsene an Niacin: zwischen 13 und 16 mg.

Folsäure oder Folate

Dieses Vitamin ist an allen Wachstums- und Entwicklungsprozessen beteiligt. So benötigen wir Folsäure für die genetische Erbinformation und damit für die Zellteilung. Zusätzlich reguliert es zusammen mit B_{12} die Bildung roter Blutkörperchen. Obwohl die Folsäure in vielen Lebensmitteln zu finden ist, kommt es trotzdem auch bei uns öfter zu einem latenten Mangel. So ist der Bedarf etwa während der Schwangerschaft und in der Stillzeit erhöht (siehe Seite 225). Ein Mangel kann aber auch durch einseitige Ernährung, Reduktionskost oder erhöhten Genussmittelkonsum hervorgerufen werden. Dazu kommt, dass Folsäure sehr anfällig gegenüber Licht, Hitze und Sauerstoff ist und die Verluste beim Kochen oder durch längere Lagerung mitunter sehr groß sind. Entscheidend ist auch, wie die Folate im Nahrungsmittel vorliegen. So kann Folsäure aus Fleisch oder Eiern besser aufgenommen werden als aus Spinat. Mangelsymptome an Folsäure sind wieder sehr unspezifisch – Müdigkeit, Konzentrationsschwäche, Appe-

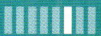

titlosigkeit und Reizbarkeit. Ein bestehender Mangel in der Schwangerschaft kann zu einer Frühgeburt und zu einem Neuralrohrdefekt (offener Rücken) des Kindes führen. Dieses Vitamin finden wir reichlich in Leber, Weizenkeimen, Nüssen, Eiern und grünem Blattgemüse wie Spinat.

Die Tageszufuhrempfehlung für Erwachsene an Folsäure: 400 µg, für Schwangere und Stillende 600 µg.

Pantothensäure und Biotin

Pantothensäure ist Bestandteil eines Coenzyms, welches beim Abbau von Fetten, Kohlenhydraten und Eiweißen beteiligt ist. Außerdem ist dieses Vitamin wichtig für die Herstellung von körpereigenem Cholesterin sowie von Wachstums- und Stresshormonen. Unserer Schönheit zuliebe benötigen wir Pantothensäure für den Haarwuchs und die Pigmentierung der Haare. Da sie reichlich in unserer Nahrung vorkommt, ist ein Mangel äußerst unwahrscheinlich. Wichtige Quellen sind Leber, Erdnüsse, Roggenvollkornbrot, Champignons und Eier.

Die Tageszufuhrempfehlung für Erwachsene an Pantothensäure: 6 mg.

Biotin ist recht vielseitig – unter anderem beteiligt an unserem Eiweiß-, Fett- und Kohlenhydratstoffwechsel. Zudem sorgt es für das ungestörte Wachstum von Zellen und ist wichtig für unsere Blutzellen und unsere Haut. Auch im Falle von Biotin ist ein ernährungsbedingter Mangel sehr selten. Wir finden es in Eiern, Leber, Nüssen, Haferflocken und Champignons.

Die Tageszufuhrempfehlung für Erwachsene an Biotin: zwischen 30 und 60 µg.

Vitamin C – Ascorbinsäure

Vitamin C übernimmt in unserem Körper antioxidative Aufgaben und schützt die Zellen so vor aggressiven Sauerstoffverbindungen, den freien Radikalen. Zudem unterstützt es unser Immunsystem, indem es die weißen Blutkörperchen anregt und sich damit indirekt an der Abwehr von Krankheitserregern beteiligt. Auch der Aufbau von Kollagen, enthalten in Haut, Zähnen und Zahnfleisch, geht nicht ohne Vitamin C. Außerdem fördert es die Eisenaufnahme im Darm. Ein leichter Mangel an Vitamin C kann sich durch verminderte Infektabwehr, Gelenk- und Gliederschmerzen, Müdigkeit, Reizbarkeit und Erschöpfung bemerkbar machen. Gerade Menschen, die wenig oder gar kein Obst und Gemüse essen, rauchen oder im Dauerstress sind, sollten auf ihre Vitamin-C-Zufuhr achten. Besonders viel Vitamin C enthalten Sanddorn, Schwarze Johannisbeere, Paprika, Rosenkohl, Grünkohl und Kiwi.

Die Tageszufuhrempfehlung für Erwachsene an Vitamin C: 100 mg.

Mineralstoffe

Mineralstoffe werden entsprechend ihrer täglichen Zufuhrempfehlung in Mengenelemente (mehr als 50 mg pro Tag) und Spurenelemente (weniger als 50 mg pro Tag) eingeteilt. Zu den Mengenelementen zählen Kalzium, Magnesium, Natrium, Chlorid, Phosphor, Schwefel und Kalium. Als Spurenelemente bezeichnen wir Eisen, Jod, Fluor, Selen, Kupfer, Zink, Nickel, Mangan, Molybdän, Chrom und Kobalt.

DIE WICHTIGSTEN MINERALSTOFFE IM ÜBERBLICK

MINERALSTOFF	Aufgabe im Körper	täglicher Empfehlung für Erwachsene	ungefähre Bedarfsdeckung durch folgende Lebensmittel
KALZIUM	› Wichtig für den Aufbau und die Stärke von Knochen und Zähnen	1000 mg	¼ l Milch + 2 Scheiben Tilsiter + 2 Scheiben Roggenvollkornbrot + 200 g Brokkoli
MAGNESIUM	› Wichtig für gesunde Nerven und funktionierende Muskeln › Hilft bei der Signalübertragung in den Zellen	300–350 mg	50 g Nüsse + 100 g Haferflocken oder 300 g Spinat + 3 Scheiben Vollkornbrot
NATRIUM UND CHLORID *(NaCl = Kochsalz)*	› Hilft beim Informationsfluss der Nerven und beim Transport von Stoffen in die und aus den Zellen	550 mg Natrium 830 mg Chlorid	50 g gekochter Schinken oder 40 g Limburger oder 50 g Hartkäse
PHOSPHOR	› Wichtig für Knochen und Zähne und für Energiebereitstellung und -speicherung	700 mg	125 g Hartkäse oder 250 g Joghurt + 75 g Walnüsse
KALIUM	› Wichtig für funktionierende Muskeln › An der Regulierung des Wasserhaushalts beteiligt	2000 mg	500 g Gemüse oder 2 Scheiben Vollkornbrot + 250 g Spinat
EISEN	› Sauerstofftransport im Blut (Bestandteil des roten Blutfarbstoffs)	10 mg (m) /15 mg (w)	200–300 g Spinat + 100 g Bohnen oder 150-200 g Schweineleber

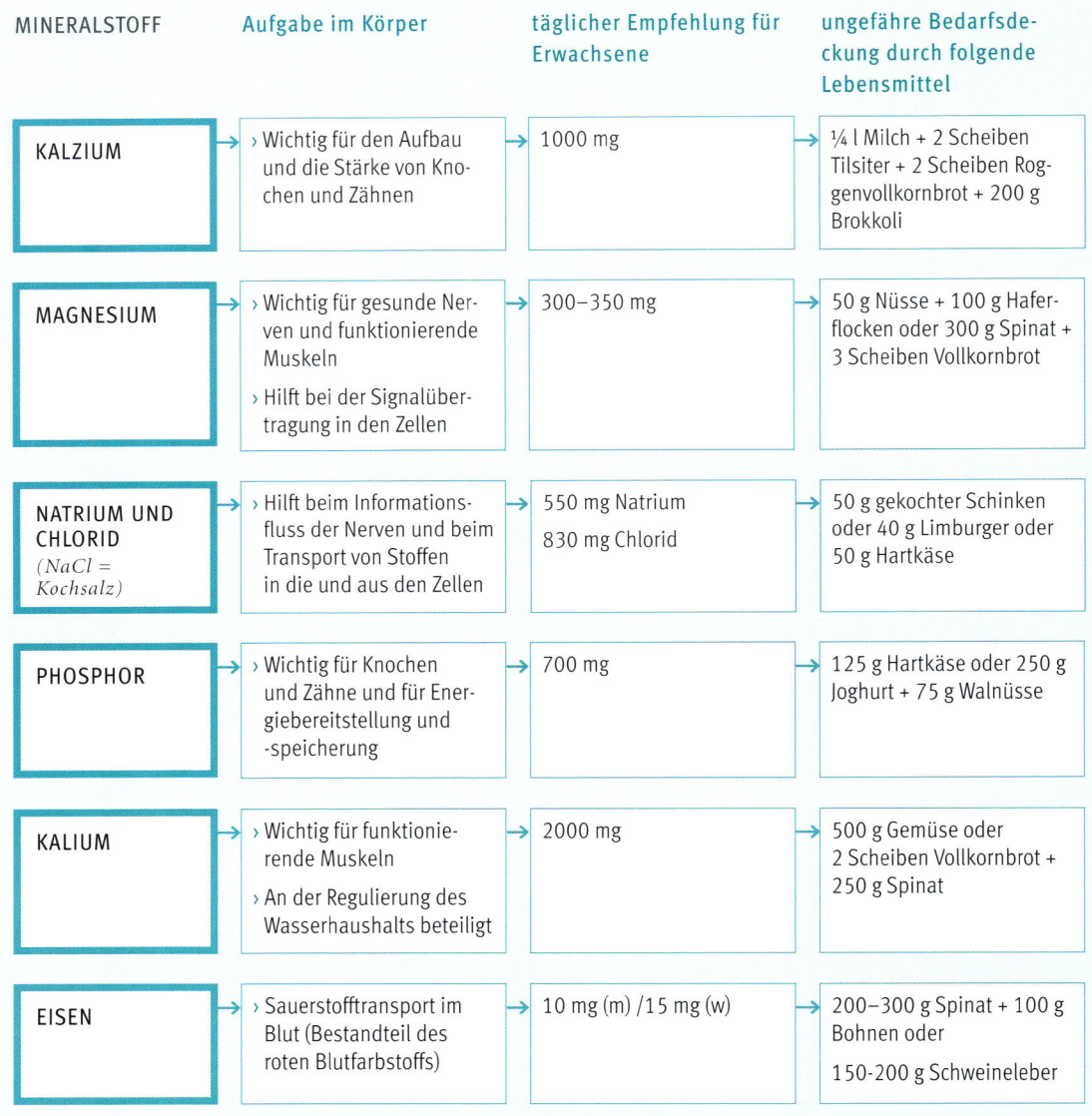

MINERALSTOFF	Aufgabe im Körper	täglicher Empfehlung für Erwachsene	ungefähre Bedarfsdeckung durch folgende Lebensmittel
JOD	› Wichtig für die Funktion der Schilddrüse (Regulation, Energieumsatz, Fett- und Kohlenhydratstoffwechsel, Reifung und Entwicklung des Nervensystems)	200 µg	150 g Seelachs oder 250 g Rotbarsch oder 200 g Thunfisch
FLUOR	› Wichtig für Härte und Widerstandsfähigkeit von Zähnen und Knochen	3,1–3,8 mg	fluoriertes Speisesalz + Zahnpasta + Fluor im Trinkwasser, ggf. Fluoridtabletten
KUPFER	› Bestandteil vieler Enzyme für z. B. den Radikalabbau und den Teilchentransport	1,0–1,5 mg	125–150 g Roggenvollkornbrot oder 50–70 g Leber oder 75–100 g Pilze
SELEN	› Bestandteil vieler Enzyme für z. B. den Radikalabbau, die Aktivierung von Schilddrüsenhormonen	30–70 µg	100 g Schweineleber oder 70–100 g Hering oder 70–100 g Paranüsse
ZINK	› Bestandteil vieler Enzyme für z. B. Radikal- und Alkoholabbau › Wichtig für Immunabwehr	10 mg (m)/7 mg (w)	80–100 g Kalbsleber oder 150–200 g Haferflocken oder 130–150 g Hartkäse
MANGAN	› Bestandteil von Enzymen (Harnstoffstoffwechsel)	2,0–5,0 mg	150 g Weizenvollkornbrot oder 50 g Haferflocken

Quelle: Referenzwerte für die Nährstoffzufuhr 2000 der Gesellschaften für Ernährung in Deutschland, Österreich und der Schweiz

Was kann Vitaminen und Mineralstoffen schaden?

Licht, lange Lagerung, Sauerstoff und Hitze können den Vitamingehalt eines Lebensmittels zum Teil drastisch reduzieren. So verlieren Kartoffeln bei zu langer Lagerung fast 80 Prozent ihres Vitamin-C-Gehalts. Folsäure und Vitamin B_2 sind ebenfalls sehr empfindliche Vitamine. Generell sollten frische Lebensmittel nicht allzu lange aufbewahrt werden. Kaufen Sie daher Obst und Gemüse nach Bedarf und möglichst frisch. Eine gute Alternative ist Tiefkühlgemüse. Langes Kochen und große Hitze schaden Vitaminen ebenfalls, deshalb sollten Sie Fisch und Gemüse vorzugsweise dämpfen. Gemüse und Obst nur kurz abspülen und Salat möglichst frisch zubereiten. Geschnittener Salat, der länger liegt, ist Luftsauerstoff ausgesetzt, der die Vitamine zersetzt. Sowohl Mineralstoffe als auch Vitamine können bei der Zubereitung in das Kochwasser oder den Bratensaft übergehen. Verwenden Sie das Kochwasser, etwa bei Spargel, gleich für die Sauce oder eine Suppe.

Leckere vitamin- und mineralienreiche Rezepte

Apfel-Möhren-Rohkost
Für 4 Portionen
Zubereitung: ca. 20 Min.
4 Möhren (400 g) | 4 Äpfel (400 g) | 4 TL Rapsöl | 4 TL Zitronensaft | 4 TL Zucker | 4 Scheiben (200 g) Vollkornbrot | 4 TL (40 g) Tomatenmark | 4 kleine Scheiben (100 g) Käse

1 Die Möhren putzen, schälen und grob reiben. In eine Salatschüssel geben.
2 Die Äpfel waschen, schälen, vierteln und entkernen, raspeln und zu den Möhren geben.
3 Öl, Zitronensaft und Zucker verrühren und unter den Salat heben.
4 Vier Scheiben Vollkornbrot mit Tomatenmark bestreichen und mit dem Käse belegen. Brot jeweils zusammen mit dem Salat auf einen Teller geben und servieren.
Nährwerte pro Portion:
333 kcal | 11 g E | 13 g F | 42 g KH

Ein paar gehackte Walnüsse oder Sonnenblumenkerne ergänzen die Rohkost. Reich an Betacarotin und Vitamin C.

Gemüse-Reispfanne
Für 4 Portionen
Zubereitung: ca. 30 Min.
4 Putenschnitzel | 200 g kleine Champignons | 2 Frühlingszwiebeln | 1 rote Paprika | 1 gelbe Paprika | 2 TL Rapsöl | 125 g Reis | 250 g grüne Bohnen (TK) | 300 ml Gemüsebrühe | 4 EL Kräuterfrischkäse | Salz | Pfeffer
1 Die Putenschnitzel waschen, trocken tupfen und in grobe Würfel schneiden. Das Gemüse putzen und waschen. Die Champignons in Scheiben, die Frühlingszwiebel in Ringe und die Paprika in kleine Würfel schneiden.
2 Das Rapsöl in einem ausreichend großen Topf erhitzen und die Putenwürfel darin anbraten. Die Champignons dazugeben und kurz mitdünsten. Den Reis ebenfalls dazugeben und kurz anschwitzen lassen.
3 Frühlingszwiebel, Paprika, grüne Bohnen und Gemüsebrühe dazugeben und etwa 15 Min. dünsten.

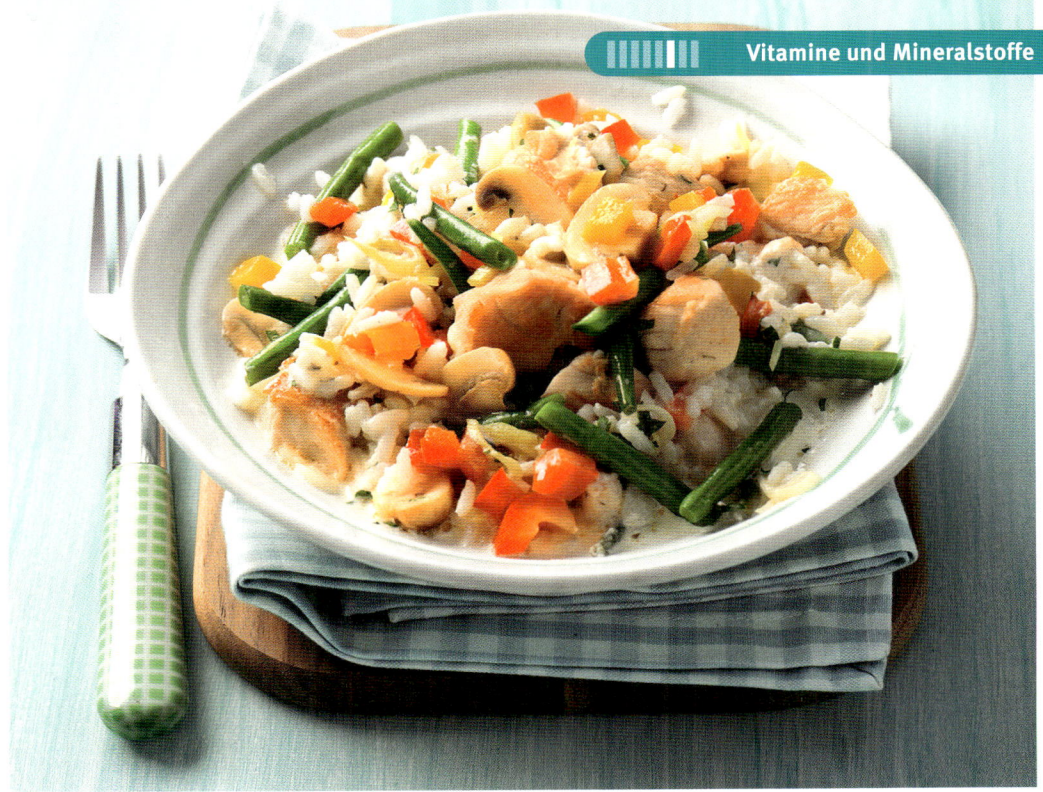

Über dieses herzhafte Gericht freut sich die ganze Familie, es enthält bunte Gemüse, leckeren Reis und, für viele ganz wichtig: die beliebte Fleischration. Schmeckt zu jeder Jahreszeit und ist gesund.

4 Den Kräuterfrischkäse dazugeben, schmelzen lassen und anschließend gut unterrühren. Das fertige Gericht mit Salz und Pfeffer würzen und servieren.

Nährwerte pro Portion:
348 kcal | 33 g E | 9 g F | 33 g KH

Gemüsevielfalt mit Fleisch! Ergänzt sich gut und ist reich an Vitaminen! Durch das Rapsöl enthält das bunte Gericht zusätzlich noch wertvolle Omega-3-Fettsäuren.

Bananen-Blaubeer-Milch

Für 4 Portionen
Zubereitung: ca. 5 Min.
1 Liter Buttermilch | 4 Bananen | 200 g Blaubeeren | 4 Prisen Zimt | etwas Zucker

1 Die Buttermilch in einen Mixbecher gießen. Die Bananen schälen, klein schneiden und dazugeben. Blaubeeren waschen und 50 g zufügen. Alles zusammen auf höchster Stufe kurz pürieren.
2 Die restlichen Blaubeeren vorsichtig mit der Bananen-Blaubeer-Milch verrühren. Mit Zimt und etwas Zucker abschmecken.

Nährwerte pro Portion:
232 kcal | 10 g E | 2 g F | 41 g KH

Greifen Sie zu wilden Blaubeeren. Diese enthalten mehr gesunde Anthozyane als Kulturheidelbeeren. Anthozyane sind für die rote und blaue Farbe bei Früchten verantwortlich. Sie schützen Herz und Kreislauf und wirken entzündungshemmend.

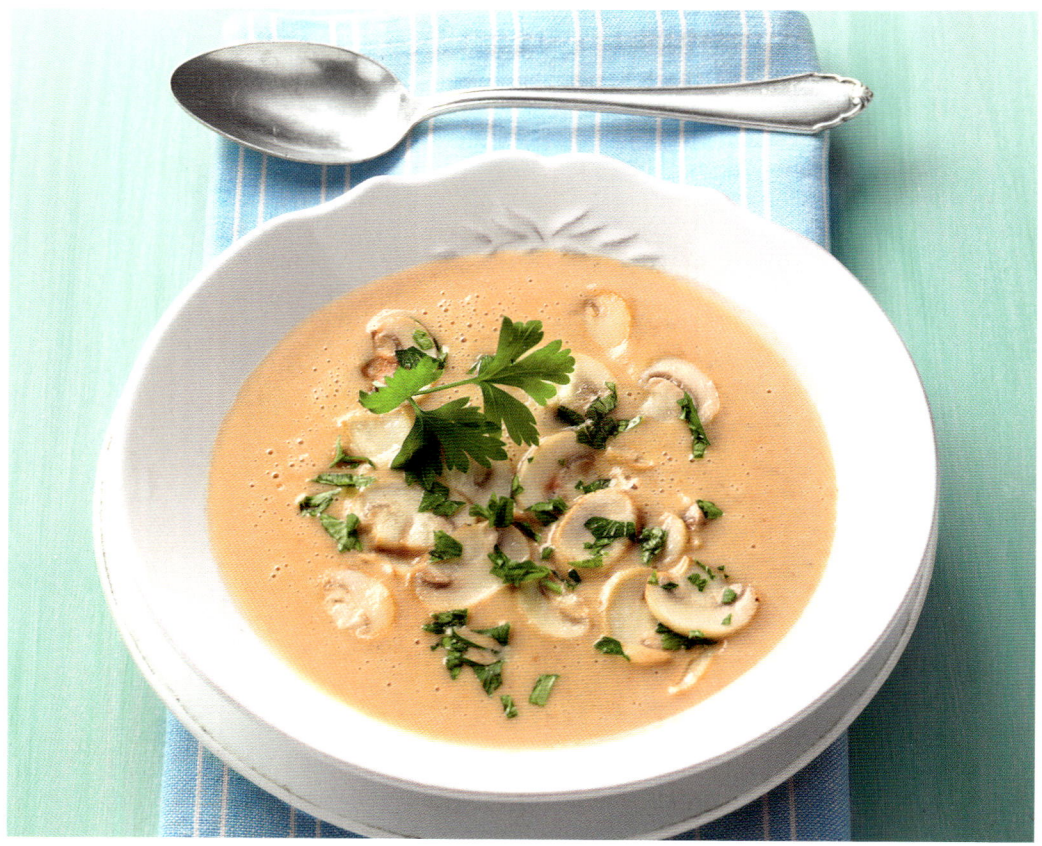

Die strikte Anordnung, Pilzgerichte nicht noch einmal aufzuwärmen, gilt heute als überholt. Im Kühlschrank dürfen Sie die Suppe bis zum nächsten Tag aufheben, danach aber auf 70 °C erhitzen.

Kartoffel-Pilz-Suppe

Für 4 Portionen
Zubereitung: ca. 40 Min.
15 g getrocknete Steinpilze | 500 g Kartoffeln |
2 Zwiebeln | 2 EL Öl | 3 EL gekörnte Gemüsebrühe | 400 g Champignons | 2 EL Butter oder
Öl | 100 ml Milch | Salz und Pfeffer | 1 Bund
Petersilie, gehackt
1 Steinpilze in 250 ml Wasser einweichen und
15 Min. quellen lassen.

2 Kartoffeln waschen, schälen und würfeln.
Zwiebeln schälen und würfeln.
3 Das Öl in einem Topf erhitzen und die Zwiebeln mit den Kartoffeln andünsten. Die Steinpilze mit dem Einweichwasser und der Brühe
dazugeben. Etwa 500 ml Wasser aufgießen
und 25 Min. bei geringer Hitze kochen lassen.
4 Champignons putzen, waschen und in
Scheiben schneiden. In einer Pfanne Butter
oder Öl erhitzen und die Pilze 5 Min. dünsten.

5 Die Suppe pürieren, die Milch unterrühren und zum Schluss die gedünsteten Champignons dazugeben.
6 Die fertige Suppe nach Bedarf mit Salz und Pfeffer abschmecken und mit gehackter Petersilie bestreuen.
Nährwerte pro Portion:
275 kcal | 11 g E | 14 g F | 25 g KH

Besonders edel wird diese Suppe, wenn Sie Steinpilzöl verwenden – ein mit Steinpilzen aromatisiertes Würzöl.

Smoothie
Smoothie (4 große Gläser)
Zubereitung: ca. 5 Min.
160 g Heidelbeeren | 320 g Himbeeren | 2 EL Honig | 1 kg Naturjoghurt
1 Die Heidelbeeren in einen Mixer geben und kurz pürieren. Himbeeren, Honig und Joghurt dazugeben und ebenfalls fein pürieren.
2 In vier Gläser füllen und zum Frühstück oder zwischendurch servieren. Wenn Sie möchten, können Sie einige frische Beeren auf Holzspieße stecken und dazu reichen.
Nährwerte pro Glas:
178 kcal | 10 g E | 4 g F | 22 g KH

Außerhalb der Beerenzeit lassen sich Smoothies gut mit Tiefkühlbeeren zubereiten – am besten kurz vorm Verarbeiten auftauen.

Obstspeise
Für 4 Portionen
Zubereitung: ca. 15 Min.
480 g gemischtes Obst der Saison | 250 g Magerquark | 300 g Naturjoghurt (1,5 % Fett) | Mineralwasser | Zucker oder Honig

1 Das Obst waschen und in kleine Stücke schneiden.
2 Quark, Joghurt und etwas Mineralwasser cremig rühren. Das Obst unterrühren. Bei Bedarf mit Zucker oder Honig süßen.
Nährwerte pro Portion:
247 kcal | 16 g E | 2 g F | 39 g KH

Feiner Nachtisch, der viel Vitamine und Mineralstoffe liefert. Lecker mit gehackten Walnüssen oder Mandeln.

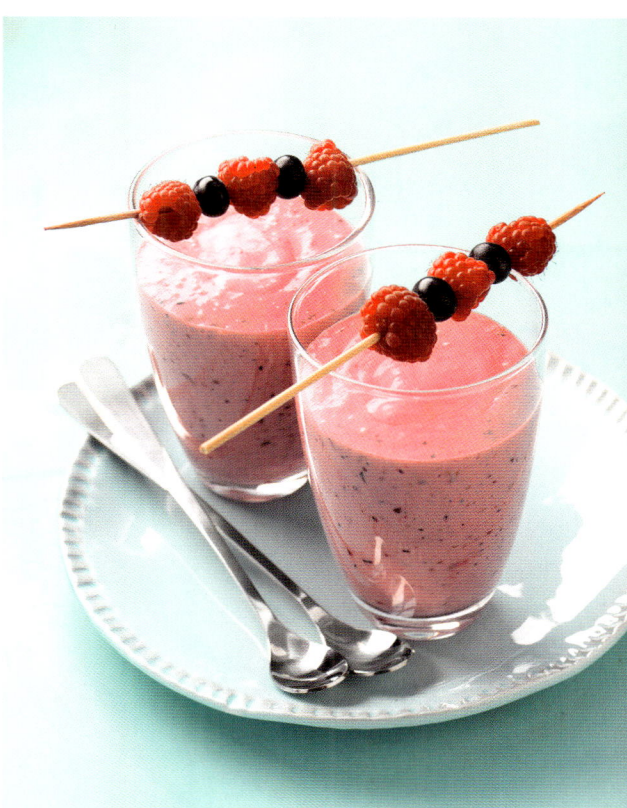

Gute Smoothies sind sogenannte Ganzfruchtgetränke – bis auf Steine oder Stiele wird die gesamte Frucht verarbeitet.

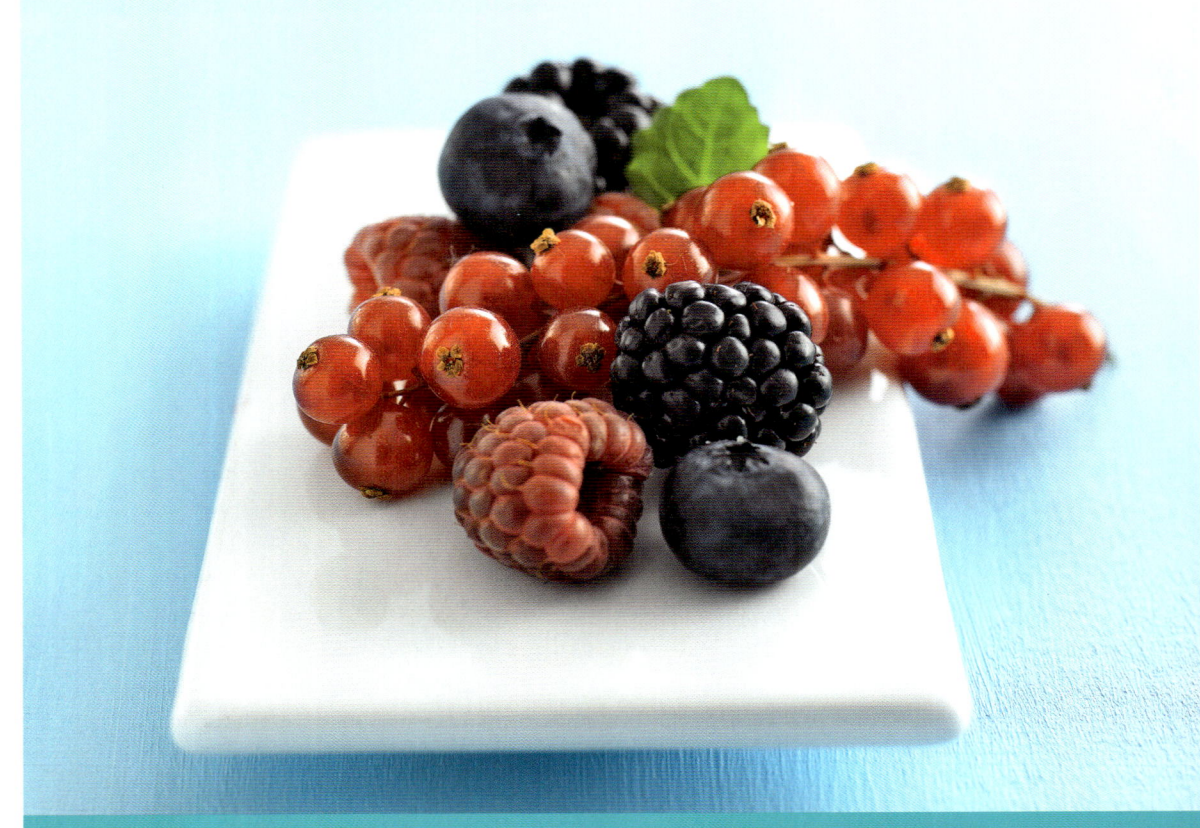

Sekundäre Pflanzenstoffe

Immer öfter ist die Rede von bioaktiven Pflanzenstoffen, die unsere Gesundheit auf vielfältige Weise fördern sollen. Weil sie keine so zentrale Rolle für unseren Organismus spielen wie etwa Vitamine, Mineralstoffe, Eiweiße und Fette, tragen sie den Zusatz »sekundär«, was aber keineswegs heißen soll, dass wir auf sie verzichten könnten. Damit wir genügend von diesen wichtigen Stoffen zu uns nehmen, müssen wir täglich Obst und Gemüse essen.

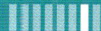
Was sind bioaktive Pflanzeninhaltsstoffe?

Die sekundären oder bioaktiven Pflanzenstoffe, manchmal auch Phytochemicals genannt, dienen Pflanzen zum Schutz gegen Fraßfeinde, Viren und UV-Strahlen bzw. als Wachstumsregulatoren. Sie sind verantwortlich für Farbe und Geruch der Pflanzen und helfen, Insekten anzulocken. Insgesamt gibt es zwischen 60.000 und 80.000 verschiedene sekundäre Pflanzeninhaltsstoffe, von denen die wenigsten erforscht sind. Wobei erst in den letzten 30 Jahren verstärkt damit begonnen wurde, eine neue Bewertung der unzähligen Eigenschaften sekundärer Pflanzenstoffe vorzunehmen. Mittlerweile wissen wir, dass viele dieser Substanzen gesundheitsfördernde Wirkungen aufweisen und für ein Leben in Gesundheit notwendig, ja unverzichtbar sind. Viele altbekannte Heilpflanzen sind beispielsweise reich an sekundären Pflanzenstoffen, aber auch Beeren, Früchte, Gemüse und Gewürze. Mit einer gemischten Nahrung nehmen wir pro Tag 1,5 g an sekundären Pflanzenstoffen zu uns. Dabei gibt es sowohl unterschiedliche Klassifikationen als auch verschiedenste Einsatzgebiete für sekundäre Pflanzenstoffe (siehe Kasten, Seite 60). Einige Pflanzen, die reich an bioaktiven Stoffen sind, kennen wir nur aus der Ernährung, andere, wie die Pfefferminze oder der Ingwer, werden auch als Arzneimittel genutzt. Viele der sekundären Pflanzenstoffe sind von unschätzbarem Wert für den menschlichen Organismus: So wird ihnen eine krebshemmende Wirkung zugeschrieben. Außerdem sind sie antioxidativ, anti-

mikrobiell und entzündungshemmend, fördern die Verdauung und tragen dazu bei, Blutdruck oder Cholesterinspiegel zu senken. Daneben gibt es auch bioaktive Pflanzenstoffe, die unverträglich, ja sogar giftig sind. Zu den wichtigsten sekundären Pflanzenstoffen zählen Carotinoide, Phytosterine, Saponine (aus der Gruppe der Terpene) und Polyphenole, zu denen auch Phytoöstrogene und Glucosinolate zählen. Allein die Gruppe der Carotinoide umfasst rund 700 verschiedene bioaktive Pflanzenstoffe, 40 davon wurden in Obst und Gemüse gefunden. Carotinoide, die wir als Farbstoffe kennen, sind wichtige »Sonnenschutzmittel«. So ist die Ernährung in Ländern mit starker Sonneneinstrahlung, z. B. im Mittelmeerraum, reich an Carotinoiden, wobei ein Lichtschutzfaktor von drei bis vier erreicht wird. Carotinoide werden in zwei Gruppen unterteilt: die Carotine und die Xanthophylle. Während die Untergruppe der Carotine überwiegend in orange-gelb-rotem Gemüse und Obst vorkommt, sind die Xanthophylle hauptsächlich in grünblättrigem Gemüse vertreten. Bioaktive Pflanzeninhaltsstoffe wirken vielfältig in unserem Körper. Allerdings weiß man heutzutage noch zu wenig über diese Substanzen, um Zufuhrempfehlungen für einzelne Vertreter geben zu können. Wer aber reichlich Gemüse, Obst, Vollkornprodukte, Nüsse sowie Hülsenfrüchte verspeist, nimmt ausreichend bioaktive Pflanzenstoffe auf. Er profitiert längerfristig auf alle Fälle von den positiven Wirkungen dieser Substanzen. Eine isolierte Zufuhr einzelner bioaktiver Pflanzenstoffe als Nahrungsergänzungsmittel wird beim gesunden Menschen

EINIGE SEKUNDÄRE PFLANZENSTOFFE UND IHRE WIRKUNGEN

Name	Vorkommen	Wirkung
Carotinoide	Obst und Gemüse (Möhren, Brokkoli, rote Paprika, Spinat, Chinakohl, Grünkohl, Petersilie), Eier, Milchprodukte	Sonnenschutz, Antikanzerogen, Radikalfänger, senken den Cholesterinspiegel, stärken das Immunsystem
Lycopin/Lutein (gehören zu den Carotinoiden)	Tomaten, rote Grapefruits, Hagebutten, Papayas, Eidotter, Feldsalat, Spinat, Rosenkohl, Petersilie, Mais	Antikanzerogen (v. a. bzgl. Prostatakrebs), Radikalfänger, schützt die Augen vor Schäden durch Licht
Phenole (Phenolsäuren, Flavonoide)	Phenolsäuren: Beerenfrüchte, Kaffee, Tee, Vollkornprodukte, Weißwein, Nüsse Flavonoide: Äpfel, Trauben, Schwarze Johannisbeeren, Pflaumen, Zwiebeln, grüner Tee, Rotwein	Antioxidativ, antibakteriell, antiviral, antikanzerogen (v. a. bzgl. Magen-Darm-Krebs), stärken das Herz-Kreislauf-System
Phytoöstrogene (Isoflavone)	Sojabohnen, Sojasprossen, Tofu, Linsen, Erbsen, Roggen, Rotwein, Ölsaaten (v. a. Leinsamen), Hopfen	Lindern eventuell klimakterische Beschwerden
Schwefelhaltige Verbindungen (Glucosinolate, Saponine, Thiocyanate)	Kohl, Hülsenfrüchte, Rettich, Radieschen, Kresse, Zwiebeln, Knoblauch, Schnittlauch	Antikanzerogen (bzgl. Dickdarmkrebs), antibakteriell, antiviral, antioxidativ
Phytosterine	In fettreichen Pflanzenteilen (Nüsse, Samen, Kerne, Hülsenfrüchte)	Antikanzerogen (bzgl. Dickdarmkrebs), senken den Cholesterinspiegel

derzeit nicht empfohlen. Denn oft scheint das Zusammenspiel mit anderen Inhaltsstoffen aus der Nahrung oder sogar anderen bioaktiven Pflanzenstoffen entscheidend für die positive Wirkung zu sein. Dies ist ein weiterer Grund, warum wir regelmäßig Gemüse und Obst essen müssen.

Tipps zu sekundären Pflanzenstoffen

> Besonders ausgeprägt ist der Anteil an sekundären Pflanzeninhaltsstoffen in reifem Gemüse und Obst. Bevorzugen Sie daher saisonale Früchte.

> Tiefkühlkost ist eine gute Alternative in Zeiten, in denen manche Sorten nicht frisch zu bekommen sind. Denn dieses Obst und Gemüse wurde zur jeweiligen Saison geerntet und eingefroren.

> In der kalten Jahreszeit ist Wintergemüse wie Weiß-, Rot- oder Grünkohl angesagt. Auch wenn es bisher noch nicht so oft auf Ihrem Speiseplan stand, trauen Sie sich doch mal an Kohl, Hülsenfrüchte und Knollengemüse wie Sellerie heran. Nur Mut, Übung macht den Meister!

> Kürbis gehört zu den carotinoidreichen Gemüsesorten. Der Hokkaido-Kürbis eignet sich besonders gut, weil er nicht geschält werden muss.

> Je bunter, desto besser! Essen Sie viel Obst und Gemüse. Die unterschiedlichen Farbstoffe in den Pflanzen ergänzen sich häufig in ihrer positiven Wirkung.

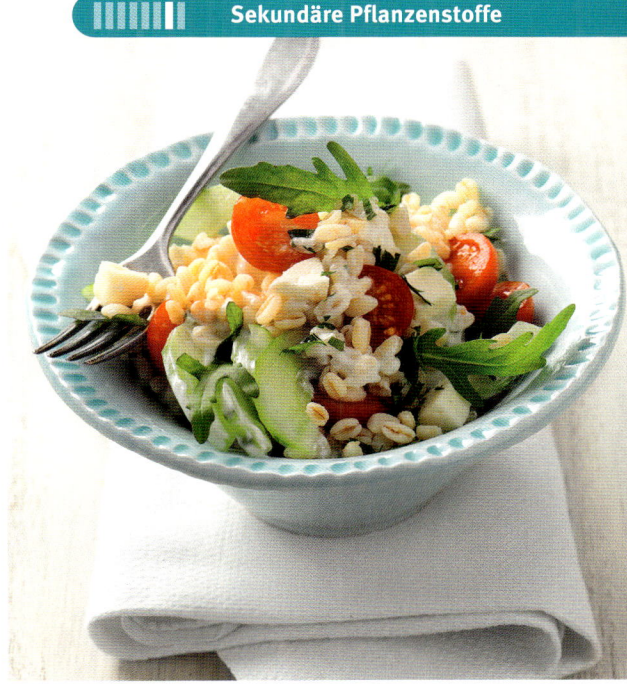

Ebly-Weizen besteht aus Hartweizen. Durch seine schonende Verarbeitung enthält er besonders viele Ballaststoffe, Vitamine und Mineralstoffe – als Salat nahrhaft und erfrischend zugleich.

Leckere Rezepte mit sekundären Pflanzenstoffen

Weizensalat

Für 4 Portionen
Zubereitung: ca. 20 Min.
250 g (2 Kochbeutel) Ebly-Weizen | 250 g Kirschtomaten | 1 Gurke | 100 g Rucola | 2 Mozzarellakugeln (à 125 g) | 300 g Naturjoghurt (3,6 % Fett) | Salz | schwarzer Pfeffer | 2 EL gehackte Petersilie | Zitronensaft

1 Den Ebly-Weizen nach Packungsangabe zubereiten und abkühlen lassen.
2 Das Gemüse und den Rucola gründlich waschen. Die Kirschtomaten halbieren. Die Gurke schälen und in Streifen schneiden. Den Rucola etwas kleinzupfen. Alles in eine Schüssel geben und mit dem Weizen mischen.
3 Den Mozzarella in einem Sieb abtropfen lassen, würfeln und unter den Salat mischen.
4 Für das Dressing den Joghurt mit Salz, Pfeffer, Petersilie und etwas Zitronensaft verrühren und über den Salat geben. Alles durchziehen lassen und nach Belieben mit gehackter Petersilie garnieren.

Nährwerte pro Portion:
521 kcal | 27 g E | 18 g F | 60 g KH

Ebly-Weizen ist über Wasserdampf vorgegarter Weizen – eine schnelle Alternative zu Naturreis. Dieser vollwertige Salat eignet sich auch gut zum Mitnehmen – sei es zum Picknick oder zur Arbeit.

Bandnudeln mit Pilzragout

Für 4 Portionen
Zubereitung: ca. 25 Min.
400 g Pilze (z. B. Champignons) | 1 große
Zwiebel | 1 Knoblauchzehe | 1 TL Rapsöl |
Salz | 2 TL Vollkornmehl | 1 TL Gemüsebrühe
(Pulver) oder ca. 150 ml Gemüsebrühe | 400 g
Bandnudeln | 2 EL Weißwein | 2 EL Sahne |
schwarzer Pfeffer | etwas gehackte Petersilie
1 Die Pilze mit einem Küchentuch abreiben. In
Scheiben schneiden, dabei große Pilze vorher
halbieren. Die Zwiebel und den Knoblauch
schälen und fein hacken.
2 Das Öl in einer Pfanne erhitzen und die
Zwiebel und den Knoblauch darin in 3 bis
5 Min. glasig dünsten.
3 Gleichzeitig einen Topf mit leicht gesalzenem Wasser aufsetzen.
4 Die Pilze zu den Zwiebeln geben und ca.
2 Min. unter Rühren mitdünsten. Mit dem Mehl
bestäuben und mit 150 ml Wasser und
gekörnter Brühe aufgießen.
5 Die Bandnudeln in Salzwasser nach
Packungsanweisung garen. Gleichzeitig die
Pilze in der Gemüsebrühe ca. 10 Min. bei milder Hitze köcheln lassen. Anschließend die
Nudeln in einem Sieb abgießen.
6 Wein und Sahne unter das Pilzragout rühren
und nach Belieben mit Salz und Pfeffer
abschmecken. Das Ragout neben den Nudeln
auf vorgewärmten Tellern anrichten. Mit der
Petersilie bestreuen.
Nährwerte pro Portion:
454 kcal | 17 g E | 9 g F | 75 g KH

**Pilze liefern nicht nur Eiweiß, sondern auch
sekundäre Pflanzenstoffe und Mineralien,
dafür aber kaum Kalorien.**

Tutti-Frutti

Für 4–6 Nachtischportionen
Zubereitungszeit: ca. 20 Min.
80 g Butterkekse | 300 g gemischtes Obst
(nach Saison) | Zitronensaft nach Belieben |
½ l Milch | 1 EL Zucker | 1 Pck. Vanille-Pudding-
pulver | 1–2 EL gehackte Mandeln, Nüsse oder
Schokoraspel (je nach Geschmack)
1 Die Kekse grob zerbröseln und auf 6 Schalen verteilen.
2 Das Obst waschen, grob würfeln, mit Zitronensaft beträufeln und über die Kekse geben.
3 Aus der Milch, dem Zucker und dem Puddingpulver einen Pudding kochen und noch
warm auf das Obst geben.
4 Nach dem Erkalten mit Mandeln, Nüssen
oder Schokoraspeln garnieren.

Eine besonders leckere, aber gesunde Nachspeise, der weder Jung noch Alt widerstehen
können. Ideal, wenn Gäste kommen.

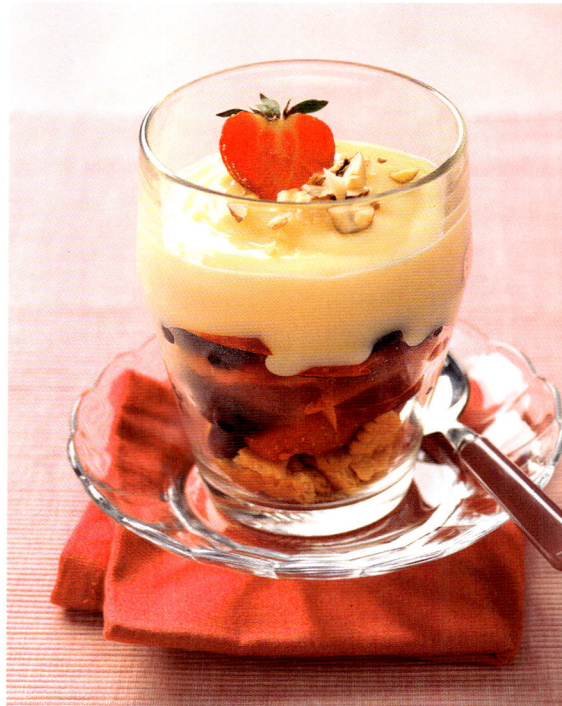

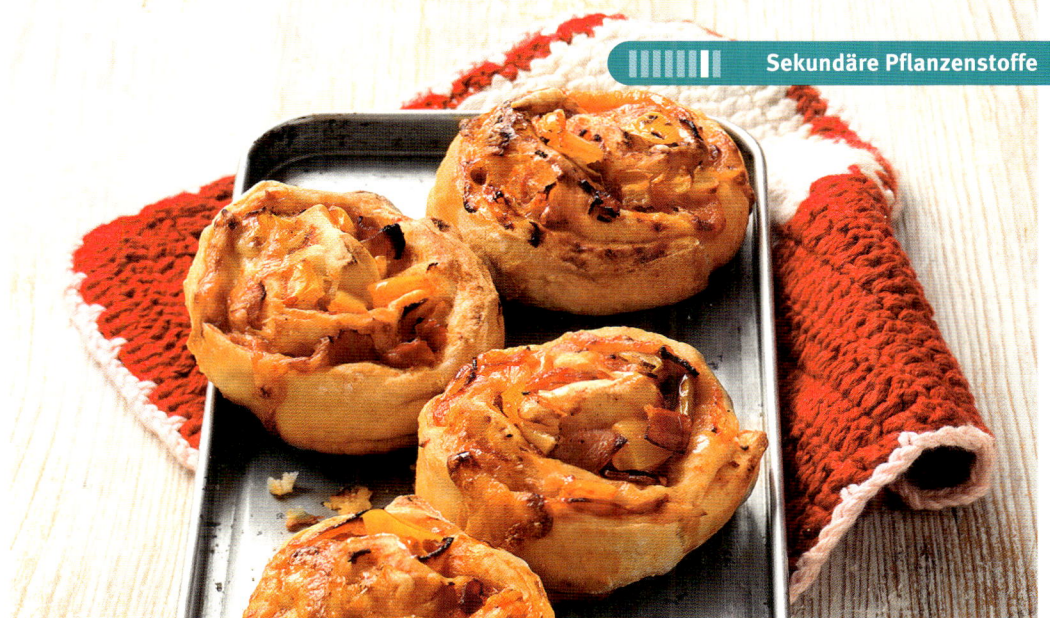

Pizza ist ein Allrounder, der in allen Altersgruppen und zu fast allen Gelegenheiten gut ankommt. Hier mit vielen wertvollen sekundären Pflanzeninhaltsstoffen.

Nährwerte pro Portion:
194 kcal | 5 g E | 4 g F | 33 g KH

Buntes Obst ist reich an sekundären Pflanzenstoffen. Wenn Sie stark farbige Beeren wie Blau- oder Brombeeren verwenden, entsteht eine Nachspeise, die reich an Anthozyanen ist.

Pizzaschnecken

Für 10 Stück
Zubereitungszeit: ca. 15 Min.
Gehzeit insgesamt: 65 Min.
Backzeit: ca. 20 Min.
250 g Mehl | ½ Pck. Trockenhefe | 1 Pr. Salz | 100 ml Wasser | 100 ml Milch | 1 gelbe Paprika | 1 kleine Dose gewürfelte Tomaten | 100 g Schinkenwürfel | Salz, Pfeffer, 3 EL getr. Oregano | 50 g geriebener Käse (z. B. Gouda)
1 Das Mehl mit der Hefe und dem Salz mischen. Wasser und Milch zufügen und alles gut verkneten.

2 Den Teig in einer abgedeckten Schüssel an einem warmen Ort ca. 45 Min. gehen lassen.
3 Die Paprika waschen, putzen und in kleine Würfel schneiden. Mit den Tomaten und den Schinkenwürfeln mischen und mit Salz, Pfeffer und Oregano würzen.
4 Den Teig zu einem großen Rechteck ausrollen, mit der Gemüse-Schinken-Mischung und dem Käse belegen und aufrollen. Die Rolle in 10 Scheiben schneiden und auf ein mit Backpapier belegtes Blech legen. Nochmals ca. 20 Min. gehen lassen.
5 Im vorgeheizten Backofen bei 170° ca. 20 Min. backen.
Nährwerte pro Stück:
130 kcal | 7 g E | 4 g F | 20 g KH

Wenn Sie zusätzlich 2 bis 3 Esslöffel frische mediterrane Kräuter wie Oregano, Thymian oder Basilikum einbacken, werden die Pizzaschnecken noch reicher an sekundären Pflanzeninhaltsstoffen.

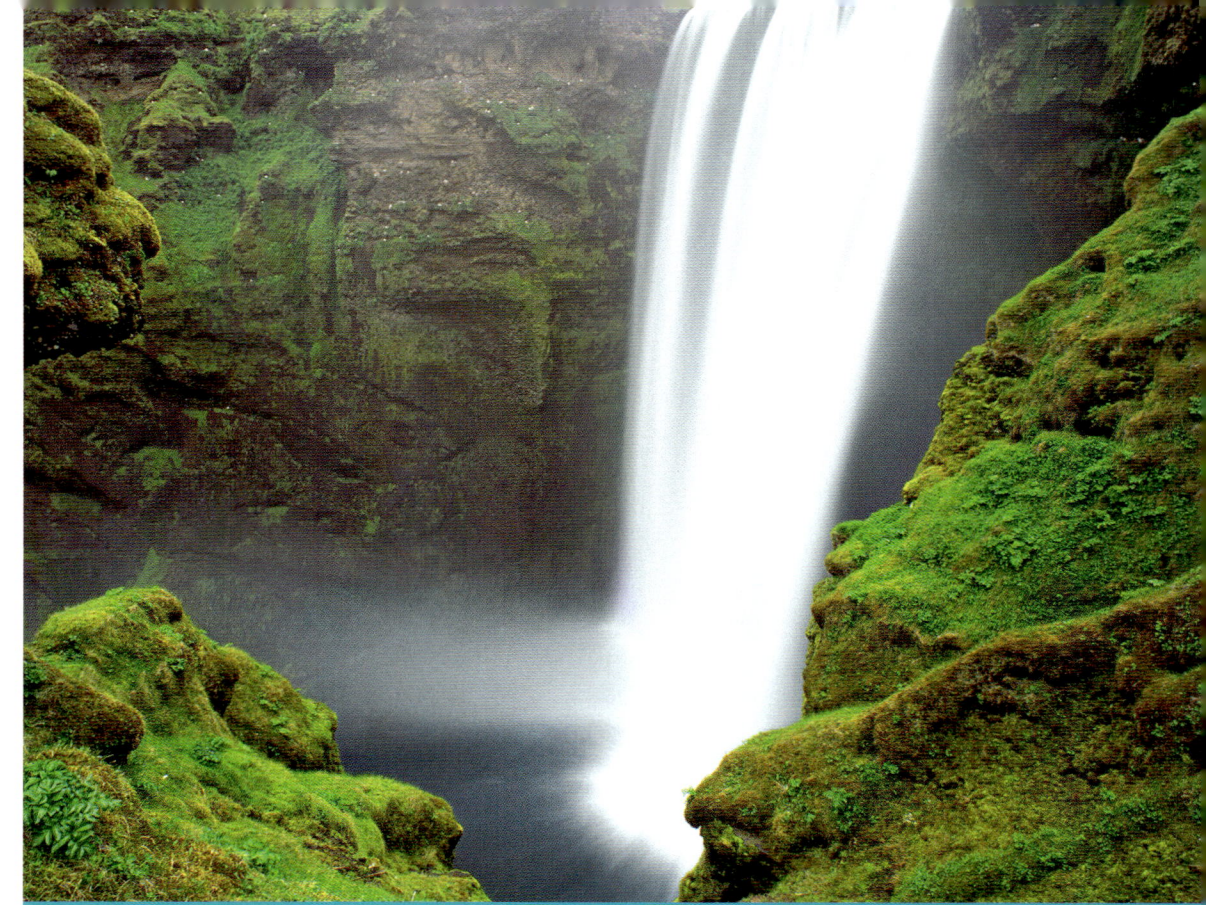

Getränke

Eine ausreichende Flüssigkeitszufuhr ist für unseren Körper
absolut lebensnotwendig. Nur so können wir die täglichen
Verluste durch Verdauung und Schwitzen ausgleichen und
unsere zahlreichen Stoffwechselvorgänge aufrechterhalten.
Der ideale Durstlöscher ist und bleibt Wasser, aber auch
Tees eignen sich, wenn's mal mehr Geschmack sein soll.

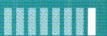
Ohne Wasser gibt es kein Leben

Unser Körper kann einige Tage, ja sogar Wochen ohne feste Nahrung auskommen. Ein Leben ohne Wasser ist dagegen höchstens ein paar Tage möglich. Wir brauchen in etwa 30 bis 35 ml Wasser pro kg Körpergewicht und Tag. Das sind bei einem 70 kg schweren Menschen zwischen 2,1 und 2,5 l pro Tag. Im Falle einer guten Ernährung mit ausreichend Gemüse und Obst kommt ungefähr die Hälfte dieser Menge aus der täglichen Nahrung. Den Rest müssen wir über Getränke zu uns nehmen. Wasser dient nicht nur der Blutdruckregulation, es ist unser wichtigstes Lösungs- und Transportmittel. Unzählige Substanzen werden vom Wasser im Körper an ihren Bestimmungsort gebracht. Auch wenn wir in Ruhe sind, verbraucht unser Körper Wasser, beispielsweise um die Atemluft anzufeuchten. Wenn wir körperlich aktiv werden und vielleicht sogar schwitzen, verbrauchen wir noch mehr. Dieser Wasserverlust muss ausgeglichen werden. In diesem Zusammenhang ist die Leistung der Niere besonders hervorzuheben: Sie ist rund um die Uhr damit beschäftigt, den Urin zu konzentrieren und Wasser für den Körper zurückzugewinnen. Andernfalls würden wir 180 bis 200 l täglich ausscheiden!

Die Folgen mangelnder Flüssigkeitszufuhr

Der Flüssigkeitshaushalt unseres Körpers wird über feinste Regulationsmechanismen gesteuert. Wird dem Organismus nicht genug Wasser zugeführt, sinken das Blutvolumen und der Blutdruck. Darauf reagiert der Körper, indem er das Hormon Vasopressin ausschüttet. Dieses gelangt über das Blut zur Niere und bewirkt, dass weniger Wasser ausgeschieden und mehr zurückgegeben wird. Folge davon ist, dass das Durstgefühl vorübergehend verschwindet. Der Urin wird dunkler und damit konzentrierter. Auch daran können wir erkennen, dass dem Körper Wasser fehlt. Wenn wir zu wenig trinken, leidet als Erstes die Konzentrationsfähigkeit. Kommt es zu größeren Wasserverlusten, drohen Kopfschmerzen, Durchblutungsstörungen, Schwindelgefühle, eine erhöhte Herzfrequenz und Verwirrtheit. Je höher das Defizit an Flüssigkeit ist, desto kritischer werden die entsprechenden körperlichen Auswirkungen.

Praktische Tipps und Tricks für schlechte Trinker

> Stellen Sie sich stets ein Glas Wasser neben Ihren Arbeitsplatz und füllen Sie es auf, sobald es leer ist. Manchmal regt auch die Wahl eines größeren Glases oder einer besonders schönen Tasse dazu an, mehr zu trinken.

> Um einen Überblick über die eigene Trinkmenge zu bekommen, können Sie über ein oder zwei Wochen eine Strichliste führen: Für jedes geleerte Glas einen Strich. So sehen Sie, ob Ihre Trinkmenge im Schnitt reicht und an welchen Tagen es Ihnen besonders schwerfällt, die erforderliche Menge zu erzielen. Sie könnten auch überall kleine Klebezettel als Gedächtnisstütze anbringen, um sich ans

Trinken zu erinnern. Die Mittagszeit ist ein geeigneter Zeitpunkt, um zu prüfen, ob Sie schon die Hälfte geschafft haben.

> Wenn Sie eine geschmackliche Abwechslung zum Wasser haben möchten, dann probieren Sie es doch mit einem Spritzer Zitronensaft. Oder etwas eleganter: Geben Sie ein paar Scheiben Zitrone, Orange oder Ingwer in einen Krug mit Wasser. Auch Gurkenscheiben geben dem Trinkwasser eine frische Note.

> Ihr Urin ist ein guter Indikator dafür, ob Sie genügend getrunken haben. Er sollte tagsüber stets hell und klar sein. Ihre Harnblase kann sich übrigens an größere Trinkmengen gewöhnen. Das Gefühl, öfter zur Toilette zu müssen, wird sich mit der Zeit deutlich verbessern.

Welche Getränke sind die »richtigen«?

Da wir in erster Linie trinken, weil unser Körper Wasser braucht, ist Wasser auch das Getränk der Wahl. Dennoch muss der Geschmack nicht völlig auf der Strecke bleiben. Prinzipiell empfiehlt es sich, kalorienfreien oder zumindest kalorienarmen Getränken den Vorzug zu geben. Dazu zählen neben Leitungs- und Mineralwasser vor allem ungesüßte Kräuter- und Früchtetees. Gut geeignet sind auch Kaffee, schwarzer und grüner Tee. In normalen Mengen konsumiert, sind sie auch keine »Wasserräuber« wie oftmals behauptet wird. Gemüsesaft, Saftschorlen, aromatisiertes Mineralwasser und ab und an auch mal ein Glas Limonade können das Wasser ergänzen.

Immer beliebter sind in letzter Zeit Wassermischgetränke geworden. Dazu gehören Schorlen aus Fruchtsäften, aromatisiertes Wasser und wassernahe Getränke, denen Aroma und zusätzliche funktionelle Inhaltsstoffe zugefügt wurden. Wasser kann mit Vitaminen, Pflanzenextrakten, Kräuterauszügen oder Wirkstoffen wie Koffein versetzt werden. Diese Getränke bilden eine eigene Kategorie, für die es aber bisher keine gesonderten Richtlinien gibt. Sie unterliegen aber selbstverständlich den allgemeinen lebensmittelrechtlichen Bestimmungen. Bei der Zusammensetzung der Inhaltsstoffe unterscheiden sie sich aber: Manche enthalten Zucker, andere Süßstoffe, die meisten sind mit Aromen versehen. Einige enthalten jedoch mehr als 20 kcal/100 ml, so dass sie eigentlich nicht mehr als kalorienarmes Getränk gewertet werden können. Jedenfalls nicht, wenn wir 1,5 oder 2 l pro Tag davon trinken. Deshalb lohnt sich ein kritischer Blick in die Zutatenliste.

Leitungswasser

Leitungswasser wird in Deutschland zum größten Teil aus Grundwasser und zum kleineren Teil aus Oberflächenwasser wie Seen und Talsperren gewonnen. Bevor es zum Verbraucher gelangt, wird es gefiltert, gereinigt und auf seine Qualität überprüft. So legt die Trinkwasserverordnung Grenzwerte für Metalle und toxische Stoffe wie Pestizide fest, welche in der Regel weit unterschritten werden. Somit können Sie getrost zum Leitungswasser als Durstlöscher greifen, es sei denn, in Ihrem Haus gibt es noch alte Bleirohre. Auch bei öffentlichen

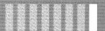

Wasserstellen wie Pumpen gilt: Falls Sie kein Schild sehen, das das Wasser als nicht trinkbar ausweist, können Sie auch hier bedenkenlos zugreifen.

Mineralwasser

Zu kaufen gibt es Wasser in verschiedenen Qualitäten vom Tafel- über das Mineralwasser bis hin zum Heilwasser. Diese unterscheiden sich bezüglich Herkunft, Zusammensetzung und ihrem Anteil an Mineralien. Tafelwasser muss keinen besonderen Ansprüchen genügen. Mineralwässer haben unterschiedliche Mineralgehalte, die auf den Flaschen angegeben sind. Sie werden aus anerkannten Quellen gefördert, die ebenfalls auf der Flasche vermerkt sein müssen. Heilwässer sind Mineralwässer, die wegen ihrer besonderen Zusammensetzung in der medizinischen Therapie eingesetzt werden. Sie müssen staatlich anerkannt sein und gelten als Arzneimittel.

Saft, Nektar und Fruchtsaftgetränk

Steht auf einer Verpackung das Wort »Saft«, so muss das Getränk einen Fruchtanteil von 100 Prozent aufweisen. Säfte gibt es als Direktsaft oder als Fruchtsaftkonzentrat, das mit Wasser zu Saft rückverdünnt wurde. Reinen Saft herzustellen ist nur bei wenigen Obstsorten möglich: Apfel, Orange, Birne, Traube, Grapefruit und Ananas. Diese enthalten 8 bis 15 g Zucker auf 100 ml Flüssigkeit. Damit sind Fruchtsäfte eher Nahrungsmittel als Getränke. Ihr Gehalt an Mineralstoffen ist mit dem von frischem Obst vergleichbar, der Vitamingehalt hingegen ist geringer. Die enthaltenen Ballaststoffe werden allerdings nach dem Entsaften mit den Schalen und Zellwänden entsorgt. Nektare enthalten zwischen 30 und 50 Prozent reinen Saft. Bei Fruchtsaftgetränken beträgt der Saftanteil lediglich 6 bis 30 Prozent. Deshalb werden ihnen häufig Aromen zugegeben, der Rest besteht aus Wasser und Zucker. Je höher der Saftanteil, desto besser. Als Schorlen bezeichnet man Saftmischgetränke, die in der Regel Saft und Mineralwasser je zur Hälfte enthalten. Das Mineralwasser kann, muss aber nicht, Kohlensäure enthalten. Die beliebten Light-Getränke ähneln in ihrer Zusammensetzung den Fruchtsaftgetränken, allerdings wird der Zuckeranteil durch Süßstoffe oder Zuckeraustauschstoffe ersetzt. Letztere können in großen Mengen abführend wirken.

Limonaden und Sportgetränke

Limonaden haben – wenn überhaupt – einen Saftanteil von etwa drei Prozent, ansonsten bestehen sie aus Wasser, Zucker, Aromen und Farbstoffen. Da sie viele Kalorien enthalten, sind sie nicht als Durstlöscher geeignet, sondern zählen zu den Genussmitteln und sollten daher mit Bedacht getrunken werden. Übrigens: Auch wenn der Begriff Eistee gesund klingen mag, es handelt sich hierbei um ein Getränk mit viel Zucker. Der einzige Unterschied zur Limonade ist die fehlende Kohlensäure. Ein Glas fertiger Eistee (200 ml) enthält 14 g Zucker. Das entspricht fast sechs Stücken Würfelzucker! Ob im Fitnesscenter oder im Supermarkt – »Energydrinks« oder »Sport- und Isodrinks« haben nicht zuletzt wegen der massiven Werbung Hochkonjunktur.

Isotonisch bedeutet, dass die Konzentration der gelösten Teilchen (Zucker, Salze) in einem Getränk der Konzentration des Blutes ähnelt. Diese Getränke werden am schnellsten vom Körper aufgenommen und ermöglichen einen raschen Flüssigkeitsersatz. »Sport- und Isodrinks« enthalten nicht nur einen sehr geringen Fruchtanteil und Wasser, sondern oft auch Aromen, Farbstoffe, Zucker, Konservierungsmittel und Süßstoffe. Für Breiten- und Freizeitsportler sind spezielle Getränke in der Regel nicht notwendig. Kostengünstiger und gesünder ist Apfelschorle in einem Mischverhältnis von 1:1. Der enthaltene natürliche Zucker liefert schnell verwertbare Energie und stabilisiert den Blutzuckerspiegel. Das Natrium aus dem nicht natriumarmen Mineralwasser ersetzt die Salzverluste durch den Schweiß. »Energydrinks« enthalten oft sehr viel Zucker und sind hyperton, das heißt, dass in diesen Produkten deutlich mehr gelöste Stoffe sind als im Blut, wodurch sich die Aufnahme der Flüssigkeit ins Blut verzögert. Der Körper muss das hoch konzentrierte Getränk zunächst verdünnen, bevor er es aufnehmen kann. Dafür braucht er zusätzliches Wasser. Für den Sport sind »Energydrinks« deshalb nicht geeignet. Außerdem enthalten sie Koffein.

Milch

»Milch ist ein Nahrungsmittel und kein Getränk« – dieser Satz wird immer wieder zitiert. Damit ist gemeint, dass Milch genau wie Säfte und Limonaden als Durstlöscher wenig geeignet ist. Dennoch gehören Milch und Milchprodukte zu unserer täglichen Ernährung. Bei Mischgetränken auf Milch- oder Molkebasis sollten Sie auf die Deklaration der Inhaltsstoffe achten – manche sind ziemlich zucker- und kalorienreich.

Alkoholische Getränke

Wegen ihres Alkoholgehaltes sind Bier und Wein für Kinder und Jugendliche unter 16 Jahren absolut tabu. Getränke mit höherem Alkoholgehalt wie Schnäpse und Liköre sind für Jugendliche unter 18 Jahren nicht geeignet. Das gilt übrigens auch für Alkopops – Mischgetränke, die Alkohol enthalten. Alkoholika sind reine Genussmittel und sollten daher besonderen Gelegenheiten vorbehalten bleiben. Zudem wirkt sich Alkohol auf den Stoffwechsel aus: Da er ein Zellgift ist, kümmert sich die Leber bevorzugt um seinen Abbau und kann in dieser Zeit kein Fett abbauen. Auch wenn Bier und Wein kein Fett enthalten, schlagen sie deshalb pro Glas mit 15 g Fett zu Buche.

TRINKEN UND SÄTTIGUNG

Sobald wir essen, dehnt sich unser Magen aus. Diese Dehnung löst ein Signal im Gehirn aus, das zur Sättigung beiträgt. Flüssigkeiten hingegen passieren unseren Magen sehr schnell, so dass er kaum gedehnt wird. Es ist ein weit verbreitetes Vorurteil, dass ein Glas Wasser vor einer Mahlzeit dazu führt, dass wir weniger essen. Da Getränke kaum zur Sättigung beitragen, sollten Sie im Alltag zu kalorienarmen Getränken greifen.

Fragen & Antworten

Ich trinke keine Limo mehr, sondern Saft. Das ist doch besser, oder?

Es kommt darauf an. Ab und zu ein Glas Saft ist sehr lecker und versorgt Sie mit Vitamin C. Zudem bietet es ein tolles Geschmackserlebnis. Wenn Sie aber versuchen, mit Saft Ihren Durst zu stillen, sieht die Sache etwas anders aus, denn Saft enthält zu viele einfache Zucker, die Ihren Insulinspiegel besonders schnell ansteigen lassen. Dadurch wird der Fettaufbau begünstigt. Außerdem verschätzen wir uns oft bei den Kalorien:
- 1 l Wasser: 0 kcal
- 1 l Limo: 350–600 kcal
- 1 l (Apfel-)Saft: 500 kcal

Für Sportler, Kinder und Jugendliche im Wachstum oder auch für sehr schlanke Menschen ist eine Saftschorle als Durstlöscher eine gute Alternative. Wenn Sie jedoch reifer, weicher und noch dazu ein Sportmuffel sind, dann sollte Saft lediglich eine Leckerei, jedoch kein Dauergast in Ihrem Kühlschrank sein.

Ist es unbedingt erforderlich, Möhren immer zusammen mit Fett zu essen?

Es kommt drauf an. Verzehren Sie die Möhren allein, z. B. als Rohkost oder Salat, dann sollten Sie einen Schuss Öl oder Sahne hinzugeben, damit das fettlösliche Betacarotin besser aufgenommen werden kann. Um eine maximale Menge dieses Vitamins aufzunehmen, sollten Sie die Möhren pürieren oder als Saft trinken, jeweils mit einem Schuss Öl.
Essen Sie die Möhren dagegen im Rahmen einer Mahlzeit, etwa zusammen mit Fleisch oder Fisch, so ist eine Fettbeigabe vom geschmacklichen Wert zwar sinnvoll, um das Betacarotin möglichst optimal aufnehmen zu können, reicht allerdings das enthaltene Fett in Fleisch oder Fisch aus.
Fazit: Wenn Sie Möhren nicht solo, sondern im Rahmen einer Mahlzeit verzehren, bringt irgendwer das Fett schon mit.

Ist Zucker schädlich?

Es kommt drauf an. Zucker ist ein tolles Gewürz und wer es als solches wohldosiert einsetzt, muss sich keine Sorgen machen. Anders verhält es sich, wenn Sie den ganzen Tag naschen. Zucker ist ein stark verarbeitetes Lebensmittel, das dem Körper nichts bringt, außer sich selbst. Ach halt, es bringt jede Menge Kalorien. Das merken Sie an Bauch und Hüfte. Außerdem ist Zucker auf die Dauer ziemlich schlecht für die Zähne.

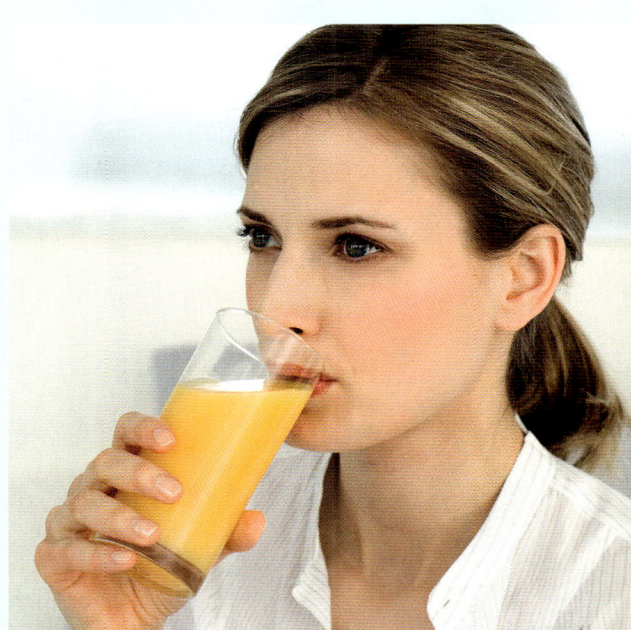

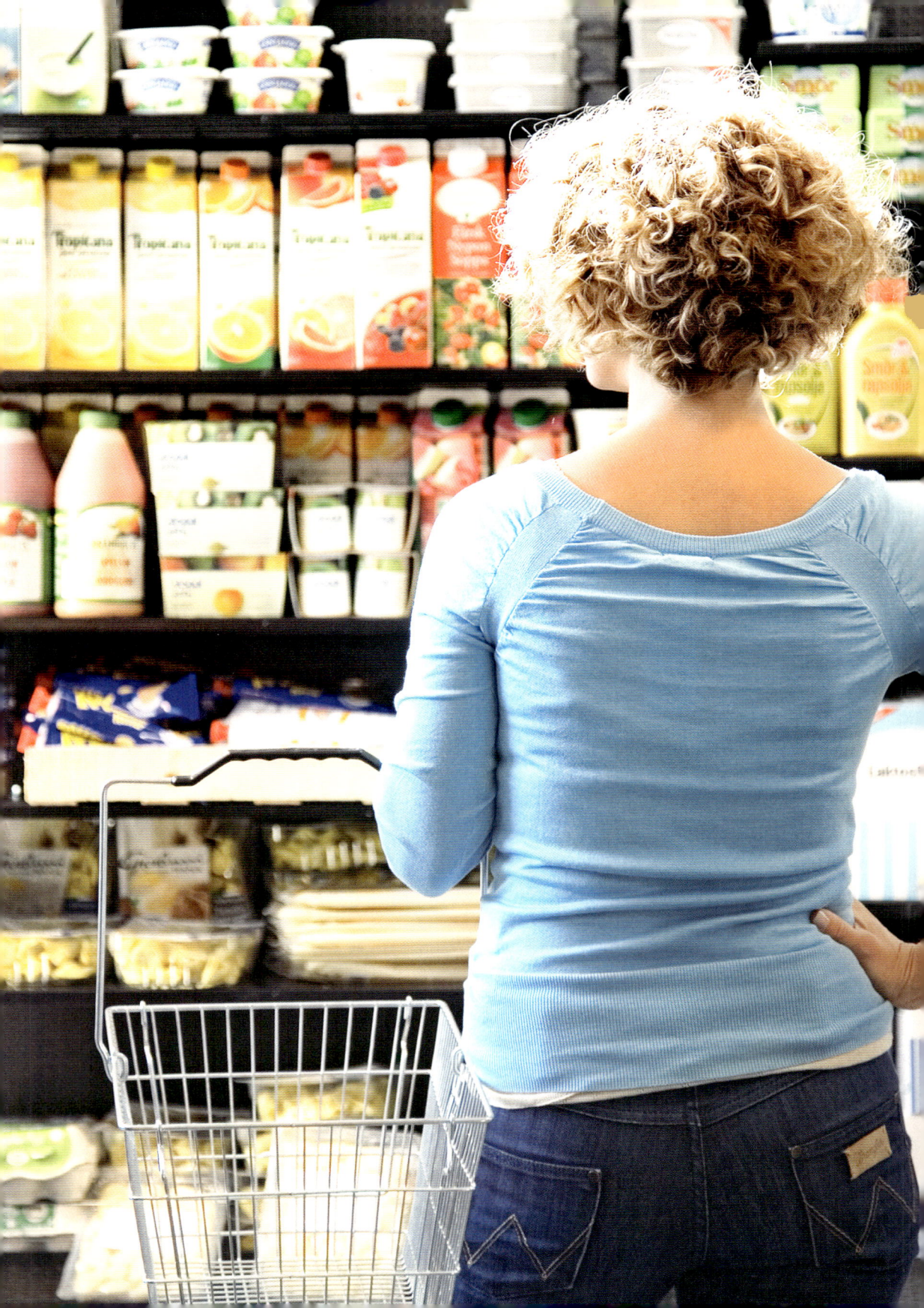

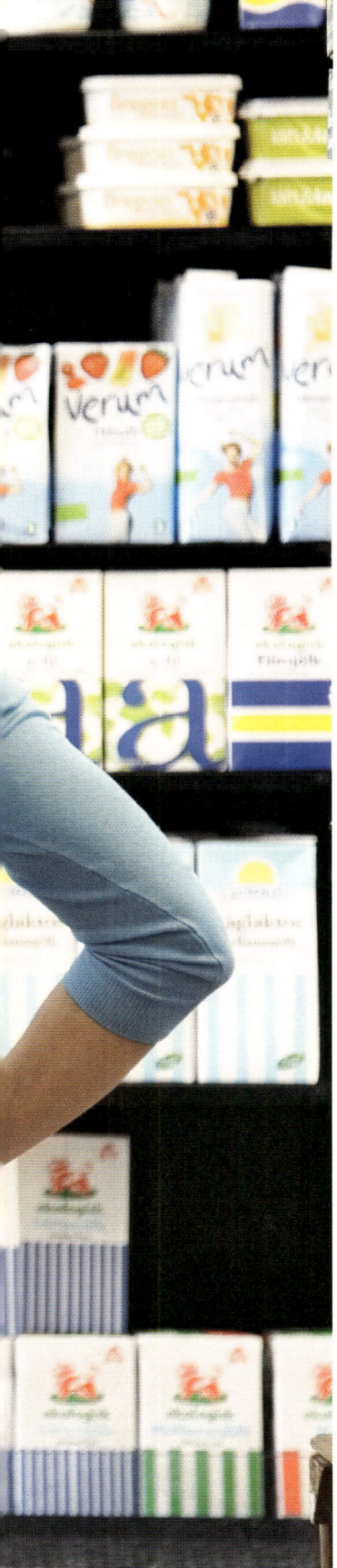

WAS IST GESUND, WAS IST UNGESUND?

Einen Apfel würde jeder als gesund bezeichnen, aber ist die Schokolade immer ungesund? Jedes Lebensmittel hat seine Vor- und Nachteile. Entscheidend ist die Menge oder, wie Paracelsus einmal sagte: »Allein die Menge macht das Gift.« Die Auswahl unserer täglichen Nahrung sollte vielfältig sein und von guter Qualität!

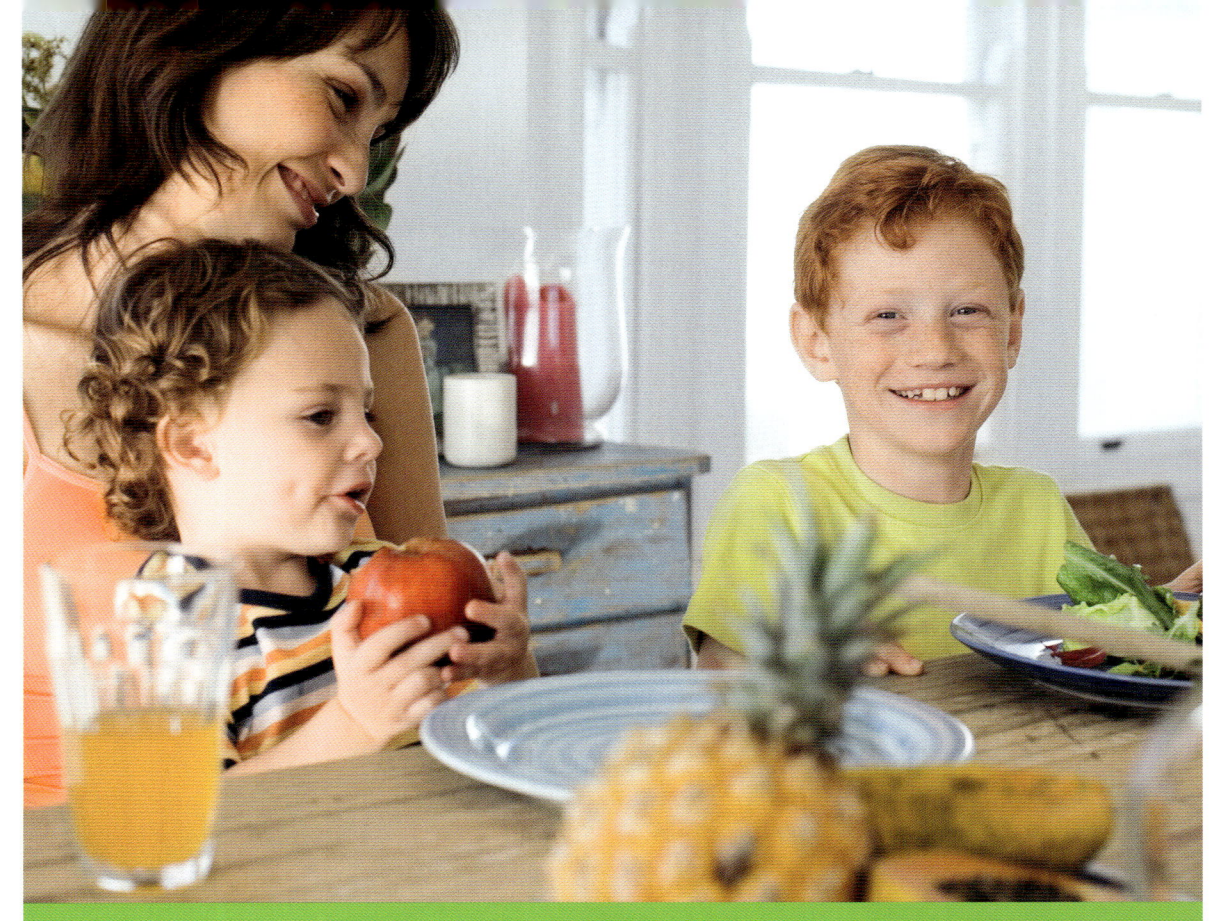

Lebensmittelauswahl

»Was der Bauer nicht kennt, (fr)isst er nicht.« Kommt Ihnen
dieses Sprichwort bekannt vor? Aus unserem Elternhaus
übernehmen wir viele liebgewonnene Gewohnheiten. All
das, was wir als Eltern unseren Kindern vorleben, ahmen
diese häufig nach und geben es später an ihre Kinder
weiter. Das gilt ganz besonders für die Essgewohnheiten.

Der Einkauf

Ein gezielter Einkauf ist oft nicht einfach. Als Koch oder Einkäufer möchten wir es allen um uns herum recht machen, die verschiedenen Geschmäcker bedienen und zusätzlich gesund essen. Nebenbei müssen wir noch arbeiten und, und. Es soll an dieser Stelle schon einmal gesagt sein: Nicht jeder Tag muss hinsichtlich der Lebensmittelauswahl perfekt sein. Letztendlich ist entscheidend, dass wir uns überwiegend gesund, sprich vollwertig und ausgewogen ernähren. Um einen Wocheneinkauf zu planen, sollten wir ungefähr abschätzen können, wie viel von den einzelnen Lebensmitteln gegessen wird. Kennen Sie die Ernährungspyramide? Richtig angewendet, gibt sie Ihnen eine gute Orientierung, was die Lebensmittelmengen betrifft. Natürlich können Sie mit der Pyramide auch Ihre eigene Lebensmittelauswahl überprüfen und gegebenenfalls verbessern. Die Ernährungspyramide basiert auf wissenschaftlichen Erkenntnissen und gewährleistet eine Grundversorgung mit allen Nährstoffen. So soll mit der Empfehlung: »drei Portionen Milchprodukte täglich«, eine ausreichende Kalziumzufuhr von ca. 1000 mg erzielt werden.

Die Ernährungspyramide im Detail

So wird die Ernährungspyramide gelesen: Getränke bilden die Basis. An zweiter und dritter Stelle folgen pflanzliche Lebensmittel, also Gemüse, Obst und Getreideprodukte. Diese sollten täglich und reichlich verzehrt werden. Weiter oben finden Sie dann die tierischen Lebensmittel: Milch,

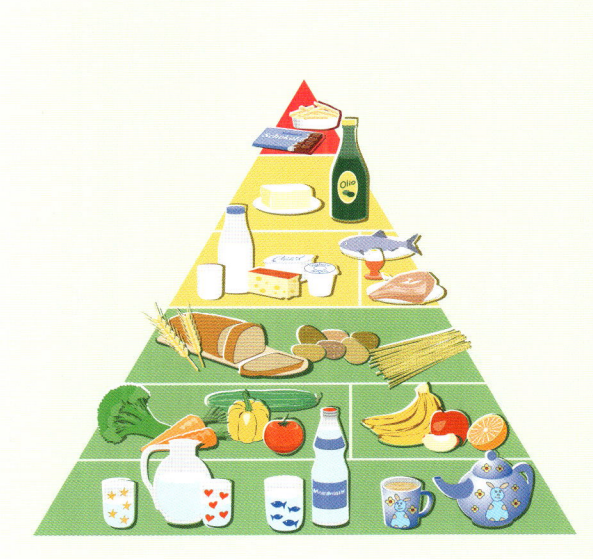

Die Ernährungspyramide hilft Ihnen bei der täglichen Zusammenstellung Ihrer Lebensmittel.

Milchprodukte sowie Fisch, Fleisch, Wurstwaren und Eier. Diese sollten maßvoll genossen werden. Sparsamkeit ist angesagt bei Fetten in der fünften Ebene sowie bei Süßigkeiten, Snacks und Alkohol, die an der Pyramidenspitze angesiedelt sind.

Doch wie viel oder wie wenig ist »reichlich«, »mäßig« und »sparsam«? Zur Beantwortung dieser Frage zerlegen Sie die Lebensmittelgruppen in einzelne Portionen. Wenn Sie Gemüse und Obst zusammenfassen, können Sie einfach abzählen. Dazu merken Sie sich den »6-5-4-3-2-1-Countdown« (siehe Seite 74). Auf diese Weise werden die Gruppen von der Basis bis zur Spitze abgezählt. Los geht es auf der untersten Ebene mit sechs Portionen. Das Ende bildet eine Portion an der Pyramidenspitze.

WÄHLEN SIE TÄGLICH NACH DEM 6-5-4-3-2-1-PRINZIP AUS!

6 Portionen Getränke (für Erwachsene: pro Portion mind. 250 ml)

5 Portionen Gemüse, Salat und Obst

4 Portionen Brot, Getreide und Beilagen (Kartoffeln, Reis, Nudeln)

3 Portionen Milch oder Milchprodukte und eine Portion Fleisch oder Wurst, Fisch oder Ei

2 Portionen Fett (mindestens eine davon in Form von Öl)

1 Portion Extras (Süßes, fette Snacks oder Alkohol) bei Bedarf

Wie groß ist nun eigentlich eine Portion?

Häufig gilt: »Was auf den Teller kommt, das wird auch verputzt«, ganz gleich wie groß aufgetischte Portion und/oder Appetit waren. So entscheidet weniger das Sättigungsgefühl darüber, wann wir aufhören zu essen, als vielmehr das Auge. Im Zeitalter von »Mega-Portionen« und »XXL-Menüs« sind objektive und praktikable Kriterien vonnöten, die helfen, die richtige Portionsgröße zu wählen. Grammgenaue Angaben suggerieren zwar eine vermeintliche Sicherheit, haben sich im Alltag aber nicht bewährt. Deshalb verwenden Sie am besten Ihre eigene Hand als Messhilfe. Das große Plus: Die Hand ist immer dabei, wenn's ums Essen geht. Sie ist individuell, wächst mit und berücksichtigt somit den je nach Alter

und Geschlecht unterschiedlichen Bedarf eines Menschen. Frauen haben kleinere Hände als Männer, für sie gelten auch kleinere Portionen. Die Kinderhand wächst mit und somit auch die entsprechende Portionsgröße. Eine Portion entspricht dabei in der Regel »einer Handvoll«, mit zwei Ausnahmen: Eine Portion Fett entspricht zwei Esslöffeln und eine Gemüseportion wird mit zwei Händen gemessen. Eine Portion Obst ist beispielsweise ein Apfel, eine Portion Getreide eine Scheibe Brot.

Eigentlich möchten wir Ihnen an dieser Stelle keinen konkreteren Essensplan anbieten. Warum? Sie sollen flexibel bleiben, auf keine Lebensmittel verzichten und Lust auf Ihr persönliches Essen haben. Die Ernäh-

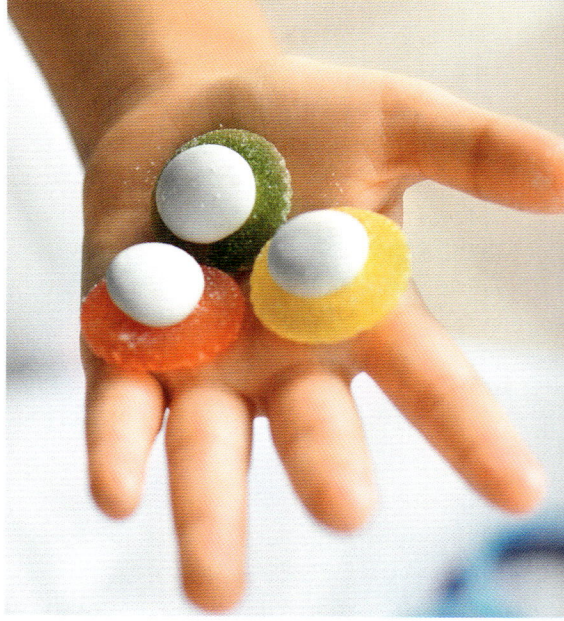

Auch die tägliche Süßigkeitenration wird anhand der Handgröße bemessen – mehr gibt's nicht.

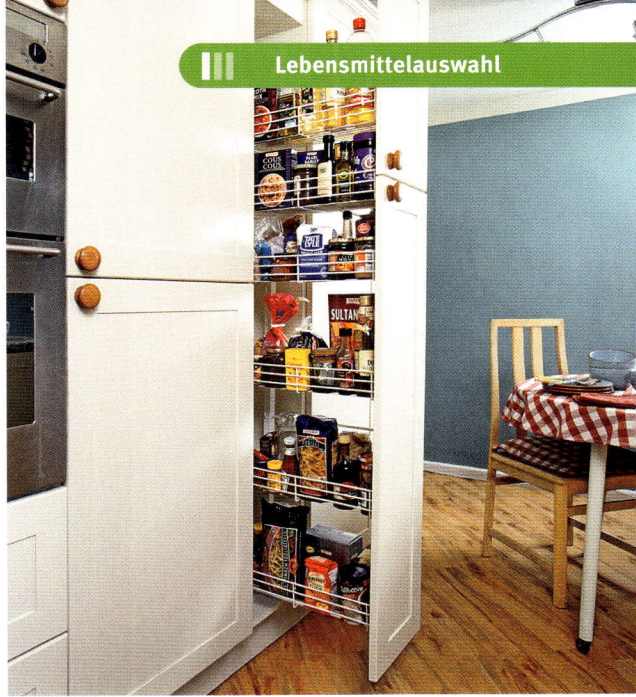

Statt der früher üblichen seperaten Vorratskammer finden sich in der modernen Küche praktische, geräumige und übersichtliche Schränke und Schubladen.

rungspyramide kann lediglich Ihr »Ernährungsplanunterstützer« sein, indem sie Ihnen die täglichen Portionen an Lebensmitteln vorschlägt. Streichen Sie ein paar Tage lang in der Pyramide die Portionen ab und Sie bekommen ein Gefühl dafür, wovon Sie zu wenig oder zu viel essen.

Damit Sie Fisch, Fleisch und Ei bewusst in Ihren Speiseplan einbauen, hier ein Vorschlag für die wöchentliche Aufteilung Ihrer Hauptmahlzeiten. Dazu kommen dann jeweils noch eine ordentliche Portion Gemüse sowie eine kleinere Portion Kartoffeln, Reis, Nudeln oder Hülsenfrüchte und natürlich, wenn Sie es mögen, ein Kompott als krönender Abschluss der Mahlzeit.

Nach diesem Muster könnten Sie Ihre Hauptmahlzeiten aufteilen:

> Fleisch: zwei- bis dreimal wöchentlich.
> Fisch: zweimal wöchentlich (davon mindestens einmal fetter Fisch).
> Eier: einmal wöchentlich als Hauptgericht, z. B. Spinat, Kartoffeln und Spiegeleier.
> Vegetarisch: ein- bis zweimal in der Woche z. B. in Form eines Gemüseauflaufes oder eines Hülsenfrüchteeintopfes.

Grundausstattung für die familiäre Küche

Damit Sie nicht jeden Tag aufs Neue zum Supermarkt laufen müssen und dennoch genügend Lebensmittel zu Hause haben, um jederzeit ein leckeres Gericht zaubern zu können, gehört eine gewisse Grundausstattung in jede Küche.

Gewürze und andere Würzzutaten

> Salz, wenn möglich mit Jod, Fluor und Folsäure angereichert
> Pfeffer
> Zucker
> 1 Flasche Raps- oder Olivenöl
> 1 Flasche anderes Öl (kaltgepresst) nach Belieben für kalte Salate

> Tiefkühl- oder Trockenkräuter: Petersilie, Schnittlauch, eventuell Basilikum und weitere Kräuter nach Belieben
> Tomatenmark und/oder Ketchup zum Abschmecken von Saucen
> Senf
> Sojasauce (ein Löffel davon als Gewürz für Gerichte, die noch etwas Aroma brauchen, wirkt durch den natürlichen Gehalt an Glutamat)
> Essig (ein Schuss Balsamessig rettet schnell mal die Gemüsepfanne und macht sie pikanter)
> frische Zitronen oder fertiger Zitronensaft (in der Flasche)
> nach Belieben: Knoblauch, getrocknete Pilze, Trockenobst, Nüsse oder Kerne (z. B. Sonnenblumen- oder Kürbiskerne)
> Honig und/oder Zucker

Für die Mahlzeiten

> Mehl (Typ 405 und Weizenvollkornmehl)
> Nudeln (ruhig mal Vollkorn probieren)
> Reis (am besten Vollkorn, sonst Basmati oder Parboiled)
> Milchreis und/oder Grieß (gibt es auch als Vollkornvariante)
> Kartoffeln
> Paniermehl
> Dosen:
> Bohnen (z. B. grüne Bohnen, Kidneybohnen), für Liebhaber auch Kichererbsen oder weiße Bohnen, Mais, eine Dose als Fertiggericht für den Notfall (z. B. Linseneintopf)
> Tomaten passiert
> Gemüsebrühe
> Rinder- oder Geflügelbrühe, z. B. als Fond

> Gemüse- und/oder Tomatensaft zum Kochen und für schnelle Saucen
> Thunfisch in der Dose
> Hering in der Dose (beispielsweise in Tomatensauce)
> H-Milch als Reserve
> Vollkornflakes und/oder Müsli
> ungesüßtes Kakaopulver
> Kaffee, Tee, Kräutertee
> Apfelmus (ohne Zuckerzusatz)
> Kirschen oder Beerenobst im Glas
> Saures Gemüse im Glas (z. B. saure Gurken, Rote Beete)
> Grundzutaten für Kuchen (Trockenhefe, Vanillezucker, Backpulver, Tortenguss, Puderzucker, ungesüßtes Kakaopulver, Rosinen, gemahlene Mandeln und Haselnüsse, ein Päckchen Gelatine)

Das gehört in die Tiefkühltruhe

Der zweite größere Einkauf, sagen wir für zwei Wochen, füllt die Tiefkühltruhe. Hier sollte alles rein, was Sie und Ihre Kinder mögen und was sich schnell zubereiten lässt, also beispielsweise

> Kartoffelpuffer
> Fischfilet oder Fischstäbchen
> Hähnchen- oder Putenbrust
> Gemüsemix wie Mischgemüse oder ein Mix aus Brokkoli und Blumenkohl, Spinat, Erbsen, Möhren, Bohnen etc.
> Backfrites
> Tiefkühlobst, z. B. Beerenmix
> Tiefkühlkräuter
> ein »Notfallbrot« und »Notfallbutter«
> Hefeklöße oder Germknödel
> Apfelstrudel
> Speiseeis für besondere Anlässe

Damit garantieren Sie schon gesunde und schnelle Mahlzeiten, die auch Kindern schmecken, wie Kartoffelpuffer in Rapsöl gebraten mit Apfelmus oder Fischstäbchen mit Mischgemüse und Kartoffelbrei.

Was sollte immer im Kühlschrank sein?

Der wöchentliche Einkauf sollte immer eine Grundauswahl an Lebensmitteln für den Kühlschrank beinhalten. Ratsam ist es, Milchprodukte, Gemüse und Obst einmal in der Woche nachzukaufen. Andernfalls sprengt die Menge an Joghurt, Quark & Co Ihren Kühlschrank (siehe Klappentext).

Was gehört in den Einkaufswagen?

Gerade für Menschen, die mit ihrer Zeit haushalten müssen, ist es wichtig, den Wocheneinkauf gut zu planen. Dazu sollten wir uns vorher einige Fragen stellen: Was möchte meine Familie essen? Was hatten wir lange nicht? Schaffe ich es zeitlich zu kochen oder gibt es etwas Kaltes? Was kann ich im Großeinkauf erledigen, was muss ich unmittelbar einkaufen? Wer geht einkaufen und wann? Was kann ich zwischendurch besorgen? Ein Einkaufszettel vermeidet unnötigen Stress, spart Geld und böse Überraschungen! Richten Sie Ihren Speiseplan an der zur Verfügung stehenden Vorbereitungszeit aus. Den alten Ratschlag, nicht hungrig einkaufen zu gehen, kennen Sie vermutlich. Der Grund liegt auf der Hand: Es landet immer mehr im Wagen, als eigentlich notwendig und sinnvoll wäre.

Essen gehen oder fertiges Essen kaufen?

Fastfood ist ja nicht nur »fast«, sprich schnell verfügbar, unsere Entscheidung, zu »fastfooden« wird zudem meist blitzschnell, aus dem Bauch heraus, getroffen. In der Regel denken wir nicht groß darüber nach. Ein Grund mehr, die Sache einmal in Ruhe, gewissermaßen »aus dem zehnten Stock« zu betrachten.

Fastfood und Snack

Subway, Mc Donalds, Burger King, Nordsee, Currywurst- oder Asiaimbiss – das Angebot an Fastfood in Deutschland ist inzwischen gigantisch. Aber auch Suppenküchen sowie schnelle Angebote im Supermarkt oder Kaufhaus sind in den letzten Jahren wie Pilze aus dem Boden geschossen. Fastfood bedeutet übersetzt, man isst »im Vorübergehen« oder »schnelles Essen«.

Der Vorteil liegt in der raschen Verfügbarkeit und oft auch im niedrigen Preis. Doch was könnte der Nachteil von Fastfood sein? Sind wir auf der Suche nach einer schnellen Mittagsmahlzeit, weil unser Terminplan uns keine Zeit für ein gemütliches Essen zu Hause lässt, dann kann Fastfood die Rettung in der Not sein. Wenn Fastfood die Ausnahme bleibt, ist es kein Problem. Anders sieht es dagegen aus, wenn wir keinen festen Mahlzeitenrhythmus haben und uns den ganzen Tag »durchsnacken«. Nie richtig satt und deshalb immer etwas »angehungert« sind wir eine leichte Beute für jeden Essensgeruch, der durch die Stadt zieht.

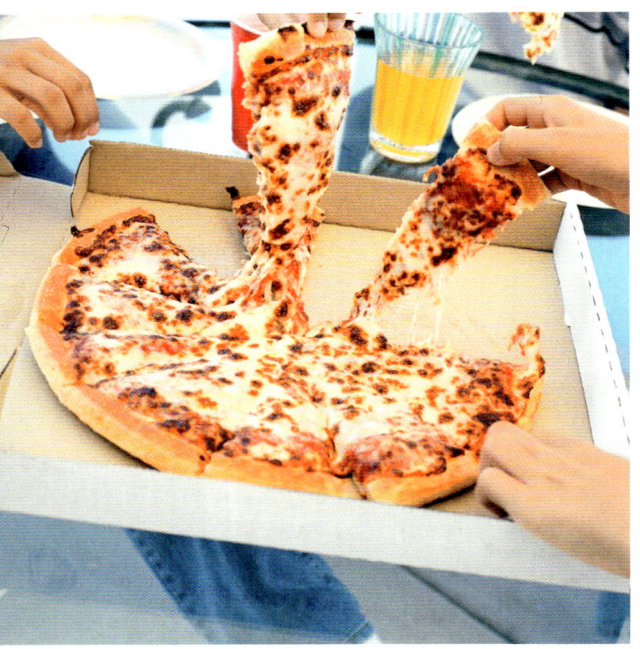

Wenn's mal schnell gehen muss oder im Rahmen eines ausgedehnten Stadtbummels mit der ganzen Familie ist gegen einen Besuch in einem Fastfood-Restaurant nichts einzuwenden.

Auf diese Weise haben wir wenig Überblick über das, was wir so den lieben langen Tag zu uns nehmen und tanken in der Regel viel zu viele Kalorien, die dann als lästiges »Hüftgold« hängen bleiben. Oft nehmen wir uns kaum Zeit zum Essen, lesen nebenbei eine Illustrierte oder schauen in den Fernseher und registrieren oft nicht, was wir eigentlich essen, geschweige denn, ob wir schon satt sind. Bei schnellem Essen werden die Signale der Sättigung zu spät wahrgenommen, was dazu führt, dass wir nahezu das Doppelte der Kalorien eines normalen Mittagessens zu uns nehmen. Fastfood-Ge-

richte weisen häufig eine geringe Nährstoffdichte auf: So hat ein Burger oder ein Sandwich zwar viele Kalorien, dabei aber einen geringen Anteil an Vitaminen, Mineral- und Ballaststoffen. Das kleine Salatblatt oder die Tomatenscheibe können dagegen wenig ausrichten.

Wenn es dennoch nicht anders geht und wir auf ein »Straßenessen« angewiesen sind, haben wir die Qual der Wahl. Wichtig ist, dass wir unserer Nase und unseren Augen vertrauen. Um einen Imbissstand, der nach ranzigem Fett riecht, sollten wir einen großen Bogen machen. Wenn ein Schnellrestaurant gut besucht ist, liegen die Lebensmittel vielleicht nicht so lange, bevor sie verarbeitet werden, und sind somit frischer. Und das benutzte Fett dort wird vermutlich häufiger gewechselt.

Fastfood-Ketten:

Macht Sie ein Cheeseburger und eine kleine Portion Pommes wirklich satt? Obwohl Sie stolze 600 kcal zu sich nehmen, hält die Sättigung oft nicht lange vor. Es spricht nichts gegen einen gelegentlichen Ausflug zur Fastfood-Kette Ihres Vertrauens. Genießen Sie den Besuch und gleichen Sie ihn mit den anderen Mahlzeiten aus. Essen Sie abends etwas Leichteres, also z. B. Apfel-Möhren-Rohkostsalat mit Quarkschnitte (siehe Rezepte). Tägliches Fastfood-Essen ist nicht empfehlenswert, wenn es dennoch öfter vorkommt, sollten Sie die Inhaltsstoffe besonders sorgfältig studieren.

> Bevorzugen Sie die gegrillten Fleisch- bzw. Fischvariationen als Alternative zu frittiertem Fleisch oder Fisch.

> Als Salatdressing besser die Honig-Senf- oder die Balsamico-Öl-Variante nehmen statt der weißen Sauce!
> Versuchen Sie auf kalorienarme Getränke zurückzugreifen – Cola, Fanta und Milchshakes gehören leider nicht dazu.
> Vielleicht kombinieren Sie den Burger mit Salat anstatt mit den gewohnten kalorienreichen Pommes.
> Als gesunder Nachtisch würde sich die Banane, die Birne oder der Apfel vom Gemüsestand um die Ecke anbieten.

Sandwich & Co:

Bei einem vorgefertigten belegten Brötchen erleben Sie möglicherweise den typischen Aha-Effekt: Sieht besser aus, als es schmeckt. Ihre Konsequenz sollte sein, in diesem Laden nicht mehr einzukaufen. Lassen Sie es sich, wenn möglich, frisch zubereiten.

> Wenn Sie zwischen Mayonnaise und Streichfett wählen können, bevorzugen Sie die Mayonnaise, sie lässt sich, falls zu viel, leichter entfernen. Ob Sie Schinken, Käse oder Ei als Belag wählen, ist letztlich Geschmackssache.
> Eine Frikadelle oder eine dicke Scheibe Leberkäse machen aus einem Sandwich schnell eine Kalorienbombe.
> Bei vorgefertigten Sandwiches aus dem Supermarkt ist das Mindesthaltbarkeitsdatum zu beachten. Sie wissen schließlich nicht, wie lange es schon liegt.
> Und als erfrischender Nachtisch zu Sandwich oder belegtem Baguette würde sich Obst vom Gemüsestand gegenüber anbieten, statt des kalorienhaltigen Kuchens oder des viel zu süßen Schokoriegels.

Deutscher Imbiss:

Die Brat- oder Currywurst gilt als typisch deutsches Essen und gehört für viele einfach dazu. Dennoch müssen wir wissen, dass Bratwurst fast 30 g Fett enthält (Bockwurst und Wiener schneiden ein bisschen besser ab – aber nur ein bisschen)! Damit decken wir ganz nebenbei die Hälfte unseres Tagesbedarfs. Hinzu kommt, dass Bratwurst oft im Fett schwimmend gebraten wird.

> Wenn Sie Deftiges bevorzugen, dann bitte mit Gemüse. Da Ihr Lieblingsessen kalorisch kein Snack, sondern eine vollwertige Mahlzeit ist, sollten Sie auch eine daraus machen. Suchen Sie sich den Stand, der auch Gemüse anbietet, kombinieren Sie Ihre Wurst mit einer großen Portion Krautsalat oder anderem »Grünzeug« und lassen Sie Pommes und Brot links liegen. So bleiben Sie auch länger satt.

Döner & Co:

Ein Döner oder eine türkische Pizza sind, kalorisch gesehen, ein komplettes Mittagessen. Ein Döner schlägt mit ca. 600 kcal zu Buche. Für Döner & Co gilt:

> Etwas weniger Fleisch und dafür mehr Rohkost verlangen, dann wird es doch noch ganz passabel.
> Falls Sie zu der Fraktion gehören, die von einem Döner allein nicht satt wird, sollten Sie statt eines zweiten Döners lieber einen Salat als Beilage wählen.

Fisch to go:

Auch wenn Fisch gesund ist und einen guten Ruf hat: Hier lohnt sich ein kritischer Blick hinsichtlich versteckter Fette, die in

Frittiertem, Saucen oder Dips viel zu reichlich enthalten sind.

> Bevorzugen Sie die unfrittierten Varianten.
> Kombinieren Sie den Fisch mit kalorienarmen Getränken.
> Lassen Sie möglichst die kalorienreiche Remoulade (fast) weg.
> Als Beilage geben Sie Salzkartoffeln gegenüber fetten Bratkartoffeln oder Pommes frites den Vorzug.
> Wenn schon »Fisch to go«, dann nutzen Sie die Möglichkeit, mit der wöchentlichen Fischportion ordentlich Omega-3-Fettsäuren, Vitamin D und Jod zu tanken. Beste Quellen dafür sind Matjes- oder Heringsbrötchen.

Asiatisch:

Reis mit Gemüse und Beilage beim Asiaten ist eine gute Alternative zum Imbissstand um die Ecke.

> Variieren Sie Fisch, Fleisch, Tofu und hin und wieder Gemüse pur.
> Gerichte, bei denen eine Komponente mit Teig umhüllt und dann ausgebacken ist, sind im Fettgehalt nicht kalkulierbar und sollten daher möglichst selten auf dem Speiseplan stehen.
> Am besten wählen Sie einen Asiaten, dem Sie bei der Zubereitung über die Schulter schauen können. Dann wissen Sie ziemlich genau, was Sie essen.
> Sushi ist ein luxuriöser und damit nicht immer preiswerter Snack, dafür fettarm und gesund. Der kritische Punkt ist die Hygiene. Der Verzehr von rohem Fisch setzt ein gewisses Maß an Vertrauen in Koch und Restaurant voraus. Probieren

Sie doch auch mal vegetarisches Sushi mit Gurke, Avocado oder Ei.

Orientalisch:

Hier finden Sie Schawarma, Falafel & Co.

> Sie haben die Wahl, Fleisch, Käse und vegetarische Varianten zu kombinieren, z. B. mit Kichererbsenmus (Hummus), viel Rohkost und einer Joghurt-Sesam-Sauce. Ein Mittagstisch beim Orientalen kann gesund und trotzdem sehr lecker sein. Aber auch hier wird frittiert, deshalb: Nase und Augen auf!
> Vorteil: Hier finden auch Nichtfleischesser hochwertige Proteinquellen wie Hummus, Haloumi oder Falafel.

Außer-Haus-Essen und Kantine

Für viele Familien gehört der Restaurantbesuch nicht zur Gewohnheit, also freuen Sie sich darauf und essen Sie, was Sie möchten. Dennoch einige Tipps vorab:

> Vielleicht wählen Sie ein Gericht aus, das es zu Hause nicht so oft gibt, weil es nicht bei allen Familienangehörigen auf Gegenliebe stößt (z. B. Leber oder Fisch).
> Wenn Restaurantbesuche eher die Regel als die Ausnahme sind, z. B. häufige Ge-

TIPP: AUS EINS MACH ZWEI

Gerade für Familien gilt: Nicht jeder schafft eine ganze Portion. In den meisten Restaurants ist es problemlos möglich, sich ein Gericht zu teilen. Das spart nicht nur Geld, sondern auch überflüssige Kalorien.

schäftsessen, dann ist es ratsam, die Speisekarte genauer zu studieren. Zum Sattessen eignen sich Salate (v. a. Rohkost), Gemüse, Reis, Nudeln und Kartoffeln.

> Auch eine klare Suppe als Vorspeise ist immer eine gute Wahl.
> Hier gilt wieder die alte Regel: Gegrilltes und Gedünstetes der frittierten Alternative vorziehen.
> Vorsicht ist geboten bei versteckten Fetten, beispielsweise in Cremesuppen und -saucen sowie bei fettem Fleisch.
> Wenn Ihnen eine Portion zu groß ist, dann fragen Sie, ob der Rest für Sie eingepackt werden kann.
> Essen Sie auch im Restaurant nicht über Ihre Sättigung hinaus.
> Sie wollen wissen, wie es im Restaurant Ihrer Wahl um die Qualität steht? Dann schauen Sie doch einfach auf die Internetseite Ihrer Stadt. Viele Städte bewerten Restaurants. Lesen Sie sich die Bewertung in aller Ruhe durch und ziehen Sie Ihre Konsequenzen daraus – im positiven wie im negativen Sinne.
> Haben Sie eine Kantine zur Verfügung, dann sollten Sie diese auch nutzen – vorausgesetzt, das Essen schmeckt. Auch hier gilt: Die Abwechslung macht's!
> Die Snackbar Ihrer Kantine sollten Sie nicht täglich plündern.
> Auch in der Kantine muss das Fleischgericht nicht immer die erste Wahl sein!

Kindergarten- und Schulessen

Schön, wenn Ihre Kinder die Möglichkeit haben, das Kindergarten- oder Schulessen wahrzunehmen. Sollten Sie als Eltern Ein-

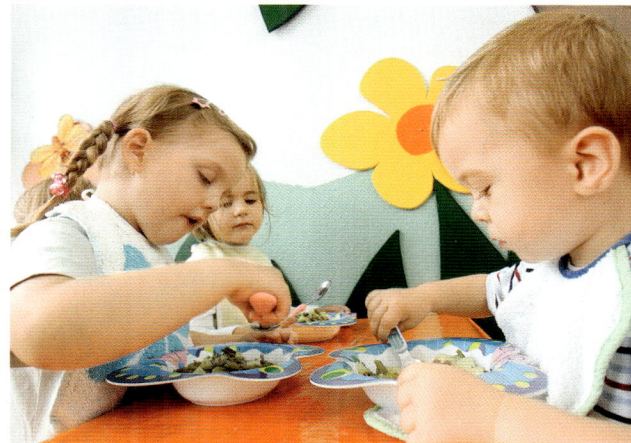

Gesundes Essen muss nicht langweilig sein, pfiffig zubereitet schmeckt es auch den Kleinsten.

DAS GEHÖRT IN EINE GESUNDE FRÜHSTÜCKSBOX:

Variante A:
Schinkenbutterbrot, ein Joghurt oder Quark und ein Stück Obst
Variante B:
Belegtes Brot mit Banane und Frischkäse, ein kleines Milchgetränk und eine Gemüseportion (z. B. kleine Möhrchen, Gurkenscheiben, Radieschen)
Variante C:
Putenbrustsandwich, ein Stück Obst und ein kleiner Joghurt mit ein paar gehackten Nüssen zum Verfeinern
Variante D:
Bagel mit Lachsschinken und Feta, ein Trinkpäckchen Orangen- oder Apfelsaft (für Obstmuffel) – keinen Nektar! Und eine Gemüseportion (z. B. Cocktailtomaten)

fluss auf die Auswahl der Gerichte haben, dann richten Sie sich nach der Ernährungspyramide (siehe Seite 73): zweimal die Woche Fleisch, zweimal fleischlos (z. B. vegetarisch oder ein Eigericht) und einmal Fisch! Frühstücksbox nicht vergessen!

Empfehlungen für die Mittagsverpflegung der Kleinen

Für die Verpflegung in Kindertagesstätten hat das Bundesministerium für Ernährung, Landwirtschaft und Verbraucherschutz (BMELV) in Zusammenarbeit mit der Deutschen Gesellschaft für Ernährung (DGE) Qualitätsstandards erarbeitet. Zusätzlich zu den allgemeinen Empfehlungen (siehe Kasten unten) gilt:

> Ein süßes Hauptgericht wie Milchreis oder Grießbrei wird z. B. zweimal innerhalb von 20 Tagen empfohlen. Die meisten Kinder essen gern Süßigkeiten und gegen geringe Mengen ist ja auch nichts einzuwenden. Die allgemeinen Empfehlungen legen aber fest, dass diese Menge im familiären Umfeld gegessen werden sollte und raten im Umgang mit Süßigkeiten zu klaren Regeln, auch im Kindergarten. Süßigkeiten gehören demnach nicht in die tägliche Brotbox.

> Süßigkeiten dienen nicht als Zwischenmahlzeit. Dies gilt auch für sogenannte »Kinderlebensmittel«.

> In Kindertagesstätten sind Süßigkeiten nur zu besonderen Anlässen erlaubt (z. B. Geburtstage, Ostern, Nikolaus).

> Die Wünsche der Kinder werden in geeigneter Form bei der Speisenplanung berücksichtigt.

RICHTLINIEN FÜR DIE VERPFLEGUNG IN KINDERTAGESSTÄTTEN

Menükomponenten	Häufigkeit der Lebensmittel pro 20 Tage	Beispiele
Stärkekomponente	20-mal, davon mindestens: - 8-mal Kartoffeln - 4-mal Reis - 2-mal Vollkornnudeln	- Pellkartoffeln, Püree - pur, Reispfanne, im Eintopf - pur, als Auflauf
Gemüse und Rohkost	20-mal, davon mindestens: - 2-mal Hülsenfrüchte	- im Eintopf, als Salat
Fleisch	6- bis 8-mal, davon: - 3- bis 4-mal separat - 3- bis 4-mal in Sauce	- Schnitzel, Brust - Bolognese, Gulasch, Geschnetzeltes
Seefisch	4-mal, davon: - max. 2-mal fettreicher Seefisch	- Lachs, Hering

UNVERTRÄGLICHKEITEN FRÜH-ZEITIG ANSPRECHEN

Eltern von Kindern, die unter Nahrungsmit-telunverträglichkeiten leiden, sollten dies beim Eingangsgespräch mit der Einrich-tungsleitung ansprechen. Ein ärztliches Attest sollte in Kopie zur Verfügung gestellt und bei den persönlichen Unterlagen des Kindes abgelegt werden.

> Auf kulturspezifische (ethnisch und reli-giös) sowie auf regionale Essgewohnhei-ten wird Rücksicht genommen.

Vertrauen Sie Ihrem Gefühl als Eltern, was die Verpflegung im Kindergarten oder in der Schule betrifft. Werfen Sie ruhig einmal einen kritischen Blick auf den Speiseplan Ihres Kindes. Vielleicht ist es Ihnen möglich, hin und wieder mittags dabei zu sein, um sich zu vergewissern, dass das Essen schmeckt und appetitlich aussieht. Die kompletten Qualitätsstandards finden sich auf der Internetseite des BMELV-Projektes (siehe Adressen, die weiterhelfen)

Die Qual der Wahl bei Fertiggerichten

Die Auswahl an Fertiggerichten im Super-markt ist groß. Dort finden wir von der Tiefkühlpizza über Reisgerichte, Suppen aus der Dose und fertige Tiefkühlgemüse annähernd alles, was das Herz begehrt. Die Gründe, warum Fertiggerichte gegessen werden, sind vielfältig und reichen von

»Ich kann nicht kochen« bis hin zu »Es geht schnell« und »Es schmeckt«. Für einen Single lohnt sich der Kauf der vielen Zutaten nicht oder es wird insgesamt teurer als ein Fertiggericht. Die Inhaltsstoffe in Fertigge-richten schwanken von »einfach nur Ge-müse« in Tiefkühlgemüse bis hin zu einer ganzen Latte an Zusatzstoffen in einem ab-gepackten Fertiggericht. Der kritische Blick auf die Zutatenliste ist daher immer ange-bracht. Viele Gerichte enthalten zusätzlich Geschmacksverstärker, Aromen, Konservie-rungsstoffe und versteckte Fette – manch-mal auch gehärtete Fette. Sie können dies an der Zutatenliste und der Inhaltsstofftabelle erkennen. Zusatzstoffe werden entweder als E-Nummer oder als Name angegeben. Hier gilt: Je kürzer die Zutatenliste, umso besser. Der Vorteil von Fertiggerichten: Auf diese Weise lässt sich schnell ein abendliches war-mes Essen zaubern, wenn einmal keine Zeit zum ausgiebigen Kochen bleibt.

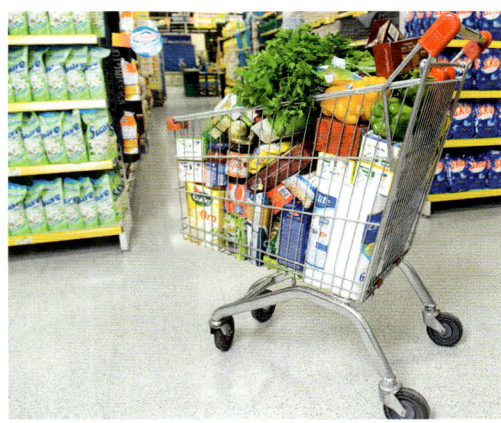

Große Supermärkte und Discounter bieten ein schier unüberblickbares Sortiment verschieden-ster Fertiggerichte an.

Damit Sie sich im Dschungel unterschiedlichster Angebote leichter zurechtfinden, sind die uneingeschränkt empfehlenswerten Produkte grün markiert, die empfehlenswerten gelb, die bedingt empfehlenswerten orange und die nicht empfehlenswerten rot.

Uneingeschränkt empfehlenswert
Tiefkühlgemüse:

Immer eine gute Alternative zu frischem Gemüse, insbesondere im Winter. Warum? Das Gemüse wird geerntet, kurz blanchiert und sofort tiefgefroren. Damit bleiben alle wichtigen Inhaltstoffe wie z. B. Vitamine größtenteils erhalten. Es sollten möglichst keine weiteren Zutaten wie Rahm oder Sauce enthalten sein. Würzen Sie lieber zu Hause mit Tiefkühlkräutern und Butterflöckchen. Für die Gourmets unter Ihnen: Mit gewissen Geschmackseinbußen ist natürlich zu rechnen!

Kleingeschnittenes Obst:

Es spart Arbeit und eignet sich als vitaminreicher Mittagsimbiss im Büro. Am besten kaufen Sie es bei einem Gemüsestand, der gut besucht ist (das Obst liegt noch nicht lange und ist frischer).

Tiefkühlfisch, -fleisch unpaniert:

Schnell ein bisschen würzen und ab in die Pfanne – lecker und nahrhaft mit allen wichtigen Inhaltsstoffen, die auch in frischem Fisch und Fleisch vorhanden sind.

Empfehlenswert
Tiefkühlfisch und -fleisch paniert:

Haben Sie ein schlechtes Gewissen wegen der Panade? Das brauchen Sie nicht – in wenig Oliven- oder Rapsöl gebraten, ist die Fettaufnahme zwar gegenüber dem unpanierten Fisch oder Fleisch höher, aber es sind zumindest gute Fette, die Sie verwenden.

Hülsenfrüchte in der Dose:

Mit Hülsenfrüchten in der Dose sparen Sie sich die lange Einweich- und Kochzeit von Bohnen & Co. Der große Vorteil: Den wertvollen Inhaltsstoffen der Hülsenfrüchte wie dem hochwertigen Eiweiß, den vielen Ballaststoffen und Mineralien wie Kalium, Kalzium, Phosphor und Eisen kann die Dose nichts anhaben – sie bleiben erhalten.

Tiefkühlpommes und -puffer:

Im Backofen oder in der beschichteten Pfanne mit Öl zubereitet, können sie ruhig öfter auf dem Speiseplan stehen, idealerweise kombiniert mit frischem oder Tiefkühlgemüse beziehungsweise mit ungezuckertem Apfelmus.

Bedingt empfehlenswert
Gemüse in der Dose:

Dosengemüse wird meist nur Salz zugesetzt, es schmeckt aber bei Weitem nicht so aromatisch wie frisches oder Tiefkühlgemüse. Natürlich ist der Vitamingehalt in rohem Gemüse höher, aber zwischen zu Hause gekochtem Gemüse und Gemüse aus der Dose gibt es in dieser Hinsicht keine nennenswerten Unterschiede. Tipp: die Dose als Reserve, wenn das frische Gemüse einmal ausgeht! Ähnliches gilt für eingewecktes Obst wie Kirschen im Glas, Pfirsich oder Ananas in der Dose. Greifen Sie, wenn möglich, zu Produkten ohne Zuckerzusatz. Also: nicht die erste Wahl, aber eine gute Reserve.

Saucen aus Tüte oder Glas:

Wählen Sie die Variante mit den wenigsten Zutaten und verfeinern Sie die Sauce mit frischen oder tiefgekühlten Kräutern sowie mit frischem Gemüse.

Tiefkühlfertiggerichte:

Oft ist die Zutatenliste nicht so lang wie bei ungekühlten Fertiggerichten. Ein kritischer Blick hinsichtlich der Zutaten und dem Gehalt gesättigter Fettsäuren lohnt sich in jedem Fall. Ab und zu können sie eine Alternative für die schnelle abendliche Küche sein – nach einem langen Arbeitstag.

Nicht empfehlenswert
Fertige Komplettmahlzeiten, die ohne Kühlung gelagert werden können (vakuumverpackt, Dose, Mikrowellenkost):

Die Liste an Zusatzstoffen wie Konservierungs- und Aromastoffe sowie Geschmacksverstärker ist lang und unübersichtlich. Der ursprüngliche Geschmack der einzelnen Lebensmittel geht verloren. Nicht zu vergessen der oft hohe Salzgehalt. Wir können das Schmecken auch verlernen!

Instantprodukte:

Sie brauchen nur noch Wasser zuzugeben und fertig ist die Mahlzeit. Aber macht das wirklich satt? Instantprodukte enthalten oft hochverarbeitete Kohlenhydrate, die schnell auf Blutzucker und Insulin wirken, aber nicht lange sättigen – ganz abgesehen von weiteren unerwünschten Zutaten.

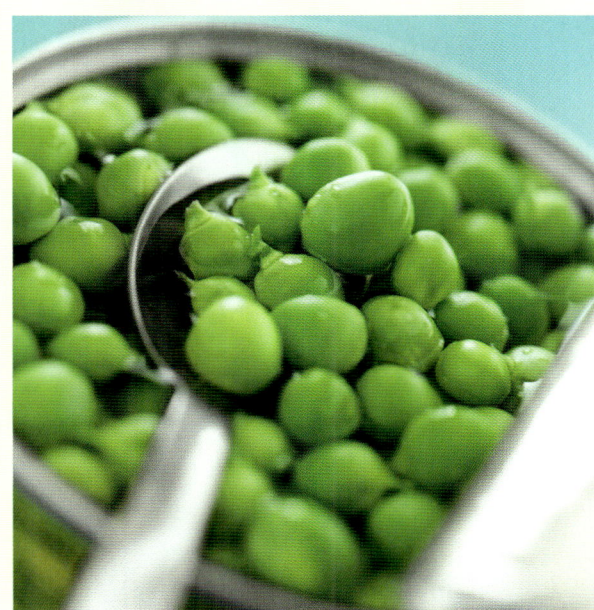

Seien Sie ein kritischer Konsument beim Einkaufen!

Lassen Sie sich kein »X« für ein »U« vormachen und überlegen Sie genau, welche Produkte Sie in Ihren Einkaufskorb legen. Fallen Sie nicht auf geschickte Werbestrategen herein und vergleichen Sie verschiedene Produkte miteinander. Sie werden sehen, mit ein bisschen Grundwissen ist es gar nicht so schwer, selbst beurteilen zu können, wie gesund, ungesund oder überflüssig ein Produkt ist. Halten Sie sich dabei immer vor Augen: Je intensiver ein Lebensmittel verarbeitet ist, umso mehr Zusatzstoffe oder unerwünschte Stoffe können enthalten sein. Ein natürliches Produkt beziehungsweise ein Produkt mit geringem Verarbeitungsgrad hat zudem meist einen viel kürzeren Transportweg bis zu Ihnen und ist daher auch ökologisch sinnvoller.

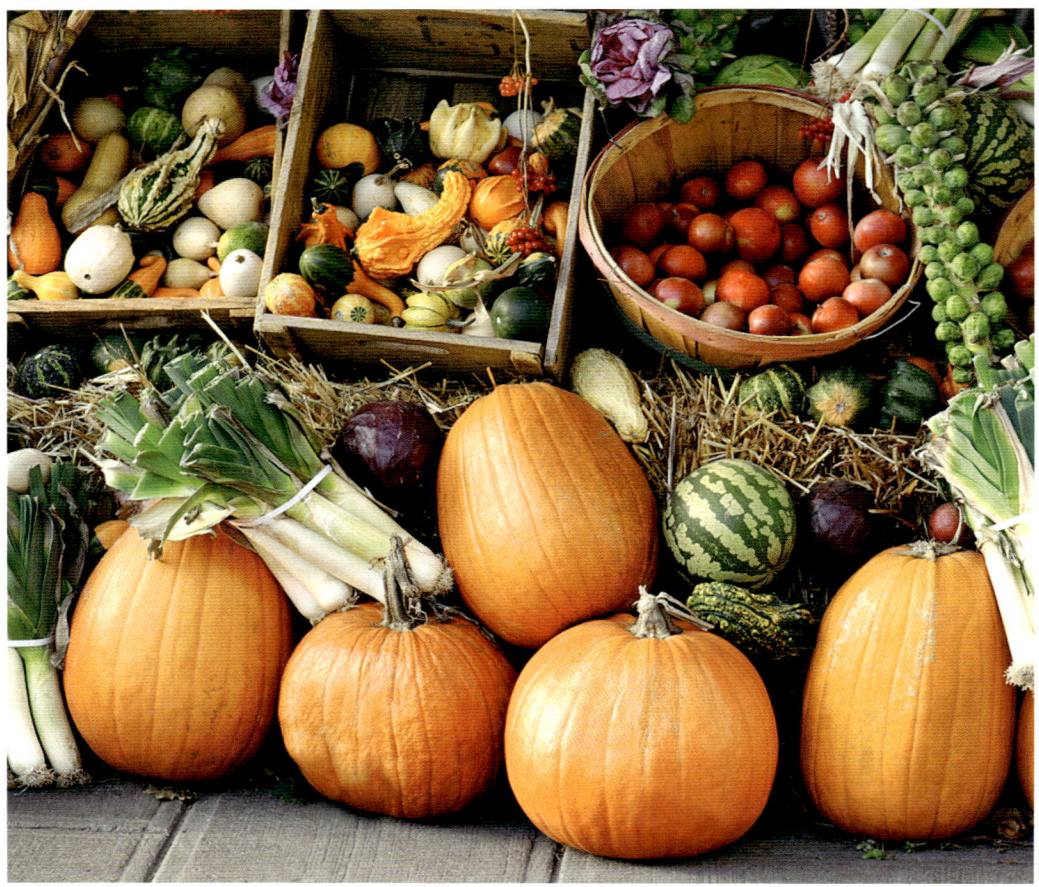

Frisches Obst und Gemüse wird auf Wochen- oder Bauernmärkten angeboten. Der Vorteil: Es kommt meist aus der Region, hat also noch keine langen Fahrt- und Lagerzeiten hinter sich.

Wie werden Bio-Lebensmittel bewertet?

Wo Bio draufsteht, ist auch Bio drin – oder nicht? Woran erkennen wir biologische Lebensmittel? Und was bedeutet überhaupt »Bio«? Mittlerweile gibt es sehr viele Bio-Siegel, was zur allgemeinen Verwirrung beiträgt. In Deutschland ist die Herstellung, Verarbeitung und Verbreitung biologischer Lebensmittel rechtlich geregelt und unterliegt der EG-Öko-Verordnung. Die Begriffe »Bio« und »Öko« sind dabei gleichzusetzen. Um als Bio-Produkt zugelassen zu werden, muss die Ware nach EG-Öko-Verordnung hergestellt werden und mindestens 95 Prozent ökologische Zutaten enthalten. Sind es dagegen nur 70 Prozent, darf lediglich in der Zutatenliste erwähnt werden, dass ökologische Zutaten enthalten sind (Sternchen mit Hinweis auf Öko-Herstellungsart an der Zutat). Bei der biologischen Erzeugung wird unter anderem auf chemische Pflanzenschutzmittel, Hormone und Antibiotika verzichtet. Tiere werden artgerecht gehalten (z. B. keine Käfighaltung bei Hühnern, ausreichend Auslauf im Freien). Außerdem wird auf Boden- und Gewässererhaltung sowie auf Landschaftspflege Wert gelegt. Die Überwachung der Erzeugung, Verarbeitung und des Handels wird von Kontrollstellen durchgeführt. Zugelassene Produkte bekommen eine Kontrollnummer, die wie folgt aussehen kann: »DE-002-ÖKO-Kontrollstelle«. Dabei wird zuerst das Herkunftsland angegeben, dann die dreistellige Nummer der jeweiligen Kontrollstelle. Diese Kontrollnummer muss auf alle zugelassenen

Bio-Produkte aufgedruckt werden, ist also ein sicheres Kennzeichen für »Bio«. Vorverpackte Öko- oder Bio-Lebensmittel müssen ab 1. Juli 2010 laut EG-Verordnung in allen Ländern der Europäischen Union (EU) mit dem neuen EU-Bio-Logo gekennzeichnet werden. Das »klassische« Bio-Siegel (2002 vom Verbraucherschutzministerium eingeführt) darf auch weiterhin für Importe vergeben werden, sofern diese nach gleichwertigen Regelungen wie die der EG-Öko-Verordnung hergestellt wurden. Verschiedene Bio-Landwirte-Verbände besitzen eigene Siegel wie Demeter, Bioland oder Naturland. Außerdem führen einige Handelsketten auch ihre eigenen Bio-Marken. Auch hier können wir uns auf geprüfte Bio-Produkte verlassen. Und wer sich dennoch nicht sicher fühlt, was Bio betrifft, der greife zu saisonalen regionalen Bio-Produkten, die vom Bauern nebenan kommen. In Bezug auf Rückstände sind Bio-Produkte

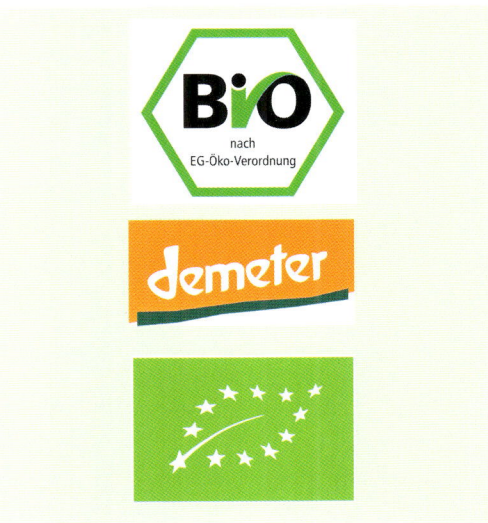

KENNZEICHNUNGSBEISPIEL »EI«

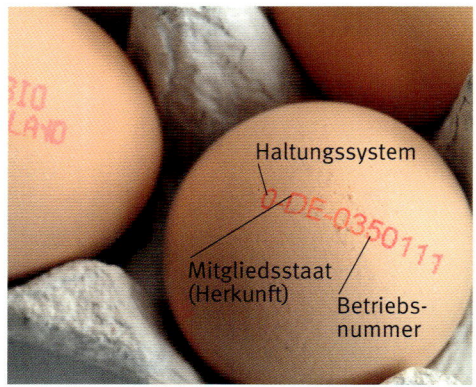

Haltungssystem

Mitgliedsstaat
(Herkunft)

Betriebs-
nummer

Falls Sie genau wissen möchten, wo Ihr Frühstücksei herkommt, dann schauen Sie unter **www.was-steht-auf-dem-ei.de** nach.

Code für das Haltungssystem:
0 = Ökologische Erzeugung
1 = Freilandhaltung
2 = Bodenhaltung
3 = Käfighaltung
Herkunftsländer:
AT = Österreich
BE = Belgien
DE = Deutschland
IT = Italien
NL = Niederlande
Betriebsnummer:
Die ersten beiden Stellen bezeichnen das Bundesland, die dritte bis sechste den Betrieb und die siebte den jeweiligen Stall.

die sicherste Alternative, mindestens genauso wichtig sind aber die richtige Auswahl und eine gesunde Mischung. Also das Vollkornbrot statt des Landbrots, die Frischmilch statt der H-Milch und das kaltgepresste native Öl statt der Margarinewürfel, um nur einige Beispiele zu nennen. Natürlich gibt es auch eine Bio-Currywurst oder Bio-Gummibärchen. Aber sowohl Currywurst als auch Gummibärchen sollten eher die Ausnahme sein und nicht die Regel, unabhängig davon, woher sie stammen.

Mehr Bio im Alltag – so geht's

> Obst und Gemüse wenn möglich aus Europa kaufen (kurze Transportwege schonen die Umwelt)
> Saisonal einkaufen
> Auf dafür ausgewiesenen Streuobstwiesen

Obst pflücken (schauen Sie im Internet, wo es erlaubt ist)
> Gärtnern und Balkonen: Stellen Sie sich eine Tomatenpflanze auf den Balkon oder legen Sie in Ihrem Garten ein kleines Beet an mit frischen Kräutern, Möhren oder auf was Sie sonst so Lust haben.
> Sammeln Sie Quitten und Hagebutten und kochen Sie Ihr eigenes Gelee oder Ihre eigene Marmelade daraus.
> Bereiten Sie aus gesammelten Äpfeln und Holunderblüten ein leckeres Püree: 1 kg Äpfel (waschen, in kleine Stücke schneiden), 2 Dolden Holunderblüten (waschen) in einem Topf mit Wasser aufkochen (unbedingt – Holunder ist sonst giftig!), bis die Äpfel weich sind. Das Ganze durch ein Sieb pressen und nach Geschmack süßen.

Saisonal und regional einkaufen

In gut sortierten Supermärkten bekommen wir fast alles, was das Herz begehrt – im Sommer wie im Winter. Aber ist das auch immer gut so? Schmecken Erdbeeren oder Tomaten, welche im Winter angeboten werden, wirklich nach Erdbeere oder Tomate? In früheren Zeiten kam auf den Tisch, was gerade reif war: im Herbst Äpfel, Birnen, Kartoffeln und Quitten, im Winter Kohl und Rüben, im Frühjahr Spinat und frische Kräuter. Der Sommer bot die reichste Auswahl an frischem Gemüse und reifem Obst. Und die Menschen aßen, was der heimische Garten hergab oder was sie beim Bauern nebenan erstehen konnten. Die Transport- und Lagerzeiten waren nicht der Rede wert und so hielt sich der Vitaminverlust in Grenzen (siehe Seite 54). Es lohnt sich also, zu schauen, was gerade geerntet wird und was aus der Region stammt (siehe Saisonkalender, Klappentext).

Ein paar Tipps für saisonales und regionales Einkaufen:

> Werfen Sie ab und zu einen Blick auf den Saisonkalender und lassen Sie sich inspirieren zu leckeren Gerichten mit Obst und Gemüse der Jahreszeit.
> Kaufen Sie auch im Supermarkt bevorzugt hiesiges Obst und Gemüse. Entsprechende Angaben finden Sie auf der Verpackung oder direkt am Regal.
> Oft ist saisonales Gemüse deutlich preiswerter, d. h., es schmeckt nicht nur besser, sondern schont auch Ihren Geldbeutel.

> Ihre Eltern oder Freunde haben einen Garten, leider ist er zu weit weg, als dass Sie die Ernte genießen könnten. Denken Sie trotzdem beim nächsten Einkauf daran, was dort gerade reif ist und zur Zeit geerntet werden kann.
> Sie haben kein Gefühl, was gerade reif ist und schmeckt? Dann nutzen Sie einen Spaziergang zum Wochenmarkt. Dort wird oft bevorzugt einheimisches Gemüse und Obst angeboten. Wenn Ihnen das Marktangebot zu teuer ist, dann lassen Sie sich dort anregen und kaufen Sie woanders.
> Fahren Sie doch im Sommer und Herbst hin und wieder durch die Dörfer statt über die Autobahn. Hier gibt es oft Gelegenheit, am Straßenrand Obst und Gemüse der Saison sowie Eier zu kaufen.
> Nutzen Sie während der Sommermonate Plantagen zur Selbsternte und decken Sie sich mit Erdbeeren, Johannisbeeren, Himbeeren und Äpfeln ein. Oft wird auch Gemüse wie Bohnen oder Zucchini angeboten. Das hat mehrere Vorteile: Erstens ist es mal wieder eine wunderbare Gelegenheit zu einem gemeinsamen Familienausflug, zweitens sehen die Kinder, woher das Gemüse oder Obst kommt, und drittens können Sie gut und gesund naschen.

Aromen – die geschmackliche Täuschung

Aromastoffe machen den größten Anteil an Zusatzstoffen in unseren Lebensmitteln aus. Sie sollen deren typischen Geschmack erhalten. Treten beim Erhitzen oder Tieffrieren geschmackliche Einbußen auf, werden diese durch Zusatz von Aromastoffen ausgeglichen. Zudem sollen diese eine scheinbare Qualität vermitteln, einen Geschmack, welcher nicht oder nicht mehr enthalten ist. So kann ein Quark nach Vanille schmecken, obwohl er nie mit einer Vanilleschote in Berührung bekommen ist. Viele Fertiggerichte sind schlichtweg überaromatisiert. Selbst Bio-Produkte dürfen Aromen enthalten, allerdings nur natürliche.

Was bewirken Aromastoffe?

Bei Kindern werden in den ersten Jahren die Geschmacksgewohnheiten geprägt. Sie lernen, wie eine Erdbeere und wie ein Quark mit Erdbeeren schmeckt. Bieten wir ihnen anstelle dessen einen Quark mit Erdbeeraroma an, verknüpfen sie diesen Geschmack mit den entsprechenden Begriffen, in diesem Fall mit der Erdbeere. Statt des natürlichen Geschmacks speichern sie den des Erdbeeraromas ab. Da Letzterer meist intensiver und süßer ist, erscheint ihnen der

WELCHE AROMASTOFFE GIBT ES?

Nach der europäischen Aromaverordnung, die seit 2011 gilt, wird nicht mehr zwischen naturidentischen und künstlichen Aromastoffen unterschieden, vielmehr werden nun beide schlicht als Aromastoffe bezeichnet. Die Kennzeichnung als »natürlicher Aromastoff« darf nur verwendet werden, wenn der Aromabestandteil ausschließlich natürliche Aromastoffe enthält.

VORSPIEGELUNG FALSCHER TATSACHEN

Wenn Sie eine aromatisierte Obstgrütze aus dem Kühlregal des Supermarkts erwerben, kaufen Sie ein Produkt, das Ihnen durch die Aromatisierung eine Qualität vorgaukelt, die nicht vorhanden ist. Enthält eine rote Grütze beispielsweise nur zehn Prozent Obst und schmeckt dabei vollmundig obstig, so handelt es sich um eine Irreführung des Verbrauchers. Ob Sie dies unterstützen möchten, liegt in Ihrem eigenen Ermessen.

Quark mit den richtigen Erdbeeren fade – sie lehnen ihn ab. Damit hat der Hersteller erreicht, was er wollte: Er hat unsere Begierde geweckt. Das heißt jetzt nicht, dass wir völlig auf gekauften Quark mit natürlichen Aromen verzichten müssen. Eine gute Mischung aus »Fertigquark« und selbst zubereitetem mit frischen Früchten ist auch hier ein vernünftiger Kompromiss.

Light-Produkte: Was steckt dahinter?

Lebensmittelhersteller werben gern mit den aus ihrer Sicht »gesunden« Eigenschaften ihrer Produkte. Dazu verwenden sie verschiedene Begriffe, die uns dazu animieren sollen, zu bestimmten Produkten zu greifen. In einer EU-Verordnung ist geregelt, was sich hinter den einzelnen Begriffen verbirgt. Der Begriff »energie- oder kalorienreduziert« darf dann verwendet werden, wenn der Kaloriengehalt um mindestens 30 Prozent verringert ist. Zusätzlich muss auch angegeben sein, was zu dieser Reduktion geführt hat (beispielsweise weniger Fett oder weniger Zucker).

Wenn das Lebensmittel als »leicht« (oder auch light/lite) beworben wird, gelten die gleichen Voraussetzungen wie bei »reduziert«. Auch hier muss zusätzlich angegeben werden, auf welchen Bestandteil des Lebensmittels sich der Begriff »leicht« bezieht. Enthält es im Gegensatz zu einem normalen Produkt beispielsweise weniger Fett, Zucker oder Kohlensäure?

Was verbirgt sich hinter den einzelnen Bezeichnungen?

> »**Kalorienreduziert**«/»**Light**«: Produkte mit der Bezeichnung »kalorienreduziert« müssen mindestens 30 Prozent weniger kcal enthalten als vergleichbare herkömmliche Lebensmittel. Dabei sind die Eigenschaften anzugeben, die zu dieser Reduzierung führten (siehe oben).
> »**Kalorienarm**«: Bei festen Lebensmitteln dürfen im verzehrfertigen Produkt höchstens 40 kcal pro 100 g enthalten sein, bei flüssigen Lebensmitteln sogar nur maximal 20 kcal.
> »**Fettarm**«: Als fettarm darf ein Produkt dann bezeichnet werden, wenn es weniger als 3 g Fett pro 100 g Lebensmittel enthält. Bei Flüssigkeiten liegt die Grenze bei 1,5 g Fett/100 ml. (Ausnahme: teilentrahmte Milchprodukte, die bis zu 1,8 g Fett/100 g enthalten, dürfen auch als »fettarm« bezeichnet werden.)

> »**Zuckerarm**«/»**Zuckerfrei**«: Feste Lebensmittel dürfen bis zu 5 g Zucker pro 100 g enthalten, um als »zuckerarm« zu gelten. Bei flüssigen Lebensmitteln liegt die Grenze bei 2,5 g/100 ml. »Zuckerfrei« sind Lebensmittel, die nicht mehr als 0,5 g Zucker pro 100 g bzw. 100 ml enthalten. »Ohne Zuckerzusatz« bedeutet, dass dem Lebensmittel keine Einfach- oder Zweifachzucker zugesetzt wurden. Ist der Zucker natürlicherweise im Lebensmittel enthalten, sollte das Etikett den Hinweis »Enthält von Natur aus Zucker« aufweisen.

»Convenience-Produkte«

»Convenience Food«, auf Deutsch »Bequemlichkeitsessen«, lässt sich schnell und einfach zubereiten. Es wird zum Teil küchenfertig angeboten und muss nur noch gegart, gewürzt und portioniert werden. Andere Produkte sind bereits gewürzt. Dazu zählen Konserven sowie Fertiggerichte oder Instanterzeugnisse, denen nur noch Wasser zugegeben werden muss. Vom fertigen Braten für die Mikrowelle über den Linseneintopf aus der Dose, die Pfannkuchen zum schnellen Anrühren bis hin zum Trockenmüsli, der Pizza zum Aufbacken und der schnell angerichteten Kaltschale ist alles vorhanden, was das Herz begehrt.

»Convenience Food« liegt stark im Trend! Warum? Zum einen sparen wir Energie für die Zubereitung, die Zutaten müssen nicht gelagert oder gar eingekauft werden. Zum anderen bleibt oft neben Beruf und Familie kaum noch Zeit zum ausgiebigen Kochen, einige können es auch gar nicht, sie haben es nie richtig gelernt.

Regeln zum Umgang mit Convenience:
> Convenience ist besser als nichts Warmes.
> TK-Gemüse ist besser als gar kein Gemüse und häufig besser als zehn Tage alte Möhren aus dem Kühlschrank.
> Die Gemüsedose ist besser als ihr Ruf (Hülsenfrüchte lassen sich so bequemer und schneller zubereiten).
> Vorbereitete Produkte aus dem Kühlregal sind besser als eingeschweißte Produkte ohne Kühlung.
> Lebensmittel, die beim Einkauf in der Tüte rascheln und beim Kochen in heißem Wasser wieder lebendig werden sollen, sind tot – eine Wiederbelebung ist leider nicht möglich!
> Tiefkühlgerichte und Fertigprodukte mit kurzer Haltbarkeit sind der Dose in jedem Fall vorzuziehen.
> Dosengerichte sind empfehlenswerter als Tüten- und Instantgerichte. Letztere sollten wir nur essen, wenn wir allein auf einer einsamen Insel sitzen und nichts anderes haben.
> Peppen Sie Convenience-Produkte durch Tiefkühlkräuter, frisches Gemüse, eine kleingeschnittene Zwiebel oder Obst als Beigabe auf. Auch essbare Deko ist jederzeit willkommen.

Sinn oder Unsinn von Probiotika und Präbiotika?

»Pro bios« (griechisch) bedeutet »für das Leben«. In Probiotika sind im Idealfall eine Million lebende probiotische Keime pro Gramm Joghurt enthalten. Diese Mikroorganismen sollen, laut Werbung, unsere Abwehr stärken, die Verdauung fördern und weitere positive Effekte haben. Die Wissenschaft forscht weiter und versucht zusätzliche Effekte zu belegen, z. B. bei Allergien. In Studien wurde bisher jedoch lediglich gezeigt, dass probiotische Keime antibiotikabedingte Verdauungsbeschwerden und Durchfall reduzieren und Rota-Viren-Infektionen mildern können. Sie entfalten ihre positiven Effekte nur, wenn wir entsprechende Produkte täglich essen, da sich probiotische Keime nicht dauerhaft in der Darmflora ansiedeln können. Beim Einkauf sollten wir außerdem ein besonderes Augenmerk auf das Mindesthaltbarkeitsdatum richten, da sich die Anzahl lebender Keime mit der Lagerung stark verringert. Beim Gesunden sind herkömmliche Sauermilchprodukte (Joghurt, Kefir, Buttermilch) genauso gut geeignet und bedeutend billiger! Achten Sie bei diesen Lebensmitteln darauf, dass sie nicht wärmebehandelt wurden. Das Erhitzen tötet die erwünschten Keime ab und macht sie damit unwirksam.

Präbiotika wiederum sind keine lebenden Bakterien, sondern unverdauliche Stoffe, welche unseren Darmbakterien als Nahrung dienen. Bewusst eingesetzt können sie die Bakterienmasse im Darm erhöhen und somit unsere Verdauung verbessern. Auch sie wirken nur bei regelmäßiger Anwendung. Präbiotika kommen natürlicherweise in Schwarzwurzeln, Artischocken, Zichorie, aber auch in Roggen und Bananen vor. Generell ist eine ballaststoffreiche Ernährung reich an Präbiotika. In verarbeiteten Le-

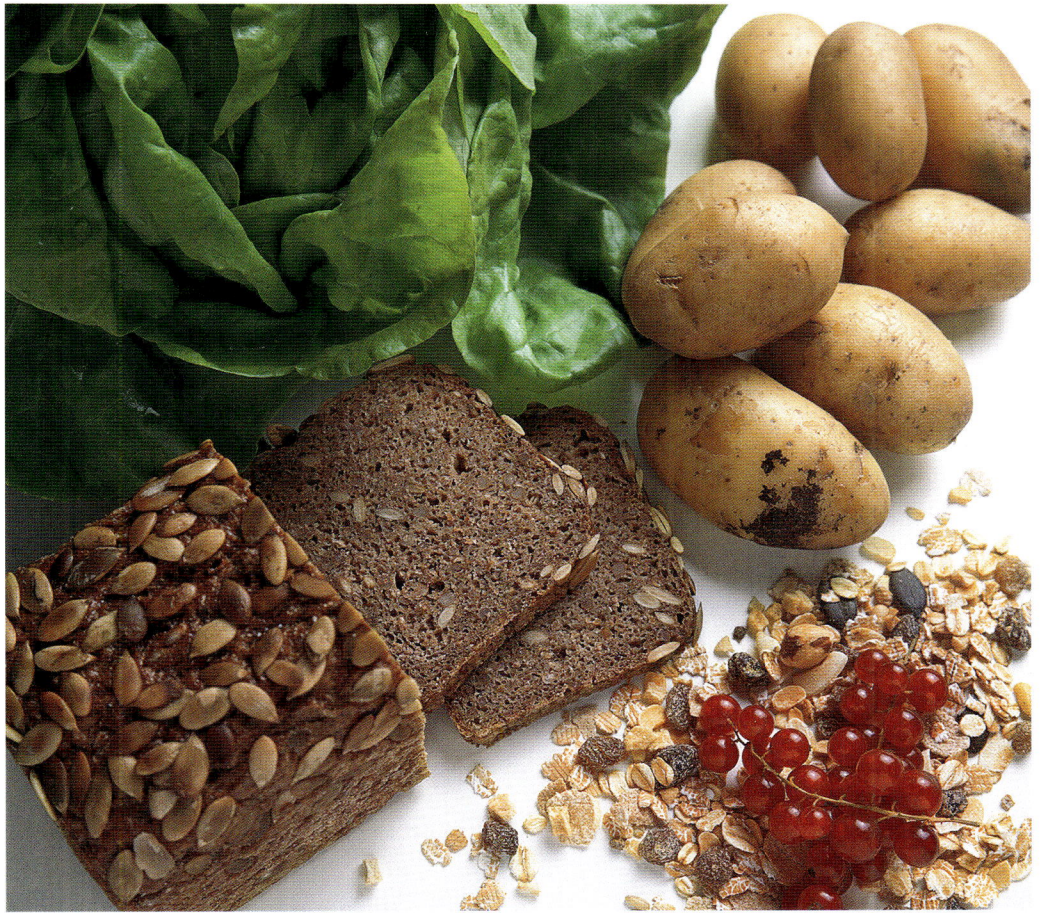

Wer sich vollwertig ernährt, der kann getrost auf Lebensmittel mit zusätzlichem »Gesundheitswert« verzichten. Dazu zählen neben Pro- und Präbiotika auch ACE-Säfte und isotonische Getränke.

bensmitteln werden sie als Inulin oder Oligofruktose zugesetzt – zu finden in Müsli, Milcherzeugnissen oder Säuglingsnahrung. Wirksam werden Präbiotika erst ab einer Menge von ungefähr fünf Gramm. Bei empfindlichen Menschen können sie in großen Mengen zu Blähungen, Bauchschmerzen und Durchfällen führen.

Gentechnik in unseren Lebensmitteln

Seit 2009 herrscht Kennzeichnungspflicht für alle genetisch veränderten Produkte. Auch Lebensmittel, die einen genetisch veränderten Organismus enthalten, müssen gekennzeichnet werden. Sowohl Einkaufsket-

93

ten als auch Restaurants sind verpflichtet, die Verwendung genetisch veränderter Produkte auszuweisen. Doch was soll mithilfe der Gentechnik erreicht werden? Generell soll die Qualität der Inhaltsstoffe verändert werden, sodass die Pflanzen beispielsweise widerstandsfähiger gegenüber Schädlingen werden und die Ernte üppiger ausfällt. Oder es werden Mikroorganismen entwickelt, die bestimmte Stoffe produzieren können, wie Enzyme zur Käseherstellung. Die Frage ist nun, welche Konsequenzen gentechnisch veränderte Nahrung für unseren Organismus hat. Wenn wir sie verzehren, nehmen wir ihre DNA auf und damit das veränderte Fremdgen. Dieses wird im Darm durch Enzyme und Magensäure abgebaut und damit funktionsunfähig gemacht. Das heißt, die Wahrscheinlichkeit, dass dieses Gen in unser Erbgut aufgenommen wird, ist sehr gering. Dennoch besteht ein gewisses Risiko und so ist es für den einen oder anderen be-

KEINE KENNZEICHNUNGS-PFLICHT

Fleisch, Milch oder Eier von Tieren, die mit genetisch veränderten Futtermitteln gefüttert wurden, müssen nicht kenntlich gemacht werden. Das Gleiche gilt für genetisch veränderte Hilfsstoffe, die nur für die Verarbeitung, nicht aber für das Lebensmittel selbst eine Rolle spielen. Wird beispielsweise Bier mit gentechnisch veränderter Hefe hergestellt, muss dies nicht ausgewiesen werden.

MEHR IST NICHT IMMER BESSER

Ein gesunder Mensch, der sich ausgewogen und abwechslungsreich ernährt, braucht keine Nahrungsergänzungsmittel. Bei einer Unterversorgung, z. B. bei veganer Ernährung, oder einem vorübergehenden Mehrbedarf an bestimmten Nährstoffen, z. B. in der Schwangerschaft oder Stillzeit, kann es durchaus sinnvoll sein, ein entsprechendes Präparat einzunehmen. Fragen Sie gegebenenfalls beim Hausarzt oder Apotheker nach, welches Präparat für Sie sinnvoll sein kann.

ruhigend, in unseren Supermärkten kaum gentechnisch gekennzeichnete Lebensmittel zu finden. Wer auf »Nummer sicher« gehen möchte: In Bio-Produkten ist keine »große« Gentechnik erlaubt. Aber auch hier gilt, nicht kennzeichnungspflichtige Mengen können auch in Bio drin sein.

Nahrungsergänzungsmittel und ergänzend bilanzierte Diäten

Das Angebot an Nahrungsergänzungsmitteln (NEM) in Apotheken, Reformhäusern oder Drogerien ist vielfältig, es reicht von der einfachen Magnesiumtablette bis hin zum Multipräparat mit allen lebensnotwendigen Vitaminen und Mineralstoffen. NEMs zählen zu den Lebensmitteln und sollen die normale Ernährung ergänzen, sofern der

Verdacht einer Unterversorgung besteht. Sie sind erhältlich als Tabletten, Pulver und Kapseln. Wie viel von einem Vitamin oder Mineralstoff enthalten sein darf, ist gesetzlich festgelegt und darf nicht überschritten werden. Ein NEM ist für gesunde Menschen gedacht, im Gegensatz zu Arzneimitteln, die verschreibungspflichtig sind. Auch ergänzend bilanzierte Diäten haben den Zweck, die Behandlung von Krankheiten ernährungsmedizinisch zu unterstützen beziehungsweise zu optimieren. Sie sind für den krankheitsbedingten Mehrbedarf oder für Defizite entwickelt worden. Sie dürfen höher dosiert sein als NEMs, haben eine bestimmte Indikation und sind nur in Apotheken als Pulver, Kapsel usw. erhältlich.

Das Chaos der Lebensmittelkennzeichnung

Als kritische Einkäufer schauen wir uns jede Verpackung genau an, bevor wir diese in den Wagen legen. Dabei fällt unser Blick auf die Nährwertangaben. An erster Stelle steht der Energiegehalt, gefolgt vom Eiweiß-, Kohlenhydrat-, Fett-, Ballaststoff- und Natriumanteil. Klein darunter sehen wir den GDA (Guideline Daily Amount, sprich die empfohlene Tageszufuhr). Dieser Wert ist eine Richtgröße. Er basiert auf dem täglichen Bedarf einer gesunden, durchschnittlich aktiven Frau mittleren Alters, die ungefähr 2000 kcal verbraucht. Auf diese Durchschnittsperson beziehen sich die jeweiligen Prozentangaben, die anzeigen, wie viel vom Tagesbedarf durch eine Portion dieses Nahrungsmittels gedeckt wird.

TIPP: SO VERSCHAFFEN SIE SICH ORIENTIERUNG

Anhand der Reihenfolge der aufgeführten Inhaltsstoffe können Sie auf einen Blick erkennen, wie deren Verhältnis zueinander ist. Ein Beispiel: Sie greifen zu einer Flasche Ketchup und schauen sich die Zutenliste auf dem Etikett an. An erster Stelle steht z. B. Tomatenmark, gefolgt von Zucker, Branntweinessig, Salz und Gewürzen. Nun wissen Sie, dass der Zuckergehalt wohl relativ hoch sein muss, da sich der Zucker an zweiter Stelle befindet.

Die nächste erweiterte Stufe der Kennzeichnung gibt acht Inhaltsstoffe pro 100 g und pro Portion an: Energie, Eiweiß, Kohlenhydrate (davon Zucker), Fett (davon gesättigte Fettsäuren), Ballaststoffe und Natrium. Oft ist auch hier noch eine Spalte »Prozent der empfohlenen Tageszufuhr« enthalten.

Die Kennzeichnung verhindert, dass wir die »Katze im Sack« kaufen.

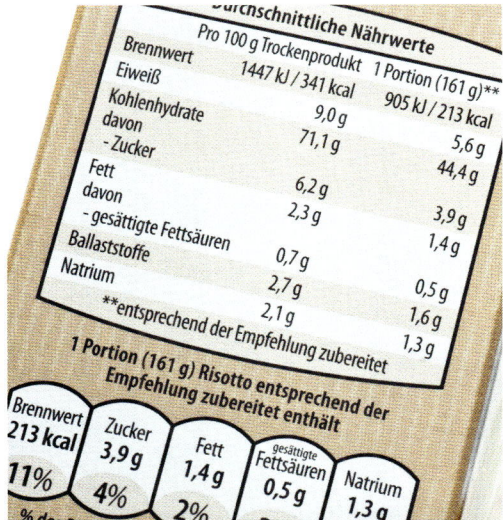

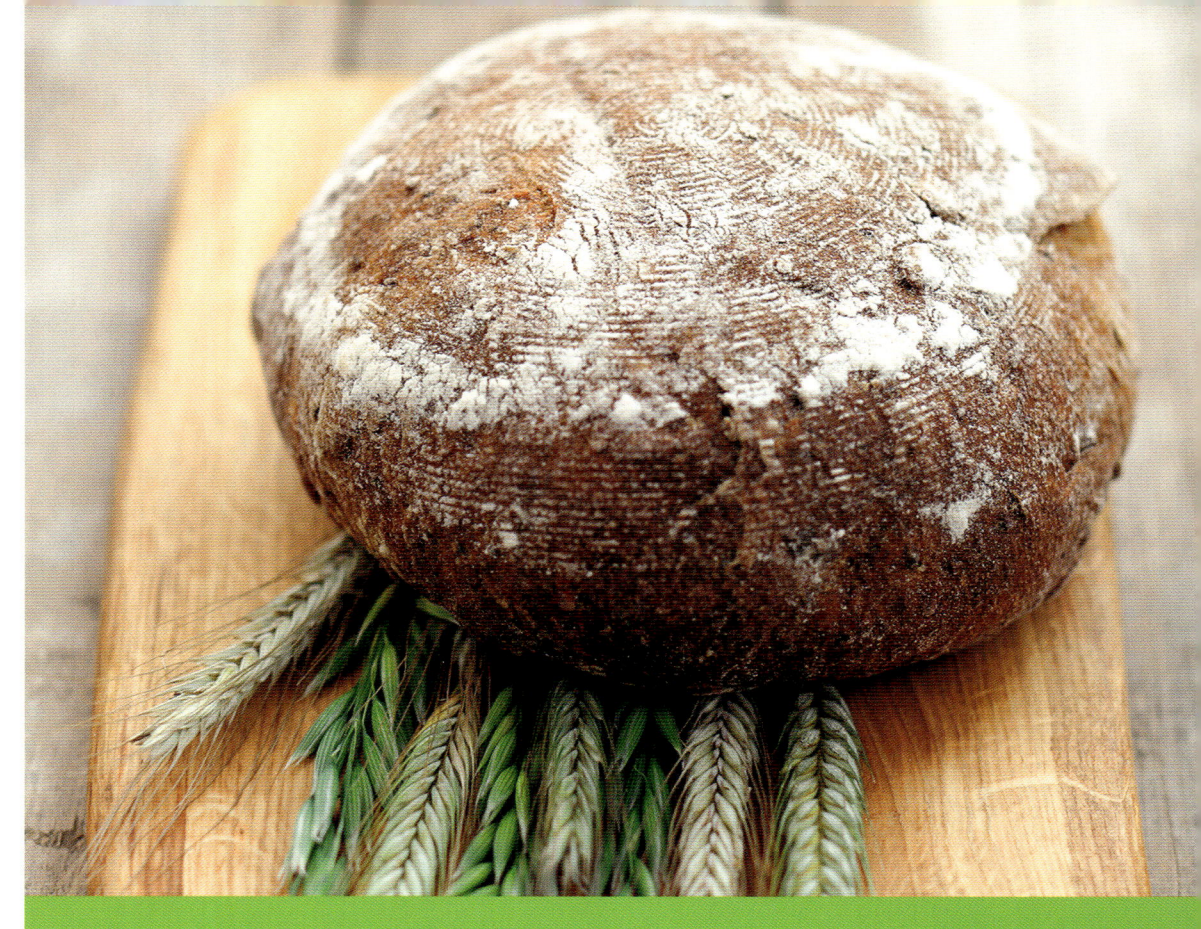

Kleine Warenkunde

Bei welchen Produkten sollten wir besonders auf Qualität achten? Wie werden die einzelnen Lebensmittel richtig gelagert und wann ist das Mindesthaltbarkeitsdatum unbedingt zu berücksichtigen? Welche Nahrungsmittel können bei unsachgemäßer Aufbewahrung zu gesundheitlichen Problemen führen? Um diese und andere wichtige Fragen geht es im folgenden Kapitel.

Mindesthaltbarkeitsdatum

Das Mindesthaltbarkeitsdatum (MHD) gibt an, bis wann ein Produkt bei sachgerechter Lagerung ohne Qualitäts- und Geschmackseinbußen und vor allem ohne gesundheitliches Risiko verzehrt werden kann. Diese Definition beinhaltet aber auch, dass Lebensmittel selbst nach Ablauf des MHD noch gut und lecker sein können. Je leichter verderblich Lebensmittel sind, wie zum Beispiel Fisch, Fleisch oder Eier, desto genauer sollten wir auf das Mindesthaltbarkeitsdatum achten. Bei leicht verderblichen Lebensmitteln wie Hackfleisch oder Räucherfisch gibt es die Empfehlung »zu verbrauchen bis: Datum«. Diese Angaben gelten für ungeöffnete Produkte. Nach dem Öffnen müssen Lebensmittel schneller verbraucht werden. Nach Ablauf des MHD muss jeder Verbraucher selbst entscheiden, ob er das entsprechende Produkt noch verzehrt oder nicht. Es können bereits Veränderungen des Geschmacks oder der Konsistenz eingetreten sein. Im ungünstigsten Fall haben sich bereits Bakterien oder Pilze breitgemacht, die unter Umständen zusätzlich noch giftige Stoffe produzieren. Also Augen und Nase auf! Unsere Sinne geben uns in der Regel einen guten Aufschluss über die Genießbarkeit der Lebensmittel, ihnen sollten wir daher stets vertrauen.

Brot

Neben dem Hauptbestandteil Mehl sind im Brot noch Wasser und ein Backtriebmittel (Hefe, Sauerteig oder beides) enthalten.

Häufig werden dem Brot auch Ölsaaten (Leinsamen, Sonnenblumen- oder Kürbiskerne) zugesetzt. Wenn weitere Getreide wie Gerste, Hafer, Reis oder Mais enthalten sind, sprechen wir von einem Mehrkornbrot. Spätestens, wenn wir an Brötchen denken, werden wir feststellen, dass Mehrkorn nicht gleich Vollkorn ist: Ein echtes Vollkornbrötchen bekommen wir bei einem herkömmlichen Bäcker heute kaum noch.

Woran erkennen wir ein Vollkornbrot?

Um ein Vollkornbrot herzustellen, wird das ganze Korn – das Vollkorn – verwendet. Nach den gesetzlichen Richtlinien muss bei einem »Vollkornbrot« mindestens 90 Prozent des Getreides Vollkorn sein. Vollkornbrot und Brot mit ganzen Körnern sind also nicht das Gleiche. An der Struktur können wir es folglich nicht erkennen.
Nun dürfen dem Brot färbende Substanzen zugesetzt werden. Malz beispielsweise macht das Brot dunkler. Auf diese Weise entsteht der Eindruck, es handele sich um Vollkornbrot, obwohl es von den Inhaltsstoffen her gar keines ist. Nicht einmal die Farbe ist ein eindeutiges Kriterium dafür, ob es sich bei einem Brot um Vollkornbrot handelt. Hier hilft wieder der Blick aufs Etikett: Dort sollte explizit Vollkornmehl stehen. Lassen Sie Ihren Geschmack und den Ihrer Familie entscheiden, welches Vollkornbrot Sie mögen. Sie können grob wählen zwischen Roggen-, Weizen- oder Dinkelvollkornbrot. Dinkel ist übrigens ein enger Verwandter von Weizen. Daneben gibt es natürlich noch allerlei Mischformen.

Abgepacktes Brot

Natürlich sollte das frische Bäckerbrot unsere erste Wahl sein, zumal es besser schmeckt. Bei abgepacktem Brot müssen wir auf eventuell unerwünschte Zutaten wie Konservierungsstoffe (z. B. Kaliumsorbat E 203, Kalziumpropionat E 282) gefasst sein. Auch hier gilt: Auf die Bezeichnung »Vollkorn« achten.

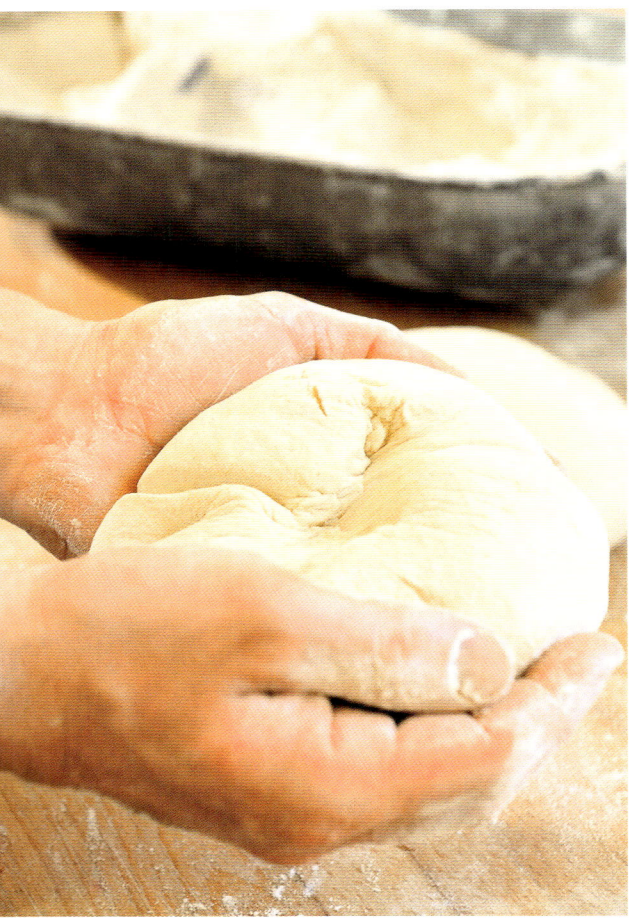

Bäcker, die noch selbst in der Backstube stehen und das Brot oder die Brötchen eigenhändig backen, sind heute leider »Mangelware«.

TIPP: NICHT NUR FÜR SINGLES GEEIGNET

Wenn Sie Brot länger aufbewahren wollen, dann frieren Sie es in Scheiben geschnitten ein und entnehmen jeweils die Menge, die Sie brauchen. Sie können die gefrorenen Scheiben direkt in den Toaster stecken und toasten.

Wie wird Brot gelagert?

Brot sollte trocken gelagert werden, denn Feuchtigkeit führt schnell zu Schimmelbildung (siehe Seite 139). In Plastik gehüllt, kann die Feuchtigkeit nicht entweichen, was die Schimmelbildung begünstigt. Lagern wir es allerdings zu luftig, trocknet es schnell aus. Das passiert auch, wenn wir es in Papier aufbewahren. Am besten legen wir das Brot in einen Holzbehälter oder Tontopf – bei einem luftdichten Gefäß einmal am Tag den Deckel öffnen, damit die Feuchtigkeit entweichen kann. Sollte es dennoch zu einem Schimmelbefall kommen, bitte immer das ganze Brot entsorgen, da sich die Gifte des Schimmels im ganzen Brot ausbreiten. Anschließend den Brotbehälter gut säubern, mit Essigwasser auswischen und danach ausgiebig lüften.
Eine gute Möglichkeit der Aufbewahrung ist es, das Brot mit der Schnittfläche nach unten auf ein Holzbrett zu stellen. Auf diese Weise ist es vor dem Austrocknen geschützt. Den Rest übernimmt die Kruste. Am schnellsten trocknet das Brot zwischen -7 und +7 °C aus – also im Kühlschrank.

Getreideprodukte und Reis

Neben den bekannten Getreidesorten wie Weizen, Roggen, Hafer und Gerste gibt es auch zahlreiche alte Sorten, die fast in Vergessenheit geraten sind. Auch diese sollen Sie hier kennenlernen.

Die verschiedenen Reissorten

Es sind so viele Sorten Reis im Angebot, dass wir leicht den Überblick verlieren. Die erste Wahl sollte immer der Naturreis sein. Warum? Er enthält noch die Frucht- und Samenschale, den Sitz von Vitaminen, Mineral- und Ballaststoffen. Im Keim stecken noch wertvolle Fette. Naturreis ist nicht jedermanns Sache, er muss länger gekocht und ausgiebig gekaut werden und er schmeckt nicht so süß wie geschälter Reis (Ausnahme: »süßer Reis«, ein Vollkornrundreis, ideal für Milchreis). Dafür hält er aber länger satt und ist gesünder.

Diverse Reissorten auf einen Blick

Parboiled-Reis ist normaler Langkornreis, benannt nach dem Parboiled-Verfahren. Dabei wird das Korn vor dem Schälen in

---

HÄTTEN SIE DAS GEDACHT?

Wildreis ist übrigens kein Reis, sondern ein Getreideprodukt. Gemischt mit weißem Reis schmeckt er hervorragend. Auf diese Weise hält sich auch die teurere Packung etwas länger und Sie tun etwas für Ihre Ballaststoffaufnahme.

Wasser eingeweicht und mit Überdruck behandelt. Dadurch werden Vitamine und Mineralstoffe von den äußeren Schichten in das Reiskorn gepresst. Erst dann wird das Reiskorn geschält. Das Ergebnis: normaler Reis, der mehr gute Stoffe enthält als herkömmlicher Langkornreis. Ein weiteres Plus: Durch die Behandlung verändert sich die Stärke im Reis, so dass diese beim Kochen nicht so schnell austritt – der Reis bleibt körnig und klebt nicht so schnell. Weißer Parboiled-Reis hat einen geringen Ballaststoffanteil, im Gegensatz zu seinem braunen Bruder, dem Natur-Parboiled-Reis. Was die Glykämische Last (GL) betrifft, schneiden Naturreis und weißer Parboiled-Reis gut ab, beide zählen zu den Lebensmitteln mit niedriger GL. Insgesamt ist weißer Parboiled-Reis die zweite Wahl nach dem Naturreis. Ideal: brauner Parboiled-Reis!

Duftreis

Hierzu zählen Basmatireis (besonders aromatischer, langkörniger Reis) und Jasminreis (riecht beim Kochen angenehm nach Jasmin). Die Glykämische Last ist beim Jasminreis mit 46 um einiges höher als beim Basmatireis mit 2. Das heißt, Ihr Blutzuckerspiegel steigt nach dem Genuss von purem Jasminreis schneller an. Dieser Reis sollte daher immer mit Gemüse, Öl, Fleisch oder Fisch kombiniert werden.

Milchreis

Milchreis ist ein Rundkornreis, der eher für süße Gerichte geeignet ist. Als weißer Reis ist er ebenfalls geschält. Es gibt aber auch Natur-Milchreis. Wenn möglich bevorzugen

Sie die eigene Zubereitung gegenüber der Instantvariante, bei der der Reis nur noch in kochende Milch eingerührt werden muss. Mal abgesehen von unerwünschten Zusatzstoffen ist die GL beim Instantreis höher und der Sättigungseffekt geringer.

Risottoreis

Risotto ist eine typisch italienische Reiszubereitung. Sie nehmen dafür auch einen klassischen Risotto-Rundkornreis, am besten gelingen die Sorten Arborio oder Vialone. Falls Sie diese nicht vorrätig haben, können Sie auch Milchreis verwenden.

Nudeln

Meistens sind Nudeln aus Hartweizengrieß hergestellt, mit oder ohne Ei. Es gibt sie als Vollkornversion, z. B. als Dinkelvollkornnudeln. Aber auch aus Maisgrieß werden Nudeln produziert (sinnvoll bei Glutenunverträglichkeit, siehe Seite 172 ff.).

NUDELN MARKE EIGENBAU

Natürlich können Sie Nudeln auch selbst herstellen. Dazu mischen Sie je 150 g Weizenmehl und Hartweizengrieß, 3 Eier (M), 3 EL Öl, 1 EL Wasser und ½ TL Salz. Den fertigen Teig lassen Sie nach dem Kneten 30 Min. bei Zimmertemperatur ruhen, drehen ihn durch eine Nudelmaschine und schneiden ihn anschließend in Streifen. Wenn das Wasser kocht, die Nudeln hineingeben und sofort die Hitze reduzieren. Lassen Sie die Nudeln ca. 2–3 Min. gar ziehen.

Vollkornnudeln sind etwas gewöhnungsbedürftig, aber hochwertiger. Sie brauchen in der Zubereitung ein paar Minuten länger, sind fester und nicht so süß im Geschmack. Nudeln sind wie Reis trocken und kühl zu lagern – der Küchenschrank ist in diesem Fall der ideale Platz.

Bulgur und Couscous

Bulgur (auch Bulghur, Boulghour oder Bulghul) ist nichts anderes als Weizenschrot. Der Weizen wird dabei mit dem Parboiled-Verfahren so vorbehandelt, dass wichtige Inhaltsstoffe aus der Schale in das Weizenkorn gepresst werden. Danach wird der Weizen geschält, von der Kleie befreit und grob geschrotet. Vor allem Hartweizen wird für die Bulgur-Herstellung verwendet. Im Vorderen Orient ist Bulgur ein Hauptnahrungsmittel und wichtiger Bestandteil der türkischen Spezialitäten »cig köfte« und Taboulé. Kaufen können wir Bulgur in der Spezialitätenabteilung im Supermarkt oder aber besser und billiger im türkischen Lebensmittelgeschäft. Auch Bioläden und Reformhäuser sowie gut sortierte Drogeriemärkte führen Bulgur. Die Zubereitung ist denkbar einfach: Bulgur mit etwas mehr als der gleichen Menge kochender Brühe oder Salzwasser übergießen und zugedeckt ca. zehn Minuten quellen lassen. Gröberer Bulgur kann auch noch einmal aufgekocht werden. Danach als Beilage wie Reis genießen oder nach Belieben weiterverarbeiten.

Couscous (auch Kuskus oder Cous Cous) ist das nordafrikanische Pendant zum Bulgur. Couscous ist zu Grütze und Grieß zerkleinerter Weizen, kann aber auch aus

Gerste oder Hirse hergestellt werden. Bei der traditionellen Zubereitung wird der Couscous in einem speziellen Sieb über dem garenden Gemüse gedämpft. Wie der Bulgur auch, kann er einfach mit kochendem Salzwasser oder Brühe übergossen werden. Couscous wird als Beilage zu Gemüse und Fleisch gegessen oder zu Taboulé weiterverarbeitet. Auch als süße Speise kann er zubereitet werden. Der Couscous, den wir in Supermärkten kaufen können, ist häufig vorgegart und wieder getrocknet, was die Zubereitungszeit verkürzt. Nachteil dieser Methode ist, dass die GL steigt und sich die Nährwertbilanz durch das Vorgaren verschlechtert. Mikronährstoffe, darunter Vitamine, gehen dabei teilweise verloren.

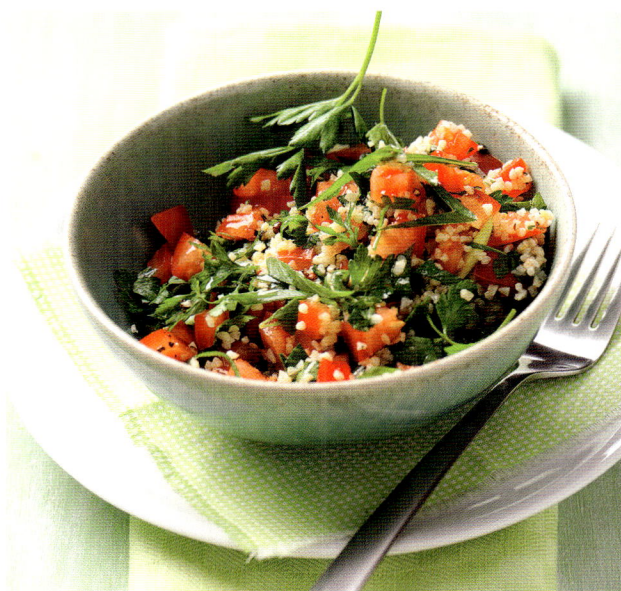

Taboulé oder auch Bulgursalat ist ein beliebtes libanesisches Gericht – ideal für die warme Jahreszeit, da sehr erfrischend.

Leckere Rezepte mit Bulgur & Co

Taboulé

Für 4 Portionen
Zubereitungszeit: ca. 20 Min.
3 Zitronen | 150 g Bulgur | 4 große Tomaten | 2 Bund Frühlingszwiebeln | 2 Bund Petersilie | evtl. Minze | 5 EL Olivenöl | Salz und Pfeffer | evtl. Zucker,
je nach Geschmack
1 Zitronen auspressen.
2 Bulgur in etwa ½ l lauwarmem Wasser ca. 10 Min. einweichen und mit der Hand ausdrücken bis er relativ trocken ist.
3 Tomaten, Frühlingszwiebeln und Petersilie (Minze) fein schneiden. Alles mit Öl, Zitronensaft, Salz und Pfeffer (Zucker) mischen und ca. 10 Min. ziehen lassen.

Nährwerte pro Portion:
383 kcal | 8 g E | 20 g F | 40 g KH

Taboulé passt gut zu Fleischspießen. Durch die Petersilie und den Zitronensaft ein Vitamin-C-reiches Gericht.

Bulgur-Bratlinge vegetarisch

Für 4 Portionen
Zubereitungszeit: ca. 20 Min.
Muss 30 Min. ziehen
100 g Bulgur | 1-2 grüne Chilischoten | 60 g Frühlingszwiebeln | 2 Knoblauchzehen | 2 EL Petersilie | 2 EL Minze | 50 g Tomatenmark | 1 großes Ei | 25 g Paniermehl | Pfeffer, Salz | etwas Raps- oder Olivenöl

1 Den Bulgur mit kochendem Wasser übergießen und quellen lassen. Anschließend gut abtropfen lassen.

2 Die Chilischote putzen, entkernen und fein hacken. Die Frühlingszwiebeln ebenfalls putzen und in feine Ringe schneiden. Knoblauchzehen und Kräuter fein hacken und zum Bulgur geben. Tomatenmark, Ei und Paniermehl hinzufügen und alles zu einem gut formbaren Teig verkneten.

3 Mit Pfeffer und Salz abschmecken und ca. 30 Min. ziehen lassen.

4 Bratlinge formen und in heißem Raps- oder Olivenöl bei mittlerer Hitze von jeder Seite 4–5 Min. braten.

Nährwerte pro Portion:
214 kcal | 7g E | 10 g F | 24 g KH

Wenn Sie eine größere Menge herstellen möchten, können Sie die Bratlinge auch mit einem Eiskugelformer ausstechen. Sie eignen sich gut für ein Picknick.

Amarant

Amarant gehört zur Familie der Fuchsschwanzgewächse. Er ist ein Vollkorn und hat einen etwas nussigen Geschmack. Sie können die ganzen Körner verwenden, diese werden dann wie Reis gekocht. Vermahlen kann er wie Mehl genutzt werden. »Gepoppt« finden wir ihn in vielen Müslis. Ballast- und Mineralstoffe, darunter Kalium und Kalzium, sind in Amarant in nennenswerten Mengen vorhanden. Da Amarant glutenfrei ist, eignet er sich hervorragend für die Ernährung bei Zöliakie. Wir bekommen ihn in Reformhäusern, im Bioladen oder in gut sortierten Supermärkten.

ALS ROHKOST UNGEEIGNET

Die Stärke in der Kartoffel kann von unserem Körper nur aufgenommen werden, wenn die Kartoffel vorher gekocht wurde. Bei rohen Kartoffeln würden sich unsere Darmbakterien über die Stärke hermachen, was mit Bauchschmerzen und Blähungen einherginge.

Kartoffeln

Mehligkochende Kartoffeln eignen sich besser für Kartoffelpüree, festkochende für Salat. Alles andere ist Geschmackssache. Allerdings schneiden Pellkartoffeln, was Vitamine und Mineralstoffe betrifft, ein wenig besser ab und haben die geringste GL. Idealerweise lagern wir die »tollen Knollen« in einem Kartoffelkeller bei 4 bis 6 °C. Dort bleiben sie den ganzen Winter frisch. Alternativ tut es zur Not auch der dunkle Küchenschrank. Ist die Temperatur zu hoch, beginnen sie zu keimen, und bei Feuchtigkeit faulen sie leicht. Deshalb gilt: nicht in Folie lagern. Durch Lichteinwirkung entstehen grüne Stellen, die Solanin enthalten. Grüne Kartoffeln nicht mehr verwenden, denn Solanin ist für uns giftig.

Fleisch

Im Allgemeinen verstehen wir unter Fleisch alle Teile von geschlachteten und erlegten warmblütigen Tieren, die zum Genuss für den Menschen bestimmt sind. Wir unterscheiden zwischen rotem und weißem Fleisch. Zu den roten Fleischsorten gehören Rind- und Kalbfleisch, Schweinefleisch, Kaninchen- und Schaffleisch sowie Wild. Zu den weißen Fleischsorten zählen alle Geflügel- und Wildgeflügelarten.

Woran erkenne ich die Qualität?

Im zerlegten Zustand ist die Qualität schwer zu beurteilen. Die Fleischfarbe ist abhängig vom Alter der Tiere – bei jüngeren ist sie heller. Rind und Wild werden abgehangen verkauft, sind also dunkler. Gut marmoriertes Fleisch (feinste Fettäderchen im Fleisch) ist oft zarter und saftiger als mageres. Generell ist zu empfehlen, das Fleisch frisch beim Metzger oder an der Fleischtheke einzukaufen. Am besten lassen Sie sich Ihre benötigten Scheiben frisch vom Stück abschneiden.

Bei abgepacktem Fleisch sollten Sie unbedingt auf das Mindesthaltbarkeitsdatum achten (Sie können im Geschäft ja nicht dran riechen) und schauen, ob es unter Schutzatmosphäre abgepackt wurde.

Innereien wie Leber, Niere und Lunge

Haben Sie in Tierfilmen schon mal beobachtet, wie Raubtiere das erlegte Fleisch nach der Jagd verteilen? Die Jungtiere bekommen nicht etwa das Filet, sondern stets die Innereien. Warum? Innereien sind sehr viel vitaminreicher als Muskelfleisch und Jungtiere, die noch wachsen, haben einen hohen Bedarf an Vitaminen. Leber beispielsweise zeichnet sich durch einen hohen Gehalt an Vitaminen und Mineralstoffen aus, insbesondere an Vitamin A und B, Fol-

INHALTSSTOFFE VON RINDERFILET UND RINDERLEBER

Vitamine / Mineralstoffe	100 g Rinderfilet enthalten (mg)	100 g Rinderleber enthalten (mg)
A	-	18
B_1	0,1	0,3
B_2	0,1	3,1
Niacin	-	15
B_6	0,5	1
B_{12}	0,002	0,065
C	-	32
Phosphor	164	351
Eisen	2,3	6,9
Selen	-	0,21
Zink	4,4	4,8

Quellen: www.was-wir-essen.de, aid Infodienst

säure und Eisen – ab und zu ein Stück Leber und wir sind ausreichend damit versorgt.

Innereien haben auch Nachteile

Sowohl bei uns Menschen als auch bei Tieren ist die Leber ein Entgiftungsorgan und kann daher mit Schwermetallen und anderen Giftstoffen belastet sein. Laut aid (Infodienst Ernährung, Landwirtschaft, Verbraucherschutz e. V.) ist die Sorge vor Schwermetallen in der Leber allerdings nicht mehr berechtigt. Schwangere und Kleinkinder sollten wegen des hohen Vitamin-A-Gehalts laut Pressedienst des BfR (Institut für Risikobewertung) auf Leber verzichten. Auch bei Gicht sind Innereien wegen ihres hohen Puringehalts nicht empfehlenswert. Ein weiterer Nachteil: Innereien enthalten viel Cholesterin. Für Menschen, die ihre Cholesterinzufuhr einschränken müssen, sollten sie

deshalb nicht auf dem Speiseplan stehen. Wenn wir hin und wieder Leber essen, dann am besten aus artgerechter und kontrollierter Landwirtschaft.

Der kritische Blick bei Fleisch

Es muss nicht immer das fettarme Fleisch sein. Wenn wir uns an die empfohlene Wochenration halten (dreimal Fleisch pro Woche) kann es ruhig auch mal eine Frikadelle sein oder eine Hackfleischpfanne. Essen wir allerdings oft und sehr viel Fleisch und Wurst, dann ist es ratsam, auf fettarme Varianten wie Filet oder Schnitzel und Rouladen zurückzugreifen. Je unverarbeiteter das Fleisch ist, desto besser lässt sich der Fettgehalt einschätzen. Die einheitliche Wurstmasse erschwert die Beurteilung – nicht nur hinsichtlich des Fettgehaltes, sondern auch bezüglich der Salzmenge.

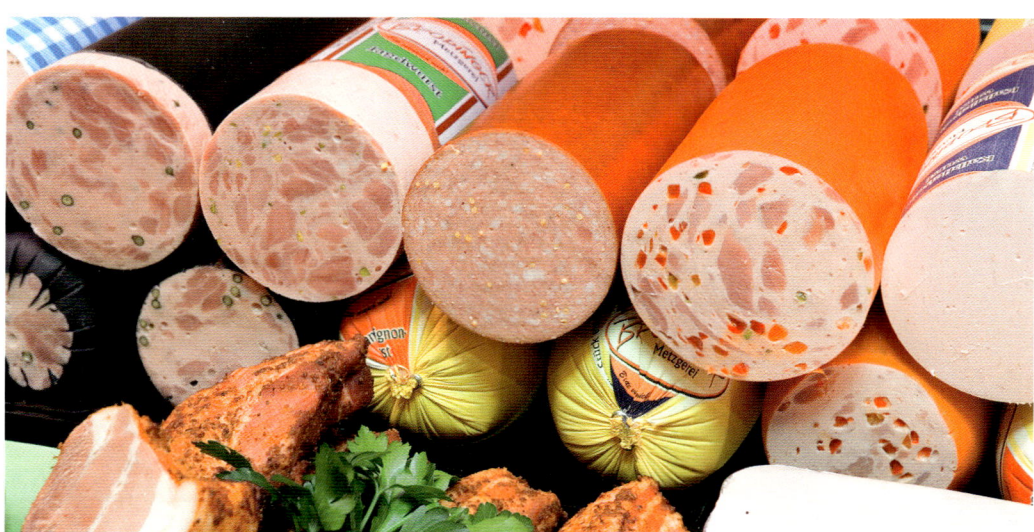

Geflügelwurst enthält nicht zwangsläufig weniger Fett, ein kritischer Vergleich mit der herkömmlichen Schweinewurst lohnt sich daher immer (siehe auch Übersicht rechts).

FETTGEHALT EINIGER WURSTSORTEN

Wurst und Wurst-waren pro 100 g	Energie-gehalt kcal/100 g	Fett-gehalt g/100 g	Mehrfach ungesättigte Fettsäuren g/100 g	Einfach ungesättigte Fettsäuren g/100 g	Choles-terin mg/100 g
Bierschinken	180	12,0	0,5	5,6	65
Fleischwurst	297	27,1	3,0	12,9	55
Frankfurter Würstchen	269	24,4	2,1	8,9	65
Gelbwurst	342	32,7	3,2	13,7	68
Jagdwurst	266	15,7	1,5	6,6	82
Kasseler, Schweinefleisch	237	17,0	1,1	8,0	79
Knackwurst	351	33,7	2,7	11,6	72
Leberkäse	320	30,4	2,4	10,7	66
Leberwurst	420	41,2	1,5	13,7	227
Lyoner	310	28,8	2,9	12,6	63
Mettwurst, Braunschweiger Mettwurst	456	45,0	3,6	15,9	104
Mortadella	345	32,8	2,4	10,7	63
Salami, deutsche	447	32,9	3,1	13,7	112
Schweineschinken, gekocht	201	12,8	1,1	5,5	85
Weißwurst, Münchner Weißwurst	287	27,0	2,1	9,9	73
Wiener Würstchen	279	24,4	2,4	10,5	65

Wie kann Ihnen die Wursttabelle helfen?

Mithilfe der Tabelle tun Sie sich leichter, den tatsächlichen Fettgehalt der einzelnen Wurstsorten besser einzuschätzen – insbesondere bei Sorten, denen wir ihr Fett auf den ersten Blick nicht ansehen wie z. B. bei Mortadella, Leberkäse oder Wiener Würst-chen. Hätten Sie gedacht, dass Salami zu knapp einem Drittel aus Fett besteht? Es gibt aber auch Alternativen! So kann die beliebte Knackwurst im Eintopf durch das magere Kassler ersetzt werden. Statt des panierten Leberkäses können Sie auf panierte Jagdwurst zurückgreifen. Auf diese Weise sparen Sie die Hälfte an Fett ein.

Frisch oder abgepackt?

Frisches Fleisch hat einen schönen Glanz und ist weder schmierig noch wässrig. Bei in Folie verpacktem Fleisch sollten wir darauf achten, ob es unter Schutzatmosphäre abgepackt wurde (muss auf der Verpackung stehen). Wenn es unter sauerstoffangereicherter Luft abgepackt wurde, sieht es »besser« sprich rosiger aus.

Abgepacktes Fleisch können Sie mit dem Daumendruck-Test überprüfen. Dazu drücken Sie mit dem Daumen ganz leicht in das Fleisch, gibt es nach und der Abdruck verschwindet, ist das ein Zeichen für Frische. Frisches Fleisch kann bei einer Temperatur von zwei bis vier Grad für zwei, maximal drei Tage dunkel aufbewahrt werden. Vor dem Zubereiten und möglichst auch beim Einkauf ist eine Geruchsprobe angebracht – das Fleisch sollte neutral riechen, weder auffallend süßlich noch säuerlich. Im Zweifelsfall werfen Sie es lieber weg. Länger kann Fleisch nur im tiefgekühlten Zustand bei -18 °C gelagert werden. Hackfleisch sollte immer am gleichen Tag verarbeitet werden, notfalls abends die Frikadellen für den nächsten Tag braten und im Kühlschrank aufbewahren. Falls das nicht möglich ist: das Hackfleisch für einen Tag einfrieren.

ACHTUNG CHOLESTERIN

Personen, die auf ihren Cholesterinspiegel achten müssen, sollten Leberwurst, Salami und Mettwurst eher selten essen, denn diese enthalten viel gesättigte Fette.

FETTARM, ABER LECKER

> Puten- oder Hähnchenaufschnitt
> Bratenaufschnitt von Kasseler oder Rind
> Corned Beef in der deutschen Version
> Sülze
> Schinken (ohne Fettrand)

Leckere Fleisch-Rezepte

Scharfer Rindfleischsalat

Für 4 Portionen
Zubereitungszeit: ca. 15 Min.
Zusätzlich: ca. 20 Min. Kochzeit im Schnellkochtopf

500 g Rindfleisch (z. B. Schmorfleisch) | 2 Gewürzgurken | 1 rote Zwiebel | 1 Apfel | 1 Glas Silberzwiebeln | 1 Glas eingelegte Tomatenpaprika | 1 kleine Dose Champignons | ½ Flasche Tomatenketchup | wenig Paprikapulver, Tabasco

1 Rindfleisch kochen, erkalten lassen und in Würfel schneiden.

2 Gurken in Scheiben, Zwiebeln in Ringe, Apfel in feine Streifen schneiden.

3 Eingelegte Paprika, Zwiebeln und Champignons abgießen und evtl. klein schneiden. Mit den vorbereiteten Zutaten, dem Tomatenketchup und dem Tabasco vermengen und alles gut durchziehen lassen.

Nährwerte pro Portion:
262 kcal | 39 g E | 6 g F | 13 g KH

Eiweißreich, daher super für die Muskeln. Das Eisen fördert die Blutbildung.

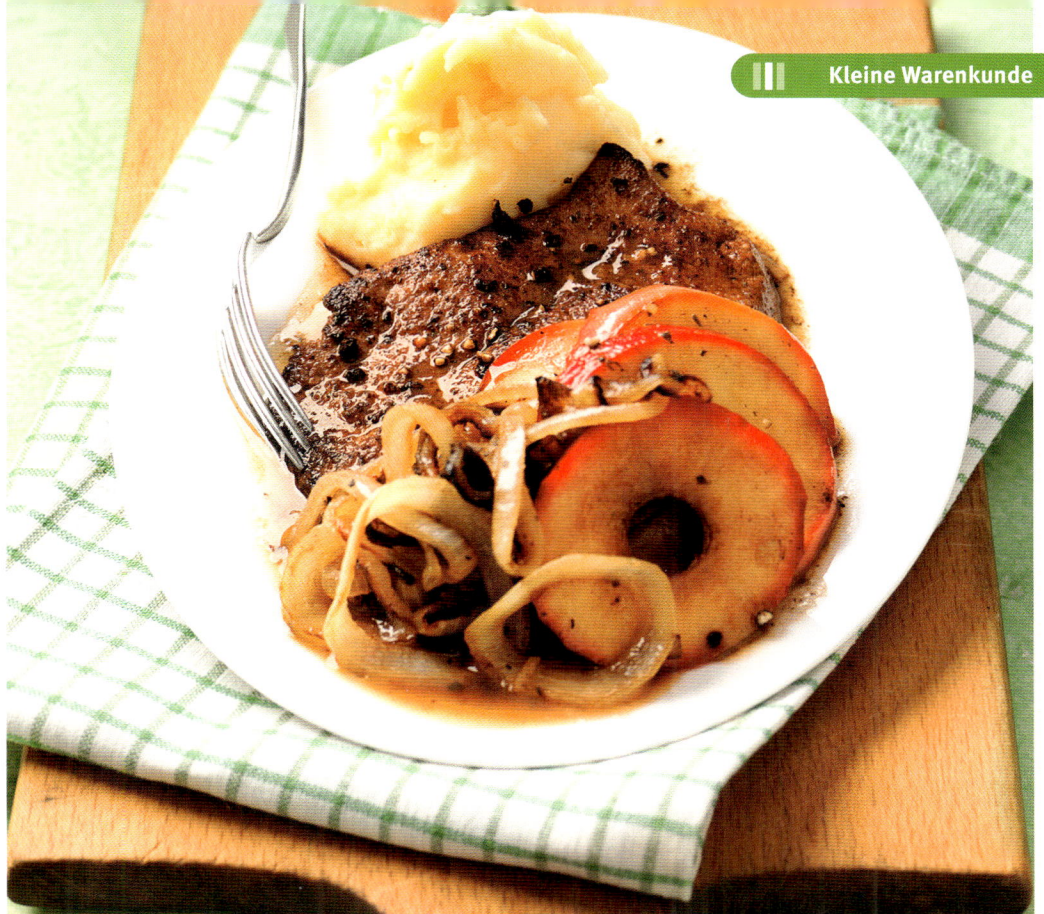

Eine besonders wohlschmeckende Alternative zu Rinderleber ist auch Bio-Geflügelleber. Wenn Sie Geflügel verarbeiten, unbedingt die Leber herausnehmen und nach Rezept zubereiten.

Gebratene Leber wie bei Oma

Für 4 Portionen

Zubereitungszeit: ca. 30 Min.

800 g Rinderleber | 1 EL Mehl | etwas Raps- oder Olivenöl | 4 große Zwiebeln | 2 Äpfel | Salz und Pfeffer | 1 l Gemüsebrühe

1 Die Leber waschen, von Sehnen und Haut befreien und in mundgerechte Scheiben schneiden. Danach in Mehl wenden und das übriggebliebene Mehl abklopfen. In einer großen Pfanne von beiden Seiten in etwas Öl anbraten (vorher nicht salzen).

2 Zwiebeln in Ringe und Äpfel in Scheiben schneiden. Beides zu der Leber geben. Alles unter vorsichtigem Wenden anbraten, bis die Zwiebel Farbe angenommen hat. Mit Salz und Pfeffer würzen und nach und nach die Gemüsebrühe zugeben. Anschließend ca. 15–20 Min. schmoren lassen.

3 Nochmals mit Pfeffer und Salz abschmecken und mit Kartoffelbrei servieren.

Nährwerte pro Portion:

459 kcal | 50 g E | 16 g F | 29 g KH

Leber versorgt Sie hervorragend mit Eisen, Zink, Vitamin A, Folsäure und Vitamin B_{12} – ein wichtiges Vitamin für unsere Nerven, das nur in tierischen Lebensmitteln enthalten ist.

107

Fisch

Fisch ist unsere einzige effektive Quelle für Omega-3-Fettsäuren, Vitamin D und Jod. Dabei ist die Menge an Omega-3-Fettsäuren abhängig vom Fettgehalt des Fisches: Je fetter, umso besser. Haben Sie bitte kein schlechtes Gewissen, wenn Sie fetten Fisch essen, Sie tun Ihrem Körper etwas Gutes! Jod finden wir dagegen nur in Meeresfischen. Wenn Sie eher selten Fisch essen, dann sollte Ihre erste Wahl ein fetter Meeresfisch sein. Die Deutsche Gesellschaft für Ernährung (DGE) empfiehlt mindestens zweimal in der Woche Fisch.

Welche Sorten zählen zu den »Fettfischen«?

Entsprechend ihres Fettgehalts unterscheiden wir Magerfische, Fische mit geringem Fettgehalt, mittelfette Fische und Fettfische. Zu den Magerfischen gehören jene mit einem Fettgehalt unter einem Prozent. Als Fische mit geringem Fettgehalt gelten solche, deren Fettgehalt zwischen einem und fünf Prozent liegt. Mittelfette Fische haben dagegen einen Fettgehalt von fünf bis zehn Prozent und fette Fische zeichnen sich durch einen Fettanteil von über zehn Prozent aus, wobei zu sagen ist, dass einige Fischarten einen Fettgehalt von nur wenig über zehn Prozent haben, andere hingegen liegen deutlich darüber.

Weitere Unterscheidungsmerkmale

Salzwasserfische schmecken intensiver, »fischiger«, Süßwasserfische dagegen milder. Daneben gibt es Sorten, die ein eher festes Fleisch haben, und andere, die ein weiches, lockeres Fleisch aufweisen. Das hat

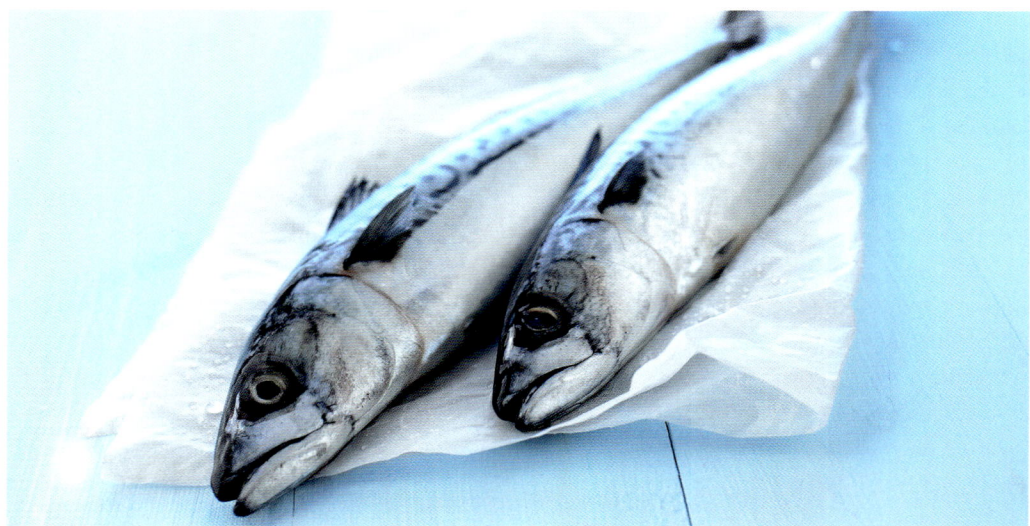

Einen frischen Fisch erkennen Sie an den Augen, diese sollten »lebendig« aussehen, also nicht trüb oder eingefallen. Das Gleiche gilt für die Haut, auch sie muss schön glänzen, so als lebte der Fisch noch.

EINTEILUNG DER FISCHE NACH IHREM FETTGEHALT

Seewasserfische

Magerfisch	Geringer Fettgehalt	Mittelfette Fische	Fettfische
Kabeljau/Dorsch	Rotbarsch	Schwertfisch	Thunfisch
Seelachs	Steinbutt		Sardine
Schellfisch	Seezunge		Makrele
Lengfisch	Steinbeißer		Hering
Scholle	Weißer Heilbutt		
Alaska-Seelachs	Meerbarbe		
Limande	Rotzunge		
Seeteufel			

Süßwasserfische

Magerfisch	Geringer Fettgehalt	Mittelfette Fische	Fettfische
Hecht	Forelle	Wels	Lachs
Barsch	Tilapia	Karpfen	Aal
Zander	Pangasius		
Schleie	Viktoriaseebarsch		

nichts damit zu tun, ob das Fleisch zart ist oder nicht. Zu den Vertretern mit festem Fleisch zählen bei den Seefischen Rotbarsch, Kabeljau, Seelachs, Steinbutt, Seezunge, Weißer Heilbutt, Dorade und Wolfsbarsch. Seefische mit weicherem Fleisch sind zum Beispiel Dornhai/Seeaal, Scholle und Schwarzer Heilbutt. Bei den Süßwasserfischen gibt es überwiegend Fische mit festem Fleisch wie Hecht, Zander, Lachs, Wels, Tilapia, Pangasius und Viktoriaseebarsch. Forellen hingegen haben ein eher weicheres Fleisch.

Wie genießen Sie den Fisch am besten?

Es ist reine Geschmackssache, in welcher Form Sie Ihren Fisch zubereiten: als Filet (auch ein Filet darf ein paar Gräten haben!), als ganzen Fisch oder in Form von Fischsteaks und Koteletts. Es muss auch nicht zweimal wöchentlich frischer Fisch sein, Sie können guten Gewissens zu TK-Fisch greifen. Er enthält ebensoviel Omega-3-Fettsäuren, Vitamin D und Jod wie Frischfisch. Oder wie wäre es zur Abwechslung mal mit einem herzhaften Rollmops oder Fisch in Tomatensauce aus der Dose?

Ihre Kinder mögen nur panierten Fisch? Dieser saugt beim Braten mehr Fett auf. Wenn Sie den Fisch in Raps- oder Olivenöl braten und dabei nicht zu viel Fett verwenden, müssen Sie kein schlechtes Gewissen haben. Und was ist mit Krebstieren wie Garnelen, Hummer, Krabben und Weichtieren wie

Muscheln, Austern oder Tintenfischen? Sie enthalten zwar wegen ihres geringeren Fettgehalts weniger Omega-3-Fettsäuren, liefern dafür aber reichlich Eiweiß und Jod sowie wichtige Mineralstoffe. Einziger Nachteil: Krebs- und Weichtiere filtern unsere Meere, das heißt, sie nehmen Schwermetalle und andere Giftstoffe auf, weshalb wir sie nur einmal wöchentlich zu uns nehmen sollten.

Wie erkennen Sie frischen Fisch?

Dazu werfen Sie einen Blick auf dessen Augen: Sie sollten prall und klar sein. Fische mit eingefallenen Augen sind nicht mehr frisch. Stellen, an denen Blut zu erkennen ist, wie Kiemen und Bauchraum, sollten leuchtend rot sein. Fische mit braunen Kiemen haben das Wasser schon lange nicht mehr gesehen. Die Haut sollte metallisch glänzen. Ist sie stumpf und ohne Farbreflexe, dann ist der Fisch überlagert. Frischer Fisch muss nach Meer und Algen »duften«. Wenn er fischig riecht, lassen Sie ihn lieber beim Händler. Frische Filets wirken saftig und glänzen silbrig. Finger weg von Filets, die glanzlos, milchig oder trocken aussehen. Und noch ein Hinweis: Wenn auf dem Verkaufsschild das Wort »frisch« fehlt, also wenn beispielsweise nur »Seelachsfilet« geschrieben steht, bedeutet dies, dass der Fisch zunächst eingefroren und wieder aufgetaut wurde. Er darf dann nicht mehr eingefroren, sondern muss sofort verbraucht werden. Versuchen Sie Fisch aus Aquakultur zu kaufen, das ist Ihr persönlicher Beitrag gegen die Überfischung der Meere. Fische aus Aquakultur werden in speziellen Becken oder Teichen gezüchtet, das entlastet die natürlichen Gewässer und schützt die Bestände in Seen, Flüssen und Meeren. Es gibt mittlerweile aber auch kritische Stimmen, die den ökologischen Nutzen der Aquakultur in Frage stellen.

So lagern Sie Ihren Fisch

Wenn der Fisch beim Einkauf absolut frisch war, dann können Sie ihn einige Tage im Kühlschrank aufheben. Am besten transportieren Sie ihn in einer Isoliertasche mit Kühlakkus – vor allem im Sommer. Im Kühlschrank lagern Sie den Frischfisch in dem Papier, in das der Händler ihn eingewickelt hat, damit er nicht austrocknet. Legen Sie ihn im Kühlschrank an die kälteste Stelle: an die Rückwand über dem Gemüsefach. Eine gute Möglichkeit, frischen Fisch zu lagern, ist es, ihn zu Hause einzufrieren. Wenn wir das über einen kurzen Zeitraum (bis zu ca. zwei Wochen) tun, ist kaum mit geschmacklichen Veränderungen zu rechnen. TK-Fisch sollte schonend im Kühlschrank aufgetaut werden. Salz und Zitronensaft haben erst unmittelbar vor der Zubereitung etwas auf dem Fisch zu suchen.

TIPP: WECHSELN SIE RUHIG AB

Essen Sie einmal in der Woche frischen Fisch nach Belieben und als zweite bzw. dritte wöchentliche Fischration einen fetten Fisch aus der Tiefkühltruhe oder aus der Dose. Das schont den Geldbeutel und versorgt Sie trotzdem mit Jod, Vitamin D und Omega-3-Fettsäuren.

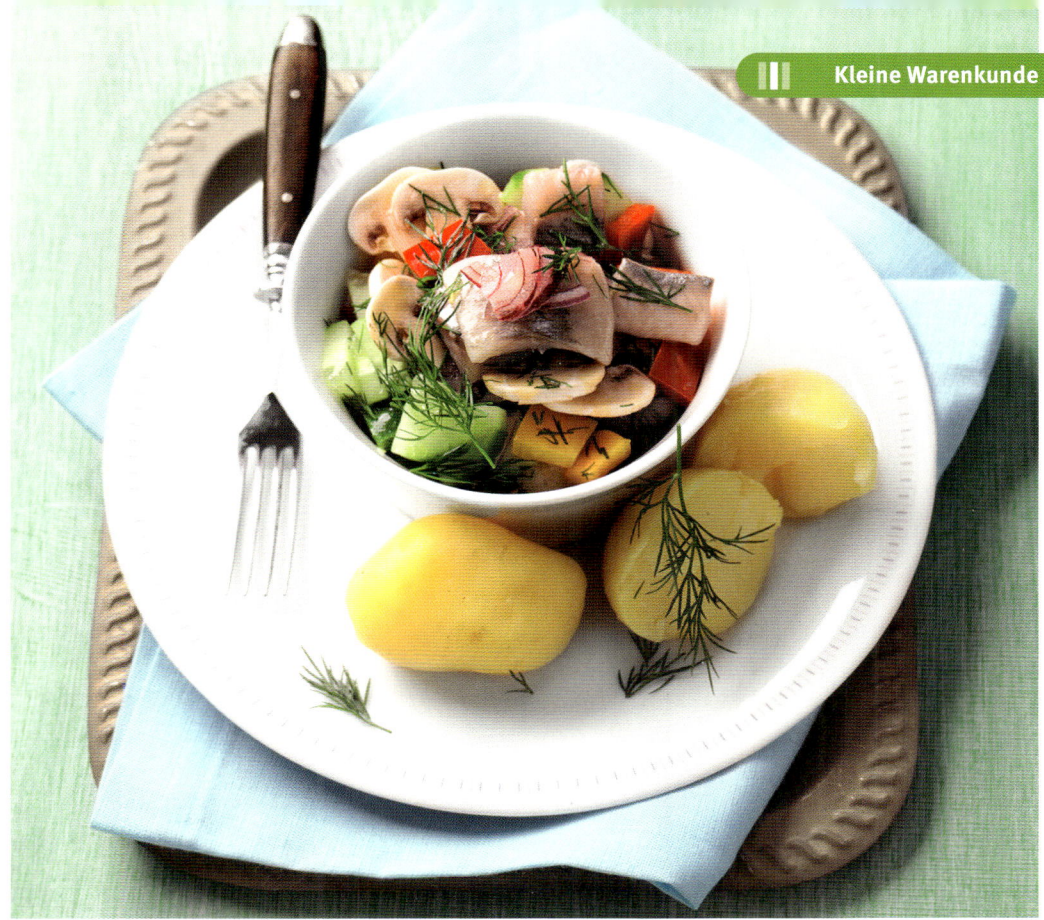

Matjesheringe sind besonders milde Salzheringe, die in einer Salzlake gereift sind. Dazu werden Heringe verwendet, die zwischen Mai und Juni in der Nordsee gefangen werden.

Leckere Fisch-Rezepte

Bunter Matjessalat mit Pellkartoffeln

Für 4 Personen
Zubereitungszeit: ca. 30 Min.
600 g Kartoffeln | je 1 rote, grüne und gelbe Paprikaschote | 1 mittelgroße Salatgurke | 150 g mittelgroße frische Champignons | 1 rote Zwiebel | 1 Bund Dill und Schnittlauch | 1 TL eingelegte Kapern aus dem Glas | 1 Prise Chilipulver | 1 TL Zucker | 2 TL Salz | 1 EL Weißweinessig | 1 TL Rapsöl | 8 Matjesfilets, küchenfertig (in Öl: 400 g Abtropfgewicht)

1 Kartoffeln waschen und mit Schale zum Kochen aufsetzen.
2 Die Paprikaschoten waschen, halbieren, Stielansatz und Kerne entfernen, in 1,5 cm große Würfel schneiden. Die Salatgurke waschen, schälen, Stiel- und Blütenansatz abschneiden, längs vierteln. Gurke in 1 cm dicke Scheiben schneiden. Die Champignons halbieren und in 2 mm dicke Scheiben schneiden. Die Zwiebel vierteln und in dünne Scheiben schneiden.
3 Den Dill waschen, Stiele entfernen, fein schneiden und für die Garnitur 5 Zweige zur Seite legen. Den Schnittlauch waschen, in

feine Röllchen schneiden. Die Kapern ohne Flüssigkeit sehr fein hacken. Diese Zutaten zum Salat vermischen.

4 Chilipulver, Zucker, Salz, Weißweinessig und Rapsöl verrühren und über die fertige Salatmischung geben.

5 Die Matjesfilets ohne Öl in 1,5 cm dicke Stücke schneiden und unter den Salat mischen.

Als Hauptgang reichen Sie ca. 600 g gekochte, je nach Geschmack auch geschälte Pellkartoffeln zum Matjessalat.

Nährwerte pro Portion:

490 kcal | 25g E | 28 g F | 35 g KH

Im Winter ist Hering die beste Vitamin-D-Quelle, weil die Sonne oft fehlt.

Feine Fischsuppe

Für 4 Portionen (als Vorspeise)
Zubereitungszeit ca. 15 Min.

600 g Zucchini | 2 EL Rapsöl | 4 Frühlingszwiebeln | 1 Knoblauchzehe | Salz, Pfeffer, Thymian nach Belieben | 100 g saure Sahne | 200 g geräucherte Forelle

1 Die Zucchini waschen, die Enden abschneiden und in Scheiben schneiden. Das Öl in einen Topf geben, Zwiebeln und Zucchini darin anschwitzen. Den Knoblauch fein hacken und dazugeben. Mit etwas Wasser oder Brühe aufgießen und mit den Gewürzen abschmecken.

2 Alles mit dem Pürierstab pürieren.

3 Die saure Sahne einrühren und die in Streifen geschnittenen Forellenfilets dazugeben.

Nährwerte pro Portion:

201 kcal | 15 g E | 13 g F | 6 g KH

Zucchini enthalten mehr Vitamine und Mineralien als Gemüsegurken.

Gemüse und Obst

Geben Sie regionalen Saisonprodukten den Vorzug, denn diese sind im Allgemeinen ausgereift und bieten eine Fülle an natürlichen Aroma-, Duft- und Farbstoffen. Zudem sind diese Produkte weniger stark mit Spritzmitteln belastet und Sie leisten einen aktiven Beitrag zum Umweltschutz. Bei Obst und Gemüse gibt es nicht die eine gesunde Sorte – die Vielfalt macht's. Da jede Sorte ihr spezifisches Potpourri an Vitaminen, Mineralstoffen und sekundären Pflanzenstoffen enthält, sollten Sie abwechseln. Der Saisonkalender (siehe Klappentext) hilft Ihnen bei der Auswahl einheimischer Obst- und Gemüsesorten. Kochen Sie gerne mit Kräutern? Diese verleihen Ihren Gerichten den letzten Schliff. Und sie sind eine gute Quelle für sekundäre Pflanzeninhaltsstoffe, aber auch für Vitamine (z. B. Vitamin C in Petersilie). Durch bewusstes Einsetzen von Kräutern können Sie Salz sparen, das ist ganz wichtig für Menschen, die sich salzarm ernähren müssen (siehe Seite 188).

Was Sie über Obst und Gemüse wissen sollten

> Grüne Stellen an Tomaten und Kartoffeln sollten Sie stets großzügig entfernen – sie enthalten Solanin, einen Inhaltsstoff, der für Menschen giftig ist.

> Rohe Bohnen sind unbekömmlich, da sie Phasin enthalten, das erst ab 90 °C zerstört wird. Aus diesem Grund sollten Bohnen stets gekocht werden.

> Auch Holunder sollten Sie nicht roh, sondern nur gekocht verzehren.

> Einige Obst- und Gemüsesorten reifen nach, wie Äpfel, Aprikosen, Avocados, Bananen, Birnen, Feigen, Guaven, Kiwis, Mangos, Pflaumen und Tomaten. Diesen Vorgang können wir beschleunigen, indem wir einen Apfel mit in den Obstkorb legt. Äpfel geben Ethylen ab, das den Reifungsprozess fördert.

> Nicht jedes Obst gehört in den Kühlschrank. Einige Gemüse- und Obstsorten mögen die Kälte gar nicht und reagieren mit Flecken oder gar mit Geschmacksveränderungen. Dazu gehören Südfrüchte wie Bananen, Ananas und Orangen, aber auch stark wasserhaltige Gemüse wie Tomaten und Paprika.

Alles al dente, oder?

Wer etwas auf sich hält, kocht al dente, so wie in Italien – also mit Biss. Auch im Wok wird das Gemüse schnell hin und her bewegt, damit es knackig bleibt. Das schmeckt besser und schont die Vitamine, vor allem bei zartem jungem Gemüse. Es gibt aber auch Ausnahmen! Unser gutes altes Lagergemüse beispielsweise ist dankbar, wenn es durchgekocht wird. Erstens entstehen dabei neue Geschmacksintensitäten (noch mal aufgewärmt, lecker!) und zweitens wird der Darm sich darüber freuen.

Zum Lagergemüse zählen Möhren, Zwiebeln, Rote Beete, Knollensellerie, Winterrettich, Schwarzwurzeln, Wirsing sowie Weiß- und Rotkohl. Diese Gemüsesorten werden nach der Ernte bei kühlen Temperaturen ohne Licht eingelagert und stehen uns den ganzen Winter zur Verfügung. Andere Lagergemüse wie Rosenkohl oder Lauch ertragen gut tiefe Temperaturen und werden frisch vom Acker geerntet. Somit lässt sich der Teller auch in der kalten Jahreszeit mit Lager- und Tiefkühlgemüse auf gesunde und schmackhafte Weise füllen!

Gemüse selbst einlagern

Wenn Sie einen eigenen Garten haben, können Sie Ihr selbstgeerntetes Gemüse ebenfalls einlagern. Was ist dabei zu beachten? Kühl und dunkel sollte es sein. Lagergemüse darf vor der Winterruhe auf keinen Fall gewaschen werden. Kohlköpfe und Kürbisse sollten sich bei der Lagerung gegenseitig nicht berühren, da die Druckstellen leicht faulen. Günstig ist es daher, sie einzeln in Netzen an die Decke zu hängen.

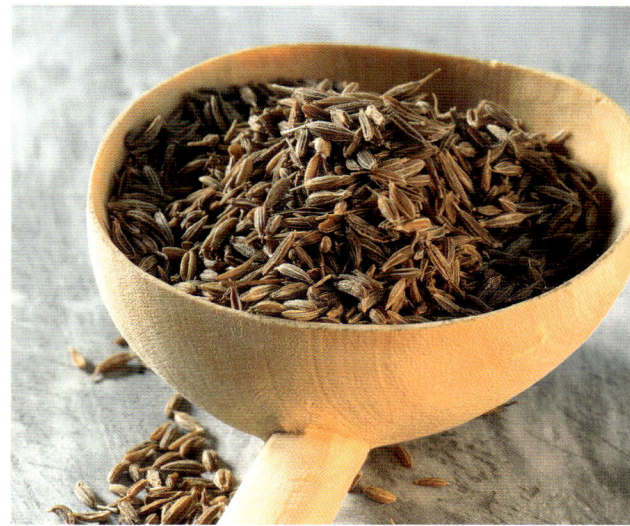

Kümmel macht schwerverdauliche Speisen bekömmlicher, deshalb darf er auch in den winterlichen Kohlgerichten wie Sauerkraut, Wirsing oder Grünkohl nicht fehlen. Er wirkt entblähend, verdauungsfördernd und pflegt unseren Darm.

Zwiebeln und Knoblauch können zu Zöpfen geflochten an einem trockenen, kühlen Ort aufgehängt werden. Wurzelgemüse wie Möhren lagern Sie am besten in einem dunklen, frostfreien Keller, ebenso wie Kartoffeln. Falls Sie Tomaten einlagern möchten, müssen Sie diese wie Äpfel auch getrennt vom übrigen Gemüse aufbewahren, da beide beim Nachreifen Reifegase (Ethylen) abgeben, was die Haltbarkeit des benachbarten Lagergemüses beeinträchtigt. Lagergemüse ist meist reich an Zellulose, sollte also gekocht oder gesäuert werden, damit es nicht zu stark bläht. Mögen Sie Kümmel dazu? Gut, hilft auch! Kümmel enthält verschiedene ätherische Öle, allen

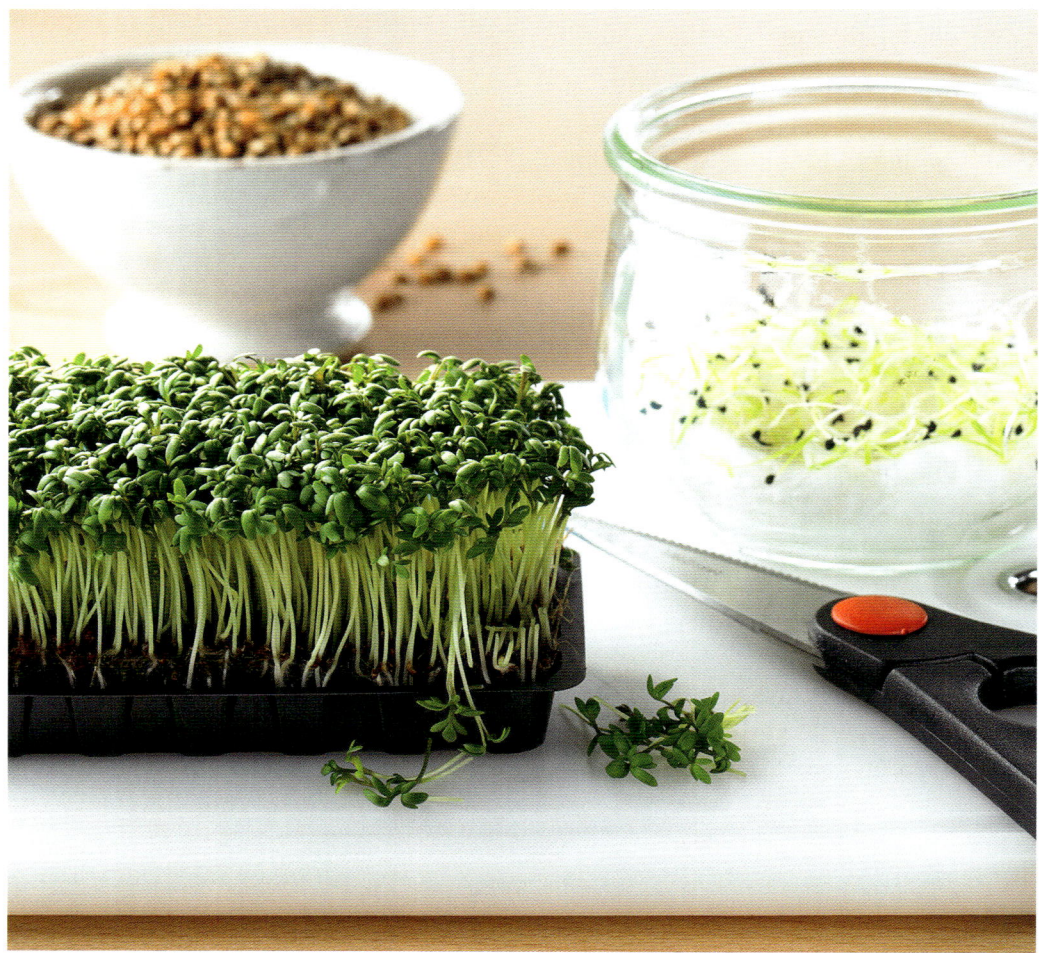

Kresse oder die Sprossen von Hülsenfruchtkeimlingen versorgen uns gerade in den Wintermonaten mit wichtigen Vitaminen, sekundären Pflanzenstoffen und Mineralien – ideal zum Selbstziehen.

voran Carvon und Limonen. Er lindert zuverlässig Blähungen, wirkt verdauungsfördernd und krampflösend. Wegen des hohen Anteils an sekundären Pflanzenstoffen haben Hülsenfrüchte einen hohen gesundheitlichen Wert. Damit wir sie optimal verwerten können und die Hülsenfrüchte für uns bekömmlich sind, müssen Bohnen & Co ausreichend lang gekocht werden.

Ein Extrawort zu Bohnen & Co

Hülsenfrüchte (Leguminosen) oder auf gut Deutsch Bohnen sind ein ideales Herbst- und Wintergemüse. Bohnen sind in der Küche vielseitig einsetzbar: im Eintopf (fragen Sie Ihre Oma oder Mutter nach dem Rezept), in der Suppe oder als Beilage. Weiße Riesenbohnen passen sehr gut zu Lamm, und Linsenpüree eignet sich hervorragend zu Wildgerichten.

Hülsenfrüchte sollten grundsätzlich gekocht gegessen werden, denn erst durch das Erhitzen werden die vorhandenen schädlichen Substanzen, beispielsweise cyanogene Glykoside, abgetötet und inaktiviert.

Doch zunächst werden Hülsenfrüchte gewaschen und »verlesen«. Getrocknete Hülsenfrüchte müssen über Nacht eingeweicht werden. Je nach Sorte beträgt die Einweichdauer zwischen sechs und zwölf Stunden. Rote Linsen, Splittererbsen und geschälte Erbsen müssen nicht eingeweicht werden. Nach dem Einweichen werden die an der Oberfläche schwimmenden Hülsenfrüchte entfernt. An diesen hat sich bereits ein Käfer gütlich getan, weshalb sie leichter sind. Die restlichen Hülsenfrüchte werden im Einweichwasser gekocht. Wichtig: Da sie stark quellen, darf der Topf nicht zu klein sein. Zu Beginn immer mit starker Hitze kochen, damit die Begleitstoffe zerstört werden. Bohnen müssen mindestens 15 Minuten kochen, Linsen und Erbsen können Sie kürzer kochen und anschließend gar quellen lassen. Säurehaltige Zutaten wie Tomaten lassen Hülsenfrüchte hart werden, ebenso wie Salz. Beides sollte erst am Ende der Garzeit hinzugefügt werden. Als Zugabe beim Kochen der Hülsenfrüchte eignen sich besonders aromatische Kräuter, Knoblauch, Chilischoten und Zwiebeln sowie Möhren. Auch die Keimlinge von Hülsenfrüchten lassen sich vielseitig verwenden. Die Art, die nicht erhitzt werden muss (gekeimte Mungobohnen), schmeckt als Rohkost, zu Salaten und als Brotbelag. Alle anderen Keimlinge (Erbsen, Sojabohnen, Linsen und Kichererbsen) sollten zumindest vorher blanchiert werden (siehe Seite 130), um gesundheitsschädliche Inhaltsstoffe zu inaktivieren. Hülsenfruchtkeimlinge bieten sich auch als Einlage in Suppen und Eintöpfen an oder als Bestandteil von Aufläufen und Getreidegerichten sowie als Gemüsebeilage.

Sprossen selbst ziehen

Keimlinge lassen sich ganz leicht selbst ziehen: in einem Einmach- oder Marmeladenglas und in einem Keimgefäß (im Reformhaus erhältlich). In gut sortierten Obst- und Gemüseläden oder in Bio-Supermärkten können Sie Keimlinge auch fertig kaufen. Wer Sprossen von Hülsenfrüchten selbst ziehen möchte, muss diese zunächst 12 Stunden einweichen, anschließend haben sie noch eine Keimdauer von drei bis vier

Tagen, bevor sie geerntet werden können. Zum Selbstziehen eignen sich z. B. Adzukibohnen, Erbsen, Kichererbsen, Linsen und Mungobohnen. Hülsenfruchtkeimlinge müssen vor dem Verzehr blanchiert werden.

Die unangenehme Seite von Hülsenfrüchten!

Wer kennt nicht die leidigen Blähungen nach zwei Tellern Linsen! Verantwortlich für die blähende Wirkung sind bestimmte Kohlenhydrate, die in unserem Darm durch Mikroorganismen (Bakterien) unter anderem zu Kohlendioxid, Methan sowie zu Wasserstoff abgebaut werden. Diese Gase veranlassen dann die unangenehmen Begleiterscheinungen eines wohlschmeckenden Linseneintopfes. Großmutters Bohnenkraut und Thymian oder Majoran als Zugabe zum Bohnen-, oder Linseneintopf helfen ein wenig gegen dieses Phänomen. Auch der traditionelle Löffel Essig wirkt mild entblähend. Ein zweiter guter Tipp sind rote Linsen – geschälte braune Linsen. Durch das Schälen verkürzt sich die Kochzeit und das lästige Einweichen wird komplett überflüssig. Auch sind sie gesellschaftsfähiger, da die blähenden Stoffe vor allem in der Schale sitzen. Somit sind rote Linsen ideal für alle, die zwar gerne Hülsenfrüchte essen, aber deren unangenehme Folgen scheuen.

Einkauf und Lagerung von Bohnen & Co

Beim Einkauf von getrockneten Hülsenfrüchten sollten wir darauf achten, dass sie sauber, glatt, glänzend und von gleicher Größe sind. Zu kleine Hülsenfrüchte wurden zu früh geerntet, zu große dagegen zu spät. Beim Kochen werden diese dann zu unterschiedlichen Zeitpunkten gar. Kreisrunde Löcher oder dunkle Stellen können auf einen Schädlingsbefall hindeuten. Die getrockneten Samen sollten immer frisch und würzig riechen.

Ungeschälte Hülsenfrüchte können ein Jahr gelagert werden. Dabei sollte die Verpackung lichtundurchlässig sein, sonst gehen wertvolle Vitamine durch den Lichteinfluss verloren. Schälerbsen sollten höchstens sechs Monate aufbewahrt werden. Hülsenfrüchte müssen trocken, luftig und dunkel gelagert werden. Keimlinge können wir luftdicht in einem Glas oder Kunststoffbehälter zwei bis drei Tage im Kühlschrank aufbewahren. Sie können bei der Lagerung jedoch ihren Geschmack verlieren. Wenn wir Keimlinge einfrieren möchten, sollten wir diese zuvor blanchieren. Keimlinge von kleineren Samen sollten wir dagegen gar nicht einfrieren. Um diese haltbarer zu machen, lassen sie sich gut süßsauer einlegen. In Folie abgepackte frische Keimlinge haben meistens ein Haltbarkeitsdatum von ca. zehn Tagen. Besser ist es jedoch, sie frisch zu verzehren.

TIPP: KEINE ANGST VOR DER DOSE

Im Gegensatz zu anderem Gemüse oder Obst können Sie bei Hülsenfrüchten auf Konserven zurückgreifen. Die Verluste an Vitaminen und Mineralstoffen sind in diesem Fall verschmerzbar.

Leckere Rezepte mit Obst und Gemüse

Roter Linseneintopf

Für 4 Portionen
Zubereitungszeit: ca. 20 Min.
Kochzeit: ca. 20 Min.

1 Zwiebel | 400 g Möhren | 2 rote Paprika |
500 g Kartoffeln | 2 EL Rapsöl | 200 g rote
Linsen | 500 ml Gemüsebrühe | Salz, Pfeffer,
Paprika, frischer Thymian

1 Zwiebel schälen und würfeln, das restliche
Gemüse und die Kartoffeln waschen, evtl.
schälen und ebenfalls würfeln.

2 In einem ausreichend großen Topf das Öl
erhitzen und die Zwiebeln glasig dünsten.
Gemüse und Linsen zufügen und kurz mit anschwitzen. Mit Gemüsebrühe ablöschen und
würzen. Alles ca. 20 Min garen.

3 Mit dem frisch gehackten Thymian garnieren
und servieren.

Nährwerte pro Portion:
244 kcal | 10 g E | 6 g F | 36 g KH

**Eine sehr gute Eiweißquelle für Vegetarier.
Die Proteine aus Linsen und Kartoffeln ergänzen sich besonders gut.**

Erdbeerkaltschale

Für 4 Portionen
Zubereitungszeit: ca. 10 Min.

400 g Erdbeeren | etwas Zitronensaft | 800 ml
Buttermilch | 5 EL Haferflocken | 2 EL Zucker |
1 EL Schokostreusel

1 Erdbeeren waschen, putzen und 4 Früchte
in Scheiben schneiden und beiseite legen. Restliche Erdbeeren mit dem Zitronensaft pürieren.

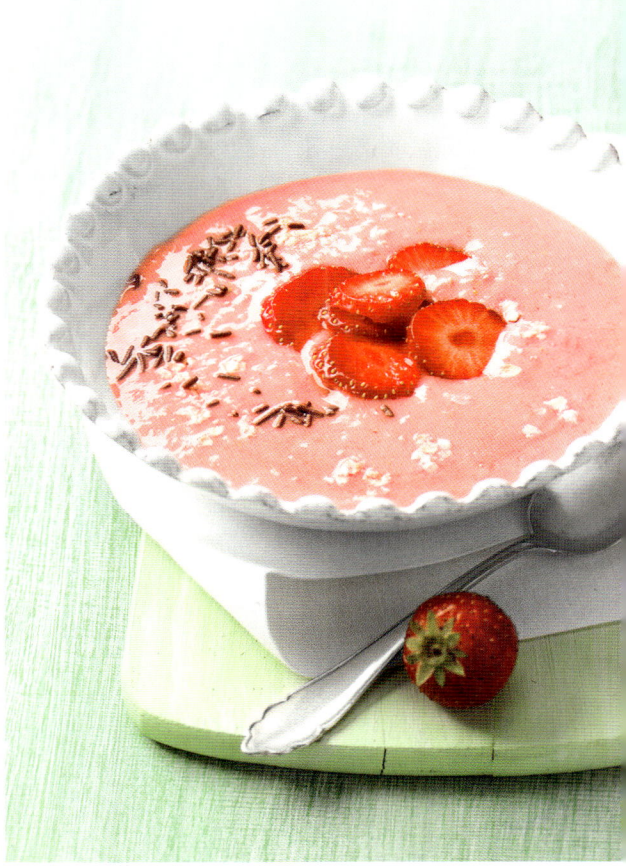

Erdbeeren enthalten reichlich Vitamin C – bereits
150 Gramm von diesen leckeren Früchten
decken den Tagesbedarf eines Erwachsenen.

Dann Buttermilch, Haferflocken und Zucker
dazugeben und nochmals pürieren.

2 Die Kaltschale in Teller füllen, mit Erdbeerscheiben und Streuseln dekorieren.

Nährwerte pro Portion:
196 kcal | 9 g E | 3 g F | 31 g KH

**Schön erfrischend. Ist fettarm und stärkt
das Immunsystem durch den hohen Gehalt
an natürlichem Vitamin C.**

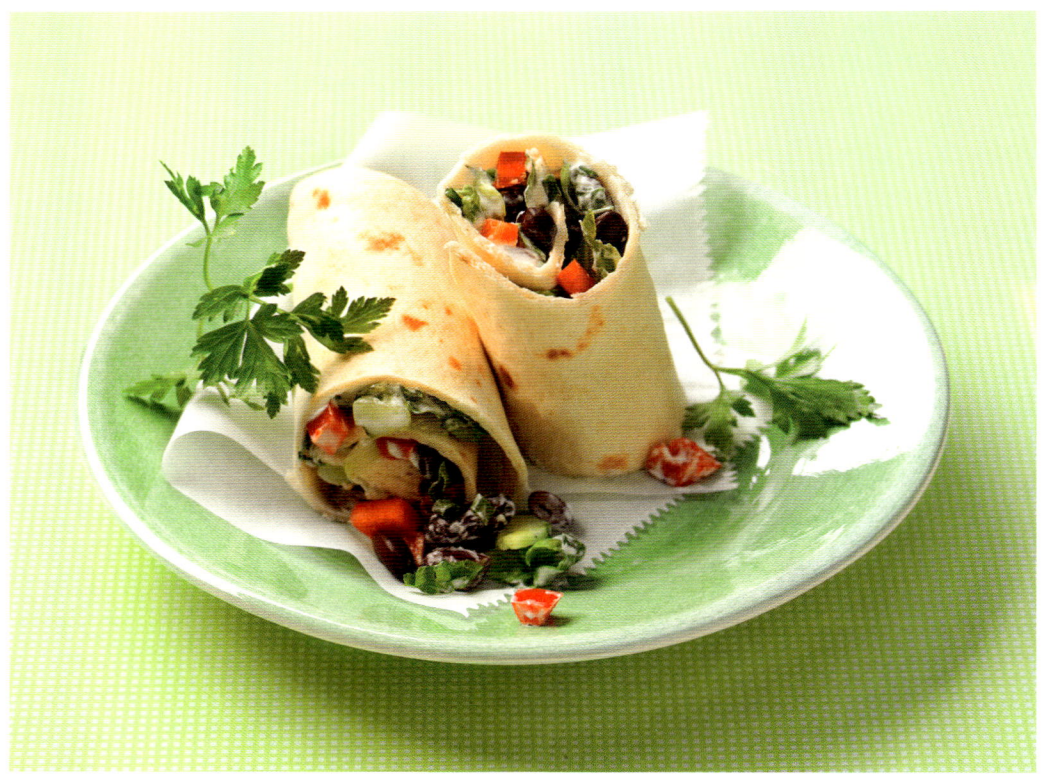

Wraps (von engl. wickeln, einhüllen) sind dünne Fladen (Tortillas), die mit Gemüse oder gebratenem Fleisch gefüllt und anschließend aufgerollt werden. Sie kommen ursprünglich aus Mexiko.

Bunter Gemüsewrap

Für 4 Stück
Zubereitungszeit: ca. 15 Min.
1 Paprika | ½ Kopf Salat | ½ Gurke | ½ Dose Kidneybohnen | 150 g Naturjoghurt (3,5 % Fett) | Zitronensaft | Salz, Pfeffer, Zucker | gehackte Kräuter | 4 Tortillafladen
1 Paprika putzen, waschen und in Würfel schneiden. Salat waschen und klein schneiden oder zupfen. Gurke schälen, halbieren und in Scheiben schneiden. Bohnen abgießen, abtropfen lassen und abspülen. Alles vermischen.

2 Den Joghurt mit Zitronensaft, Gewürzen und Kräutern verrühren und kräftig abschmecken.
3 Die Tortillafladen in einer beschichteten Pfanne ohne Fett nacheinander erwärmen, mit Kräuterjoghurt bestreichen, mit dem Gemüse belegen und aufrollen.
Nährwerte pro Stück:
173 kcal | 8 g E | 2 g F | 31g KH

Gesunder Leckerbissen, ideal für unterwegs. Dazu fest in Papier einwickeln und oben ein Stück freilassen zum Abbeißen.

Ratatouille mit Feta

Für 4 Portionen

Zubereitungszeit: ca. 35 Min.

1 Zwiebel | 1 Knoblauchzehe | 3 Möhren |
2 kleine Zucchini | 1 Aubergine | 2 EL Olivenöl |
1 Dose Tomaten | Salz, Pfeffer, Paprika | Kräuter der Provence | 1 Pck. Feta | 250 g Couscous |
300 ml Gemüse- oder Hühnerbrühe

1 Zwiebel und Knoblauch schälen und anschließend fein würfeln.

2 Möhren, Zucchini und Aubergine waschen, putzen und in Scheiben oder Würfel schneiden. In einer großen Pfanne 1 EL Öl erhitzen, Zwiebeln und Knoblauch darin anschwitzen. Dann das Gemüse dazugeben und alles 5 Min. dünsten. Nun die Dosentomaten dazugeben und mit Salz, Pfeffer und Paprika würzen. Alles bei kleiner Flamme ca. 15 Min. dünsten. Den Feta in Würfel schneiden und kurz vor Ende der Garzeit zufügen.

3 Den Couscous in einen Topf geben und mit dem restlichen Öl und der heißen Brühe übergießen. Dann etwa 10 Min. quellen lassen, dabei ab und zu umrühren. Bei Bedarf können Sie auch etwas Butter untermischen.

Nährwerte pro Portion:

358 kcal | 15 g E | 19 g F | 32 g KH

»Ratatouille« war ursprünglich der französische Name für ein alltägliches Eintopfgericht, abgeleitet vom französchen Wort »touiller« für umrühren. Heute versteht man darunter ein geschmortes Gemüsegericht. Alles Positive der mediterranen Ernährung steckt in diesem Gericht.
Wenn gekochter Reis oder Bulgur vom Vortag übrig ist, kann dieser anstatt des Couscous als Beilage verwendet werden.

Tiefkühlkost

Tiefkühlprodukte sind eine sehr gute Alternative zu frischen Lebensmitteln, insbesondere im Winter. Das sofortige Einfrieren garantiert einen minimalen Verlust an wertvollen Inhaltsstoffen wie Vitaminen. Worauf ist beim Einkauf zu achten? Nehmen Sie ruhig die Tiefkühlpackung von weiter unten oder hinten, oft ist die Temperatur dort niedriger und die Wahrscheinlichkeit, dass etwas antaut, geringer. Tiefkühlgemüse wie Erbsen sollte in der Verpackung bei Bewegung rascheln, dann sind meist keine Eisklumpen enthalten (gefrorenes Wasser durch zwischenzeitliches Auftauen). Eiskristalle auf Tiefkühlwaren, z. B. auf Eis oder Pizza, weisen auf eine Unterbrechung der Kühlkette hin. Diese Ware sollten Sie nicht mehr kaufen. Wichtig: Sorgen Sie dafür, dass das Tiefkühlgut zu Hause sofort wieder in die Tiefkühltruhe kommt. Blanchieren Sie frisches Gemüse vorm Einfrieren. Das zerstört Enzyme, die den Verderb der Lebensmittel fördern, tötet Keime an der Oberfläche ab und verdrängt den Luftsauerstoff von der Lebensmitteloberfläche. Damit verlängert das Blanchieren die Haltbarkeit des Gefrierguts. Zudem sieht das Gemüse frischer aus, da die Farbe erhalten bleibt.

Öle und Fette

Butter und Margarine gehören in den Kühlschrank, für Öle reicht der dunkle Küchenschrank, es sei denn, das Öl ist bereits geöffnet und wird selten benutzt. Schlechte oder überlagerte Butter erkennen Sie am ranzigen Geruch (Buttersäure), sie sollte nicht mehr gegessen werden.

Welches Öl Sie bevorzugen, ist einerseits Geschmackssache und andererseits eine Frage des Verwendungszwecks. Zum Braten eignen sich Öle, die einen hohen Gehalt an

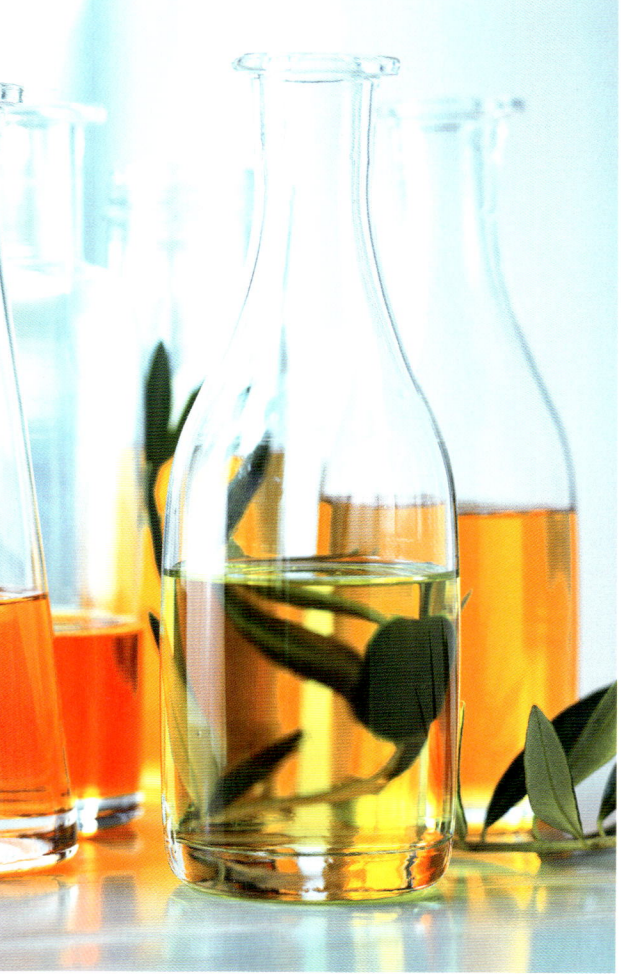

Während es zum Kochen oder Braten nicht das beste Öl sein muss, sollten wir beim Salat zu hochwertigen, kaltgepressten Ölen greifen.

einfach ungesättigten Fettsäuren besitzen, wie Raps- oder Olivenöl. Übrigens: Öl heißt erst Rapsöl, wenn es mindestens zu 97 Prozent aus Raps besteht. Sonst dürfte es sich nur Pflanzenöl nennen. Öle mit hohem Anteil an mehrfach ungesättigten Fetten sind eher für die kalte Küche gedacht und dürfen nicht stark erhitzt werden. Dazu zählen unter anderem Walnuss-, Soja- und Leinöl. Wenn Sie Gemüse in der Pfanne garen möchten, dann geben Sie zuerst das Gemüse in die Pfanne – das Öl erst, wenn bereits Wasser austritt. Auf diese Weise verhindern Sie die Überhitzung des Öls.

Und was heißt nativ, nicht raffiniert und kaltgepresst?

Native Speisefette und -öle werden entweder durch Pressen ohne Wärmezufuhr oder durch andere schonende mechanische Verfahren gewonnen.

Nicht raffinierte Speisefette und -öle werden ebenfalls durch schonende mechanische Verfahren wie Pressen, Ausschmelzen und Zentrifugieren gewonnen. Sie dürfen aber auch mit Wasserdampf behandelt und anschließend getrocknet werden.

Zusätzlich können native oder nicht raffinierte Öle die Bezeichnung »kaltgepresst« oder »aus erster Pressung« haben. In diesem Fall werden die Rohstoffe sorgfältig ausgewählt und unter möglichst schonenden Bedingungen ohne Wärmezufuhr gepresst. Native Öle sind aromatischer und zudem Vitamin-E-reicher. Zum Braten muss es aber nicht unbedingt das native Öl sein, da die wertvollen Inhaltsstoffe durch die Hitze zum großen Teil verloren gehen.

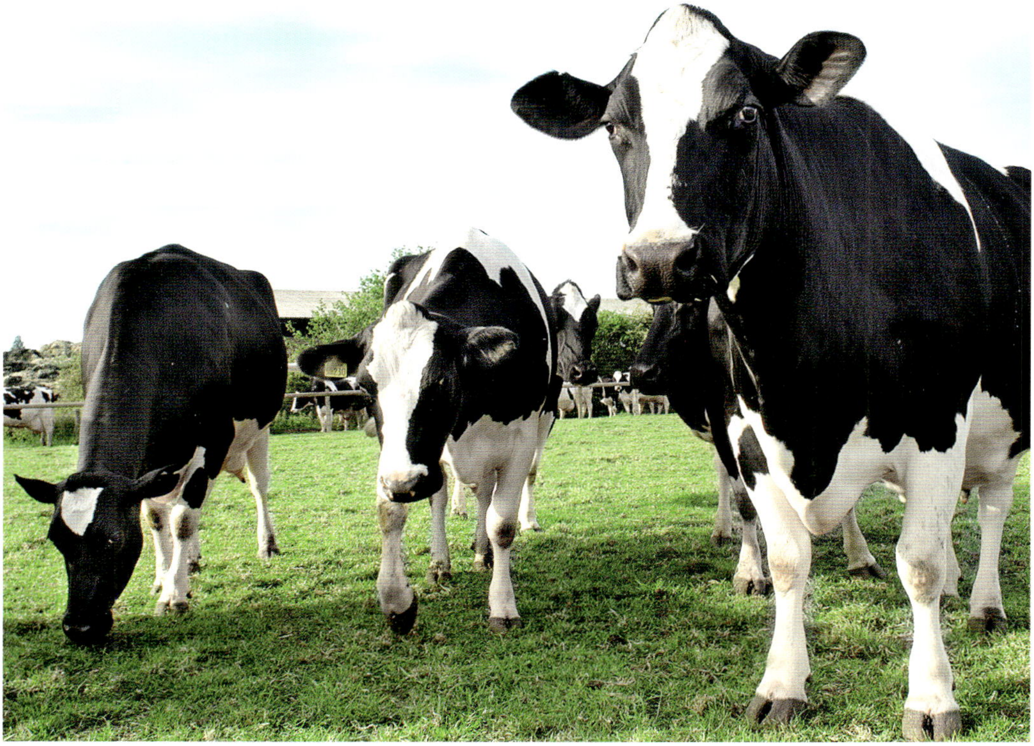

Milch und Fleisch von Kühen, die Gras, statt Kraftfutter fressen, sind reicher an wertvollen Omega-3-Fettsäuren. Hier stimmt das Verhältnis von Omega-3- und Omega-6-Fettsäuren.

Milch und Milchprodukte

Wie bei allen tierischen Produkten entscheidet die Wertigkeit der Fütterung und Haltung über die Qualität des Nahrungsmittels. So ist artgerechte Haltung auch für uns von großem Vorteil. Milcherzeugnisse reagieren empfindlich auf Luft, Wärme und Licht, weshalb Milch überwiegend in lichtundurchlässigen Tetrapaks, Flaschen oder Tüten angeboten wird. Die Einwirkung von Licht mindert nicht nur den Vitamingehalt, sondern auch den Geschmack. Lagern Sie Milch und Milchprodukte nicht neben stark riechenden Lebensmitteln, da sie leicht Fremdgerüche annehmen.

Welche Milch ist empfehlenswert?

Frischmilch
(Pasteurisierte Milch, die bis zu 30 Sekunden bei ca. 73 °C erhitzt wird), gehört in den Kühlschrank und ist im Kühlregal bis zu sechs Tage haltbar. Sie weist einen höheren Vitamingehalt im Vergleich zu H-Milch

auf und schmeckt einfach »frisch«. Geöffnete Packungen müssen innerhalb von zwei bis drei Tagen verbraucht werden.

ESL-Milch
»Extended shelf life« steht für lange Haltbarkeit, die Milch ist bei max. 8 °C drei Wochen haltbar. ESL-Milch erkennen Sie an Aufdrucken wie »die Längerfrische« oder »die Maxifrische«. ESL-Milch wird für 10 bis 15 Sekunden auf 127 °C erhitzt. Im Vergleich zur H-Milch ist der Vitaminverlust geringer und der Geschmack frischer. Die Frischmilch stellt aber immer noch die bessere Wahl dar!

H-Milch
Haltbare Milch, die mindestens ein bis vier Sekunden auf 135 °C erhitzt wird, lässt sich länger ungeöffnet bei Zimmertemperatur lagern, hat aber den typischen Kochgeschmack. Geöffnet gehört auch die H-Milch in den Kühlschrank.

Rohmilch
Sie ist gänzlich unbehandelt und nur direkt beim Bauern erhältlich. Sie muss vor dem Verzehr abgekocht werden.

Vorzugsmilch
So heißt die amtlich überwachte und verpackte Rohmilch. Diese muss innerhalb von 24 Stunden beim Verbraucher sein und nach 96 Stunden verzehrt sein. Beide Varianten – Roh- und Vorzugsmilch – sind nicht für Schwangere, Kinder und Kranke geeignet. Optimal wäre, wenn Sie Frisch- oder ESL-Milch verwendeten und H-Milch lediglich als Reserve.

Kefir, Molke, Buttermilch, Sauermilch und Joghurt

Kefir
Kefir ist cremig und leicht säuerlich im Geschmack, er entsteht aus Milch durch Gärung mit Milchsäurebakterien. Gleichzeitig sorgt ein Hefepilz durch leichte alkoholische Gärung (Umwandlung von Milchzucker in Alkohol und Kohlensäure) für den typischen Geschmack. Keine Angst, Kefir ist auch für Kinder geeignet, denn der Alkoholgehalt ist mit 0,1 bis 0,6 Prozent extrem niedrig. Gut gekühlt schmeckt Kefir hervorragend mit Erdbeeren als Shake oder im Gurkensalat.

Buttermilch
Bei der Butterherstellung wird der Rahm für die Butter verwendet, die milchige Restflüssigkeit für die Buttermilch. Nach der Zugabe von Milchsäurebakterien entsteht durch Gärung die leicht säuerliche Buttermilch mit ihrem extrem geringen Fettgehalt (max.1 Prozent). Mittlerweile gibt es auch fertige Buttermilch mit Fruchtgeschmack – frische Heidelbeeren, mit Buttermilch gemixt, schmecken aber intensiver.

TIPP: SAUERMOLKE STETS FRISCH TRINKEN

Wer Sauermolke wegen der enthaltenen Milchsäurebakterien trinkt, sollte sie möglichst frisch zu sich nehmen. Je länger die Molke gelagert wird, umso weniger Milchsäurebakterien sind vorhanden. Das gilt genauso für den Naturjoghurt.

Molke

Molke ist ein Nebenprodukt der Käseherstellung, welches beim Dicklegen des Käses
anfällt. Die Restflüssigkeit wird durch Zugabe von Milchsäurebakterien oder Enzymen, dem Lab, dicker gemacht. Je nach Verfahren entsteht dabei Sauermolke (durch
Zusatz von Milchsäurebakterien) bzw. Süß-
oder auch Labmolke (durch Zusatz von
Lab). Wie der Name schon sagt, ist die Süßmolke milder im Geschmack und eignet
sich gewöhnlich besser zum Mixen mit
Obst. Sauermolke ist gerade im Sommer
durch ihren leicht säuerlichen Geschmack
sehr erfrischend. Wer noch keine Erfahrung
mit Molke hat, probiert vielleicht erst einmal die Süßmolke! Wie Buttermilch wird
auch Molke in verschiedenen Geschmacksrichtungen angeboten, auch hier schmeckt
die selbstgemischte Variante natürlicher.
Generell gehört Molke in den Kühlschrank
und ist ungeöffnet nur ein paar Tage haltbar
(siehe MHD), geöffnet sollte sie am nächsten Tag ausgetrunken werden.

Sauermilch

Die Milch wird mit Milchsäurebakterien
versetzt und durch den Brütprozess bei bestimmten Temperaturen kontrolliert sauer.
Je nachdem, wie lange die Bakterien die
Milch sauer machen, ist der Geschmack entweder mild oder kräftig sauer. Auch die
Konsistenz variiert von stichfest bis sämig.
Der Fettgehalt kann durch Anreichern mit
Sahne vor dem »Sauerwerden« recht unterschiedlich sein. Ein Blick auf die Zutatenliste
hinsichtlich des Fetts ist deswegen auch bei
diesem Produkt angebracht.

Joghurt

Nachdem die pasteurisierte Milch mit speziellen Bakterien versetzt wurde, lässt man
sie bei 36 bis 42 °C stehen. Dabei wird die
Milch dick und der Milchzucker teilweise zu
Milchsäure abgebaut. Ob es ein normaler
oder milder Joghurt wird, entscheiden Bak-
terienmenge und Reifungsbedingungen. Joghurt sollte nicht wärmebehandelt sein, da
die Joghurtkulturen sonst nicht mehr aktiv
sind. Und diese können sich positiv auf unseren Darm auswirken (siehe Seite 92). Bei
Fruchtjoghurt lohnt sich ein Blick auf die
Zutatenliste, diese sollte möglichst kurz sein
(wenn möglich ohne Konservierungsstoffe).
Und vielleicht schmeckt Ihnen ja auch ein
Naturjoghurt gemixt mit frischen Erd- oder
Himbeeren oder außerhalb der Saison mit
einer tiefgefrorenen Beerenmischung und
bei Bedarf etwas Vanillezucker.

Käse und seine verwirrenden Aufschriften

Was bedeutet »Gouda 45 % Fett i. Tr. (Fett
in der Trockenmasse) oder Tilsiter nur 12 %
Fett?« Auf den ersten Blick sieht es so aus,
als hätte der Tilsiter deutlich weniger Fett
als der Gouda, doch Vorsicht, denn hier
handelt es sich um zwei verschiedene Formen der Kennzeichnung. Beim Gouda ist
der Fettgehalt auf die Trockenmasse bezogen, also lediglich auf den Teil des Käses, der
kein Wasser enthält. Beim Tilsiter dagegen
bezieht sich die Angabe auf den ganzen
Käse, es ist also der absolute Fettgehalt angegeben. Um die Angabe »in der Trockenmasse« (i. Tr.) auf den absoluten Fettgehalt
umzurechnen, muss man abschätzen, wie

viel Wasser in dem Käse enthalten ist. Dies ist einerseits von der Konsistenz und andererseits von dem Alter des Käses abhängig. Der Hersteller ist verpflichtet die einheitlichen »Fett in der Trockenmasse«-Angaben aufzudrucken. Er kann dies allerdings umgehen, wenn er die Fettstufen des Käses wie Halbfettstufe oder Vollfettstufe, deklariert. Für diejenigen unter uns, die auf ihr Gewicht achten wollen oder müssen, bietet sich die dünne Käsescheibe mit normalem Fettgehalt an. Der bei Diäterfahrenen gut bekannte Harzer ist ein Sauermilchkäse. Er enthält wirklich kaum Fett. Aber dafür fehlt ihm auch das sonst im Käse reichlich vorhandene Kalzium.

Wie viel Wasser ist in welchem Käse?

Frischkäse enthält ca. zwei Drittel Wasser, Schnittkäse etwa die Hälfte und Hartkäse ein Drittel. Weichkäse wie Brie oder Camembert liegen zwischen Frisch- und

Schnittkäse. Um den ungefähren absoluten Fettgehalt zu erhalten, teilen Sie den angegebenen »i. Tr.-Wert« beim Frischkäse durch drei und beim Schnittkäse durch zwei. Beim Hartkäse entspricht der absolute Fettgehalt ungefähr zwei Drittel des angegebenen Wertes.

> Frischkäse: Schichtkäse, Doppelrahmkäse, Quark
> Weichkäse: Brie, Camembert, Romadur
> Schnittkäse: Tilsiter, Gouda, Edamer
> Hartkäse: Emmentaler, Bergkäse, Chester

Wie erkenne ich guten Käse?

Scheiben- oder Stückkäse, der in eine Plastikverpackung eingeschweißt wurde, ist durch diese länger haltbar und vor Schimmelbefall geschützt – so lange die Packung geschlossen ist. Dieser Käse eignet sich deshalb gut zur Bevorratung. Käseliebhaber bevorzugen aus geschmacklichen Gründen den offenen Käse aus der Kä-

WIE VIEL FETT IST IN WELCHEM KÄSE?

pro 100 g Käse	Fett		pro 100 g Käse	Fett	
	% i. Tr.	g abs.		% i. Tr.	g abs.
Doppelrahmfrischkäse	60	31,5	Tilsiter	45	27,7
Blauschimmelkäse	60	29,5	Camembert 45 %	45	22,3
Brie 60 %	60	33,2	Edamer	40	23,4
Butterkäse	50	28,8	Camembert 30 %	30	13,5
Emmentaler	45	29,7	Körniger Frischkäse	20	4,3
Chester	45	28,8	Limburger 20 %	20	8,6
Dt. Gouda	45	25,5	Harzer/Mainzer	–	0,7

Quelle: www.cma.de

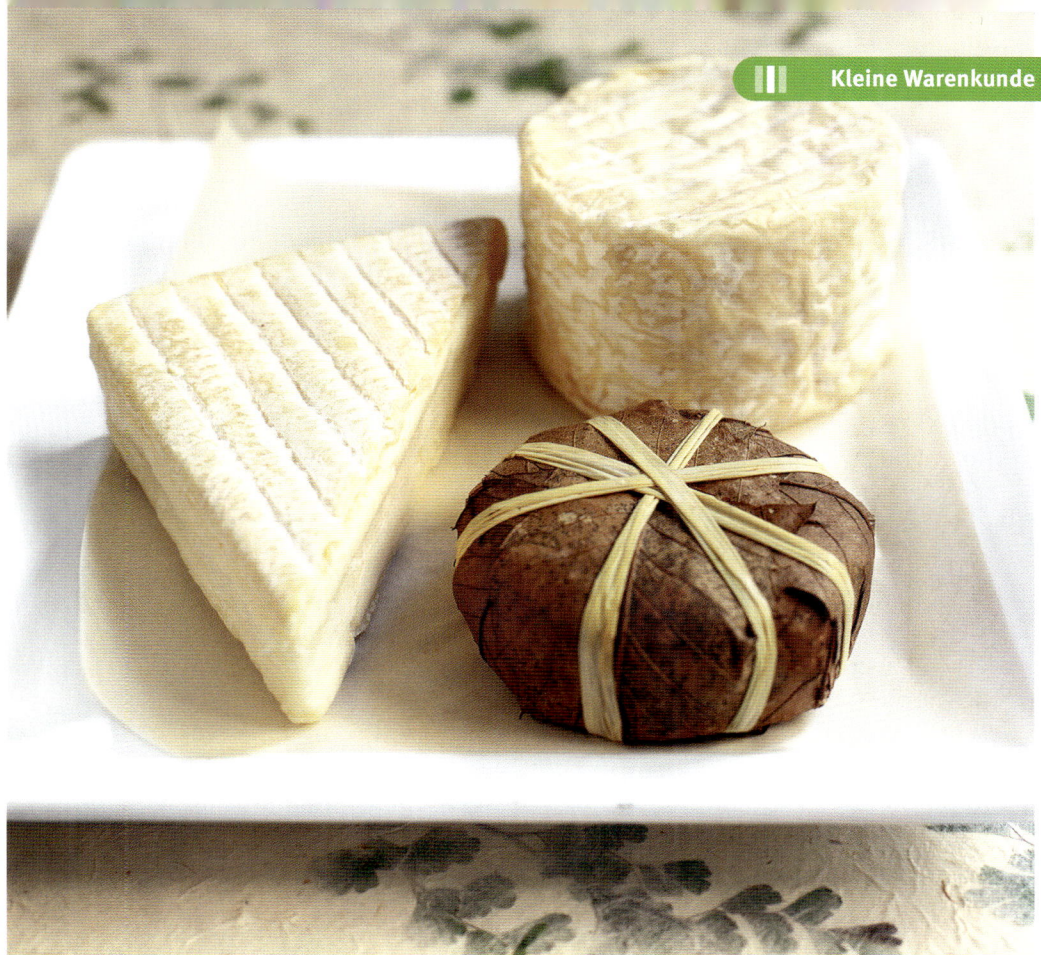

Käse enthält nicht nur reichlich Eiweiß, sondern auch besonders viel Kalzium zur Festigung von Knochen und Zähnen. Spitzenreiter sind Hartkäse wie Emmentaler, Bergkäse und Parmesan.

setheke. Sowohl Hart- als auch Weichkäse verfügen über ein natürliches Keimspektrum, das wichtig für unsere Darmflora ist. Durch die Fremdkeime trägt der Käse zu unserer Gesunderhaltung bei.

Quark

Verzweifeln Sie nicht, wenn Ihre Kinder den gekauften süßen Quark dem selbst gemachten vorziehen, und bieten Sie ihnen trotzdem immer wieder den selbstzubereiteten Quark an oder lassen Sie Ihre Kinder diesen selbst zusammenmischen. Für alle, die es nicht schaffen, hier einige Einkaufstipps: Quarkspeise ist nicht gleich Quarkspeise. Ein Blick auf die Zutatenliste sagt Ihnen einiges über den Zucker- und Fettgehalt. Hauptnachteil fertig gekaufter Quarks und Joghurts ist deren zum Teil hoher Zuckergehalt. Zudem ist oft ein geringer Obstanteil mit Aromen angereichert, damit es nach »mehr« schmeckt. Ein erster Schritt könnte sein, den gekauften Quark mit naturbelassenem zu verlängern. Das ist kostengünstiger und die Kinder gewöhnen sich nicht so sehr an den aromatisierten Geschmack.

125

Leckere Rezepte mit Milch & Co

Molke-Orangen-Drink

Für 4 Portionen
Zubereitungszeit ca. 10 Min.

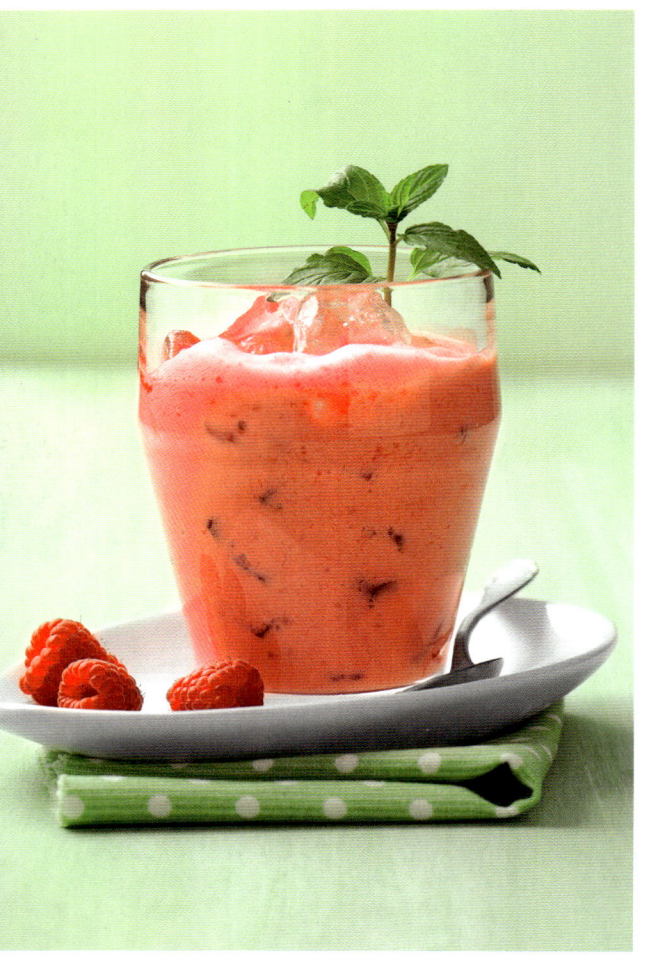

Je nach Saison und Geschmack gibt es für die Beeren-Buttermilch zahlreiche wohlschmeckende Variationsmöglichkeiten.

6 Orangen | 4 EL Zitronensaft | 1 l Molke | 4 Prisen Zimt | 4 EL Honig

1 Die Orangen schälen, dann die weiße Haut so weit wie möglich abtrennen und die Orangen zerkleinern.

2 Alle Zutaten im Mixer kräftig verrühren und in 4 Becher füllen.

Nährwerte pro Portion:
244 kcal | 5 g E | 1 g F | 50 g KH

Dieser schmackhaft-erfrischende Drink versorgt Sie gleich am Morgen hochwertig mit Vitamin C und Kalzium!

Beeren-Buttermilch

Für 4 Portionen
Zubereitungszeit: ca. 10 Min.

2 Becher Buttermilch | 200 g Himbeeren oder andere Beeren (frisch oder TK) | 2 Pck. Vanillezucker | Minze, frisch oder auch Basilikum | 2 TL Honig | Zitronensaft

1 Die Buttermilch mit den Himbeeren, dem Vanillezucker und etwas gehackter frischer Minze in ein hohes Gefäß geben und mit dem Pürierstab durchmixen. Mit Honig und Zitronensaft abschmecken.

2 Etwas zerstoßenes Eis in die Gläser und den Buttermilchmix darüber geben.

Nährwerte pro Portion:
140 kcal | 9 g E | 1 g F | 20 g KH

Gekühlt getrunken ist die Beeren-Buttermilch gerade im Sommer eine hervorragende Kalziumquelle! Eine Portion deckt rund 30 Prozent Ihres Tagesbedarfs. Schmeckt auch Kindern und Jugendlichen – ist der Renner auf jeder Kinder- oder Gartenparty, statt zuckerhaltigen Limonaden.

Eier

Ein frisches Ei macht keine Geräusche beim Schütteln und bleibt in einem Glas mit kaltem Wasser am Boden liegen. Ältere Eier hingegen glucksen und richten sich durch die Bildung einer Luftblase im Glas auf oder schwimmen teilweise sogar. Generell gehören Eier in den Kühlschrank – auch hier immer das Mindesthaltbarkeitsdatum prüfen. Ein Ei, welches über dem MHD ist, muss nicht schlecht sein (Geruchsprobe!), es sollte allerdings vor dem Verspeisen ausreichend erhitzt werden. Ob Sie Bio-Eier oder Eier aus Bodenhaltung bevorzugen, ist Ansichtssache. Fakt ist, dass das Futter von Bio-Hühnern weniger Medikamente und weder Farbstoffe noch gentechnisch modifizierte Bestandteile enthält. Deshalb kann das Eigelb auch blasser aussehen, es ist aber genauso wertvoll. Zwei bis drei Eier in der Woche und nicht mehr? Menschen mit normalen Blutfettwerten müssen auf ihr Frühstücksei nicht verzichten.

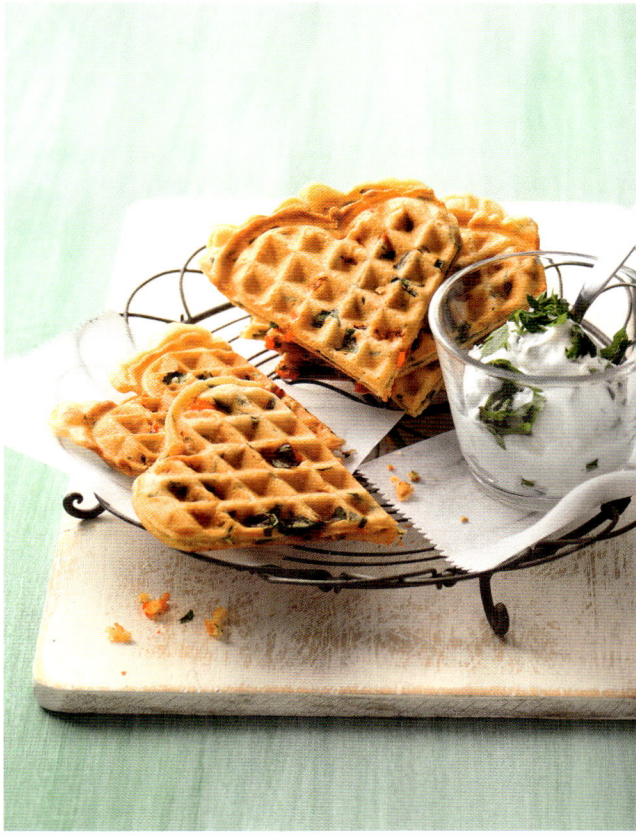

Waffeln müssen nicht immer süß schmecken! Hier ein einfaches Rezept für pikante Waffeln.

Leckere Eier-Rezepte

Pikante Waffeln

Für 8 Waffeln
Zubereitungszeit: ca. 20 Min.
125 g Butter | 3 Eier | 250 g Mehl | 1 TL Backpulver | 1 Prise Salz | 125 ml Brühe | 1 rote Paprikaschote | 1 Pck. gehackte TK-Kräuter
1 Weiche Butter, Eier, Mehl und Backpulver sowie das Salz mit der Brühe mischen und mit den Quirlen des Handrührgerätes zu einem weichen Teig rühren.

2 Die Paprikaschote in sehr kleine Würfel schneiden und mit den gehackten Kräutern dazugeben.
3 Das Waffeleisen erhitzen, etwas einölen und portionsweise aus dem Teig Waffeln backen. Dazu passt Kräuterquark.
Nährwerte pro Waffel:
265 kcal | 7 g E | 16 g F | 24 g KH

Eine leckere Alternative für die Brotbox!

Gemüseomelett

Für 4 Portionen
Zubereitungszeit: ca. 20 Min.
1 gelbe Paprikaschote | 1 kleiner Zucchino |
150 g Cocktailtomaten | 4 Frühlingszwiebeln |
2 EL Rapsöl | 6 Eier | Salz, Pfeffer | Schnittlauch
| 4 Scheiben Vollkornbrot
1 Das Gemüse waschen. Frühlingszwiebeln in
feine Ringe schneiden. Den Zucchino halbieren und in feine Scheiben schneiden, die
Paprika vom Innenleben befreien und würfeln.
Die Cocktailtomaten halbieren.
2 Das Öl in einer Pfanne erhitzen und Zwiebeln, Paprika und Zucchini 2 Min. darin dünsten, dann die Tomaten dazugeben und weitere
4 Min. dünsten.
3 Die Eier verquirlen und mit Salz und Pfeffer
würzen. Alles über das Gemüse geben und
stocken lassen. Mit Schnittlauch oder etwas
gehackter Petersilie bestreuen.
Dazu passt frisches Vollkornbrot oder
Baguette.
Nährwerte pro Portion:
310 kcal | 17 g E | 16 g F | 24 g KH

**Eier enthalten wertvolles Eiweiß und di-
verse Vitamine wie A, D, E, K und B₁₂.**

Oben oder unten – wohin im Kühlschrank?

Bei den herkömmlichen Kühlschränken
schwankt die Temperatur zwischen 2 und
8 °C. Am kältesten ist es auf der Glasplatte
und an der Rückwand, nach oben hin wird
es dann wärmer, da warme Luft nach oben
steigt. Auch in den Türfächern ist es ver-
gleichsweise mild. Leichtverderbliche Lebensmittel wie Fleisch und Fisch mögen es
gern kalt, für sie ist die Glasplatte über dem
Obstfach am besten geeignet. Darüber finden
dann Milchprodukte wie Joghurt und Käse
ihren Platz. Zubereitete Speisen oder geräu-
cherte Lebensmittel sind ganz oben gut aufgehoben. Die Kühlschranktür ist der
wärmste Platz, dorthin stellen wir alles, was
nur leicht gekühlt werden muss, wie Butter,
Eier, Öle oder Getränke. Und wenn wir jetzt
noch regelmäßig den Kühlschrank gründlich
säubern, haben Bakterien keine Chance.

Gibt es Super-Lebensmittel?

Was sollten wir dabeihaben, wenn wir irgendwo in der Natur ausgesetzt werden und
nur einen Einkaufskorb voller Lebensmittel
mitnehmen können?

1. Fisch in Form von Konserven – versorgt
   uns mit lebensnotwendigen Fettsäuren in-
   klusive Omega-3-Fettsäuren und mit Jod.
2. Hartkäse, denn darin ist Kalzium und
   wertvolles Eiweiß enthalten – unverzichtbar für Knochen, Zähne und Muskeln.
3. Nüsse – sehr gute Protein- und Fett-
   quelle, liefern zusätzlich Vitamin E und
   eine Reihe wertvoller Mineralstoffe.
4. Trockenobst (vielleicht gleich mit Nüssen
   gemischt) – alles Gute vom Obst in konzentrierter Form und natürlich gut für
   unsere Verdauung.
5. Trockenfleisch – liefert uns Vitamine,
   wertvolles Eisen, Zink und qualitativ
   hochwertiges Protein.
6. Wasser, denn ohne Wasser können wir
   nicht lange überleben.

TIPP: EIN EINFACHER SIEB-EINSATZ TUT'S AUCH

Zum Dämpfen benötigen Sie keinen speziellen Topf mit Siebeinsatz. Es reicht, wenn Sie sich einen Siebeinsatz im Haushaltswarengeschäft besorgen, den Sie für jeden Kochtopf verwenden können.

Zubereitungsverfahren unter die Lupe genommen!

Es folgt ein kurzer Steckbrief der wichtigsten Zubereitungsarten.

Kochen, Dünsten, Dämpfen – was heißt das überhaupt?

Sie haben Lust, kochen zu lernen, sind aber von den vielen Angaben in den Rezepten überfordert? Dann wollen wir etwas Licht ins Dunkel bringen und Sie mit den Zubereitungsarten vertraut machen.

Dünsten

Als Dünsten bezeichnen wir das Garen von Lebensmitteln im eigenen Saft unter Zugabe von wenig Flüssigkeit und gegebenenfalls etwas Fett. Diese Garmethode ist besonders nährstoffschonend. Damit der Wasserdampf nicht entweichen kann, benötigen wir einen gut schließenden Topf. Schneiden Sie das Gargut in einheitlich große Stücke, um einen gleichmäßigen Garvorgang zu gewährleisten. Das Gargut wird zunächst in wenig Fett angebraten, anschließend geben

Sie einige Esslöffel Wasser hinzu. Bei wasserhaltigen Lebensmitteln wie Tomaten oder soeben gewaschenem Spinat ist dies nicht erforderlich. Zum Dünsten eignen sich besonders gut Obst, Fisch und Gemüse.

Dämpfen

Das Garen von Lebensmitteln im Wasserdampf wird als Dämpfen bezeichnet. Dazu geben wir das Gargut in einen Siebeinsatz und hängen diesen in einem Topf über das kochende Wasser. Auch dieses Verfahren ist sehr nährstoffschonend, da das Lebensmittel nicht mit dem Wasser in Berührung kommt. Wir benötigen wieder einen gut verschließbaren Topf. Mit einem Dampfdrucktopf, auch Schnellkochtopf genannt, lässt sich die Garzeit wesentlich verkürzen. Zum Dämpfen eignen sich besonders empfindliche Gemüse wie Brokkoli, Blumenkohl sowie Kartoffeln und Fisch.

Kochen

Beim Kochen wird zunächst eine Flüssigkeit (Wasser, Brühe, Fond, Sud oder Milch) im offenen oder geschlossenen Topf zum Sieden gebracht und anschließend das Lebensmittel hineingegeben. Wichtig ist, dass dieses komplett mit Flüssigkeit umgeben ist.

TIPP: KOCHWASSER RECYCELN

Die Flüssigkeit, die nach dem Dünsten übrigbleibt, enthält viele Nähr- und Aromastoffe und sollte daher auf jeden Fall mitverzehrt werden, beispielsweise als Sauce.

Aufgrund der großen Flüssigkeitsmenge gehen viele Inhaltsstoffe in die Kochflüssigkeit über. Bei einigen Gerichten wie Hülsenfrüchten, Getreide oder Suppenfleisch wird das Lebensmittel im Einweichwasser zum Kochen gebracht oder ins kalte Wasser gegeben. Möchten Sie eine gute Brühe, dann salzen Sie gleich – das osmotische Gefälle lässt die Inhaltsstoffe schneller aus dem Fleisch austreten. Soll das Fleisch nicht auskochen, sondern zart und saftig werden, dann geben Sie es ins heiße Wasser und lassen es köcheln. Zum Kochen eignen sich vor allem Teigwaren, Huhn, Suppenfleisch, Reis, Getreide und Hülsenfrüchte.

Pochieren

Bei dieser Zubereitungsart wird das Lebensmittel in heißer Flüssigkeit knapp unter dem Siedepunkt – kurz vor dem »Blubbern« – gegart. Da auch hierbei das Gargut komplett mit Wasser bedeckt ist, ist der Nährstoffverlust gegenüber dem Dünsten und Dämpfen größer. Zum Pochieren eignen sich Fleisch, Fisch, Geflügel, Obst und Eier.

TIPP: KURZBRATEN IM WOK

Der Wok kommt aus der asiatischen Küche und hat einen gewölbten Boden. Durch die hohen Seitenwände des Wok wird die Hitze schnell und gleichmäßig weitergeleitet. Aufgrund der kürzeren Garzeit ist die Zubereitung schonender und es gehen weniger Nährstoffe verloren. Wichtig: Das Gemüse ganz dünn schneiden.

REZEPT AUS OMAS KÜCHE

Für »verlorene Eier« schlagen Sie die Eier einzeln in einer Suppenkelle oder Tasse auf und lassen das Ei dann vorsichtig in das nicht mehr kochende Wasser gleiten. Dann garen Sie die Eier ca. acht bis zehn Minuten – fertig!

Blanchieren

Das Überbrühen oder Eintauchen von (meistens) Gemüse mit kochendem Wasser nennt man Blanchieren. Anschließend kann das Kochgut je nach Bedarf in Eiswasser abgeschreckt werden. Auf diese Weise bleiben die meisten Inhaltsstoffe erhalten, das Gemüse sieht knackig aus und behält seine ursprüngliche Farbe. Blanchieren eignet sich besonders, wenn wir Gemüse wie grüne Bohnen oder Erbsen in rohem Zustand einfrieren möchten. Dadurch erhalten wir bei der späteren Zubereitung geschmacklich ein deutlich besseres Ergebnis.

Braten

Braten unterteilen wir in Kurzzeit- und Langzeitbraten. Als **Kurzbraten** bezeichnen wir das Braten auf dem Herd in einer Pfanne mit oder ohne Deckel. Durch relativ hohe Temperaturen werden hitzeempfindliche Vitamine teilweise zerstört. Die Pfanne muss gut erhitzt werden und es darf nicht zu viel Bratgut auf einmal hineingegeben werden. Je besser die Pfanne, desto sparsamer können wir mit Fett umgehen. Kurzbraten eignet sich für kleine Fleischstücke,

Würstchen, Fisch, Eierspeisen und Getreide. Dabei gehen teilweise wasserlösliche Vitamine und Mineralstoffe in den Bratensaft über. Verwenden Sie diesen Saft, um eine schmackhafte Bratensauce herzustellen.

Langzeitbraten ist das Garen im Backofen oder auf dem Herd. Es eignet sich besonders gut für große Bratenstücke, Geflügel (z. B. Ente, Gans oder Truthahn) und Wild im Ganzen. Dabei verwenden wir einen hitzestabilen Topf, Bräter, Bratrost, Römertopf oder die Fettpfanne. Für die Zubereitung würzen wir den Braten zunächst gut und geben ihn anschließend mit etwas Flüssigkeit in das Bratgeschirr. Wir benötigen hierbei kein Fett. Während des Bratvorgangs sollte das Gargut öfter mit Bratensaft oder Brühe übergossen werden, damit es nicht austrocknet. Um ein Austrocknen zu vermeiden, verwenden wir ein geschlossenes Bratgeschirr. Zum Nachbräunen kann der Deckel für kurze Zeit abgenommen werden. Beim Braten sind in den letzten Jahren Niedrigtemperaturtechniken wieder modern geworden. Dabei wird das Fleisch besonders zart, hat aber keine braune Kruste.

Schmoren ist eine Kombination mehrerer Techniken: zuerst Braten, dann Kochen und Dünsten. Meist wird es für große durchsehnte Fleischstücke genutzt, die beim Braten zäh werden. Fleisch oder auch Gemüse wie Kohl und Pilze werden erst scharf angebraten, wodurch sie eine geröstete Oberfläche bekommen, die nach dem Angießen von Brühe, Fond, Wasser, Saft oder Wein für den aromatischen Saucengeschmack sorgt. Klassische Beigabe beim Schmoren ist Suppengrün. Geschmort wird meist über meh-

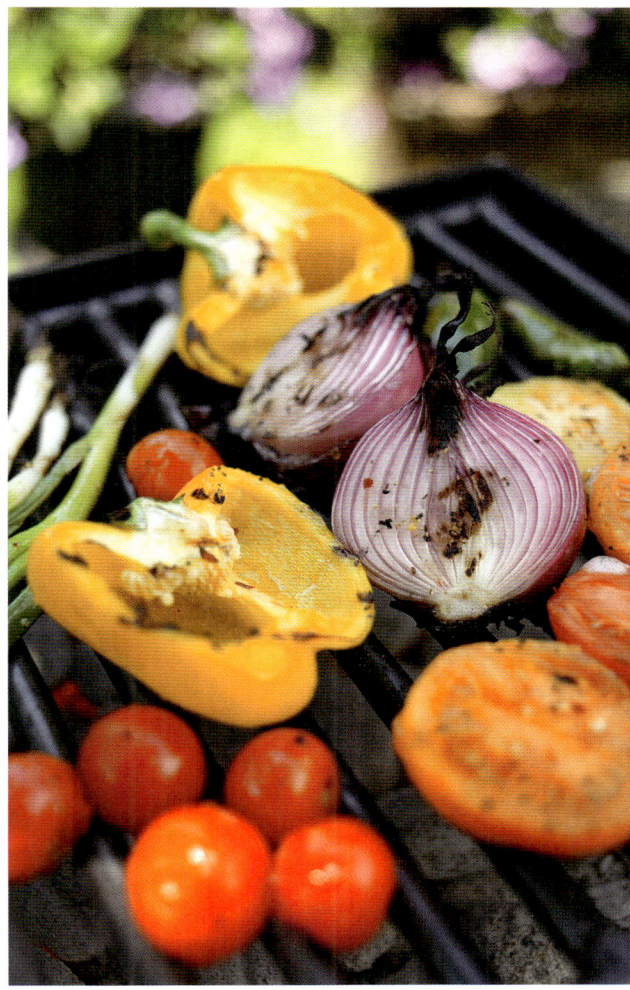

Es muss nicht immer Fleisch oder Fisch sein! Auch Gemüse eignet sich gut zum Grillen.

rere Stunden, manchmal auch im Niedrigtemperaturbereich.

Grillen

Nicht nur im Sommer ist das Grillen eine beliebte und fettsparende Zubereitungsmethode. Durch die relativ hohe Hitzezufuhr ist der Nährstoffverlust ähnlich zu bewerten wie beim Braten. Ungepökeltes Fleisch, Fisch und Geflügel, aber auch Gemüse und Obst können gegrillt werden. Um zu vermeiden, dass Fett in die Kohle tropft, empfiehlt es sich, den Grillrost mit Alufolie abzudecken oder, falls vorhanden, einen Elektrogrill zu verwenden.

Garen mit der Mikrowelle

Die Vorteile der Mikrowelle liegen auf der Hand: Es geht schnell, wir brauchen kein Fett und wenig Flüssigkeit. Bei Einhaltung der empfohlenen Zubereitungszeiten ist diese Garmethode als nährstoffschonend zu bewerten. Der Nachteil: Wir können immer nur kleine Mengen auf einmal zubereiten. In der modernen Küche wird die Mikrowelle in erster Linie zum Auftauen oder Aufwärmen von fertigen Gerichten und Flüssigkeiten genutzt.

Garen im Schnellkochtopf

Er hat viele Namen: Drucktopf, Dampfkochtopf, Papinscher Topf oder Schnellkochtopf. Gemeint ist ein Kochgerät, in dem die Lebensmittel bei Temperaturen über 100 °C gegart werden. Das Besondere: In dem fest verschlossenen Topf baut sich ein Druck auf, der dazu führt, dass sich der Siedepunkt des Wassers erhöht. Damit verkürzt sich die Kochzeit. Gemüse beispielsweise ist nach vier bis fünf Minuten gar, Gulasch nach 25 bis 30 Minuten. Neben der Zeit sparen wir auch Energie. Da kein Sauerstoff in den Kochtopf gelangen kann, bleiben die Nährstoffe weitestgehend erhalten.

Gemüse und Obst behalten ihre frische Farbe und sehen appetitlich aus.

Besonders geeignet ist der Schnellkochtopf für Gerichte mit längerer Garzeit wie Hülsenfrüchte oder Eintöpfe.

Und so wird's gemacht: Zusätzlich zum Kochgut (Braten, Pellkartoffeln, Früchte zum Entsaften ...) geben wir eine bestimmte Mindestmenge Wasser in den Topf und verschließen den Deckel luftdicht. Beim Erhitzen verdampft ein Teil des Wassers und der Druck im Topf steigt. Vor dem Öffnen des Drucktopfes muss zuerst der Druck abgebaut werden – entweder über das Ventil (Schnellentlüftung) oder durch Erkalten. Die Schnellentlüftung eignet sich nur für feste Speisen, flüssige würden verspritzen und Kartoffeln platzen auf. Achten Sie am besten immer auf die Herstellerangaben.

Leckere Rezepte für diverse Zubereitungsarten

Putengeschnetzeltes in Käsesauce
Für 4 Portionen
Zubereitungszeit: ca. 25 Min.
600 g Putenbrustfilet | 1 Stange Lauch | 1 roter Apfel | 1 EL Öl | ½ l Instant-Hühnerbrühe oder Fond | ½ TL getrockneter Majoran | 150 g saure Sahne (10 % Fett) | 1 TL mittelscharfer Senf | Salz, weißer Pfeffer | ½ Bund Schnittlauch

1 Das Fleisch kurz abbrausen, gut trockentupfen und in Streifen schneiden. Den Lauch putzen, waschen und in dünne Ringe schneiden. Den Apfel waschen, abtrocknen, vierteln, entkernen und in schmale Spalten schneiden.

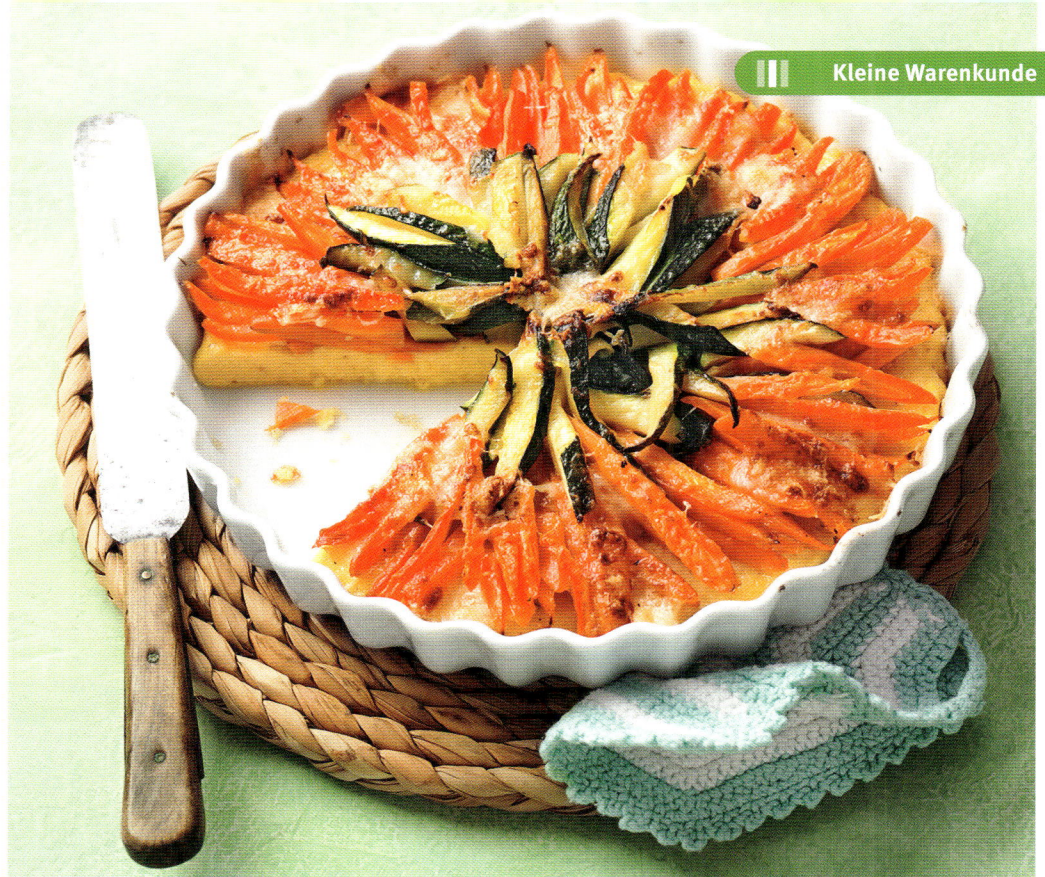

Gemüse-Quiche ist ein wunderbares Gericht für viele Anlässe, egal ob für Gäste, für die Familie oder zum Mitnehmen – eine bunte Quiche kommt immer gut an.

2 Das Fleisch im heißen Öl portionsweise anbraten und jeweils herausheben. Lauch und Apfel ebenfalls kräftig anbraten, Brühe und Majoran zufügen. Die saure Sahne mit dem Senf verrühren, in die Pfanne geben und alles bei sanfter Hitze unter häufigem Umrühren etwa 5 Min. köcheln und dabei leicht einkochen lassen. Das Fleisch darin 2 Min. ziehen lassen. Mit Salz und Pfeffer würzen und mit in Röllchen geschnittenem Schnittlauch bestreuen. Dazu passen sehr gut Nudeln.

Nährwerte pro Portion:
292 kcal | 40 g E | 11 g F | 8 g KH

Ein besonders eiweißhaltiges Gericht.

Möhren-Zucchini-Quiche

Für 4 Portionen
Zubereitungszeit: ca. 30 Min.
Backzeit: 15–20 Min.
500 ml Gemüsebrühe | 250 ml Milch | 175 g Polenta | 3 EL Rapsöl | Salz | 700 g Möhren | 2 Zucchini | 2 Knoblauchzehen | 75 g geriebener Parmesan

Polenta ist ein Brei aus Maisgrieß, der im Norden Italiens zur traditionellen Küche gehört. Wir verwenden ihn in diesem Rezept als Sättigungsbeilage und als Grundlage einer Quiche. Parmesan hat einen sehr hohen Kalziumgehalt – bereits 25 g decken ungefähr ein Drittel des Tagesbedarfs.

1 500 ml Gemüsebrühe mit der Milch aufkochen und den Polenta-Grieß einstreuen. Das Ganze auf kleiner Flamme ca. 12 Min. quellen lassen, dann 2 EL Öl hinzugeben und mit Salz abschmecken. Den Grieß in eine gefettete Tarte-Form (Durchmesser ca. 28 cm) oder in eine Auflaufform füllen.

2 Möhren schälen und in Streifen schneiden. Zucchini waschen und ebenfalls in Streifen schneiden. Knoblauch schälen und fein würfeln.

3 In einem Topf 1 EL Öl erhitzen und den Knoblauch darin anschwitzen. Dann die Möhren hinzufügen, andünsten und mit etwas Wasser oder Gemüsebrühe aufgießen, 10 Min. garen. Danach die Möhren aus der Brühe nehmen und stattdessen die Zucchini 5 Min. in der Brühe dünsten.

4 Den Polenta-Grieß mit der Hälfte des Käses bestreuen, dann Möhren- und Zucchinischeiben in die Form schichten. Mit dem restlichen Käse bestreuen und im vorgeheizten Backofen bei 225° ca. 15–20 Min. überbacken. Wenn Sie keine Polenta mögen, können Sie stattdessen auch Kartoffelpüree nehmen.

Nährwerte pro Portion:
354 kcal | 15 g E | 12 g F | 46 g KH

Glutenfreies Rezept mit viel Betacarotin – ein gutes Antioxidans bei Stress.

Kartoffelsuppe mit Würstchen

Für 4 Portionen
Zubereitungszeit: ca. 20 Min.
Kochzeit ca. 30 Min.

700 g Kartoffeln | 1 kleine Stange Lauch | ½ Sellerie | 3 Möhren | 1 EL Rapsöl | 1 Zwiebel | ca. 1 l Brühe | Salz, Pfeffer, Majoran, Lorbeerblatt, Piment | 300 g Würstchen

1 Die Kartoffeln schälen, das Gemüse waschen, putzen und alles in Stücke schneiden.

2 Das Öl in einen Topf geben und erhitzen. Die gewürfelten Zwiebeln darin andünsten, dann das restliche Gemüse zufügen. Die Brühe angießen und die Gewürze zugeben. Zugedeckt ca. 30 Min. köcheln lassen. Lorbeerblatt und Piment entfernen und die Suppe nach Wunsch pürieren. Zum Schluss die Würstchen in der Suppe erwärmen.

Nährwerte pro Portion:
439 kcal | 21g E | 24 g F | 35 g KH

Vitaminreiche Suppe, sowohl für die kalte als auch für die warme Jahreszeit.

Provencalische Fischspieße

Für 8 Stück
Zubereitungszeit: ca. 15 Min.
8-10 Min grillen

400 g Rotbarschfilet | 12 Garnelen | 1 Paprika, rot | 200 g Zucchini | 4 EL Olivenöl | 1 Zitrone | 1 EL Weißwein | 1 EL Sojasauce | ½ EL Thymian | ½ EL Rosmarin | ½ EL Oregano | ½ EL Basilikum | Knoblauch | Pfeffer, Salz

1 Fischfilet in große Würfel schneiden. Garnelen von der Schale befreien (dazu mit einer Schere den Rücken entlang aufschneiden). Paprika halbieren, von weißen Häuten und Kernen befreien und grob würfeln. Zucchini in Scheiben schneiden. Die Zutaten im Wechsel auf Spieße aufspießen.

2 Aus Olivenöl, Saft 1 Zitrone, Weißwein, Sojasauce und frischen gehackten Kräutern eine Marinade mischen. Mit durchgepresstem Knoblauch, frisch gemahlenem Pfeffer und Salz würzen. Fischspieße mit der Marinade mehrfach gut einpinseln.

3 In etwa 8–10 Minuten sind die Spieße auf dem Grill fertig. Dabei mehrfach wenden und mit dem Öl einpinseln.

Tipp: Für die provencalischen Fischspieße eignet sich auch anderes festfleischiges Fischfilet wie Schwertfisch oder Thunfisch.

Nährwerte pro Spieß:
230 kcal | 27 g E | 11 g F | 4 g KH

So schmeckt Fisch besonders gut. Anstelle des Weins können Sie beispielsweise auch Orangensaft verwenden.

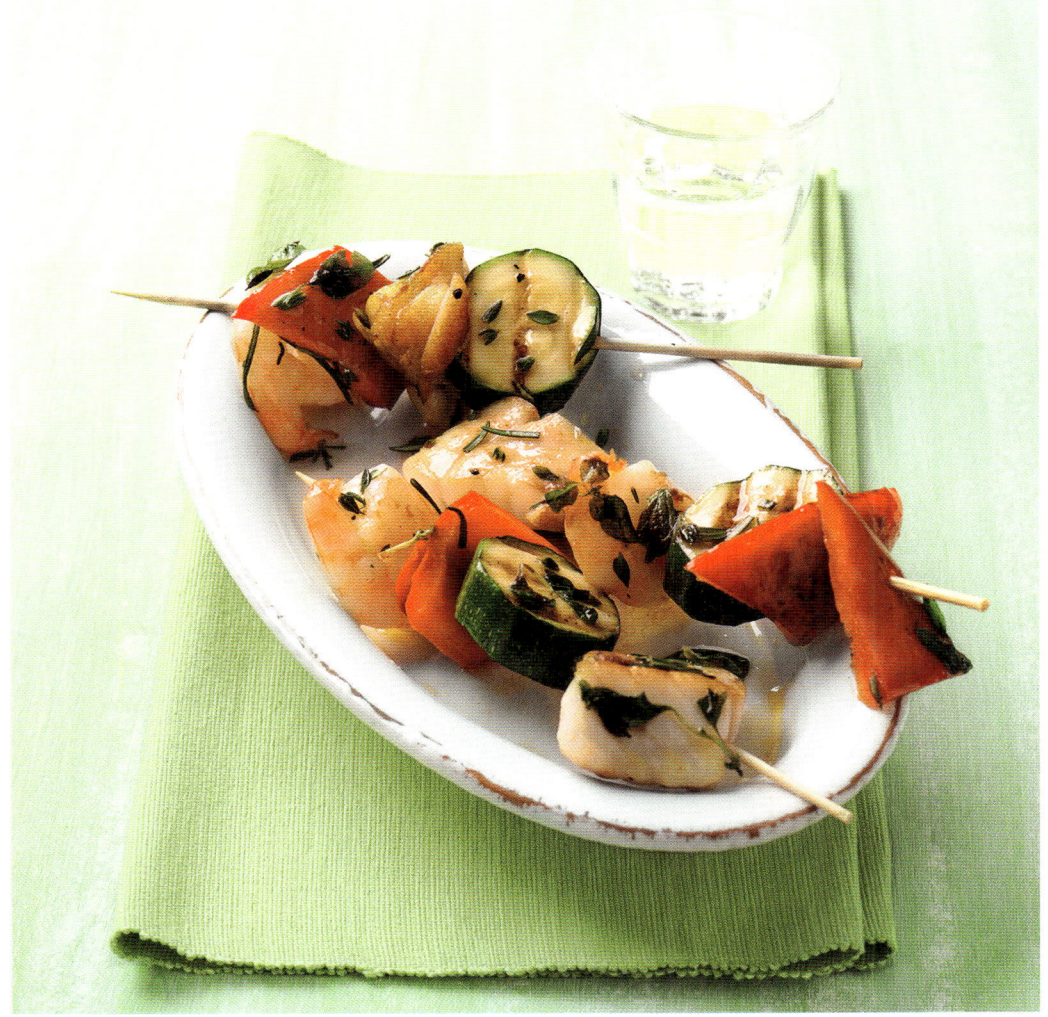

Diese leckeren mediterranen Fischspieße bereichern jeden Grillabend und sind eine Omega-3-reiche Alternative zu Kotelett & Co. Probieren Sie selbst – es lohnt sich.

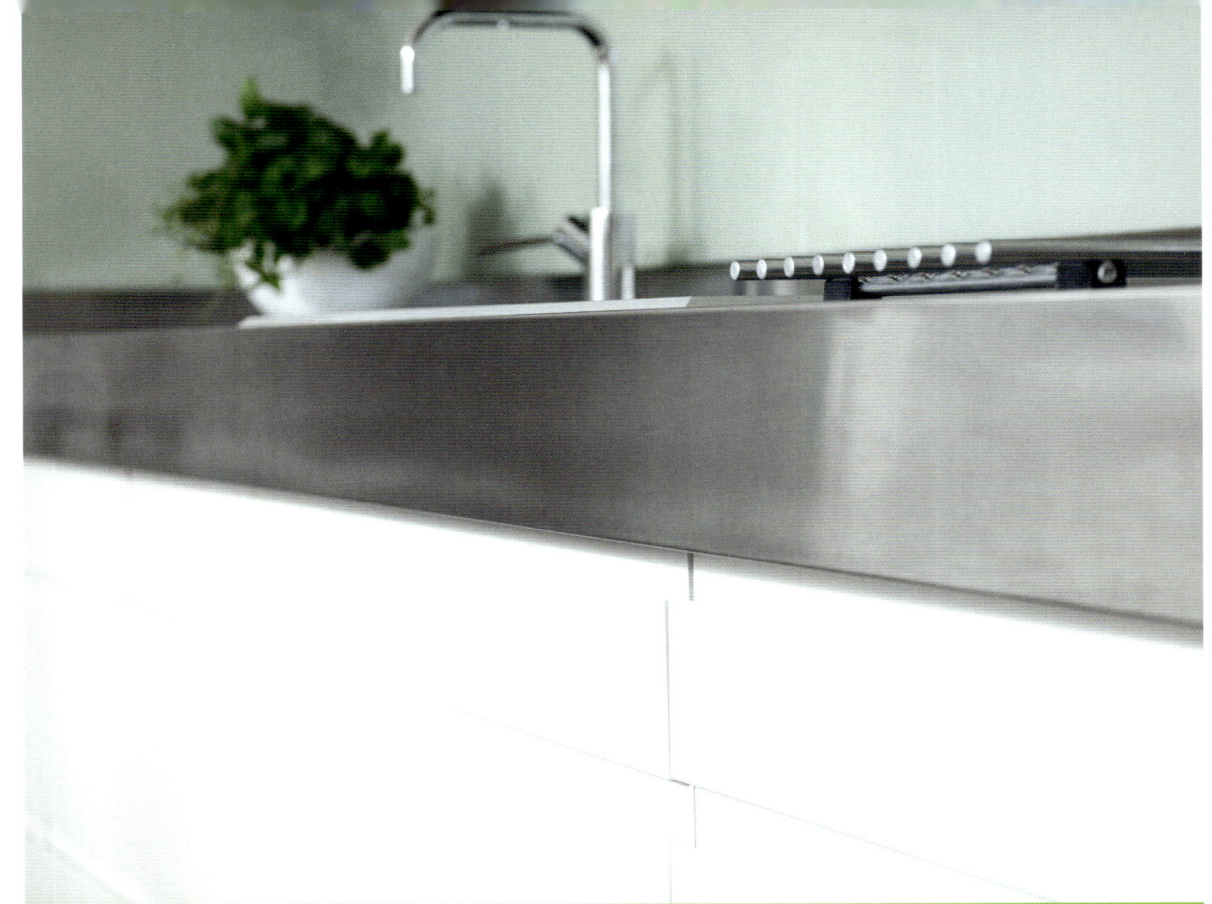

Hygiene in der Küche

Es gibt ein paar allgemeine, aber sehr wirkungsvolle Regeln, mit denen wir das Wachstum von gesundheitsschädlichen Bakterien und Pilzen auf Nahrungsmitteln eindämmen beziehungsweise verhindern können. Im folgenden Kapitel stellen wir Ihnen die häufigsten unerwünschten Mitbewohner vor und wie Sie diese mit einfachen Maßnahmen dauerhaft fernhalten können.

Salmonellen

Salmonellen finden wir vor allem in Eiern und Fleisch, insbesondere in Geflügelfleisch. Sie sind nichts weiter als Bakterien. Ab einer Temperatur von 7 °C vermehren sie sich, je höher die Temperatur, desto schneller. Eine Infektion mit diesen kleinsten Lebewesen bewirkt starken Durchfall, Fieber, Kopfschmerzen und Erbrechen. Ein Erwachsener kann eine leichte Infektion schon einmal unbemerkt überstehen. Kinder und ältere Menschen, deren Immunsystem noch nicht oder nicht mehr so stark ist, leiden teils sehr stark unter einer Salmonellenvergiftung. Unbehandelt kann sie tödlich verlaufen. Ist das Lebensmittel erst einmal mit Salmonellen infiziert, kann ein Einfrieren diese Bakterien nicht abtöten. Lediglich das Erhitzen über 70 °C macht sie unschädlich.

So vermeiden Sie Salmonellen

> Fleisch, vor allem Hackfleisch und Geflügel, vollständig durchgaren (am besten für zehn Minuten über 80 °C).
> Hackfleisch immer am Einkaufstag weiterverarbeiten.
> Generell ist zu empfehlen, separate Flächen für die Fisch- und Fleischverarbeitung zu benutzen, also z. B. ein Gemüsebrett und ein Fleischbrett. Diese sollten nach Nutzung regelmäßig in den Geschirrspüler wandern, damit anhaftende Bakterien bei hohen Temperaturen (ab 70 °C) abgetötet werden.
> Das Auftauwasser von Fleisch- oder Fisch-Tiefkühlprodukten weggießen und das Brett erst einmal gründlich mit hei-

ßem Wasser waschen, ehe es weitergeht mit den Vorbereitungen.
> Speisen, wenn es nicht zwingend notwendig ist, nicht warmhalten, sondern nach dem Essen rasch abkühlen lassen und bei Bedarf wieder erwärmen.
> Bei Eiern und Eierspeisen (Mayonnaise, Tiramisu etc.) sowie bei Fleisch immer das MHD einhalten und diese Speisen im Kühlschrank aufbewahren. Frühstückseier mindestens fünf Minuten kochen und Rührei gut durchbraten. Für Desserts, die rohe Eier enthalten, immer nur ganz frische Eier verwenden. Beschädigte Eier wegwerfen oder sofort verbrauchen, dann aber ausreichend erhitzen (kochen, braten oder im Kuchenteig).
> Eis entweder gleich aufessen oder unmittelbar nach dem Einkauf in die Tiefkühltruhe befördern. Offenes Eis nur dort kaufen, wo Sie ein gutes Gefühl haben und wissen, dass die Kühlung funktioniert, also Vorsicht mit rollenden Eisständen. Eiskristalle in einer Kugel bedeuten immer, dass die Kühlkette schon einmal unterbrochen war.

Botulinumtoxine

Die Ausscheidungsprodukte von Clostridium botulinum, einem Bakterium, das im Erdboden und in Sedimenten von Gewässern vorkommt, können bei uns als Nervengift wirken. Sie machen sich vor allem in Konserven breit. Zunächst zeigen sich nur Durchfall und Erbrechen, später Lähmungen im Bereich des Kopfes sowie der Gliedmaßen und im Endstadium Atemlähmung.

Wichtig: Beim ersten Verdacht auf eine Vergiftung sofort ins Krankenhaus!

So vermeiden Sie Botulinumtoxine

> Selbst eingeweckte Gemüse- und Obstkonserven immer ausreichend erhitzen und gut verschließen.
> Selbst hergestellte Wurst (in Einmachgläsern) ausreichend lange bei hoher Temperatur (nicht unter 100 °C) einkochen.
> Erbsen und Bohnen beim Einkochen zweimal im Abstand von ein bis zwei Tagen sterilisieren.
> Einmachgläser kühl und dunkel lagern!
> Wölben sich Boden und Deckel einer Konserve, hält sich der Deckel nicht auf dem Einmachglas oder zischt beim Öffnen Gas heraus, dann gilt: Glas und Dose samt Inhalt sofort wegwerfen!

Listerien

Listerien sind ebenfalls Bakterien, die sich auf rohen Lebensmitteln wie Fleisch, Fisch und Rohmilchprodukten besonders wohlfühlen. Leicht verderbliche Lebensmittel wie Wurst und Räucherfisch können ebenfalls als Infektionsquelle dienen. Erste Anzeichen einer Infektion sind Durchfall und Bauchschmerzen, im weiteren Verlauf kann auch das Gehirn betroffen sein mit Symptomen wie Zittern, Lähmungen und Benommenheit. Gefährlich kann diese Infektion vor allem für Menschen mit nicht intaktem oder noch nicht ausgereiftem Immunsystem sein, also für Kinder und ältere Menschen. Aber auch der Fötus im Mutterleib ist bei einer Infektion der Schwangeren gefährdet.

So kann es beispielsweise zu einer Frühgeburt oder auch zu Schädigungen des Ungeborenen kommen. Mitunter erfolgt die Infektion gänzlich unbemerkt. Deshalb sollten insbesondere Schwangere hier besonders wachsam sein und die folgenden Regeln tunlichst beherzigen.

So vermeiden Sie eine Listeriose

> In der Schwangerschaft sollten Sie alle Rohmilchprodukte sowie rohe Fleisch- und Fischwaren meiden (beispielsweise Tatar und Sushi).
> Verzichten Sie auf Rohmilch und daraus hergestellte Käsesorten wie Allgäuer Emmentaler, Parmigiano-Reggiano und weitere Käsesorten mit dem Hinweis »mit Rohmilch hergestellt«.
> Um ganz sicherzugehen, können Sie vorsichtshalber bei jedem Käse vor dem Verzehr die Rinde entfernen!
> Verwenden Sie möglichst frische Lebensmittel und lagern Sie diese vorschriftsmäßig. Überlagerte Lebensmittel (auf MHD achten!) nicht mehr verzehren.
> Wurst und Fleisch möglichst frisch einkaufen, innerhalb von zwei Tagen verbrauchen und das Fleisch gut durchgaren.
> Am besten verzichten Sie während der Schwangerschaft auf geräucherte Waren.
> Wichtig ist die Küchenhygiene: Fleisch und Fisch auf getrennten Brettern bearbeiten, anschließend die Bretter gut abwaschen und im Geschirrspüler bei mindestens 60 °C reinigen. Auftauwasser immer sofort weggießen.
> Fertiggerichte oder Aufgewärmtes vor dem Verzehr ausreichend erhitzen.

Schimmel

Schimmelpilze sind sehr anspruchslos und wachsen auf fast allen Lebensmitteln. Sie vermehren sich durch Sporen – winzige Fortpflanzungszellen, die mit dem bloßen Auge nicht sichtbar sind – und verbreiten sich über die Luft. Wenn der Schimmel sich einmal festgesetzt hat, bildet er entweder einen sichtbaren Rasen auf der Oberfläche des Lebensmittels oder er wächst unsichtbar fadenartig in das Lebensmittel hinein. Gerade bei wasserhaltigen Lebensmitteln wie Obst, Gemüse, Marmelade oder Säften können sich der Schimmel und dessen Gifte besonders gut ausbreiten. Hierbei gilt: Je flüssiger das Produkt, desto schneller. Aber nicht der Pilz an sich ist das Gefährliche, sondern seine Stoffwechselprodukte, die Mykotoxine. Diese werden durch Erhitzen meist nicht zerstört. Doch nicht alle Schimmelpilze sind giftig! Die Kulturschimmelarten (Edelschimmel), die wir häufig auf Salami oder Käse finden, sind vollkommen unbedenklich. Sie fördern das Aroma und den Reifeprozess des jeweiligen Produkts und können gefahrlos verzehrt werden.

Was ist zu tun bei Schimmelbefall?

Lebensmittel mit einem hohen Wasseranteil sollten immer komplett entsorgt werden, da die Schimmelfäden im Inneren des Lebensmittels nicht sichtbar sind. Das gilt ganz besonders auch für Brot und Backwaren. Bei sehr trockenen Lebensmitteln wie Hartkäse reicht es, die angeschimmelte Stelle großzügig zu entfernen. Im Zweifelsfall werfen Sie das Lebensmittel lieber weg.

Andere Bakterieninfektionen

Es gibt noch eine Vielzahl von unerwünschten Bakterien, darunter E. Coli (Kolibakterien) oder Bacillus cereus, deren Stoffwechselendprodukte (Ausscheidungen) zu Vergiftungen führen können. Die Symptome der einzelnen Vergiftungen unterscheiden sich zwar mitunter deutlich voneinander, wobei Durchfall und Magen- und Darmkrämpfe oft das erste Anzeichen einer Bakterieninfektion sind. Wenn wir aber die grundlegenden allgemeinen Hygieneregeln (siehe Kasten) sorgfältig befolgen, tragen wir ganz wesentlich dazu bei, eine Infektion mit Bakterien zu verhindern.

Bei Ihnen in der Sprechstunde bin ich super motiviert, doch kaum bin ich zu Hause, ist alles verflogen. Ich habe einfach keine Lust zu kochen …

Viele Menschen sind eher bereit, für andere etwas zu tun, als für sich selbst. Wenn die Familie nicht da ist, gibt's eben nichts. Dahinter steckt die Maxime: Die Menschen, die ich schätze und liebe, die verpflege und bekoche ich. Doch wie wertvoll sind Sie sich selbst? Warum sind Sie es sich nicht wert, für sich selbst zu kochen?
1. Schritt: Loben Sie sich, wenn Sie sich selbst etwas zu essen machen.
2. Schritt: Fangen Sie mit kleinen selbst gekochten Gerichten an und überlegen Sie, ob Sie sich mit den vielen Süßigkeiten und Snacks nicht einfach nur abspeisen.

Darf ich einen Eintopf wieder erwärmen oder gehen dabei die ganzen Vitamine verloren?

Ja, dürfen Sie. Es gibt Eintöpfe, die werden sogar besser, wenn sie richtig »durchgezogen« sind und noch einmal erwärmt werden. Der Geschmack wird intensiver, weil sich einzelne Bestandteile besser verbinden, wie beispielsweise bei Kohl- oder Kartoffelsuppe. Der Vitamingehalt nimmt zwar ab, aber es gibt genügend hitzestabile Vitamine sowie sekundäre Pflanzenstoffe, die erhalten bleiben.

Ich kann bei Schokolade immer erst aufhören, wenn die Tafel alle ist!

Eine Tafel Schokolade ist kalorisch gesehen eine Hauptmahlzeit. Danach sind Sie vermutlich erst einmal satt und damit lohnt sich auch kein schlechtes Gewissen, denn offenbar hatten Sie Hunger. Mit 100 g Schokolade decken Sie die Hälfte Ihres täglichen Fettbedarfs und haben reichlich Zucker zu sich genommen. Dunkle Schokolade (mind. 70 % Kakaoanteil) mit Nüssen ist allerdings ein wunderbares pflanzliches Lebensmittel – reich an sekundären Pflanzenstoffen (Polyphenole), Vitaminen, Aminosäuren und Ballaststoffen.
Wenn die Tafel erst mal drin ist, sollten Sie nicht vergessen, genug zu trinken, sonst gibt es Verstopfung. Als Ausgleich sollten Sie bei den nächsten Mahlzeiten verstärkt Gemüse essen. Und hören Sie mal in sich hinein: Kann es sein, dass die Schokolade oft einspringen muss, wenn es mal wieder nicht mit einer richtigen Mahlzeit geklappt hat? Dann siehe 1. Frage!

Ich würde ja öfter mal fleischfrei kochen, aber ich habe dann keine Sauce …

Stimmt. Hier unser Lösungsangebot:
› Variante 1: Nehmen Sie 2 EL Ricotta (italienischer Quark auf Molkebasis) und geben Sie ihn zum Gemüse, bis er zerlaufen ist. Das gibt eine cremige Sauce und bringt ordentlich Protein in die Mahlzeit.
› Variante 2: Wählen Sie ein Gemüse, das viel Wasser enthält (z. B. Tomaten) und lassen Sie dieses in der Pfanne mit Deckel und 1 EL Öl und Salz so lange köcheln, bis das Wasser austritt. Nun würzen Sie die Gemüsesauce mit ein paar frischen oder Tiefkühlkräutern.
› Variante 3: Gehen Sie vor wie bei Variante 2 und geben Sie noch etwas Tomatenmark

hinzu oder drücken Sie wahlweise zwei gekochte Kartoffeln in die Sauce. Dadurch wird
das Wasser gebunden und die Sauce cremiger.
Nun noch 1 EL Sahne dazu.

Sind Nüsse nicht viel zu fettig?

Nüsse sind viel besser als ihr Ruf! Sie enthalten nicht nur viele gute Fette, sondern auch
jede Menge Vitamine und Mikronährstoffe. In
einigen wie z. B. den Paranüssen sind seltene,
wichtige Inhaltsstoffe wie Selen enthalten, das
sonst nur in Schweinefleisch zu finden ist.
Daher sollten Sie jeden Tag ohne schlechtes
Gewissen eine kleine Handvoll Nüsse essen.

Kann ich bei Pellkartoffeln eigentlich die Schale mitessen?

Leider erkennen wir mit bloßem Auge nicht
den Gehalt an toxischen Stoffen (z.B. Solanin)
in einer Kartoffel. Da ein wesentlicher Prozentsatz dieser Stoffe in der Schale sitzt, reduziert
Abpellen die Menge deutlich. Deshalb empfiehlt das Max-Rubner Institut (2010), gerade
im Hinblick auf Kinder, Kartoffeln in der Schale
zu kochen, aber ohne Schale zu essen.

Mein Geld reicht nicht für Bio-Produkte, was soll ich tun?

Teilen Sie Ihr Geld gut ein und überlegen Sie
genau, was Sie wirklich brauchen: lieber weniger Fleisch, dafür hochwertiges. Viele Bio-Lebensmittel sind gar nicht so viel teurer, ein
Preisvergleich lohnt sich! Ein Kompromiss
könnte es sein, Obst, Gemüse und Fleisch aus
der Region zu kaufen. Sprechen Sie mit Ihrem

Gemüsehändler oder mit dem Metzger, woher
er seine Ware bezieht. Auch wenn ein Hersteller kein Bio-Siegel vorweisen kann, muss das
noch lange nicht heißen, dass die Produkte
deshalb belastet sind.

Und noch ein Tipp: Achten Sie beim Obst- und
Gemüsekauf auf verheilte Narben und lassen
Sie die makellosen Früchte links liegen. Natürlich angebautes Obst und Gemüse braucht
beim Wachsen starke Widerstandskräfte und
verfügt daher über mehr wertvolle sekundäre
Pflanzenstoffe (fruchteigene Abwehrstoffe, die
auch unser Immunsystem unterstützen).

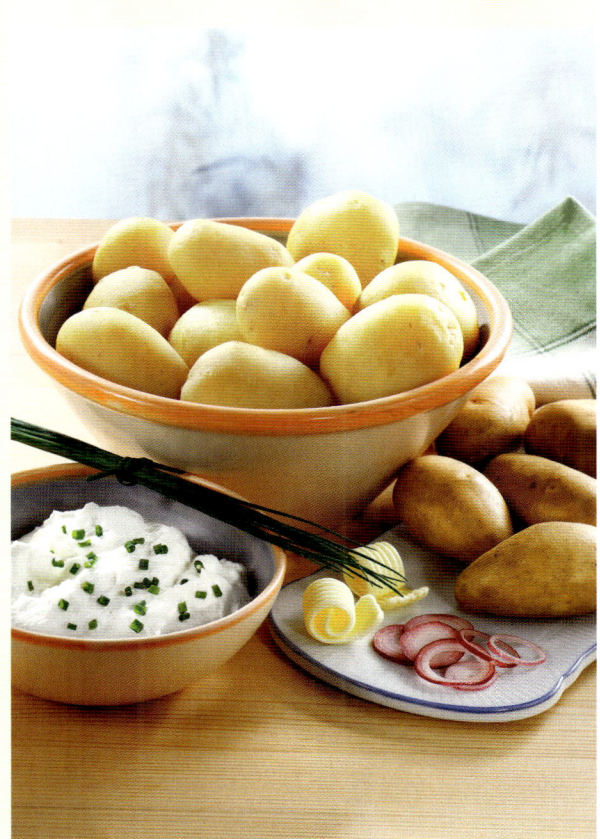

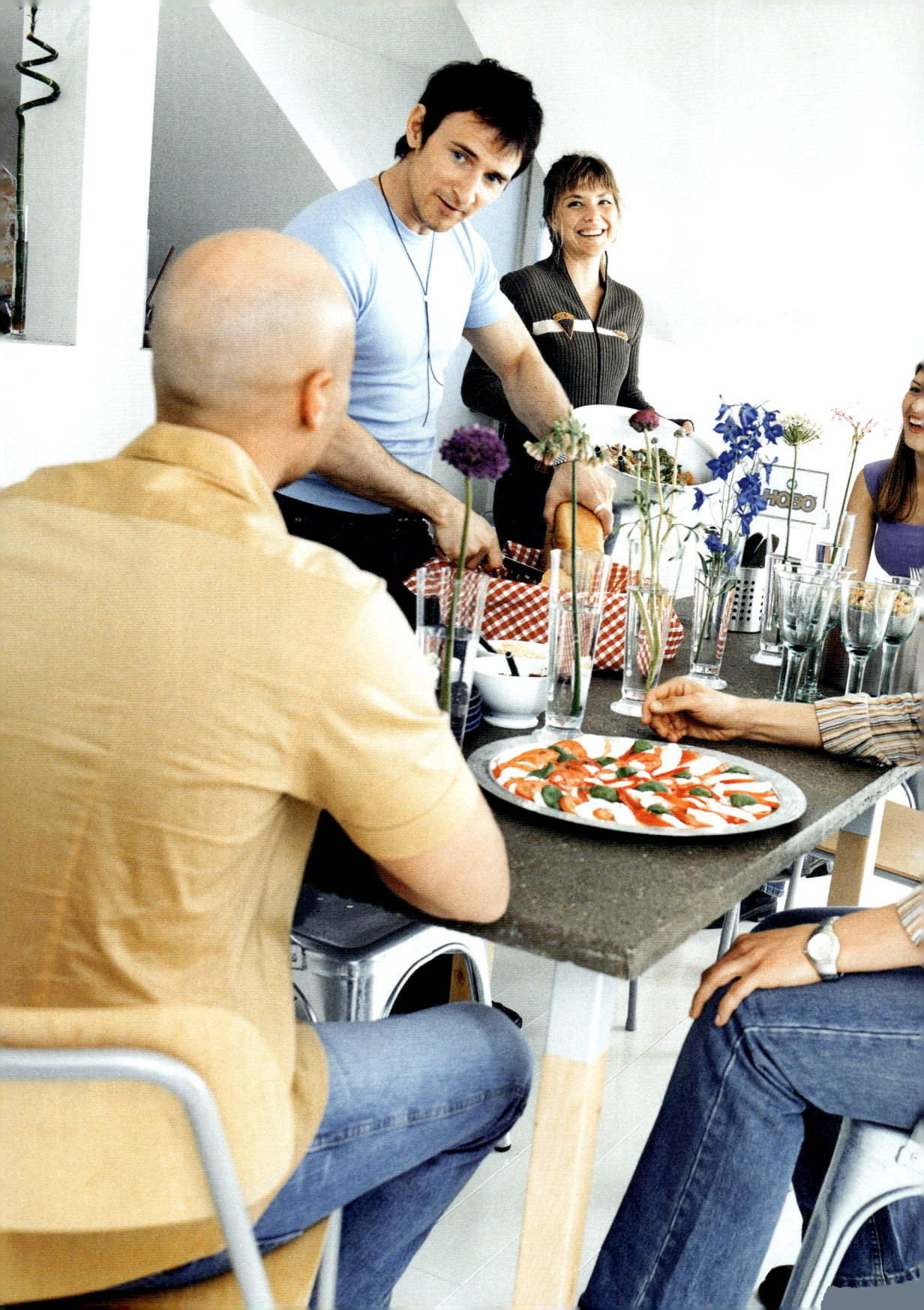

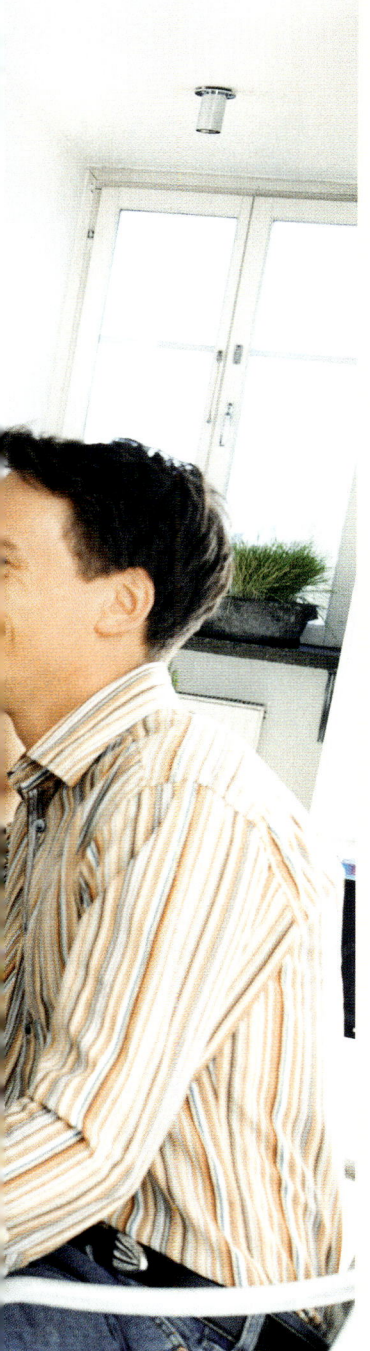

GESUND ODER KRANK DURCH ERNÄHRUNG

Zum einen gibt es Nahrungsmittelunverträglichkeiten und Allergien, bei denen der Körper deutlich
signalisiert: Das vertrage ich nicht. Zum anderen
kann ungesunde oder einseitige Ernährung dazu
führen, dass wir krank werden. Umgekehrt können
wir gesund und fit bleiben, wenn wir das Richtige
in angemessener Menge zu uns nehmen.

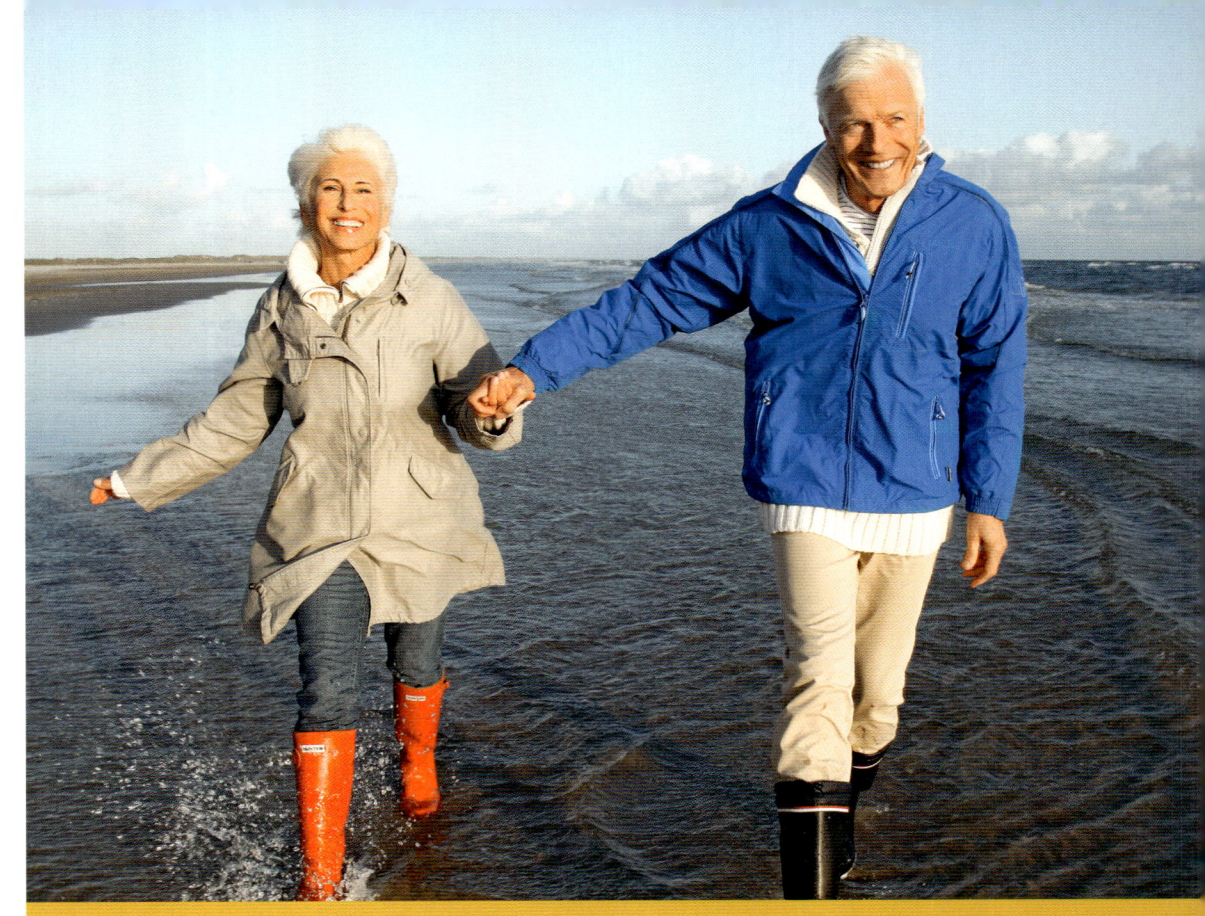

Gesund und fit
bis ins hohe Alter

Die Menschen leben immer länger und viele werden gesund alt. Andere wiederum leiden an chronisch-degenerati-
ven Erkrankungen und können ihren letzten Lebensab-
schnitt nicht genießen. Befragen wir erfolgreich gealterte
Hundertjährige nach dem Geheimnis ihres hohen Alters,
werden fast immer »Freude am Essen«, körperliche Aktivität und das »Gläschen in Ehren« genannt.

Gesund essen und leben

Den meisten unter Ihnen ist die Bedeutung guten Essens als Quelle von Kraft und Gesundheit sicher bewusst. Nicht umsonst heißt es: »Essen und Trinken hält Leib und Seele zusammen«. Auch wenn die Ursachen vieler chronisch-degenerativer Erkrankungen nicht bis ins kleinste Detail geklärt sind, lässt sich bereits jetzt sagen, dass eine bedarfsdeckende Ernährung und altersgemäße Bewegung entscheidend dazu beitragen, das hohe Alter in guter körperlicher und geistiger Verfassung zu erleben. Das Fundament dazu wird bereits im Mutterleib gelegt.

Ernährung, Bewegung, Lebenseinstellung – was ist am wichtigsten?

Intakte soziale Beziehungen und innige Freundschaften halten gesund – das ist

nicht neu. Aber dass ein schlechtes soziales Gefüge ohne Harmonie und Geborgenheit krank machen kann, wird leider oft übersehen. Frau Holt-Lunstad von der Brigham Young Universität in Utah hat Daten von über 300.000 Menschen untersucht, die eindeutig belegen, dass fehlende soziale Beziehungen ein ähnlich starker Risikofaktor für Krankheit und Tod darstellen wie Rauchen und Alkoholmissbrauch.

Eine gesundheitserhaltende, alterspräventive Ernährung erreicht ihren größten Effekt als Teil eines gesunden Lebensstils. Ernährung allein kann »ein Leben rauchend auf dem Sofa« nicht ausgleichen. Um Übergewicht zu vermeiden, sollte sie kalorisch so gestaltet sein, dass der Bedarf knapp gedeckt ist. Der Mikronährstoffgehalt ist am höchsten bei frischen, saisonalen Produkten, die schonend verarbeitet wurden.

Wer weniger auf den Rippen hat, lebt gesünder und länger

Starkes Übergewicht gilt, unabhängig von der Qualität unserer Ernährung, als Hauptstörgröße für gesundes Altern. Weltweit nehmen Adipositas (krankhaftes Übergewicht) und die damit zusammenhängenden Wohlstandserkrankungen wie Alterszucker (Diabetes Typ II), Bluthochdruck (Hypertonie) und einige Krebsarten als wichtigste Ursachen für vorzeitiges Altern zu. Normalgewicht scheint einschlägigen Studien zufolge eine der wichtigsten Komponenten für gesundes Altern zu sein. Darüber hinaus gelten all die Empfehlungen für eine vollwertige und ausgewogene Ernährung aus den vorhergehenden Kapiteln.

WISSENSCHAFTLICH BELEGT

Für die Wissenschaft besteht Einigkeit darüber, dass:

> Nichtrauchen,
> tägliche Bewegung von mindestens 30 Minuten Dauer,
> kein Übergewicht bzw. kein zu hoher Körperfettgehalt,
> eine grundsätzlich optimistische Lebenseinstellung und eine
> »gesunde« Ernährung (ausreichende Energie- und Nährstoffzufuhr)

entscheidend dazu beitragen, den Alterungsprozess zu verlangsamen.

Gibt es die optimale Ernährung?

Die »gesunde Ernährung« für alle gibt es sicher nicht, denn jeder Mensch ist einzigartig. Dennoch gibt es gewisse Richtlinien, einen roten Faden, an den wir uns halten können. So sollte unsere Ernährung vielfältig, schmackhaft, bekömmlich und bedarfsdeckend sein. Doch was heißt das? Vielfältig essen wir dann, wenn wir innerhalb von drei Tagen ungefähr 15 verschiedene Lebensmittel zu uns nehmen. Diese sollten idealerweise frisch zubereitet sein und einen hohen pflanzlichen Anteil aufweisen.

Gemischte Kost

Zu einer gemischten Kost gehören sämtliche Nahrungsmittel im richtigen Verhältnis. Kohlenhydrate stellen in vielen Teilen der Erde die Grundlage der Ernährung dar. Sie sollten aber nicht stark verarbeitet sein – am besten naturbelassen oder Vollkorn mit hohem Ballaststoffgehalt. Je weniger körperlich aktiv wir sind, umso mehr scheint es sich zu lohnen, auf einen niedrigen Glykämischen Index (GI) zu achten. Einfachzucker sind nicht pauschal »schädlich«, aber zu viel ist eindeutig nicht gesund. Ein hoher Fruktosegehalt und die Insulinausschüttung durch ein Zuviel an Glukose fördern diverse Krankheitsprozesse – nicht nur Übergewicht und Adipositas.

Wie viel Fett in der Ernährung optimal ist, kann die Wissenschaft derzeit nicht exakt beantworten. Die Empfehlung zu extrem fettarmer Kost ist heute jedoch umstritten, denn Fett ist nicht nur Geschmacksträger und Sättigungsverstärker, es enthält auch wichtige Vitamine und ungesättigte Fettsäuren, die wir dringend brauchen. Auch eine sehr fettreiche Kost ist nicht nur wegen der Kalorien umstritten. Fette sollten in erster Linie nach ihrer jeweiligen Zusammensetzung beurteilt werden und erst in zweiter Linie nach der Menge. Gesättigte Fette benötigen wir weniger. Trans-Fettsäuren aus gehärteten Fetten (z. B. in »Würfelmargarine«, Fettglasuren, manchen Fertiggerichten und Frittiertem) tun uns nicht gut, denn sie fördern Entzündungsvorgänge im Körper, behindern die Leberzellen bei der Aufnahme von »schlechtem« Cholesterin, stören den Triglyceridabbau und begünstigen Gefäßverkalkung. Nüsse wiederum sind besonders wertvolle fette Nahrungsmittel mit hohem Vitamin-, Protein- und Ballaststoffgehalt. Eine Mischung aus guten Ölen, Pflanzensamen, Nüssen und fettem Fisch sollte stets die Basis unserer täglichen Fettzufuhr ausmachen.

Eiweiß ist ein wichtiger Baustoff, den unser Körper in Notzeiten auch zur Energiegewinnung nutzen kann. Eine Mischung aus

---

DIE MILCH MACHT'S

Milchprodukte sind nicht nur eine wichtige Protein- und Kalziumquelle, sie haben auch noch andere versteckte Qualitäten. So gelten Menschen, die viele Milchprodukte essen, als weniger adipös. Zudem sollen sie seltener an stoffwechselbedingten Erkrankungen und an Gicht leiden.

---

pflanzlichem und tierischem Eiweiß scheint dabei ideal zu sein. Eiweiß aus pflanzlichen Quellen wird in unseren Breiten nach wie vor zu selten bewusst genutzt: Hülsenfrüchte enthalten beispielsweise bis zu 30 Prozent Eiweiß. Fleisch, Fisch und Eier sind gute tierische Eiweißquellen. Auch Milchprodukte liefern wertvolle Proteine und Kalzium. In unseren Breiten ist Meeresfisch die wichtigste natürliche Jodquelle. Zudem ist fetter Meeresfisch hervorragend für die Versorgung mit Omega-3-Fettsäuren geeignet (siehe Seite 108 ff).

Psyche und Stress

Wer hat nicht den Wunsch, durch eine raffiniert zusammengesetzte Ernährung »besser drauf zu sein«? Wenn wir uns ausreichend Zeit nehmen, etwas Leckeres zu kochen, und uns anschließend an einen schön gedeckten Tisch setzen und das appetitlich angerichtete Essen in Ruhe genießen, geht es uns schon ein wenig besser. Das einfache Ritual »Essen kochen« nimmt uns für einen Moment Druck und Stress. Die Nahrungsaufnahme selbst, vor allem wenn es sich um eine warme Mahlzeit handelt, verändert unser Nervensystem und wirkt beruhigend.

Welchen Einfluss hat die Ernährung auf unsere Psyche?

Alle wissenschaftlichen Studien kommen zu dem gleichen Ergebnis: Eine ausgewogene, vielfältige Ernährung ist die Basis für Wohlbefinden und vermeidet Mangelernährung. Psychische Erkrankungen und Depressionen werden zwar nicht durch falsche Ernäh-

rung ausgelöst, aber eine gute Ernährung kann durchaus helfen, besser mit der Krankheit umzugehen.

Wer über einen längeren Zeitraum nicht genug essen kann (wegen einer langwierigen Erkrankung) oder will (beispielsweise während einer ausgedehnten Fastenkur), spürt, dass ihm zusammen mit dem Gewicht auch ein wenig von dem »dicken Fell« verloren geht, über das er normalerweise verfügt. Beides, sowohl zu wenig Kalorien als auch eine einseitige Ernährung, verschlechtern unsere psychische Belastbarkeit und machen uns anfälliger für Stress. Die Neurotransmitter Serotonin (auch bekannt als Zufriedenheitshormon oder Glückssubstanz), Adrenalin und Noradrenalin sind bei Patienten mit Depressionen

---

STIMMUNGSAUFHELLER KÖNNEN WIR ESSEN

Eine gute Empfehlung bei Stress und depressiver Stimmung sind Datteln, Feigen und Bananen – alle drei enthalten eine große Anzahl der Aminosäuren Tryptophan und Tyrosin. Ideal bei Frauen, die unter Stimmungsschwankungen in der zweiten Zyklushälfte leiden. Aber auch Schokolade enthält Tryptophan und sogar ganz kleine Mengen Serotonin. Wenn Sie sich einen kräftigen Kakao (kein Fertigprodukt) kochen, schlagen Sie zwei Fliegen mit einer Klappe: Zucker und Kakao heben die Stimmung ohne die störenden Fettkalorien von Konfekt und Schokolade.

---

und chronischem Stress vermindert. Diese Erkenntnis veranlasste Wissenschaftler dazu, die fehlenden Neurotransmitter zuzuführen – ein Versuch, der erfolglos blieb, da weder Noradrenalin noch Serotonin die Blut-Hirn-Schranke passieren konnten, das heißt, sie gelangten nicht vom Blut ins Gehirn. Die als Vorstufen der Neurotransmitter dienenden Aminosäuren Tryptophan und Tyrosin verfügen jedoch über einen Transporter für den Übertritt ins Gehirn. Und tatsächlich konnte in einigen Studien ein positiver Effekt bei leichten und mittelschweren Depressionen durch eine Extragabe Tryptophan verzeichnet werden. Insofern wird davon ausgegangen, dass sich auch tryptophan- und tyrosinhaltige Lebensmittel positiv auf unsere Psyche auswirken können. Reich an Tryptophan sind beispielsweise Schweinefleisch, Hähnchenbrust, Lachs, Kakaopulver, Cashewkerne und Walnüsse. Tyrosin, im Gegensatz zu Tryptophan keine essenzielle Aminosäure, ist Bestandteil des Caseins und damit in sämtlichen Milchprodukten enthalten.

Eine wichtige Entdeckung war außerdem, dass eine mäßige Verringerung der Proteinmenge zugunsten vermehrter Kohlenhydratzufuhr eine deutlich stimmungsaufhellende Wirkung mit sich bringt (siehe Seite 157). Bei stressanfälligen und depressiven Personen wurde beispielsweise festgestellt, dass der freie Cortisolgehalt im Speichel nach einer kohlenhydratreichen Diät im Vergleich zur Gruppe mit einer proteinreichen Diät deutlich niedriger war.

Auch Omega-3-Fettsäuren sollen einen günstigen Einfluss auf Depressionen haben.

HAUPTSACHE ABWECHSLUNGS-REICH UND BUNT

Eine bunte, bedarfsgerechte Ernährung, egal ob mediterran, deutsch oder asiatisch, ist durchaus in der Lage, Stimmungsschwankungen auszugleichen. Für die Produktion von Botenstoffen im Gehirn (Neurotransmitter) sind neben Kohlenhydraten und Eiweiß besonders die B-Vitamine hervorzuheben, reichlich enthalten in Leber, Weizenkeimen, Eiern und grünem Gemüse. Datteln, Feigen, Bananen und Kakao stellen eine gute Ergänzung dar. Zweimal in der Woche fetter Seefisch – es kann auch Dosenfisch oder Hering in Sahnesauce sein – gehört unbedingt dazu.

Wir finden diese vor allem in Fischfett, Walnuss-, Soja-, Raps- und Leinöl. Japan, das Land mit dem höchsten Fischverzehr (67 kg/Kopf/Jahr) hat interessanterweise die niedrigste Depressionsrate weltweit.

Ein Vitaminmangel an Folsäure, Thiamin (Vitamin B_1), Pyridoxin (Vitamin B_6) und Cobalamin (Vitamin B_{12}) verstärkt die Antriebslosigkeit bei Depressionen. Durch ausgleichende Folsäuregaben ließ sich in einigen Studien das Ansprechen auf Antidepressiva eindeutig verbessern.

Frauen in der Mitte des Lebens, die gut gefüllte Vitamin-B_{12}-Speicher haben, neigen weniger zu depressiver Verstimmtheit. Andere Studien ergaben, dass die tägliche Zufuhr von Vitamin D die Symptome einer Winterdepression deutlich verbesserten.

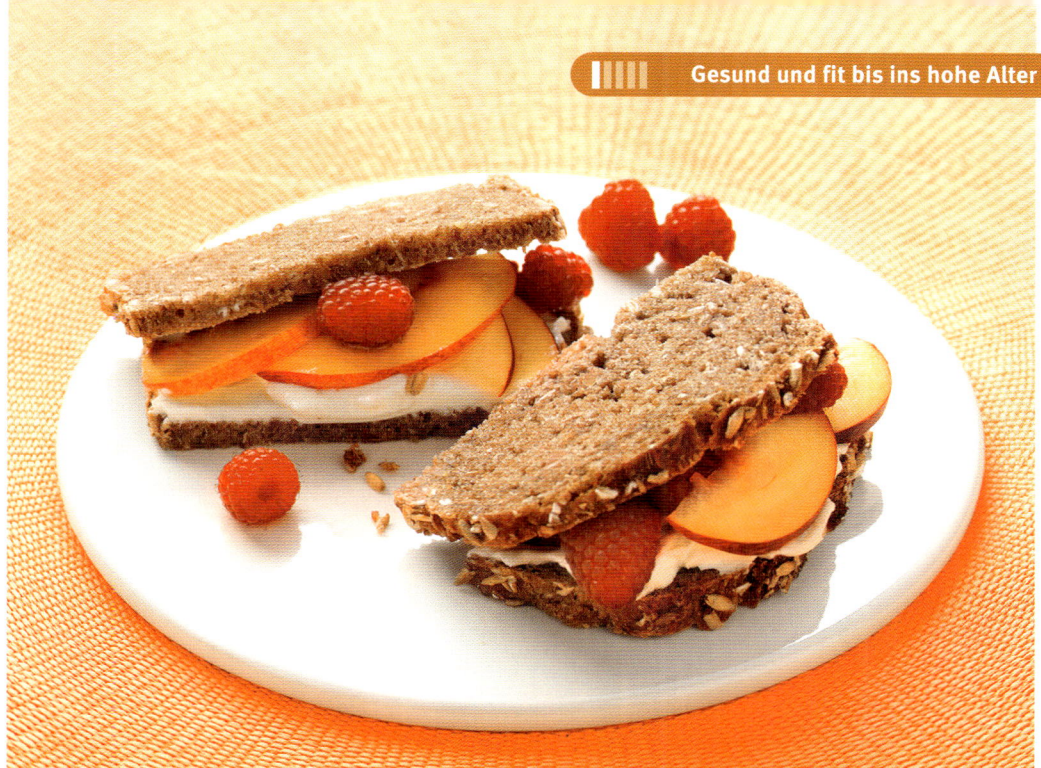

Da soll noch einer sagen, ein belegtes Brot sei langweilig. Dieses hier sorgt für gute Stimmung.

Leckere Rezepte für die Psyche

Bananenmilch

Für 4 Gläser

Zubereitungszeit: ca. 5 Min.

2–3 Bananen | etwas Zitronensaft | 800 ml Milch | 2 EL Vanillezucker oder Honig | 1 EL Schokoladenraspel

1 Die Bananen schälen und mit Zitronensaft, Milch und Vanillezucker oder Honig pürieren.

2 In Gläser füllen und mit ein paar Schoko- raspeln garnieren.

Nährwerte pro Glas:

206 kcal | 8 g E | 4 g F | 33 g KH

Bananen fördern die Bildung von Seroto- nin und sorgen für gute Laune.

Belegtes Brot mit Früchten

Für 4 Stück

Zubereitungszeit: 5–10 Min.

4 Scheiben Vollkornbrot | 100 g Frischkäse | Sirup | 2 Nektarinen | ein paar Himbeeren

1 Die Vollkornbrote mit dem Frischkäse und etwas Sirup bestreichen.

2 Nektarinen waschen und in Scheiben schneiden. Nektarinenscheiben und Himbee- ren auf dem einen Brot verteilen, das andere darauflegen und halbieren.

Tipp: Je nach Saison können Sie auch anderes Obst verwenden, z. B. Äpfel oder Birnen.

Nährwerte pro Brot:

208 kcal | 8 g E | 7 g F | 30 g KH

Süßes Brot einmal anders, aufgemotzt durch frisches Obst (Vitamin C) und Bal- laststoffe – gesund und lecker.

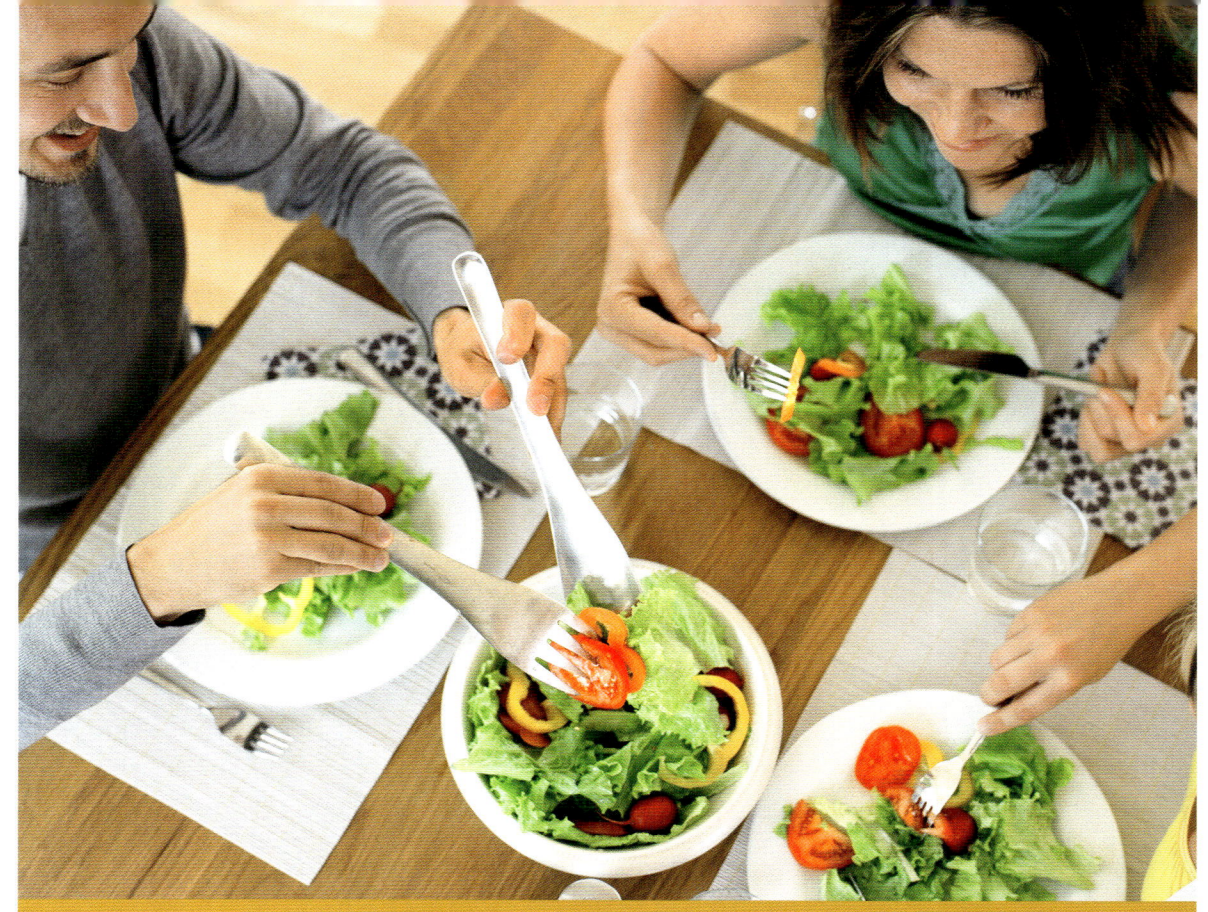

Verschiedene Ernährungsformen

Essen kann viel mehr sein als bloße Nahrungsaufnahme zum Zwecke des Sattwerdens. Neben dem Genuss kann das Essen auch Teil einer Lebensphilosophie sein – eine bewusste Entscheidung für eine bestimmte Ernährungsform. Die wichtigsten von diesen können Sie auf den folgenden Seiten näher kennenlernen.

Vegetarische Ernährung

Vegetarismus ist für viele nicht nur eine Ernährungsform, sondern Teil einer Lebenseinstellung. Bewusster Umgang mit Nahrung, Verzicht auf Fleisch und Fisch, ausreichende körperliche Aktivität und nicht zu rauchen gehören für viele Vegetarier zusammen. Menschen, die Fisch, aber kein Fleisch verzehren, bezeichnen wir als Pescetarier. Die meisten Vegetarier nehmen neben pflanzlichen Nahrungsmitteln auch Eier, Milch und Honig zu sich. Diese werden Ovo-Lakto-Vegetarier (sprich: Ei und Milch) genannt. Ovo-Vegetarier essen zusätzlich zu pflanzlichen Lebensmitteln Eier, Lakto-Vegetarier Milch und deren Produkte. Strenge Vegetarier, die auf jegliche tierische Lebensmittel verzichten, bezeichnen wir als Veganer (siehe Seite 152). Prinzipiell ist es möglich, sich auch vegetarisch gesund und ausgewogen zu ernähren – vorausgesetzt, der Körper bekommt alle erforderlichen Nährstoffe in ausreichender Menge. So haben zahlreiche Studien ergeben, dass Vegetarier eine gute Gesundheit haben und seltener an Zivilisationskrankheiten wie Zuckerkrankheit und Bluthochdruck leiden. Die besten Werte hatten allerdings die Vegetarier, die nicht ganz so konsequent waren und ab und zu mal ein Stück Fleisch oder einen Fisch gegessen haben.

Vorteile vegetarischer Ernährung

> Gute Versorgung mit Ballaststoffen, Vitamin C und E, Betacarotin, Vitamin B_1, Kalium, Mangan sowie mit sekundären Pflanzenstoffen durch erhöhten Verzehr an Gemüse, Obst, Vollkorngetreide, Nüssen, Keimen und hochwertigen Ölen.
> Günstigere Fettsäurenzusammensetzung durch den Verzicht auf Fleisch und Wurst und den regelmäßigen Verzehr von Nüssen und hochwertigem Öl.
> Bewussterer Lebensstil mit größerer Nachhaltigkeit.

Nachteile vegetarischer Ernährung

> Da Fleisch die beste Eisenquelle ist, besteht theoretisch die Gefahr eines Eisenmangels. Das in Fleisch und hier vor allem in Leber vorkommende Häm-Eisen kann von unserem Körper weitaus besser aufgenommen werden als das in Pflanzen befindliche Non-Häm-Eisen. Die Eisenaufnahme kann durch die Kombination mit Vitamin-C-reichem Obst und Gemüse verbessert werden. Schwarzer Tee, Kaffee, einige Medikamente und Kalziumsalze hingegen hemmen die Eisenaufnahme. Die Sicherung der Kalziumzufuhr sollte also nach Möglichkeit nicht zur

PFLANZLICHE EISENQUELLEN

Um einem möglichen Eisenmangel vorzubeugen, sollten Vegetarier reichlich Haferflocken, Hirse und Hülsenfrüchte zu sich nehmen. Aber auch verschiedene Gemüse wie Rote Beete und Mangold enthalten Eisen. Gute Eisenlieferanten sind außerdem frische Salate aus Küchenkräutern und Brennnesseln mit einem ordentlichen Schuss Zitronensaft.

gleichen Zeit wie die Zufuhr von eisenhaltigen Lebensmitteln erfolgen.

> Durch den Verzicht auf Fisch fehlt die
beste Quelle für Vitamin D, Jod und
Omega-3-Fettsäuren: Daher sollte täglich
auf jodiertes Speisesalz (kein Meersalz!)
zurückgegriffen werden. Gute Quellen für
pflanzliche Omega-3-Fettsäuren sind
Raps- und Leinöl sowie Walnüsse. Mehr
Informationen dazu finden Sie im Kapitel
über Fette (siehe Seite 34 ff.).

> Jugendliche praktizieren mitunter einen
sogenannten »Pudding-Vegetarismus«,
das heißt, sie verzichten auf Fleisch und
Wurst, ernähren sich dafür aber von fertigen Süßspeisen und Joghurts aus dem Supermarkt. Da in diesem Alter in der Regel
noch wenig Wissen und Verständnis zum
Thema gesunde Ernährung vorhanden
ist, kann es leicht zu einem Mangel in
Bezug auf wichtige Nährstoffe wie Eisen,
Kalzium, diverse Vitamine und sekundäre
Pflanzenstoffe kommen.

Vegane Ernährung

Hier werden gar keine tierischen Nahrungsmittel verzehrt, also weder Fleisch, Fisch
und Milch noch Eier und Honig.

Vorteile veganer Ernährung

> Für die meisten Veganer haben Tierschutz
und der Kampf gegen die Ausnutzung der
Tiere einen hohen ökologischen und ethi-
schen Wert. Ernährungsphysiologisch
werden die Vorteile einer rein pflanzlichen Kost allerdings durch das Risiko
einer Mangelernährung eher aufgehoben.

Nachteile veganer Ernährung

> Durch den totalen Verzicht auf tierische
Produkte ist die Lebensmittelauswahl bei
der rein veganen Ernährung stark eingeschränkt, was die Gefahr einer Mangelversorgung mit sich bringt. Um sich dennoch bedarfsgerecht ernähren zu können,
ist ein umfangreiches Ernährungswissen
erforderlich. Und selbst dann ist es noch
nötig, zusätzliche Vitamine und Mineralstoffe zuzuführen. Neben den Nährstoffen, die auch bei der ovo-lakto-vegetabi-
len Kost besonders beachtet werden müssen, kommen bei der veganen Ernährung
noch weitere hinzu: Eiweiß, Vitamin B_2,
Vitamin B_{12}, Vitamin D und Kalzium.

> Eine ausreichende Zufuhr an Kalorien
und Eiweiß ist besonders wichtig. Andernfalls besteht die Gefahr, dass Proteine
zur Energiegewinnung verwendet werden
und ihren übrigen Aufgaben nicht ausreichend nachkommen können.

> Pflanzen enthalten kein Vitamin B_{12}, da
sie es nicht selbst herstellen können. Einzige Ausnahme: milchsauer vergorene Lebensmittel wie Sauerkraut – hier übernehmen die Bakterien die Vitamin-B_{12}-
Produktion, allerdings nur in sehr
geringen Mengen. Außerdem ist umstritten, ob der menschliche Körper dieses
überhaupt verwerten kann.

> Die Kalziumaufnahme vegan ernährter
Menschen ist geringer, wobei das Kalzium
vermutlich besser verwertet wird, da Veganer keine tierischen Proteine zu sich
nehmen. Kalziumreiches Gemüse, dazu
zählen beispielsweise Brokkoli, Grünkohl
und Fenchel, sollte in jedem Fall mit stark

Vitamin-C-haltigen Lebensmitteln oder Getränken kombiniert werden, um dessen Verfügbarkeit zu erhöhen, z. B. mit Zitrone oder Petersilie.

> Für Menschen mit erhöhtem Nährstoff-

bedarf wie Schwangere, Stillende, Leistungssportler, Säuglinge und Kinder im Wachstum ist die rein vegane Ernährung gänzlich ungeeignet! Im Zweifelsfall erkundigen Sie sich bei Ihrem Arzt.

VERSCHIEDENE VEGETARISCHE KOSTFORMEN IM VERGLEICH

Vegetarische Ernährung	Erlaubt	Gemieden wird	Möglicher Mangel an
Ovo-lakto-vegetarisch	Pflanzliche Nahrung, Milchprodukte, Eier, manchmal Fisch (Pescetarier)	Fleisch allgemein (auch Meeresfrüchte, Fisch und Geflügel)	> Mineralien, v. a. Zink, Eisen, Jod > Vitamine, v. a. Folsäure
Lakto-vegetarisch	Pflanzliche Nahrung, Milchprodukte	Fleisch allgemein, Eier, Fisch	> Mineralien, v. a. Zink, Eisen, Jod > Vitamine, v. a. Folsäure, Vitamin A, -B_{12} und -D > Omega-3-Fettsäuren
Ovo-vegetarisch	Pflanzliche Nahrung, Eier	Fleisch allgemein, Milchprodukte, Fisch	> Mineralien, v. a. Zink, Kalzium, Eisen, Jod > Vitamine, v. a. Folsäure, Riboflavin, Vitamin D, Vitamin A, Vitamin B_2, B_{12}
Vegan	Ausschließlich pflanzliche Nahrung	Fleisch, Fisch, Milchprodukte, Eier, Honig	> Mineralien, v. a. Eisen, Zink, Jod, Kalzium > Proteine > Vitamine, v. a. Folsäure, Riboflavin, Vitamin D, Vitamin A, Vitamin B_2, B_{12} > Omega-3-Fettsäuren

Leckere Rezeptideen für die vegetarische und vegane Küche

Vegetarisch

Zwiebel-Käse-Brötchen

Für 12 Stück
Zubereitungszeit: ca. 15 Min.
Gehzeit: 1 Std. / Backzeit: ca. 30 Min.

600 g Mehl | 1 TL Salz | 80 g weiche Butter |
20 g Hefe | 150 ml Milch | 200 ml Wasser |
400 g Zwiebeln | 200 g pikanter Käse | 2 EL
Mehl | 4 EL Sahne | Salz, Pfeffer | 1 TL Kümmel

1 Für den Teig Mehl und Salz mischen und in die Mitte eine Mulde drücken. Die Butter in kleinen Stücken dazugeben. Hefe mit lauwarmer Milch und Wasser auflösen und in die Mehlmulde gießen. Alles zu einem Teig vermischen und ca. 10 Min. kneten. Die Schüssel mit einem feuchten, warmen Tuch abdecken und den Teig an einem warmen Ort gehen lassen, bis er sich verdoppelt hat.

2 In der Zwischenzeit die Füllung herstellen. Dazu Zwiebeln putzen und fein würfeln, Käse reiben. Dann beides mit dem Mehl und der Sahne gut vermischen. Mit Salz, Pfeffer und Kümmel abschmecken.

3 Den gegangenen Teig ca. 3 mm dick ausrollen und in ca. 12 Rechtecke schneiden. In die Mitte eines jeden Rechtecks 1 EL Füllung geben. Anschließend zu Brötchen formen und auf ein mit Backpapier belegtes Backblech legen. Jeweils mit der Gabel einstechen und nochmals 30 Min. gehen lassen.

4 Die Brötchen vor dem Backen mit Wasser befeuchten. In dem auf 200° vorgeheizten Backofen ca. 30 Min. backen.

Zwiebel-Käse-Brötchen noch warm servieren.
Nährwerte pro Brötchen:
317 kcal | 11 g E | 13 g F | 40 g KH

Die Brötchen lassen sich sich gut vorbereiten, beispielsweise, wenn Gäste kommen oder für unterwegs. Mit Salat kombinieren.

Eierfrikassee

Für 4 Portionen
Zubereitungszeit: ca. 25 Min.

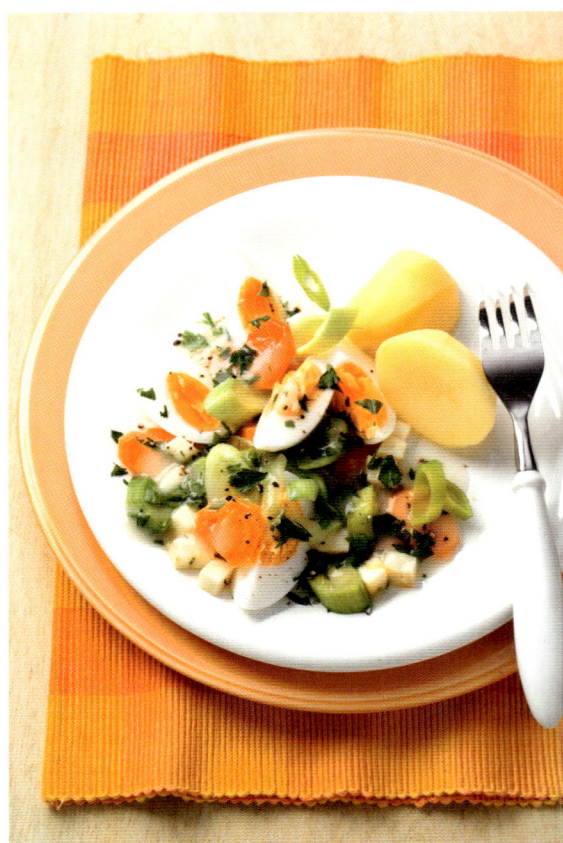

Das Eierfrikassee enthält hochwertiges Eiweiß in der optimalen Kombination aus Ei und Kartoffeln.

6 Eier | 3 Möhren | ½ Knolle Sellerie | ½ kleine Stange Lauch | 2 EL Rapsöl | 2 EL Mehl | 120 g grüne Erbsen | Salz, Pfeffer, Zucker, Zitronensaft | 1 EL gehackte Petersilie

1 Die Eier hart kochen und pellen. Möhren, Sellerie und Lauch waschen, dann Möhren und Sellerie schälen. Möhren und Lauch in Scheiben schneiden, den Sellerie in kleine Würfel.

2 Das Öl in einem Topf erhitzen, Möhren und Sellerie hineingeben und anschwitzen. Dann den Lauch dazugeben. Das Mehl darüber stäuben und mit etwas Wasser oder Gemüsebrühe aufgießen, 5 Min. köcheln lassen. Anschließend die Erbsen dazugeben und das Ganze weitere 5 Min. garen.

3 Nun das Frikassee mit Salz, Pfeffer, einer Prise Zucker und etwas Zitronensaft würzen.

4 Die Eier in Sechstel schneiden und in der Gemüsesauce erwärmen. Anschließend mit gehackter Petersilie bestreuen.

Dazu passen prima Salzkartoffeln oder auch Kartoffelbrei – je nach Geschmack.

Nährwerte pro Portion:
400 kcal | 20 g E | 18 g F | 40 g KH

Durch den hohen Proteingehalt und dessen günstige biologische Wertigkeit ist dieses Gericht eine gute Eiweißquelle für Vegetarier.

Vegan

Couscoussalat

Für 4 Portionen
Zubereitungszeit: ca. 20 Min.

300 g Couscous | 2 EL Oliven- oder Rapsöl | etwa 250 ml Gemüsebrühe | etwas Zitronensaft | Knoblauch | Salz, Pfeffer | 1 Bund Frühlingszwiebeln | 1 rote Paprika | 1 Gurke | 4 Tomaten | 1 Pck. Tofu | 1 Bund Petersilie

1 Couscous mit 1 EL Öl in einer Schüssel mischen und mit 150 ml heißer Gemüsebrühe übergießen. Alles ungefähr 10 Min. quellen und abkühlen lassen.

2 Aus dem restlichen Öl, der restlichen Gemüsebrühe, Zitronensaft und den Gewürzen eine Marinade herstellen.

3 Das Gemüse waschen, putzen und klein schneiden, dann den Tofu würfeln. Alles miteinander vermengen und durchziehen lassen.

4 Vor dem Servieren mit der gehackten Petersilie bestreuen.

Nährwerte pro Portion:
364 kcal | 10 g E | 6 g F | 29 g KH

Schnelle und vollwertige Alternative zu Reis. Eignet sich hervorragend als Mittagsmahlzeit für unterwegs.

Kürbis-Orangen-Suppe

Für 4 Portionen
Zubereitungszeit: ca. 30 Min.

1,5 kg Saftorangen | 500 g Kürbis-Fruchtfleisch | 2 Zwiebeln | 1 kleines Stück Ingwer | 2 EL Rapsöl | 1 EL Agavendicksaft | 500 ml Gemüsebrühe | Salz und weißer Pfeffer | 1 kleine Dose Kokosmilch

1 Zuerst die Orangen auspressen, dann den Kürbis in grobe Würfel schneiden. Die Zwiebeln schälen und in kleine Würfel schneiden, den Ingwer ebenfalls fein würfeln.

2 Das Öl in einem großen Topf erhitzen, die Zwiebeln und den Ingwer darin anschwitzen. Nun den Agavendicksaft dazugeben und alles leicht karamellisieren lassen. Jetzt den Kürbis dazugeben, mit Gemüsebrühe und der Hälfte des Orangensafts aufgießen. Mit Salz und Pfeffer würzen und alles ca. 20 Min. köcheln lassen.

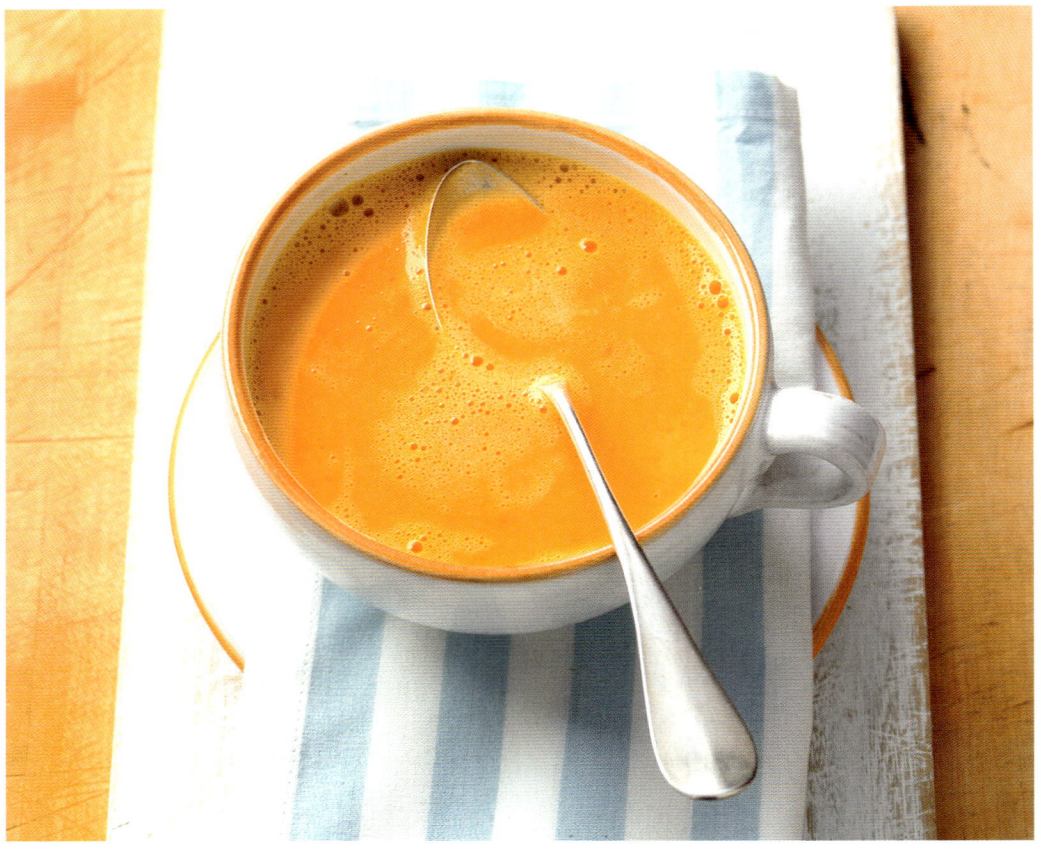

Die Verbindung aus Kürbis und Orangensaft harmoniert nicht nur optisch, auch der Gaumen hat seine wahre Freude daran. Die wärmende Schärfe des Ingwers gibt dem Ganzen eine besondere Note.

3 Die Suppe mit dem Mixstab pürieren und die Kokosmilch unterrühren. Anschließend mit dem restlichen Orangensaft auffüllen, bis die gewünschte Konsistenz erreicht ist.
Dazu passt eine Scheibe frisches Brot.
Nährwerte pro Portion:
268 kcal | 8 g E | 2 g F | 50 g KH

Zum Sattwerden eine Scheibe Vollkornbrot mit Tofuaufstrich zu der Suppe genießen.

Diäten – Sinn und Unsinn

Im Alltag wird der Begriff »Diät« fast immer im Zusammenhang mit Gewichtsabnahme verwendet. Tatsächlich gibt es unzählige Diäten, die dieses Ziel verfolgen. Am meisten praktiziert wird sicherlich FDH (»Friss die Hälfte«), »in« sind aber auch kohlenhydratreduzierte Diäten (Low Carb), fettreduzierte Diäten (Low Fat) und Trennkost. Viele Diäten eignen sich allerdings nicht als längerfristige Ernährungsform, weil zu wenig lebensnotwendige Nährstoffe zugeführt werden. Kurzfristig ist gegen die Anwendung einer wohldurchdachten Diät, um ein paar Kilos abzunehmen, sicherlich nichts einzuwenden.

Kohlenhydratreduzierte Diäten

Hierzu gehören Atkins, Glyx-Diät, Low Carb nach Ludwig und Logi sowie viele mehr. Das Prinzip ist bei allen mehr oder weniger ähnlich. Es wird empfohlen, die Kohlenhydratmenge zu reduzieren bzw. deren Qualität über den Glykämischen Index/die Glykämische Last genauer einzuschätzen. Bei einigen Low-Carb-Diäten beispielsweise reduzieren bzw. vermeiden Sie kohlenhydratreiche Lebensmittel (siehe Seite 18 ff.). Parallel dazu essen Sie mehr Proteine in Form von Fleisch, Fisch, Hülsenfrüchten und Milchprodukten, was gut

---

WICHTIG

Darauf sollten wir bei einer Diät achten

Alle drei Hauptnährstoffe, also Kohlenhydrate, Proteine und Fette, müssen enthalten sein, genauso wie Gemüse und Obst. Fehlt eine dieser Komponenten ganz oder wird sie sehr stark reduziert, so ist zu erwarten, dass wir längerfristig nicht ausreichend mit allen essenziellen Nährstoffen versorgt werden. Das gilt auch in Bezug auf die Mikronährstoffe (Vitamine, Spurenelemente und Mineralstoffe).

---

satt hält. Bei Atkins werden die Kohlenhydrate anfangs drastisch reduziert zugunsten von Fett und Protein und anschließend Schritt für Schritt wieder erhöht.

Welche Nachteile können solche Diäten haben?

Der Einstieg in eine Diät gelingt mit einer Kohlenhydratreduktion leichter. Aber kennen Sie das wohlig warme Gefühl nach einem großen Teller Nudeln? Sie sind satt, mollig warm und zufrieden. Warum? Kohlenhydrate dienen in erster Hinsicht als Energielieferanten. Sie versorgen unser Gehirn mit Glukose und halten die Körpertemperatur aufrecht. Zudem beeinflussen Kohlenhydrate unsere Stimmung positiv. Kohlenhydratreiche Lebensmittel wie Getreide, Vollkornbrot und Müsli liefern Ballaststoffe, die unsere Verdauung ankurbeln. Fehlen diese, kann es Probleme mit dem täglichen Stuhlgang geben. »Last but not least« sind Kohlenhydrate wichtige Lieferanten der B-Vitamine, ausgenommen Vitamin B_{12}, das wie erläutert fast ausschließlich in tierischen Lebensmitteln vorkommt. Während moderat kohlenhydratreduzierte Diäten als Dauerernährung geeignet sind, ist eine Reduktion auf unter 20 g Kohlenhydrate pro Tag nicht empfehlenswert.

Fazit: Ohne Kohlenhydrate geht es nicht
Ein kritischer Blick hinsichtlich des GI/der GL ist sinnvoll bei Übergewicht, das längerfristige oder gar dauerhafte Verbannen von Vollkornprodukten und Kartoffeln dagegen nicht. Trotzdem lohnt es sich, auf die Qualität der Kohlenhydrate zu achten.

Fettreduzierte Diäten

Bei diesen Diäten wie Brigitte-Diät und Weight Watchers wird die tägliche Fettmenge reduziert bzw. begrenzt. Wenn Sie vorher sehr fett gegessen haben, kann die Fettreduktion beim Abnehmen helfen.

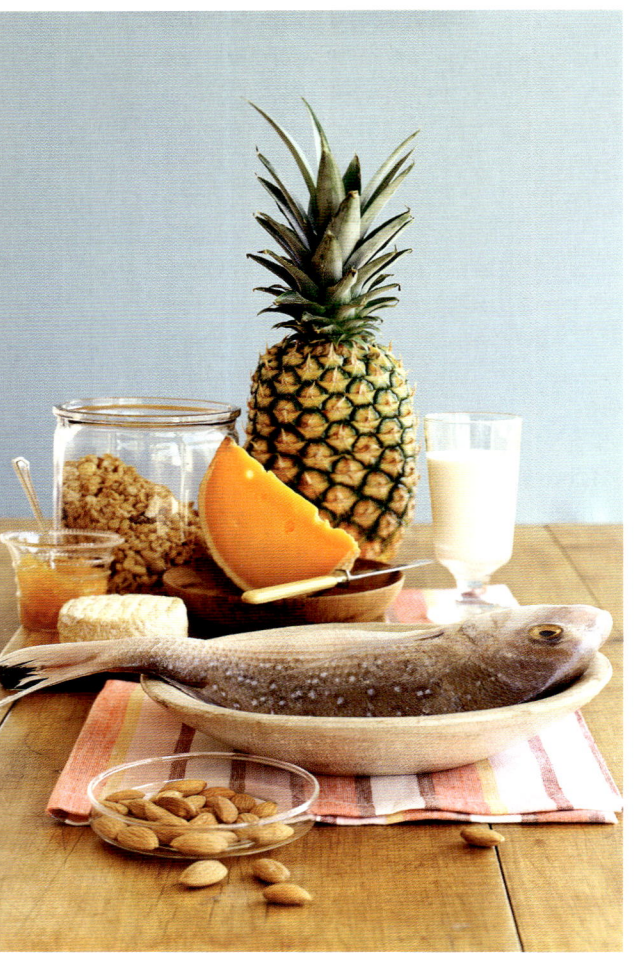

Die Forderung FHD: »Friss die Hälfte« gilt in erster Linie für hochkalorische überflüssige Nahrungsmittel, nicht aber für lebenswichtige Nährstoffe und hochwertige Fette.

Übertreiben Sie es jedoch nicht! Wenn Sie Ihrem Körper einen Gefallen tun möchten, dann gestalten Sie Ihre Diät nicht zu fettarm, vor allem nicht auf Dauer. Denn mit Nahrungsfetten nehmen wir auch unverzichtbare fettlösliche Vitamine und viele sekundäre Pflanzenstoffe auf: Vitamin A und Carotinoide mit fettem Fleisch und Fisch, Vitamin D mit fettem Fisch sowie Vitamin E mit Ölen und Nüssen. Unser Körper braucht Fettsäuren, die er selbst nicht herstellen kann und die reichlich in Ölen, Nüssen und Fettfischen enthalten sind.

Fazit: Fett in Maßen

Ohne Fett kommt unser Organismus nicht aus. Wenn Sie Fett reduzieren, dann am besten bei Fertigprodukten, Süßwaren und Wurst. Seien Sie dafür großzügiger bei Fischfett, Nüssen und gutem Pflanzenöl.

FDH

»Friss die Hälfte« klingt einfach und plausibel. Diese Methode hat schon bei vielen Menschen zu sichtbaren Erfolgen geführt – zumindest vorübergehend. Der Nachteil: Sie reduzieren nicht nur ungesunde Lebensmittel wie Schokolade oder Pommes, sondern auch die gesunden. Wer also nur noch ein halbes Glas Milch trinkt und die Hälfte seines Fischfilets liegen lässt, dem fehlen wertvolle Inhaltsstoffe. Wer also dauerhaft an Gewicht verlieren möchte, der muss seine Ernährung langfristig verändern und dabei auf eine ausgewogene, vollwertige Kost achten, was allerdings für alle Diäten gleichermaßen zutrifft. Einfachster Diät-Trick: Weg mit Alkohol und Süßigkeiten.

Fazit: FDH nicht wörtlich nehmen

Wer abnehmen möchte, muss natürlich Kalorien reduzieren, daran führt kein Weg vorbei. Halbieren Sie aber bitte nur die ungesunden, hochkalorischen Lebensmittel und nicht die gesunden, nährstoffreichen.

Trennkost

Unter der Überschrift Trennkost werden verschiedene Ernährungsformen zusammengefasst. Durch die starke Betonung der Gemüsezufuhr besteht theoretisch das Risiko einer zu geringen Eiweißaufnahme. Trennköstler gehen davon aus, das der Körper Kohlenhydrate und Eiweiß nicht zeitgleich verdauen kann. Bisher gibt es keine Studie, die belegen könnte, dass die Trennung von Kohlenhydraten und Proteinen hinsichtlich einer Gewichtsabnahme langfristig Vorteile bringt oder dass der Körper die Nährstoffe so besser verdauen kann. Möglich ist, dass Menschen, die sich für Trennkost entscheiden, vor allem deshalb abnehmen, weil sie sich bewusster mit ihrer Ernährung auseinandersetzen. Trennkost ist auch gar nicht so einfach durchzuführen, denn viele Nahrungsmittel wie Getreide oder Hülsenfrüchte enthalten Kohlenhydrate und Proteine gleichzeitig.

Wann ist eine Diät sinnvoll?

Es gibt im Wesentlichen zwei Gründe, eine Diät durchzuführen: die Optik und die Gesundheit. Wenn Ihr Ziel heißt, ein paar Kilos zu reduzieren, damit Sie eine Kleidergröße kleiner tragen können, gibt es überhaupt keinen Grund, von einer Diät abzuraten. Anders sieht es dagegen aus, wenn Sie

gleich mehrere Konfektionsgrößen überspringen möchten. Immer dann, wenn Sie mehr als ein paar Kilos abnehmen wollen, ist es notwendig, über eine grundsätzliche Umstellung Ihrer Lebens- und Ernährungsweise nachzudenken. Wenn Sie nur weniger essen, sich aber weiterhin kaum bewegen und die Auswahl Ihrer Lebensmittel nicht überdenken, werden Sie am Ende eher mehr Kilos auf die Waage bringen als vorher – man nennt das »Jo-Jo-Effekt«. Ernährung, Bewegung und Lebensstil gehören einfach untrennbar zusammen.

Übrigens: Im Jahr 2009 hat Prof. Frank M. Sacks kohlenhydratreiche und -arme, fettreiche und -arme sowie proteinreiche und -arme Ernährungsformen über zwei Jahre im Hinblick auf ihren Abnehm-Effekt verglichen. Sein Ergebnis war, dass nicht die Zusammensetzung der einzelnen Makronährstoffe entscheidend war sondern die Kalorienreduktion, die über diese Zeit durchgehalten wurde.

WICHTIG

Nicht zu wenig Kalorien

Laut UN World Food Programm aus dem Jahr 2004 muss mit Mangel- bzw. Unterernährung gerechnet werden, wenn weniger als 1.400 kcal/Tag aufgenommen werden. Abhängig von Körpergröße und Ausgangsgewicht ist das eine gute Orientierung für die Planung einer langfristigen gesundheitlich unbedenklichen Reduktionskost.

159

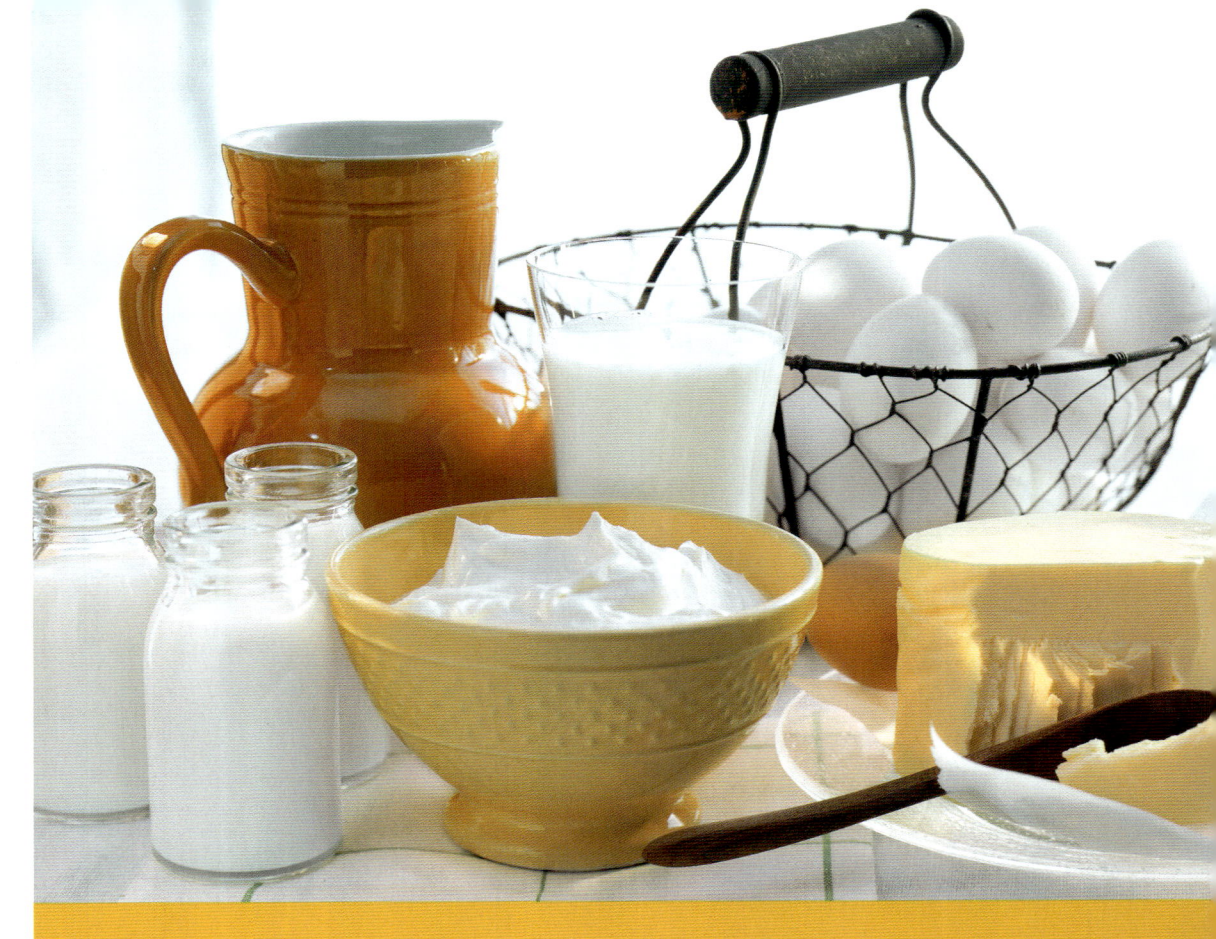

Probleme mit einzelnen Nahrungsmitteln

Nahrungsmittelunverträglichkeiten beinhalten sowohl echte Nahrungsmittelallergien als auch -intoleranzen. Während die Allergien eine Störung des Immunsystems als Ursache haben, sind Nahrungsmittelintoleranzen oder Malabsorptionen nicht immunologisch bedingt. Schätzungsweise sind ungefähr 20 Prozent der Bevölkerung in den Industrieländern von derartigen Unverträglichkeiten betroffen.

Nahrungsmittelallergien

Allergien scheinen im Laufe der letzten Jahrzehnte in den Industrieländern deutlich zugenommen zu haben. Dabei handelt es sich um eine Überreaktion des Immunsystems auf einen bestimmten Nahrungsbestandteil, meist auf ein Eiweiß, das sogenannte Allergen. Ungefähr fünf Prozent aller Kinder und drei Prozent der Erwachsenen sind davon betroffen. Auch Neugeborene können bereits allergisch reagieren – in der Regel auf Kuhmilch. Rund ein bis zwei Prozent aller Kleinkinder reagieren auf Eier und 0,5 bis ein Prozent auf Erdnüsse (keine Nuss, sondern eine Hülsenfrucht). Andere häufige Allergene sind Nüsse, Fisch, Meeresfrüchte, Weizen und Soja.

Wie können wir einer Allergie vorbeugen?

Meist wird die Allergiebereitschaft vererbt. Wenn ein Elternteil eine oder mehrere Allergien hat, liegt das Allergierisiko für das Kind bei rund 30 Prozent. Zusätzlich zur Veranlagung muss der Mensch in einer bestimmten Lebensphase mit dem allergieauslösenden Stoff in Berührung kommen. Normalerweise führt der erste Kontakt mit einem fremden Nahrungsmittel über den Mund zu einer oralen Toleranz. Jedes neue Nahrungsmittel, das gegessen wird, landet irgendwann im Darm und wird dem dortigen Immunsystem präsentiert. Dessen Fähigkeit, Nahrungsmittel zu erkennen, zu tolerieren und Giftstoffe oder Fremdorganismen erfolgreich abzuwehren und zu bekämpfen, sichert unser Überleben.

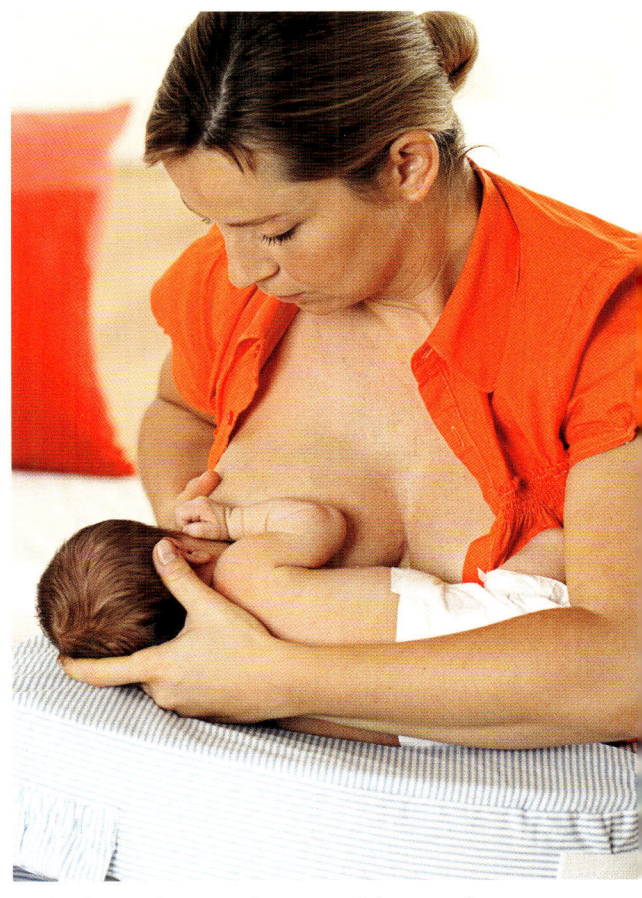

Stillen beugt der Entstehung von Nahrungsmittelallergien vor und soll auch gegen spätere Atemwegsallergien helfen.

Eine sensible Phase für die Entwicklung von Nahrungsmitteltoleranzen bzw. -intoleranzen ist das Alter zwischen fünf und sechs Monaten. Deshalb sollten Säuglinge ihre erste Beikost zwischen dem fünften und siebten Monat erhalten – am besten »unter Muttermilchschutz«. Idealerweise beginnen Sie mit kleinen Mengen, die Sie Ihrem Kind löffelweise zusätzlich zum Stillen anbieten. Ausschließliches Stillen mindestens bis zum Beginn des fünften Monats gewährt dem Kind einen gewissen Schutz vor Allergien. Auch Teilstillen ist günstig, ergänzt durch hypoallergene (HA) Säuglingsnahrung. Wenn Sie auch nach der Einführung von Beikost noch weiterstillen, verbessert das die orale Verträglichkeit neuer Nahrungsmittel und Sie erhöhen damit die Wahrscheinlichkeit, dass Ihr Kind alle Nahrungsmittel verträgt. Wenn bereits Allergien in der Familie bestehen, sollte es eine Selbstverständlichkeit sein, in Gegenwart des Kindes nicht zu rauchen. Neurodermitis zählt ebenfalls zu den allergischen Krankheiten. Wie bei allen Allergien sind die Ursachen auch hier komplex: Sowohl genetische Faktoren als auch Umwelteinflüsse und die psychische Verfassung wirken sich auf das Immunsystem aus. Manchmal manifestiert sich eine Nahrungsmittelallergie zuerst in Form einer Neurodermitis. Im Jahr 2010 konnten Forscher der Universität Zürich zum ersten Mal nachweisen, dass neben der Genetik auch vorgeburtliche Faktoren Einfluss auf die Entwicklung von Neurodermitis haben. Sie fanden heraus, dass bei Kindern von Müttern, die ihre Schwangerschaft im Umfeld von Nutztieren oder Katzen verlebten, das Risiko geringer war, in den ersten beiden Lebensjahren an einer Neurodermitis zu erkranken. Doch auch vorher war schon bekannt, dass allergische Krankheiten bei Kindern, die auf einem Bauernhof aufwachsen, weniger häufig auftreten, was unter anderem auf den Kontakt mit Nutztieren (Rinder, Pferde, Schafe etc.) zurückgeführt wird.

WICHTIG

Erste Hilfe

Menschen mit Nahrungsmittelallergien müssen eventuell mit einem Notfall-Set ausgestattet werden, welches sie immer bei sich tragen sollten. Mitunter enthalten fertige Produkte unvorhersehbar Spuren des Allergens, z. B. von Erdnüssen, einem häufigen Nahrungsmittelallergen.

Was tun bei Nahrungsmittelallergien?

Kinder leiden häufiger an Nahrungsmittelallergien als Erwachsene, die zeigen sich meist in Form von Verdauungsstörungen (Erbrechen, Durchfall) oder vor allem bei Kleinkindern als Neurodermitis (atopisches Ekzem). Nach dem dritten Lebensjahr kommt dann oft Asthma hinzu. Schlimmstenfalls kann der Verzehr allergieauslösender Nahrungsmittel zu einer lebensbedrohlichen Schwellung der Atemwege führen (Anaphylaxie). Deshalb ist es wichtig zu wissen, auf welche Nahrungsmittel ein Mensch allergisch reagiert. Nicht selten treten auch Kreuzreaktionen zwischen bestimmten Blütenpollen und einzelnen Nahrungsmitteln auf. Wurde eine Allergie diagnostiziert, so muss das entsprechende Allergen, z. B. Milch, Ei oder eine bestimmte Getreidesorte, für sehr lange Zeit, manchmal sogar lebenslang konsequent gemieden werden. Hier hilft eine Auslass- oder Eliminationsdiät. Dabei wird schrittweise durch

Vermeidung der allergieauslösenden Nahrungsmittel sowie der jeweiligen Kreuzreagierenden aus den verträglichen Nahrungsmitteln eine langfristig bedarfsdeckende Ernährung aufgebaut. Hierfür sollten Sie unbedingt eine professionelle Ernährungsberatung in Anspruch nehmen. Nur so kann eine hochwertige Ernährung trotz Allergie dauerhaft gewährleistet werden.

Nahrungsmittelintoleranzen

Nahrungsmittelunverträglichkeiten sind keine Allergien! Die Ursache für eine solche Unverträglichkeit können beispielsweise Stoffe sein, die sich bilden, wenn Lebensmittel zu lange gelagert werden, wie das Histamin in verdorbenem Fisch. Aber auch bestimmte Nahrungsbestandteile führen mitunter zu Unverträglichkeitsreaktionen. Dazu zählen Tyramin in altem Käse oder auch Zusatzstoffe in Lebensmitteln. Manche Intoleranzen sind auch stoffwechselbedingt wie die Laktoseintoleranz – hier fehlt dem Organismus das entsprechende Enzym (Laktase), um die Laktose im Darm zu verwerten. Mitunter dauert es Jahre, bis die Diagnose eindeutig gestellt ist.

Was tun bei Nahrungsmittelintoleranzen?

Die Ernährungsempfehlung bei Intoleranzen unterscheidet sich kaum von der bei Allergien. Unverträglichkeiten auf nichtallergischer Basis werden ebenfalls durch einen mehr oder weniger konsequenten Verzicht des auslösenden Nahrungsmittels behandelt. Die häufigsten Nahrungsmittelunverträg-

lichkeiten hierzulande sind die Laktoseintoleranz und die Fruktoseunverträglichkeit.

Laktoseintoleranz

Laktose (Milchzucker) gehört zu den Kohlenhydraten (siehe Seite 18 ff.) und ist ein Disaccharid (Zweifachzucker), das aus jeweils einem Molekül Glukose (Traubenzucker) und Galaktose (Schleimzucker) besteht. Als Bestandteil der Muttermilch spielt Laktose bei der Ernährung von Säuglingen eine wichtige Rolle. Sie liefert Energie, unterstützt die Kalziumaufnahme und begünstigt das Wachstum von Bifidus-Bakterien im

---

WIE WIRD EINE LAKTOSEINTOLERANZ FESTGESTELLT?

Wasserstoff-Atem-Test: Dieses Verfahren basiert auf dem Nachweis von Wasserstoff (H_2) in der ausgeatmeten Luft. Beim bakteriellen Abbau der Laktose im Dickdarm entsteht u. a. gasförmiger Wasserstoff, dieser gelangt über das Blut in die Lungen und wird anschließend ausgeatmet.
Blutzucker-Test: Hier wird der Glukosegehalt im Blut gemessen, d. h., die Laktaseaktivität wird über einen Anstieg der Glukosekonzentration im Blut festgestellt.
Genetischer Test: Bei Verdacht auf Laktasemangel wird in diesem Fall ein Gentest durchgeführt. Dazu reicht ein einfacher Abstrich der Wangenschleimhaut.
Biopsie: Bei diesem invasiven Verfahren wird eine Gewebeprobe aus dem Dünndarm entnommen, die anschließend in einem Labor untersucht wird.

Darm. Ferner finden wir den Milchzucker in vielen industriell hergestellten Produkten als Zusatzstoff. Das Enzym Laktase dient im Dünndarm zur Aufspaltung dieses Milchzuckers in dessen Bestandteile Glukose und Galaktose, die dann von der Darmschleimhaut aufgenommen werden können.

Die Laktoseintoleranz ist also eine Milchzuckerunverträglichkeit, die durch das teilweise oder vollständige Fehlen des milchzuckerspaltenden Enzyms Laktase hervorgerufen wird. Ein angeborener Laktasemangel ist sehr selten und für das Neugeborene gefährlich. Weit häufiger ist jedoch der »natürliche« Laktasemangel. Hier tritt die Laktoseintoleranz entweder nach dem Abstillen oder in späteren Lebensjahren auf. Beschwerden stellen sich jedoch erst bei einem sehr starken Rückgang bzw. kompletten Mangel an Laktase ein. Diese Form ist weltweit stark verbreitet und stellt praktisch den »Normalzustand« dar. In Asien und Afrika ist der größte Teil der erwachsenen Bevölkerung (90 Prozent oder mehr) davon betroffen, bei hellhäutigen Menschen in Westeuropa, Australien und Nordamerika sind es immerhin 5 bis 15 Prozent. Laktasemangel tritt manchmal als Begleiterscheinung einer Erkrankung auf (beispielsweise bei einer chronischen Darmerkrankung und beim Kurzdarmsyndrom).

Woher kommen die Symptome wie Blähungen, Durchfall und Koliken?

Wird der Milchzucker nicht oder nur unzureichend gespalten, gelangen große Mengen an Laktose in die mit Bakterien besiedelten Darmabschnitte. Diese Bakterien bauen den

TIPP: PROBIEREN GEHT ÜBER STUDIEREN

Auch wenn bei Ihnen eine Laktoseintoleranz festgestellt wurde, sollten Sie nicht gleich die Flinte ins Korn werfen und nur noch extrem »laktosefrei« essen. Der völlige Verzicht auf Laktose lässt meist auch die kleine Restaktivität des Enzyms Laktase verschwinden. Finden Sie heraus, in welchen Situationen Sie nachlässiger mit Milchprodukten sein können.

Milchzucker zu Milch- und Essigsäure sowie zu Kohlendioxid, Methan und Wasserstoff ab. In der Folge kommt es zum vermehrten Wassereinstrom in den Darm und zu gesteigerten Darmbewegungen, die letztlich zu besagten Beschwerden wie Durchfall, Koliken und Blähungen führen.

Was ist bei einer Laktoseintoleranz zu beachten?

Es ist möglich, seine Ernährung milchzuckerfrei oder zumindest laktosearm zu gestalten. Je nach Schweregrad der Erkrankung hat jeder Betroffene eine individuelle Toleranzschwelle. Bei leichtem Verlauf werden beispielsweise ca. 8 bis 10 g Laktose pro Tag vertragen. Mit diesem Wissen können die Beschwerden auf ein Minimum reduziert werden. Eine andere Möglichkeit ist die Zufuhr von Laktase in Form von Kautabletten oder Kapseln, erhältlich in der Apotheke. Die Dosierung ist jedoch oft schwierig, da sie dem Laktosegehalt der zu verzehren.den Lebensmittel angepasst werden muss. Hierbei ist zu berücksichtigen, dass das Produkt bereits im Magen wirksam ist. Laktose wird aber erst im Dünndarm verstoffwechselt, so dass nicht gewährleistet werden kann, dass eine ausreichende Dosis an Laktase im Dünndarm ankommt.

Bei gesicherter Laktoseintoleranz empfiehlt sich eine eingehende Beratung durch eine Ernährungsfachkraft, um beschwerdefrei durch den Alltag zu kommen. Die meisten gesetzlichen Krankenkassen bezuschussen eine solche Beratung.

Diese Nahrungsmittel sind empfehlenswert:

> Sauermilchprodukte wie Joghurt, Kefir oder Buttermilch enthalten unterschiedliche Mengen an Laktose, werden aber in der Regel gut vertragen, da sie Milchsäurebakterien enthalten, die den Milchzucker zum Teil vorab schon abbauen.

> Auch viele Käsesorten können ohne Beschwerden gegessen werden. Hier wird bereits bei der Herstellung die Laktose durch Fermentation abgebaut. Dieser Abbau ist jedoch unterschiedlich – je nach Herstellungsform und Reifedauer des Käses. Grundsätzlich kann als Faustregel formuliert werden: Je länger der Reifungsprozess, desto geringer der Laktoseanteil. Deshalb wird traditionell hergestellter und ausgereifter Parmesan häufig gut vertragen. Laktosefreie bzw. nur geringe Mengen Laktose enthaltende Käsesorten sind Emmentaler, Bergkäse, Parmesan, Edamer, Gouda, Tilsiter, Trappistenkäse, Appenzeller, Brie, Camembert, Weichkäse, Weinkäse, Chester, Edelpilzkäse, Schafskäse, Limburger, Romadur, Mozzarella, Münsterkäse, Räucherkäse, Butterkäse, Sauermilchkäse wie Harzer, Mainzer und Handkäse.

> Inzwischen gibt es viele Firmen, die laktosefreie Milch und Milchprodukte anbieten, bei denen die Laktose industriell aufgespalten wurde.

> Eine weitere Alternative sind die zahlreichen Sojaprodukte (am besten mit Kalziumzusatz), denn Soja enthält von Natur aus keine Laktose.

WICHTIG

Auf Inhaltsstoffe achten

Bitte beachten Sie, dass Laktose vielen Produkten zugesetzt wird. Dazu zählen Instantprodukte, Wurstwaren oder Gewürze. Zwar besteht seit dem 25. November 2005 eine Kennzeichnungspflicht für sämtliche Lebensmittelbestandteile, jedoch müssen einzelne Inhaltsstoffe von Lebensmittelzusatzstoffen nur deklariert werden, wenn sie mindestens 25 Prozent des Zusatzstoffes ausmachen. Wer also auf kleinste Mengen Laktose empfindlich reagiert, muss auf Lebensmittel zurückgreifen, die auf der Verpackung eine Volldeklaration der Inhaltsstoffe angeben oder auf Zusätze wie »laktosefrei« oder »milchfrei« achten. Weiterhin ist zu beachten, dass viele Medikamente und Fertigprodukte Laktose als Trägerstoff enthalten. Zu diesen zählt beispielsweise die Antibabypille.

LEBENSMITTEL, DIE LAKTOSE ENTHALTEN KÖNNEN

Lebensmittelgruppe	Lebensmittel
Milch/Milchprodukte	Milch, Käse*, Trockenmilch, Pudding, Mixgetränke, Kakao, Süßspeisen, Kaffeeweißer, Kondensmilch, Sahne, Sauerrahm, Dickmilch*, Kefir*, Joghurt*, Sauermilch*, Molke*, Quark, Hüttenkäse, Schmelzkäse, Käsezubereitungen
Brot/Backwaren	Brot- u. Kuchenbackmischungen, Milchbrötchen, Waffeln, Kuchen, Kekse, Knäckebrot, Kräcker
Fertiggerichte/Fertigteilgerichte	Pizza, Tiefkühlfertiggerichte, Konserven, Tiefkühlzubereitungen, z. B. Fleisch- oder Gemüsezubereitungen
Süßwaren	Eiscreme, Schokolade, Sahne- und Karamellbonbons, süße Riegel, Nougat, Nuss-Nougat-Creme, Pralinen
Fleisch/Wurstwaren	Würstchen (z. B. Brühwürste), Leberwurst, fettreduzierte Wurstwaren, Wurstkonserven
Instant-Erzeugnisse	Instant-Suppen, Instant-Saucen, Instant-Cremes, Kartoffelpüreepulver, Knödelpulver, Bratlingmischungen
Fertigsaucen	Gourmet-, Grill- und Salatsaucen, Mayonnaise
weitere Produkte	Müslimischungen, Margarineprodukte, Streichcremes

Quelle: Kasper: Ernährungsmedizin und Diätetik
*Die gekennzeichneten Lebensmittel enthalten unterschiedlich große Mengen Laktose

Leckere Rezepte bei Laktoseintoleranz

Gemischter Bohneneintopf mit Kasseler

Zubereitungszeit: ca. 20 Min.
Kochzeit: 1 Std.
400 g mageres Kasseler | 2 EL Rapsöl | 2 Zwiebeln | ca. 6 Pfefferkörner oder auch Pimentkörner | 300 g Möhren | 300 g Kartoffeln | jeweils 300 g grüne Bohnen und gelbe Wachsbohnen | Oregano, Thymian | 2 kleine Dosen weiße Bohnen, Abtropfgewicht je 250 g | Salz, weißer Pfeffer | 1 Bund Petersilie, gehackt

1 Das Kasseler unter fließendem Wasser gründlich waschen und anschließend mit Küchenpapier trockentupfen.
2 Das Öl in einem großen Topf erhitzen. Die Zwiebeln schälen und grob würfeln. Dann das Fleisch und die Zwiebeln leicht anbraten und mit ca. 1,5 l Wasser aufgießen. Nun die Pfefferkörner zufügen und alles bei geringer Hitze eine Stunde köcheln lassen.
3 In der Zwischenzeit die Möhren und Kartoffeln schälen. Grüne und gelbe Bohnen waschen und die Enden abschneiden. Anschließend das ganze Gemüse in mundgerechte Stücke schneiden.

4 Nach 30 Min. Garzeit das Gemüse zum Fleisch geben und mit den Kräutern würzen. Weiße Bohnen aus der Dose abtropfen lassen und ebenfalls in den Eintopf geben.
5 Das Fleisch aus dem Topf nehmen, in Würfel schneiden und zurück in den Topf geben. Dann den Eintopf noch einmal abschmecken und eventuell mit Salz und Pfeffer nachwürzen. Nun noch mit der gehackten Petersilie bestreuen und fertig ist ein deftiger und nahrhafter Eintopf für die ganze Familie.
Nährwerte pro Portion:
455 kcal | 30 g E | 19 g F | 39 g KH

Laktosefrei, aber trotzdem kalziumreich. Macht richtig satt und hält lange vor – ein ideales Herbst- und Winteressen.

Krabben-Rührei

Für 4 Portionen
Zubereitungszeit: ca. 10 Min.
6 Eier | Butter | Salz und Pfeffer | 1 Bund Bärlauch | 300 g Nordseekrabben, bereits gepult | 1 unbehandelte Zitrone
1 Eier verschlagen, eventuell einen Schuss Mineralwasser oder Milch zugeben und in einer gebutterten Pfanne ein Rührei »rühren«. Mit Salz und Pfeffer abschmecken. Den feingehackten Bärlauch darüber geben, ebenso die Nordseekrabben.
2 Mit Zitronenspalten und einer Scheibe frischem Bauernbrot servieren.
Nährwerte pro Portion:
204 kcal | 22 g E | 12 g F | 2 g KH

Ein schnelles laktosefreies Gericht, das Sie mit reichlich Eiweiß, Jod und diversen Vitaminen versorgt. Schmeckt auch Kindern.

Nektarinensorbet

4 Portionen
Zubereitungszeit: ca. 15 Min.
Kühlzeit: einige Stunden
600 g Nektarinen | 150 ml Pfirsichnektar | Schale und Saft einer unbehandelten 1 Zitrone | 3 Blatt Gelatine
1 Die Nektarinen kreuzweise einschneiden und für kurze Zeit in kochendes Wasser geben, anschließend von der Schale befreien.
2 Das Fruchtfleisch pürieren, mit dem Nektar, dem Zitronensaft und der geriebenen Zitronenschale verrühren. Eventuell noch etwas nachzuckern.
3 Die Gelatine nach Packungsangabe einweichen und mit etwas Wasser oder Pfirsichnektar erwärmen, bis sie sich ganz aufgelöst hat. Anschließend die Gelatineflüssigkeit unter das Püree rühren.
4 Die fertige Masse in eine flache Schale füllen und für einige Stunden ins Gefrierfach stellen. Dabei ab und zu umrühren, damit das Sorbet gleichmäßig gefriert.
Tipp: Das mehrmalige Umrühren des Sorbets während des Gefrierens macht das Eis cremiger, weil die Eiskristalle auf diese Weise kleiner werden.
Nährwerte pro Portion:
118 kcal | 3,4 g E | 0,2 g F | 24 g KH

Die meisten Nachtische enthalten Laktose, da sie mit Milchprodukten zubereitet werden. Hier haben wir nun ein Dessert ausgewählt, das auch Menschen mit Laktoseintoleranz unbeschwert genießen können. Durch die Kombination von Nektarinen und Pfirsichnektar fruchtig und erfrischend – ideal für die warme Jahreszeit.

Fruktose- und Sorbitunverträglichkeit

Fruchtzucker oder Fruktose ist ein Einfachzucker und Bestandteil vieler Lebensmittel. Neben Obst- und Gemüseprodukten enthalten auch Saccharose (Haushaltszucker), Honig und Zuckeraustauschstoffe wie Sorbitol und Inulin (ein Kohlenhydrat, das in Artischocken und Topinambur vorkommt) gewisse Mengen an Fruchtzucker.

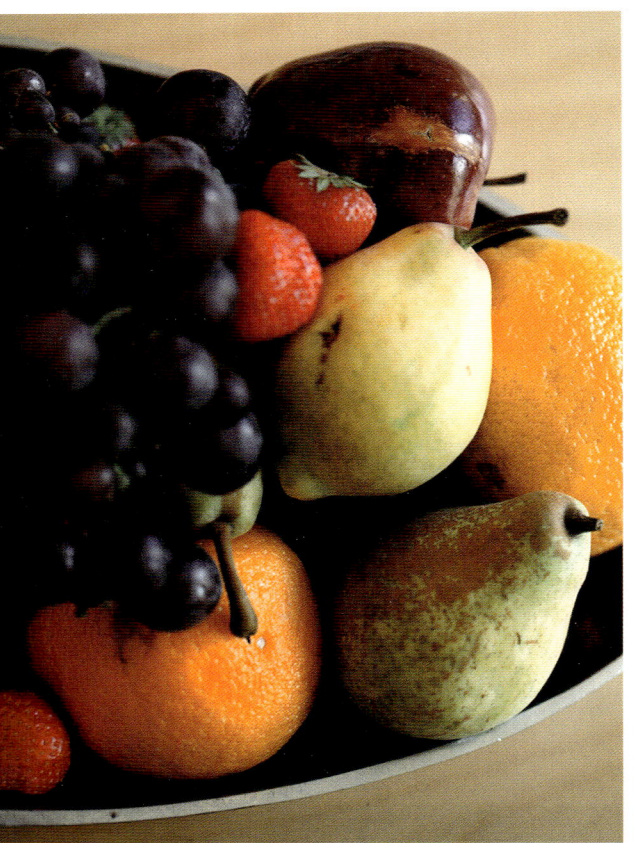

Bei ausgeprägter Fruktoseunverträglichkeit darf überhaupt kein Obst verzehrt werden, Medikamente gibt es bislang leider noch nicht.

Fruktoseintoleranz und Fruktosemalabsorption

Bei der erblichen Fruktoseintoleranz handelt es sich um eine seltene, gefährliche Krankheit des Säuglingsalters, die durch einen angeborenen Mangel des Enzyms Fruktose-1-Phosphat-Aldolase gekennzeichnet ist. Der Nachweis erfolgt durch einen Gentest (siehe Seite 169).
Die Fruktosemalabsorption hingegen ist eine erworbene Störung, die auf ein defektes Transportsystem im Dünndarm zurückzuführen ist, so dass die Fruktose nicht mehr ausreichend aufgenommen werden kann. Zusammen mit Wasser gelangt sie in den Dickdarm, wo sie von diversen Mikroorganismen zu Wasserstoff und Kohlendioxid umgewandelt wird.

Wie wird eine Fruktoseunverträglichkeit festgestellt?

Viele Menschen, die in ihrer Jugend eher selten Obst gegessen haben, stellen bei einer Umstellung auf »gesunde Ernährung« mit mehr Obst fest, dass sie dieses nicht vertragen. Sie klagen über Bauchschmerzen, Blähungen und manchmal sogar über explosionsartigen Durchfall. Häufig sind andere Familienmitglieder ebenfalls betroffen. Bei Verdacht auf Fruktoseunverträglichkeit sollten Sie Ihren Hausarzt aufsuchen. Dieser wird einen entsprechenden Test durchführen. Dabei gibt es in der Schulmedizin verschiedene Möglichkeiten:
Der **Wasserstoff-Atemtest** ist die häufigste und sicherste Diagnosemöglichkeit. Dabei trinkt der Patient eine Fruktoselösung (meist zwischen 20 und 50 g Fruktose in

der fünf- bis zehnfachen Wassermenge). Anschließend wird der Wasserstoffgehalt in der ausgeatmeten Luft überprüft. Menschen mit Fruktoseunverträglichkeit zeigen einen deutlichen Anstieg an Wasserstoff in der Ausatemluft. Ein geringer Anstieg ist normal, da auch beim gesunden Menschen Wasserstoff in minimalen Mengen entsteht. Der Test wird nüchtern durchgeführt und dauert ca. drei bis vier Stunden. Weiterhin sollten in den letzten vier Wochen keine Antibiotika eingenommen worden sein.

Bluttest: Bei einer Fruktosemalabsorption sind häufig die Blutkonzentrationen von Tryptophan, Zink und Folsäure erniedrigt, die von Lipase und Amylase dagegen erhöht. Diese Veränderungen sind allerdings nicht krankheitsspezifisch, sondern können auch bei anderen Erkrankungen auftreten. Daher reicht eine Untersuchung dieser Blutparameter allein in der Regel nicht zur Diagnosestellung aus.

Messung des Blutzuckerspiegels: Da der Wasserstoff-Atemtest nicht immer aussagekräftig ist, bietet sich der Blutzuckertest als zusätzliche Diagnosemöglichkeit an. Dabei wird zunächst der Blutzuckerspiegel gemessen, dann muss der Betroffene eine Fruktoselösung trinken. Während der nächsten zwei Stunden wird der Blutzuckerspiegel in regelmäßigen Abständen kontrolliert. Liegt eine Fruktoseunverträglichkeit vor, steigt der Blutzuckerspiegel entweder gar nicht oder weniger als beim Gesunden.

Bei dem **genetischen Test** werden Mutationen im mütterlichen und väterlichen Gen für das Enzym Fruktose-1-Phosphat-Aldolase identifiziert. Diese führen dazu, dass dieses Enzym gar nicht oder nur eingeschränkt gebildet wird.

Was tun bei einer Fruktosemalabsorption?

Bislang gibt es keine medikamentöse Therapie. Die einzige Möglichkeit ist eine fruktosearme Ernährung. Auch auf Zuckeraustauschstoffe sollte verzichtet werden, da diese die Fruktoseaufnahme zusätzlich behindern. Lebensmittel, die einen höheren Glukoseanteil im Vergleich zur Fruktose enthalten, werden häufig besser vertragen.

Geeignete Lebensmittel bei fruktosearmer und sorbitfreier Kost:

> Getreideprodukte
> Milchprodukte ohne Früchtezusatz
> Gemüsesorten wie Erbsen, Chicorée, Spinat, Spargel, Blumenkohl, Pilze, Feldsalat, Blattsalate, Mangold, Radieschen, Gurken, Spargel, Avocados, Rhabarber
> Nüsse (außer Erdnüsse)
> Fleisch, Geflügel, Fisch und Eier in jeglicher Form
> Wasser sowie Kaffee und Tee (schwarz, grün, Kräutertee)

Womit können Sie süßen?

> Glukose (Traubenzucker, Dextrose): In Einzelfällen kann der gleichzeitige Verzehr von Traubenzucker die Verträglichkeit von fruktosehaltigen Lebensmitteln positiv beeinflussen.
> Zucker (Saccharose): Besteht aus einem Molekül Fruchtzucker und einem Molekül Traubenzucker. Da Traubenzucker die Aufnahme von Fruchtzucker erleichtert,

VERSTECKTE FRUKTOSE-QUELLEN

Fruktose und Sorbit sind in zahlreichen kalorienreduzierten Lebensmitteln als Zuckeraustauschstoffe enthalten, so z. B. in Diätjoghurt, -pudding und -konfitüren sowie in Diabetikerprodukten, Milchmixgetränken, Softdrinks, Erfrischungsgetränken, Süßigkeiten und Kaugummis.

wird normaler Haushaltszucker häufig recht gut vertragen.

> Malz oder Malzsirup: Der Malzzucker (Maltose) aus Gerste, Mais, Weizen oder Reis besteht ausschließlich aus Glukose.
> Milchzucker: Dieser Zweifachzucker besteht aus Glukose und Galaktose. Bei gleichzeitig vorliegender Laktoseintoleranz ist Milchzucker allerdings nicht zum Süßen geeignet.
> Süßstoffe: In Maßen sind die einzelnen Süßstoffe wie Acesulfam (E 950), Aspartam (E 951), Cyclamat (E 952) und Saccharin (E 954) verträglich.

Diese Lebensmittel sollten Sie meiden:
> alle Obstarten, Trockenfrüchte und Fruchtsäfte, inklusive aller Produkte, die aus Obst hergestellt sind, wie Konfitüre, Obstkompott oder rote Grütze.
> Gemüsearten mit einem Fruktosegehalt über 1 Gramm pro 100 Gramm. Dazu zählen Möhren, Rüben, Artischocken, Auberginen, grüne Bohnen, Kürbis, Paprika und Tomaten.

> Erdnüsse
> Honig
> Früchtetee
> Wein, Sekt (trockene Weine sind meist besser verträglich)
> Bier (enthält viel Sorbit und Fruktose)

Folgende Zuckeraustauschstoffe sollten Sie ebenfalls meiden:
> Sorbit (E 420)
> Mannit (E 421)
> Isomalt (E 953)
> Maltit (E 965)
> Xylit (E 967)

Süßstofftabletten, Nahrungsergänzungsmittel, Arzneimittel, Infusionslösungen und Abführmittel zur Vorbereitung einer Darmspiegelung können ebenfalls Fruktose und Sorbit enthalten. Achten Sie auf die Packungsbeilage und informieren Sie Ihren Arzt, wenn eine Unverträglichkeit vorliegt.

TIPP: FRUKTOSE IN MASSEN

Es lohnt sich, vier Wochen streng fruktosearm zu essen. Manchmal hat sich die Situation dann beruhigt und Sie können wieder vorsichtig kleine Mengen Fruchtzucker durchgehen lassen. Wenn nicht, dann sollten Sie Kontakt mit einer Ernährungsfachkraft aufnehmen, um einem Vitaminmangel vorzubeugen. Wie bei der Laktoseintoleranz gilt auch bei der Fruktosemalabsorption: Leider sehen wir Obst seinen Fruchtzuckergehalt nicht an. Mit Traubenzucker können wir etwas tricksen.

Leckere Rezepte bei Fruktoseintoleranz

Gorgonzolaaufstrich

Für 4 Portionen
Zubereitungszeit: 5 Min.
100 g Gorgonzola | 125 g Doppelrahmfrisch-
käse | 1 EL süße Sahne | Petersilie, gehackt |
etwas Salz und weißer Pfeffer
1 Gorgonzola, Frischkäse und Sahne gut vermischen und mit gehackter Petersilie, Salz und
weißem Pfeffer abschmecken. Schmeckt sehr
gut zu dunklem Brot.
Nährwerte pro Portion:
127 kcal | 5 g E | 11 g F | 1 g KH

**Der milde Frischkäse nimmt dem Gorgon-
zola den strengen Geschmack. Eine gute
Quelle für Vitamin A und Eiweiß.**

Zucchini-Muffins

Für 12 Stück
Zubereitungszeit: ca. 15 Min.
Backzeit: 20–25 Min.
125 ml Buttermilch | 2 Eier | 80 ml Rapsöl |
225 g Mehl | 2 TL Backpulver | ½ TL Natron |
1 TL Salz | 1 Prise Zucker | 150 g Zucchini, grob
geraspelt | 100 g Schafskäse | 75 g Walnüsse,
gehackt | 1 TL Thymian
1 Buttermilch, Eier und Öl verrühren. Mehl,
Backpulver, Natron, Salz und Zucker mischen
und unterrühren.
2 Zucchini, Schafskäse, Walnusskerne und
Thymian unterheben.
3 Den Teig in gefettete oder mit Papierförmchen ausgelegte Muffinsförmchen füllen und
20–25 Min. bei ca. 180° backen.

Nährwerte pro Muffin:
166 kcal | 5 g E | 11 g F | 12 g KH

**Die Zucchini auf jeden Fall mit Schale ver-
wenden, denn diese ist besonders reich an
sekundären Pflanzenstoffen.**

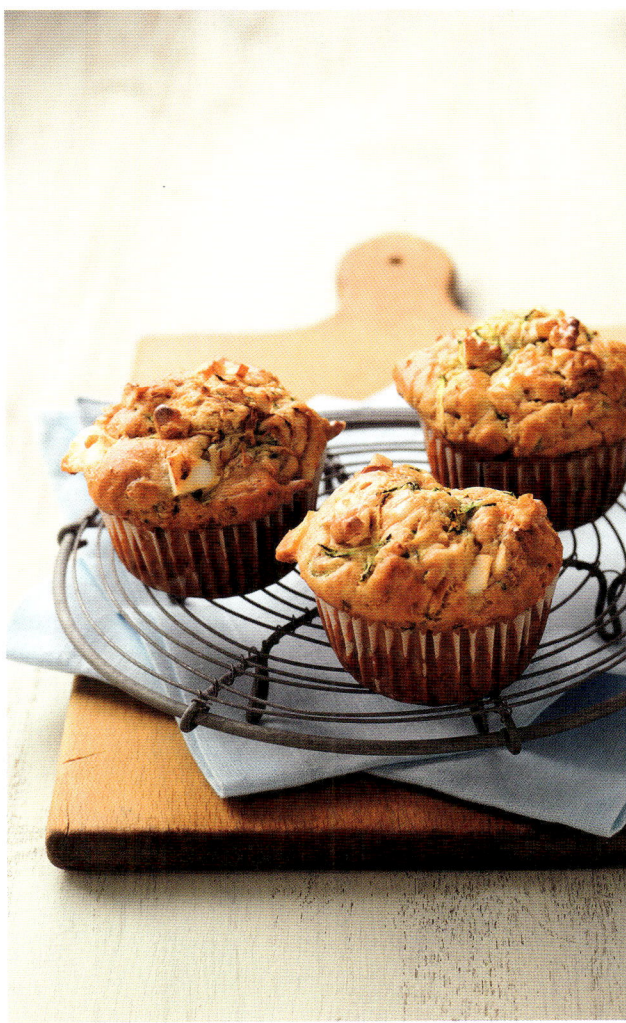

Gemüsemuffins enthalten Vitamine und sind
zudem ein leckerer Snack für unterwegs.

171

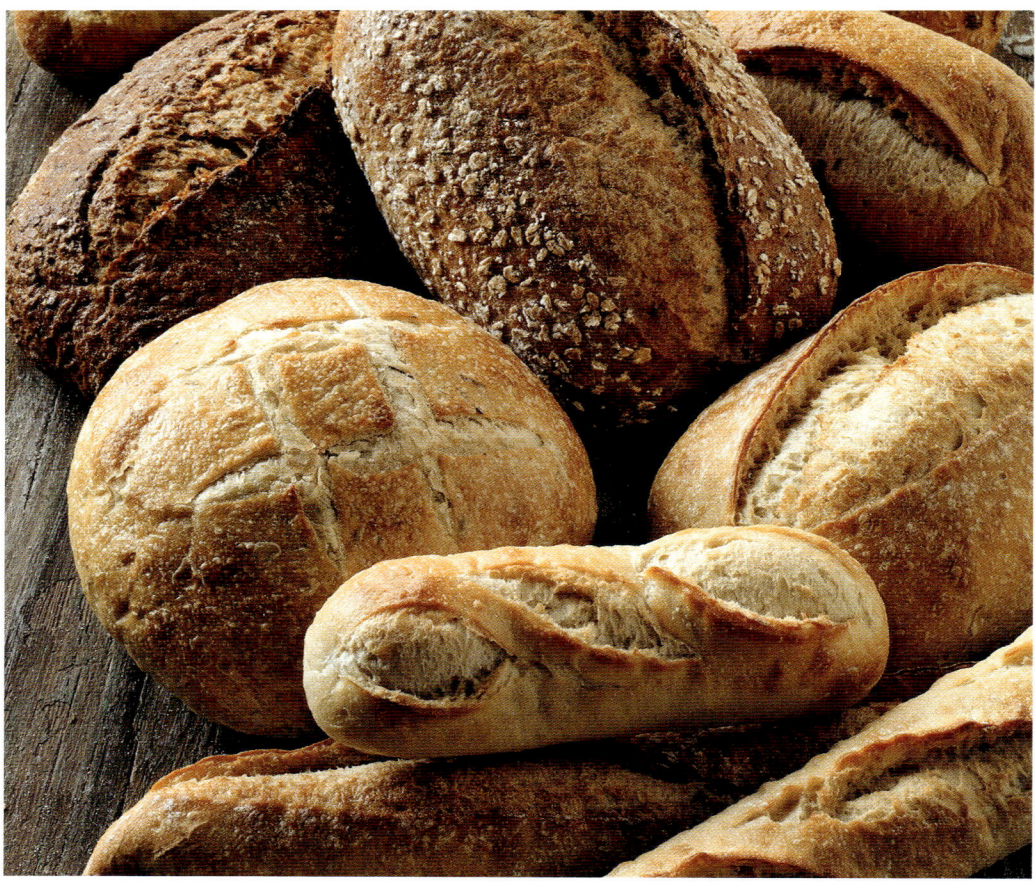

Fast alle gängigen Getreidesorten enthalten das Klebereiweiß Gluten. Für Menschen mit einer Gluten-unverträglichkeit ist das »tägliche Brot« daher äußerst schwer zu bekommen.

Glutenunverträglichkeit (Zöliakie)

Zöliakie (auch Sprue genannt) ist eine entzündliche Darmerkrankung aufgrund einer Überempfindlichkeit auf Bestandteile im Klebereiweiß (Gluten). Gluten ist in den meisten Getreidesorten enthalten (in Weizen sowie in dessen alten Sorten Emmer und Zweikorn, in Dinkel, Grünkern, Roggen, Gerste und vermutlich auch in Hafer).

Die meisten Zöliakiepatienten werden vom Kinderarzt bereits im Vorschulalter entdeckt. Es besteht offenbar eine gewisse familiäre Veranlagung. Manchmal erkranken aber auch Erwachsene – meist um das 40. Lebensjahr – und hier mehr Frauen als Männer. Erkrankungen, von denen angenommen wird, dass sie autoimmunologisch bedingt sind wie beispielsweise Diabetes

Typ I oder Hashimoto-Schilddrüsenentzündung, treten nicht selten gemeinsam mit der Glutenunverträglichkeit auf.

Bei dieser Erkrankung werden die Zellen der Dünndarmoberfläche zerstört, wodurch sich die Bedingungen für die Nährstoffaufnahme im Darm verschlechtern. Daher besteht ein deutliches Risiko für eine Mangelernährung. Typische Anzeichen wie Gewichtsabnahme, Blähungen, Durchfall, aber auch Verstopfung, Bauchschmerzen, eine Entzündung im Mund, Übelkeit und Erbrechen sowie Haarausfall und raue Haut treten nicht immer gemeinsam auf, sodass die Diagnose im Erwachsenenalter mitunter erst nach langer »Arztwanderung« gestellt werden kann. Wenn der Verdacht erst einmal im Raum steht, lässt sich die Diagnose durch spezielle Blutuntersuchungen und Mikroskopieren der Darmschleimhaut allerdings gut sichern.

Was tun bei Glutenunverträglichkeit?

Die Antwort ist kurz und knapp: Sie vermeiden alle Nahrungsmittel, die Gluten enthalten. Da die auf Seite 172 genannten Getreidesorten in Mitteleuropa zu den Hauptnahrungsmitteln gehören, ist das leichter

---

DIESE GETREIDE- UND MEHL-SORTEN SIND ERLAUBT

Garantiert glutenfrei sind: Mais, Reis, Buchweizen, Hirse, Kastanienmehl, Kartoffelstärke, Quinoa und Amarant.

---

gesagt als getan. Da es derzeit keine andere Möglichkeit gibt, müssen Sie wohl oder übel auf andere Getreidesorten umsteigen, die kein Gluten enthalten. Die Deutsche Zöliakie Gesellschaft bietet gute Beratungsmöglichkeiten auch im Internet (Adresse siehe Service-Teil, Seite 296) und liefert Erfahrungsberichte von Betroffenen.

Versteckte Glutenquellen

Was viele Betroffene zunächst nicht wissen, ist, dass es überall versteckte Quellen von Gluten gibt. So enthalten fast alle Wurstsorten Gluten sowie viele Fertigprodukte auf Fischbasis. Im Frischkäse können wir ihn vermuten und auch zur Herstellung von Mayonnaise und Remoulade werden häufig Bindemittel verwendet, die Gluten enthalten. Selbst Biermixgetränke und Säfte, denen Ballaststoffe zugesetzt werden, sind nicht glutenfrei. Das Gleiche gilt für Whisky auf Getreidebasis. Viele Gewürzmischungen enthalten ebenfalls Gluten und auch bei Medikamenten sollten wir vorsichtshalber auf den Beipackzettel schauen, ob die Trägersubstanz womöglich Gluten enthält. Zum Glück muss Gluten auf der Liste der Inhaltsstoffe angegeben werden.

Konsequenz zahlt sich aus

Werden glutenhaltige Nahrungsmittel vermieden, erholt sich der Darm oft erstaunlich schnell und viele Folgebeschwerden, unter denen die Patienten lange gelitten haben wie Milchunverträglichkeit, Abgeschlagenheit oder ein ständiger Mangel an fettlöslichen Vitaminen, bilden sich rasch zurück. In dieser Phase fragen sich viele

Patienten, ob die konsequente Vermeidung von glutenhaltigen Nahrungsmitteln wirklich notwendig ist. Nach gegenwärtigem Kenntnisstand können wir allerdings keine andere Empfehlung geben als den lebenslangen Verzicht auf Nahrungsmittel, die Weizen sowie Dinkel, Grünkern, Emmer, Roggen, Gerste oder Hafer enthalten. Hafer ist zwar prinzipiell verträglicher als andere heimische Getreide, es besteht jedoch immer das Risiko, dass die Mühlen, in denen Hafer gemahlen wird, gleichzeitig auch andere Getreidesorten verarbeiten, sodass das Mehl Spuren von Weizen & Co enthalten kann. Daher muss nach wie vor auch vor Hafer gewarnt werden. Neben der konsequenten Vermeidung glutenhaltiger Lebensmittel ist es bis zur Erholung der Darmzotten sinnvoll, fettarm zu essen und auf Milchzucker weitgehend zu verzichten. Vitamine und Mineralien müssen kontrolliert werden, eventuell ist eine vorübergehende Substitution notwendig. Bei schwerem Verlauf sollten Sie am Anfang auch oxalsäurearm essen, um die Kalziumaufnahme über den geschädigten Darm nicht noch zusätzlich zu behindern.

Leckere Rezepte, garantiert ohne Gluten

Hirsefrikadellen

Für 14 Stück
Zubereitungszeit: ca. 30 Min.
250 g Hirse | 2 EL Gemüsebrühe (glutenfrei) | 2 Zwiebeln | 4 Eier | 100 g geriebenen Käse | Basilikum | 4 EL Rapsöl

1 Die Hirse in einem Sieb waschen und gut abtropfen lassen.
2 500 ml Wasser mit der Gemüsebrühe und der Hirse in einem Topf aufkochen lassen. Dann auf kleiner Stufe ungefähr 20 Min. quellen lassen. In der Zwischenzeit die Zwiebeln schälen und fein würfeln. Die Masse etwas abkühlen lassen und Eier, gewürfelte Zwiebeln und Käse zufügen. Anschließend mit gehacktem Basilikum würzen.
3 Das Öl in einer Pfanne erhitzen. Aus dem Teig mit feuchten Händen 14 Frikadellen formen und diese bei kleiner Hitze von beiden Seiten goldbraun braten.
Dazu passt prima ein leckerer gemischter Salat mit Schafskäse.
Nährwerte pro Portion:
152 kcal | 6 g E | 8 g F | 13 g KH

Glutenfrei! Besonders für Vegetarier mit einer Glutenunverträglichkeit ist Hirse eine super Eisenquelle. Gut geeignet sind die handlichen Frikadellen auch für die Brotbox.

Buchweizen-Eierkuchen

Für 4 Portionen
Zubereitungszeit: ca. 15 Min.
Quellzeit: 15 Min.

100 ml Kirschsaft | 125 g Buchweizenmehl |
³/₈ l Milch | 4 Eier | 1 Prise Salz | 150 g Rosinen |
Butter oder Öl zum Braten | Zimtzucker |
500 g frisches Obst (beispielsweise Weintrauben, Pfirsiche oder Birnen)

1 Kirschsaft mit Buchweizenmehl, Milch, Eiern und Salz verquirlen und mit den Rosinen ca. 15 Min. quellen lassen.

2 In einer Pfanne Butter oder Öl erhitzen und die Eierkuchen portionsweise leicht braun braten. Anschließend heiß mit Zimtzucker bestreuen und mit den klein geschnittenen Früchten belegen.

3 Noch heiß servieren.

Nährwerte pro Portion:

199 kcal | 6 g E| 4 g F | 33 g KH

Glutenfrei! Buchweizen ist eine alte Nutzpflanze. Er hat einen nussigen Geschmack und ist in der osteuropäischen Küche weit verbreitet. Bei uns spielt er vor allem in der glutenfreien Ernährung eine wichtige Rolle.

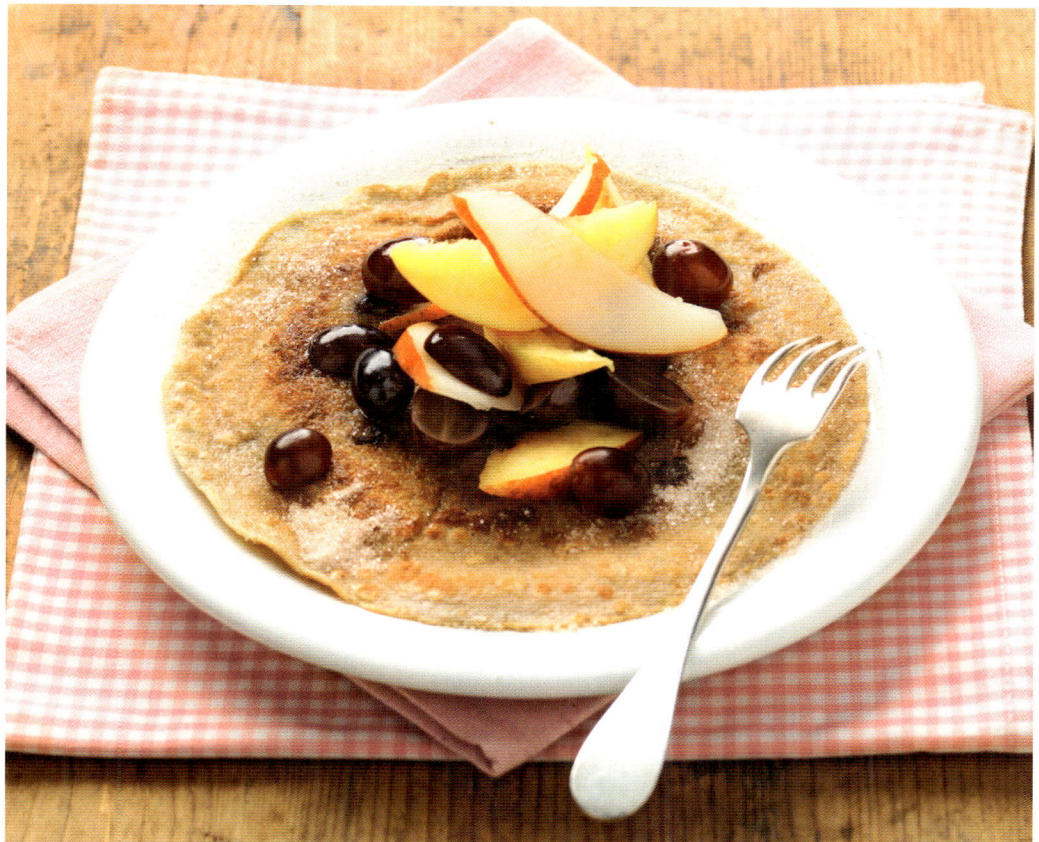

Wegen seines nussigen Geschmacks ist der Buchweizen geradezu prädestiniert für Süßspeisen wie Eierkuchen oder Crêpes. Ein Geheimtipp nicht nur für Menschen, die kein Gluten vertragen.

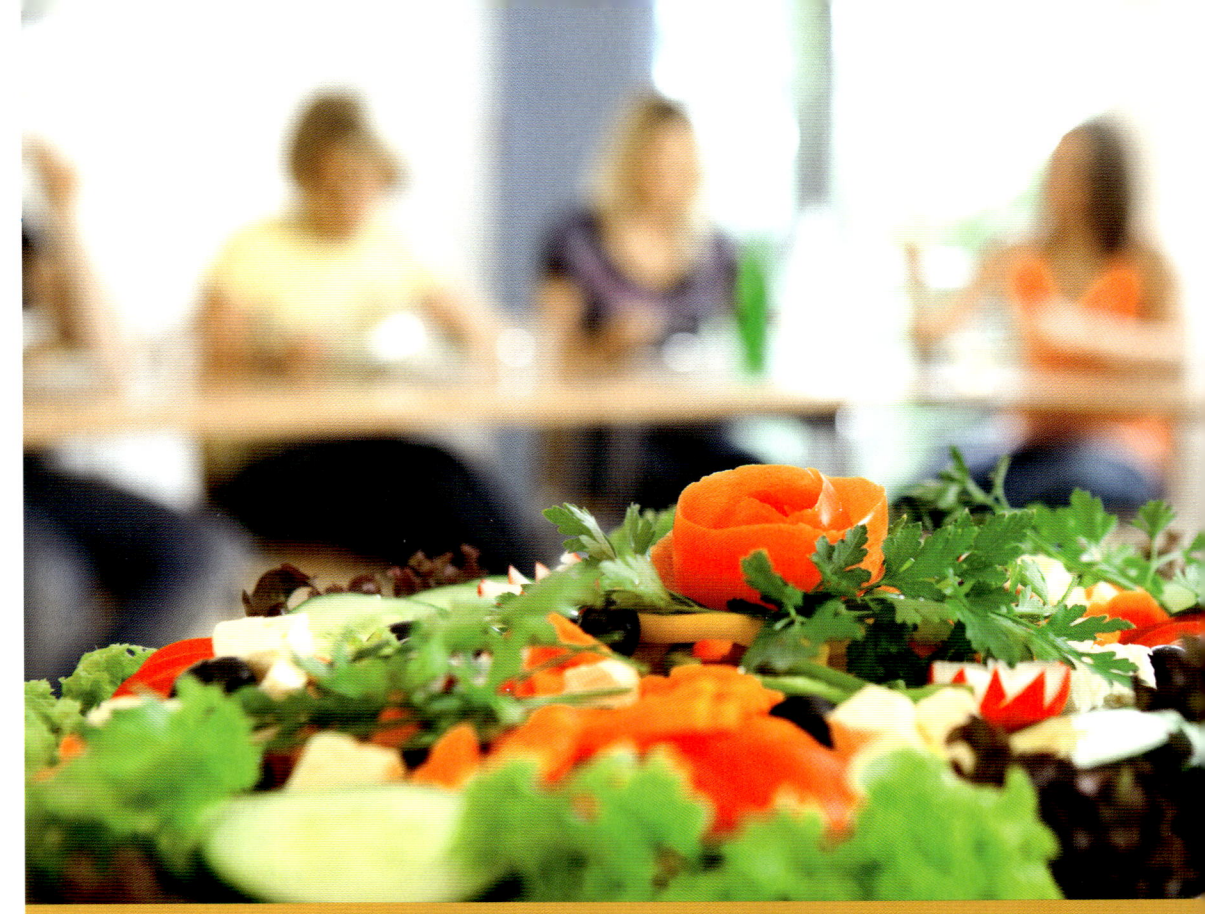

Empfehlungen bei diversen Erkrankungen

Bereits im Altertum gab es gezielte Empfehlungen für die Zusammensetzung einer Diät bei allerlei Beschwerden. Viele dieser Erfahrungen wurden über Jahrhunderte überliefert und werden auch heute noch sowohl in der Familie als auch in der Naturheilkunde genutzt. Einige dieser bewährten Tipps finden Sie im folgenden Kapitel.

Kompetente Hilfe und Beratung

In Deutschland gibt es ernährungsberatende Berufe wie den der Diätassistentin, Ernährungswissenschaftlerin und Ökotrophologin. Die gesetzlichen Krankenkassen bezuschussen eine Ernährungsberatung bei entsprechender Indikation (Sozialgesetzbuch V, § 43). Der behandelnde Arzt kann eine Ernährungsfachkraft, die bei der Krankenkasse anerkannt ist, mit entsprechenden Leistungen beauftragen.

Übergewicht und Adipositas

Übergewicht und Adipositas sind weltweit inzwischen so verbreitete Phänomene, dass sie beginnen, Unterernährung und Infektionen als Hauptverursacher von Erkrankungen zu verdrängen. Lebensversicherungsdaten und epidemiologische Studien stimmen darin überein, dass starkes Übergewicht das Leben verkürzen kann. Die Framingham-Heart-Studie zeigte, dass das Risiko, innerhalb von 26 Jahren zu sterben, um ein Prozent für jedes zusätzliche Pound (0,45 kg) stieg, wenn die Gewichtszunahme im Alter zwischen 30 und 42 Jahren erfolgte. Bei einer entsprechenden Gewichtszunahme zwischen 50 und 62 Jahren stieg es sogar um zwei Prozent. In Deutschland ist mittlerweile jeder zweite Mensch übergewichtig, jeder fünfte sogar adipös – also krankhaft übergewichtig. Das ist alarmierend.

Wann ist ein Mensch übergewichtig? Wann adipös?

Krankhaftes Übergewicht (Adipositas) ist eine Erkrankung, bei der sich das Körperfett in einem so starken Maße angehäuft hat, dass es die Gesundheit beeinträchtigt. Weltweit hat sich der BMI (Body Mass Index) als Beschreibung von Adipositas durchgesetzt. Der BMI ist definiert als das Gewicht in Kilogramm geteilt durch das Quadrat der Höhe in Metern. Eine 1,70 Meter große Frau, die 75 kg wiegt, berechnet ihren BMI folgendermaßen: 75 : (1,70 x 1,70) = 26. Damit wäre sie leicht übergewichtig. Nachteil ist allerdings, dass Fett- und Magermasse bei dieser Berechnung nicht getrennt voneinander beurteilt werden können.

Der Taillenumfang ist ein brauchbarer Parameter, um die Fettverteilung abzuschätzen, und beschreibt die beiden landläufig bekannten Übergewichtstypen, den Apfeltyp mit einem hohen Anteil an Bauchfett und den Birnentyp mit einer bevorzugten Lokalisation der Fettmasse im Beckenbereich und an den Oberschenkeln. Der sogenannte Bierbauch, auch wenn er zumindest bei Frauen selten vom Bier kommt, ist mit einem

EINTEILUNG DER ADIPOSITAS ENTSPRECHEND DEN EMPFEHLUNGEN DER WHO-EXPERTENKOMMISSION

Klassifikation	BMI (kg : m x m)
Untergewicht	‹ 18,5,
Normalgewicht	18,5 – 24,9
Grad I Übergewicht	25,0 – 29,9
Grad II Adipositas	30,0 – 39,9
Grad III Morbide Adipositas	› 40,0

Bei Kaukasiern (weiße Hautfarbe) ist der Taillenumfang gut geeignet, um Stoffwechselstörungen, die mit Übergewicht vergesellschaftet sind, vorauszusagen.

Taillenumfang in cm	Frauen	Männer
optimal	‹ 80 cm	‹ 94 cm
leicht erhöhtes Risiko	80 – 88 cm	94 – 102 cm
stark erhöhtes Risiko	› 88 cm	› 102 cm

deutlich höheren Krankheitsrisiko für Herz-Kreislauf-Erkrankungen, Diabetes Typ II und Krebs verbunden.

Während das Unterhautfett an den Oberschenkeln primär als Kalorienspeicher dient und außerhalb von Schwangerschaft und Stillzeit nur schwer abzubauen ist, nimmt das Fett im Bauch richtig heftig am Stoffwechsel teil. Es ist gut durchblutet und produziert selbst Hormone und Entzündungsfaktoren. Durch die im Bauchfett vorhandenen Stressrezeptoren nimmt es an diversen hormonellen Veränderungen und Stress teil und kann damit den Blutzucker- und Fettstoffwechsel negativ beeinflussen.

Je höher das Übergewicht, umso größer das Risiko für Diabetes Typ II, Bluthochdruck, Arterienverkalkung, Fettstoffwechselstörun-

gen, Insulinresistenz, Schnarchen, aber auch für einige Krebsarten.

Diese Daten, und das muss immer wieder betont werden, gelten nur für starkes Übergewicht, also für Adipositas. Warum? Weil die Datenlage im Übergewichtsbereich zwischen BMI 25 und 30 auf keinen Fall so eindeutig ist – insbesondere, wenn der Taillenumfang nicht erhöht ist. Einige Studien fanden sogar heraus, dass ein bisschen rund gesünder ist als das Idealgewicht. Woran kann das liegen? Der BMI ist kein besonders gutes Maß zur Beurteilung der Körperzusammensetzung, da der krankmachende Effekt in erster Linie vom Körperfett ausgeht und nicht vom Gewicht. Ein Mensch, der regelmäßig Sport treibt, wird bei gleichem Gewicht und BMI wie ein träger Bürohockender mehr Muskelmasse und weniger Fett aufweisen, wodurch sein Risiko deutlich geringer ist. Eine Frau mit schlanker Taille und dem typisch weiblichen Fettansatz an Po und Oberschenkeln kann ruhig etwas mehr Gewicht auf die Waage bringen. Eine andere Frau hat zwar einen niedrigen BMI und schmale Hüften, dafür aber ihre Taille »verloren«. In diesem Fall hat der Körper mehr Risikofett im Bauchbereich gespeichert. Deshalb gibt der Taillenumfang eine wichtige Zusatzinformation für das persönliche Risiko. Noch besser wäre es, die Körperzusammensetzung direkt zu messen, was aber recht aufwendig ist. Die Bioimpedanzmessung (BIA) hat sich jedoch gerade bei Übergewicht und Adipositas bewährt.

Warum werden wir immer dicker?

Übergewicht hat in der Regel mehrere Ursachen. Neben erblichen Faktoren (rund 50 Prozent) spielen auch Umwelt- und psychosoziale Faktoren eine Rolle, wobei das Bauchfett deutlich stärker vererbt wird als das Unterhautfett. Gravierender als die Veranlagung sind jedoch ein träger Lebensstil und ungünstige Ernährungsgewohnheiten. In Finnland hat man 42 Zwillingspärchen, die bekanntlich die gleichen Erbanlagen haben, über 30 Jahre untersucht. Die inaktiveren Geschwister nahmen in dieser Zeit mehr zu (5,4 kg) und ihr Taillienumfang war 8,4 cm größer als bei den aktiven. In den Vereinigten Staaten beispielsweise haben Kinder, die mehr als fünf Stunden täglich fernsehen, ein 5,3-fach höheres Adipositas-Risiko als Kinder, die maximal zwei Stunden am Tag vorm Fernseher sitzen.

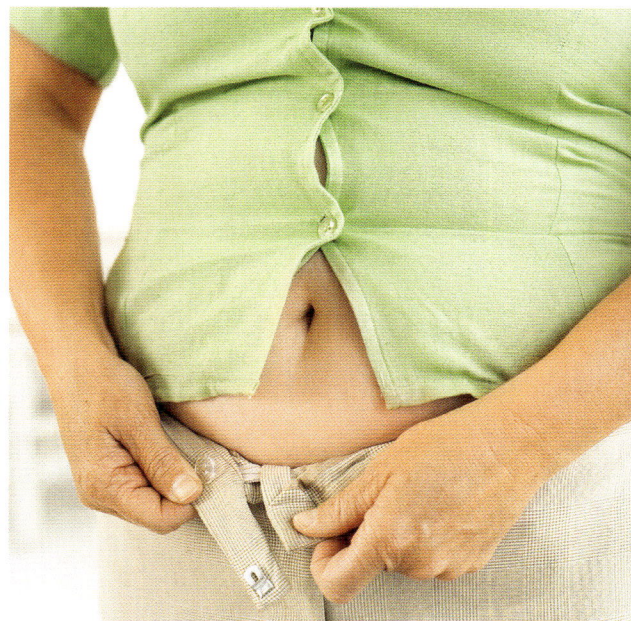

Viele Frauen kämpfen ab den Wechseljahren mit ihrem Gewicht. Ein bisschen rund ist noch kein Problem, wie neuere Studien festgestellt haben.

Aber auch Stress und andauernder Druck können über die Aktivierung der Stresshormone die Entwicklung von Übergewicht begünstigen. Das Gleiche gilt für bestimmte Umweltfaktoren wie autofreundliche Städte mit wenig Anreiz für Bewegung im Alltag. Selbst Lärm und nächtliche Helligkeit spielen eine Rolle. Auch Erkrankungen, Medikamente und Nikotinstopp können eine Gewichtszunahme auslösen. Zu guter Letzt hat auch das Familienleben einen nicht unwesentlichen Anteil daran, dass wir immer runder werden. Durch die unterschiedlichen Tagesabläufe der einzelnen Familienmitglieder ist es nicht einfach, gemeinsame

Mahlzeiten zu organisieren, bei denen die ganze Familie um einen Tisch sitzt, zusammen isst, sich entspannt und Geborgenheit vermittelt. Daneben haben sich aber auch die Nahrungsmittel verändert, von denen wir uns den lieben langen Tag »ernähren«. Noch nie gab es so viele Süßigkeiten und Snacks wie heute. Die Plakatwände werben für XXL-Portionen, Flatrates und »all you can eat«-Angebote. Durch die stärkere Verarbeitung von Naturprodukten entstehen Lebensmittel, die viel mehr Kalorien enthalten – eine höhere Energiedichte aufweisen. Ein schönes Beispiel dafür ist die Kartoffel. Pellkartoffeln, die mit 140 kcal pro 200 g relativ kalorienarm sind, werden zu Kalorienbomben mit über 1000 kcal pro 200 g, wenn sie in Form von Chips verzehrt werden. Aber auch unsere Trinkgewohnheiten haben sich stark verändert. Während der Verbrauch an Milchgetränken in Amerika beispielsweise im Laufe der letzten 50 Jahre ständig gesunken ist, hat der Anteil an stark gesüßten Softdrinks permanent zugenommen. Waren Bier und Wein früher Getränke für besondere Gelegenheiten, kommen sie heute fast täglich auf den Tisch. Obst – früher eine saisonale Süßigkeit und außerhalb der entsprechenden Jahreszeit teuer – verführt vor allem Frauen dazu, den ganzen Tag ohne schlechtes Gewissen vor sich hin zu naschen, weil Obst ja so »gesund« ist. Was natürlich auch stimmt, aber gerade süßes Obst hat zum Teil erhebliche Kalorienmengen. Mit 500 g Weintrauben (355 kcal) und 300 g getrockneten Aprikosen (717 kcal) landen wir ganz schnell auf dem Niveau von zwei Hauptmahlzeiten – so nebenbei.

In den letzten Jahren beschäftigt sich die Adipositas-Forschung verstärkt mit der Ernährung im Mutterleib. So können eine Mangelversorgung des Ungeborenen während der Schwangerschaft durch eine rauchende Mutter oder ein unbehandelter Schwangerschaftsdiabetes der Mutter im Erwachsenenalter zu Übergewicht, Bluthochdruck und Typ-II-Diabetes führen.

Was können wir tun, um Übergewicht und Adipositas zu verhindern?

Bei bestehendem Übergewicht ist es schon ein großer Erfolg, jede weitere Gewichtszunahme zu verhindern. Treten in einer Familie Übergewicht und Erkrankungen, die damit zusammenhängen, gehäuft auf, dann hat es keinen Sinn, darauf zu hoffen, dass die Kinder früher oder später von allein wieder dünner werden. Hier sind Eltern und Kinder gemeinsam aufgefordert, das Familienleben bewegter zu gestalten. Schwerpunkt bei der Vorbeugung von Übergewicht, egal ob im Kindes- oder Erwachsenenalter, sind eindeutig Sport und regelmäßige Alltagsaktivitäten.

Hier einige Anregungen und Denkanstöße zur Vermeidung von Übergewicht bei Kindern (und Erwachsenen)

> Wissen Sie eigentlich, wie viele Stunden Ihr Kind am Tag sitzt? Vormittags in der Schule lässt sich das kaum beeinflussen, aber danach – am Nachmittag – sollten Sie noch so viel Bewegung wie möglich einplanen, mindestens eine Stunde täglich – idealerweise an der frischen Luft, egal bei welchem Wetter.

> Wissen Sie, wie lange Ihr Kind vor Fernseher oder Computer sitzt? Haben Sie mit Ihrem Kind schon einmal darüber gesprochen, dass Bewegung notwendig ist, um eine gute Muskulatur aufzubauen?

> Kann Ihr Kind eventuell zu Fuß in die Schule gehen oder mit dem Fahrrad bzw. mit dem Roller fahren?

> Gibt es Sportarten, für die es sich interessiert? Wissen Sie, wo es Sportvereine gibt, die Kinder betreuen? Können Sie sich mit anderen Familien zusammentun, um mehr Bewegung für alle zu organisieren?

> Gibt es Ganztagsschulen oder Betreuungsmöglichkeiten in Ihrer Nähe? Haben Sie schon mal daran gedacht, dort zusammen mit anderen Eltern Aktivitäten für die Kinder zu organisieren? Selbstverständlich ist es sinnvoll, die Gewohnheiten der gesamten Familie einer gründlichen Inventur zu unterziehen.

> Lassen die Erwachsenen auch manchmal das Auto stehen und gehen zu Fuß?

> Loben Sie sich ruhig hin und wieder gegenseitig, wenn Sie die Treppe statt Lift oder Rolltreppe nehmen?

> Haben Sie schon mal Schrittzähler ausprobiert? Wer schafft die meisten Schritte im Laufe eines Tages? Erwachsene sollten mindestens 3000 bis 4000 pro Tag zurücklegen, wenn Sie abnehmen möchten, wären 10.000 Schritte natürlich besser. Dazu müssen Sie allerdings eine knappe Stunde zügig gehen.

> Gibt es in Ihrer Familie regelmäßige Mahlzeiten? Viele Untersuchungen belegen, dass Kinder, die regelmäßig frühstücken, seltener Übergewicht haben. Feste Mahlzeiten gewährleisten eine gute Sättigung und reduzieren die Neigung, zwischendurch zu naschen.

> Wie sieht die Brotzeit Ihres Kindes aus? Wer ist dafür verantwortlich, dass jedes Familienmitglied eine gut gefüllte Brotbox mitbekommt? Können Ihre Kinder bei der Vorbereitung helfen und mitbestimmen? Eine liebevoll zubereitete Brotbox stillt nicht nur den Hunger, sondern ist auch ein Gruß von zu Hause.

> Müssen in Ihrer Familie alle aufessen? Warum? Sind Sie sich einig darüber, dass jeder aufhören darf, wenn er satt ist?

> Haben Sie Naschrituale in der Familie? Wer bestimmt diese? Dürfen Ihre Kinder dabei mitreden?

> Wer bestimmt, was gegessen wird? Je jünger ein Kind ist, umso mehr sind Eltern gefordert, eine gesunde Mahlzeit zusammenzustellen. Kinder dürfen auswählen und kosten, müssen aber nicht alles aufessen, wenn sie keinen Hunger mehr haben.

> Wie oft nehmen Sie Ihre Mahlzeiten mit den Kindern ein? Ein Familienessen ist ein schönes Ritual, auch um Kindern Zeit zu geben, vom Tag zu erzählen.

> Wie oft essen Sie mit Ihren Kindern außer Haus? In Schnellrestaurants und Fastfoodketten sind die Portionen häufig zu groß und zu kalorienreich. Fragen Sie nach, manchmal liegen Kalorientabellen aus, die die Entscheidung erleichtern.

> Haben alle in Ihrer Familie ausreichend Nachtschlaf? Zu wenig Schlaf mindert den Stressabbau und macht deshalb tagsüber nicht nur müde, sondern auch anfälliger für Naschattacken.

> Sind Diäten für Familien zum Abnehmen empfehlenswert? Diäten mit ihren Einschränkungen und Verboten sind insbesondere für Familien mit Kindern nicht zu empfehlen.

Welche medizinischen Strategien gibt es bei der Behandlung von Adipositas?

Zunächst sollte der Arzt untersuchen, ob es medizinische Gründe für die Adipositas gibt wie zum Beispiel eine Schilddrüsenunterfunktion. Vielleicht kann er Ihnen auch einen Tipp für ein laufendes Programm zur Gewichtsreduktion in Ihrer Nähe geben. Evaluierte Programme werden von vielen Krankenkassen bezuschusst. Fragen Sie dort nach und informieren Sie sich.

Wie bei anderen Erkrankungen auch, gibt es für die Behandlung von Adipositas in

Deutschland bestimmte Leitlinien, die regelmäßig überarbeitet werden und im Internet nachzulesen sind. Die Empfehlungen der Adipositas-Gesellschaft (Internet-Adresse, siehe Service-Teil Seite 296) sehen zunächst eine medizinische Abklärung vor, gefolgt von einem Stufenprogramm auf verschiedenen Ebenen:

1. Ernährungstherapie
2. Erhöhung der körperlichen Aktivität
3. Verhaltenstherapeutische Maßnahmen
4. Medikamente zur Gewichtsreduktion
5. Operative Maßnahmen bei sehr starkem Übergewicht (Adipositas)

Wenn Sie mehr als zehn Prozent Ihres Körpergewichts abnehmen wollen, ist es ratsam, eine Ernährungsfachkraft hinzuzuziehen oder an einem Gruppenprogramm teilzunehmen, damit die Ernährung garantiert ausgewogen bleibt. Gemeinsam mit anderen Betroffenen gelingt auch die Motivation zu körperlicher Aktivität leichter.

Zuckerkrankheit (Diabetes mellitus)

Diabetes mellitus ist die Bezeichnung für Stoffwechselerkrankungen, die sich durch einen hohen Blutzuckerspiegel auszeichnen, weshalb sie auch Zuckerkrankheit genannt werden. Früher wurde Diabetes durch das Kosten von Urin diagnostiziert, der »honigsüß« schmeckte – daher der Name Diabetes mellitus, was wörtlich übersetzt »honigsüßer Durchfluss« heißt.

Medizinisch unterscheiden wir zwei Typen: Diabetes Typ I und Typ II. Beim Diabetes Typ I – auch als juveniler Diabetes bezeich-

---

TO-DO-LISTE

> Stellen Sie Ihre Ernährung nach dem Familiengeschmack zusammen und orientieren Sie sich dabei an den Empfehlungen für eine gesunde Ernährung.
> Achten Sie darauf, dass alle Geschmäcker berücksichtigt werden und die Portionsgrößen zur jeweiligen Person passen.
> Lassen Sie Kinder selbst den Teller füllen und korrigieren Sie gegebenenfalls vorsichtig, wenn Sie merken, dass die Freude am Auffüllen zu groß war.
> Trainieren Sie in der Familie, Hunger von Appetit zu unterscheiden.

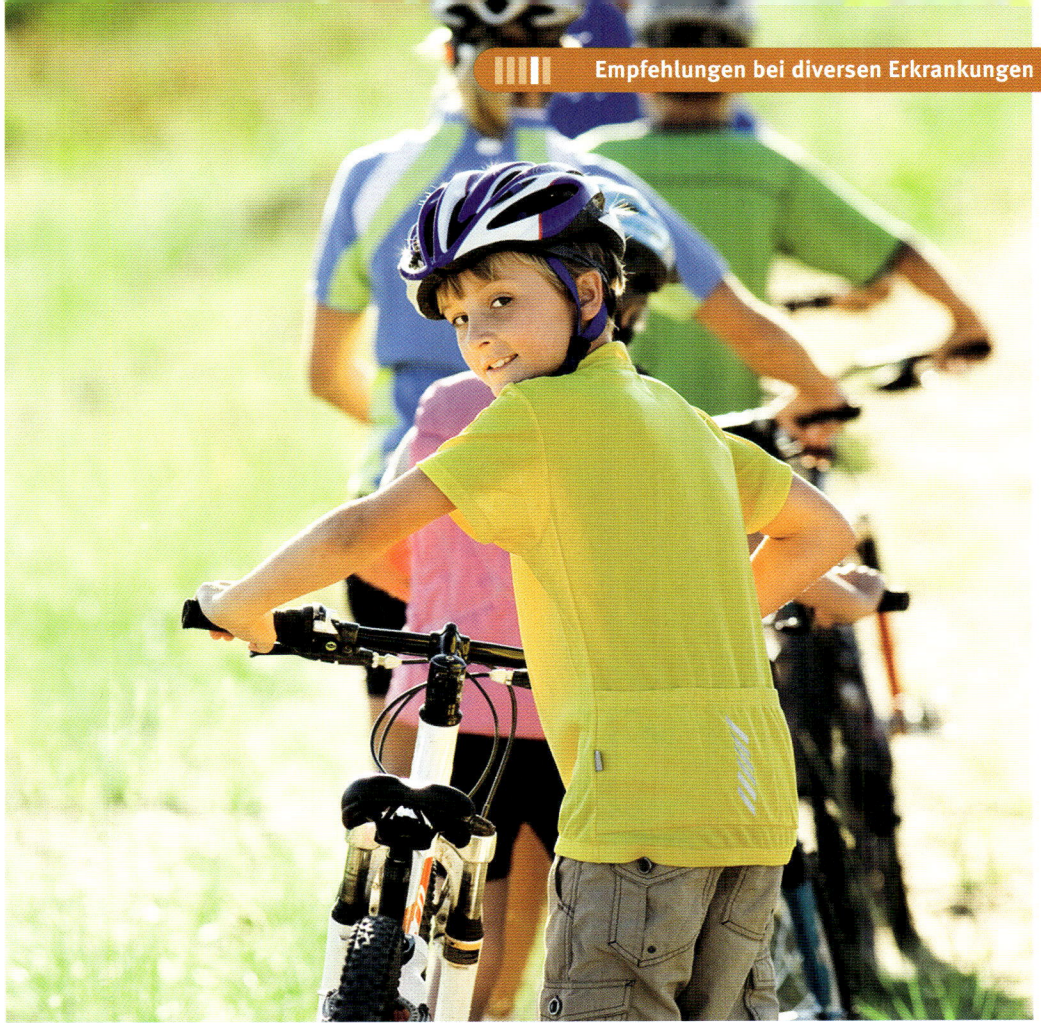

Regelmäßige sportliche Aktivitäten mit der ganzen Familie wie Radfahren, Schwimmen, Wandern oder Skilaufen machen nicht nur Freude, sondern verhindern auch, dass wir dick und träge werden.

net, da er meist erstmals in der Jugend auftritt – produzieren die Zellen der Bauchspeicheldrüse (Pankreas) zu wenig oder gar kein Insulin. Es herrscht ein absoluter Insulinmangel. Damit er den Zucker dennoch in die Zellen weiterleiten kann, muss dem Körper das Insulin regelmäßig gespritzt werden. Typ-I-Diabetiker müssen ihre Kohlenhydrate berechnen und die Insulindosis entsprechend anpassen. Die weitaus häufigere Variante, der Diabetes Typ II, ist ty-

pisch für das Alter, tritt aber bei übergewichtigen Menschen auch früher auf und zeichnet sich durch einen relativen Insulinmangel aus. In diesem Fall produziert die Bauchspeicheldrüse zwar noch Insulin, der Organismus ist aber unempfindlich (resistent) dagegen geworden und die körpereigene Insulinproduktion kann den Bedarf nicht mehr decken. Die Folge ist, dass der Blutzucker nicht bis in die Zellen gelangt und dem Körper folglich auch nicht als

Energie zur Verfügung steht. Stattdessen befindet er sich vermehrt im Blut und wird über die Nieren ausgeschieden, was zur dauerhaften Schädigung von Blutgefäßen und Nieren führen kann.

Von den rund fünf Millionen Diabetikern hierzulande haben nur fünf Prozent einen Typ-I-Diabetes, das heißt, der größte Teil ist mehr oder weniger »hausgemacht«.

In speziellen Schulungen lernen Typ-I-Diabetiker, den Kohlenhydratgehalt der einzelnen Nahrungsmittel einzuschätzen und die erforderliche Insulindosis darauf abzustimmen. Doch auch für Typ-I-Diabetiker gelten die grundsätzlichen Empfehlungen für eine gesunde Ernährung.

Wie können wir uns vor Diabetes Typ II schützen?

Wie bei vielen anderen Erkrankungen gibt es auch beim Diabetes ein Zusammenspiel zwischen Genen und Lebensstil, wobei es hier vor allem um Ernährung und Bewegung geht. Der mit Abstand bedeutendste Risikofaktor für Diabetes Typ II ist das Übergewicht mit Hauptaugenmerk auf dem Bauchfett (siehe Seite 177 ff.). Je mehr Bauchfett jemand angesammelt hat, desto höher ist sein individuelles Risiko, zuckerkrank zu werden. Wenn Sie selbst einmal nachmessen möchten, dann stellen Sie sich bequem hin, nehmen ein Maßband und ermitteln Ihren Taillenumfang. Bei Frauen ist das Risiko, an Diabetes Typ II zu erkranken, ab einem Taillenumfang von 80 cm leicht erhöht und ab 88 cm stark erhöht. Männer dürfen 94 cm messen, erst danach ist ihr Risiko leicht erhöht, ab 102 cm stark erhöht

(siehe Tabelle Seite 178). Neueste Studiendaten zeigen, dass die Messung des Taillenumfangs bei Menschen mit Normalgewicht deren Diabetesrisiko sogar noch deutlicher vorhersagen kann als bei Übergewichtigen. Die Deutsche Diabetes Stiftung hat einen Fragebogen entwickelt, der anhand acht kurzer Fragen eine relativ gute Einschätzung des eigenen Diabetes-Risikos erlaubt.

Ernährungsempfehlungen für Diabetiker

Durch die Forschungen der letzten Jahre haben wir viel über Diabetes gelernt. Zum Beispiel wissen wir inzwischen, dass Diabetiker nicht, wie früher empfohlen, fünf- bis sechsmal am Tag essen müssen, drei Hauptmahlzeiten sind völlig in Ordnung. Auch ist seit längerem bekannt, dass ausgewiesene Diabetiker-Produkte keinen gesundheitlichen Vorteil bieten – ganz im Gegenteil! Diese Produkte enthalten meist reichlich gesättigte Fette, die gerade für Diabetiker besonders ungünstig sind. Das Gleiche gilt für den angeblich für Diabetiker besser geeigneten Fruchtzucker. Dieser verbraucht zwar beim Abbau weniger Insulin als herkömmlicher Haushaltszucker, belastet dafür aber die Leber stärker und sättigt auch noch schlechter.

Darauf sollten Diabetiker achten:

> Nicht zunehmen! Taille enger! Langfristig auf ein vernünftiges Gewicht kommen.
> Nicht rauchen.
> Viel Bewegung und Aktivität in den Alltag einbauen, mindestens 30 Minuten täglich – besser mehr.

TESTEN SIE IHR ERKRANKUNGSRISIKO FÜR DIABETES TYP II

Beantworten Sie bitte folgende acht Fragen und zählen Sie anschließend Ihre Punkte zusammen.

1. Wie alt sind Sie?

0 Punkte	unter 35 Jahre
1 Punkt	35 bis 44 Jahre
2 Punkte	45 bis 54 Jahre
3 Punkte	55 bis 64 Jahre
4 Punkte	älter als 64 Jahre

2. Wurde bei Mitgliedern Ihrer Blutsverwandtschaft Diabetes diagnostiziert?

0 Punkte	nein
5 Punkte	ja, bei leiblichen Eltern, Schwester, Bruder, Kind
3 Punkte	ja, bei leiblichen Großeltern, Tante, Onkel, Cousine, Cousin

(Bei dieser Frage sind insgesamt 5 Punkte möglich)

3. Welchen Taillenumfang messen Sie auf der Höhe des Nabels? (Wenn Sie kein Maßband zur Hand haben, verwenden Sie ein Stück Schnur und nehmen Sie ein Lineal zur Hilfe).

	Frau	Mann
0 Punkte	unter 80 cm	unter 94 cm
3 Punkte	80–88 cm	94–102 cm
4 Punkte	über 88 cm	über 102 cm

4. Haben Sie täglich mindestens 30 Minuten körperliche Bewegung (in der Arbeit z. B. Verkaufsregale befüllen, im Haushalt z. B. Fensterputzen, in der Freizeit z. B. Radfahren, flott Spazierengehen, etwas anstrengendere Gartenarbeit etc.)?

0 Punkte	ja
2 Punkte	nein

5. Wie oft essen Sie Gemüse, Obst oder dunkles Brot (Roggenbrot oder Vollkornbrot)?

0 Punkte	jeden Tag
1 Punkt	nicht jeden Tag

6. Wurden Ihnen schon einmal Medikamente gegen Bluthochdruck verordnet?

0 Punkte	nein
2 Punkte	ja

7. Hatten Sie bei ärztlichen Untersuchungen schon einmal hohe Blutzuckerwerte (z. B. während einer Krankheit oder während einer Schwangerschaft)?

0 Punkte	nein
5 Punkte	ja

8. Wie ist bei Ihnen das Verhältnis von Größe zu Gewicht (Body-Mass-Index/BMI)?

0 Punkte	unter 25 kg/m^2
1 Punkt	25 bis 30 kg/m^2
3 Punkte	höher als 30 kg/m^2

Auswertung

So hoch ist Ihr Risiko, innerhalb der nächsten zehn Jahre an Diabetes Typ II zu erkranken:

unter 7 Punkten	niedrig 1 Person von 100 Personen (1 %)
7-11 Punkte	leicht erhöht 4 Personen von 100 (4 %)
12-14 Punkte	mittel 18 Personen von 100 (18 %)
15-20 Punkte	hoch 33 Personen von 100 (33 %)
über 20 Punkte	sehr hoch 51 Personen von 100 (51 %)

Quelle: Deutsche Diabetes Stiftung

> Bunt essen, Tendenz »Mittelmeerküche«, reichlich Gemüse, gutes Öl, regelmäßig Fisch und Milchprodukte, aber auch Fleisch und Eier gehören dazu.

> Bei Kohlenhydraten Vollkorn und niedrige GL bevorzugen (siehe Seite 21).

> Ausreichend Ballaststoffe über Getreideprodukte, Hülsenfrüchte, Gemüse und Obst aufnehmen.

> Nüsse enthalten gesunde Fette und Vitamine, ungefähr eine kleine Handvoll kann es täglich sein.

> Bei der Obstauswahl die nicht so süßen Sorten wie Erdbeeren, Grapefruit, säuerliche Äpfel und Orangen bevorzugen.

> Wasser und Kräutertee gegen den Durst sind besser als Limo, Saft und Bier.

> Sehr sparsamer Umgang mit Genussmitteln wie Süßigkeiten und Alkohol. Diese sind zwar nicht verboten, sollten aber mit dem Arzt oder der Diabetesassistentin wegen der erforderlichen Medikamente besprochen werden.

> Fürs gesunde Gewicht ist Sport sehr zu empfehlen. Lassen Sie vorher vom Arzt Ihre Leistungsfähigkeit checken und ein Bewegungsprogramm zusammenstellen.

> Bei familiärer Veranlagung oder erhöhten Blutzuckerwerten in der Schwangerschaft lassen Sie den Blutzucker regelmäßig vom Hausarzt kontrollieren: nüchtern und zwei Stunden nach dem Essen. Sind diese Werte nicht mehr im Normbereich, sollte das den letzten Anstoß dazu geben, die Lebens- und Ernährungsweise gründlich zu überdenken und aktiv zu werden. Achten Sie auf regelmäßige Bewegung und auf ein normales Gewicht bei Ihren Kindern.

Leckere Rezepte auch für Diabetiker

Gefüllte Tomaten auf Reis

Für 4 Portionen
Zubereitungszeit: ca. 20 Min.
Kochzeit: 35–40 Min. / Backzeit: 15–20 Min.
250 g Naturreis | 700 ml Gemüsebrühe | 60 g Hartkäse (45 % F. i. Tr.) | 8 Tomaten | 400 g Champignons | Salz, Pfeffer, Schnittlauch, Petersilie, | 1 EL Rapsöl | 100 g Joghurt (3,5 % Fett) | 1 EL Zitronensaft | 1 gelbe Paprika | ½ Rettich | ½ Romanasalat

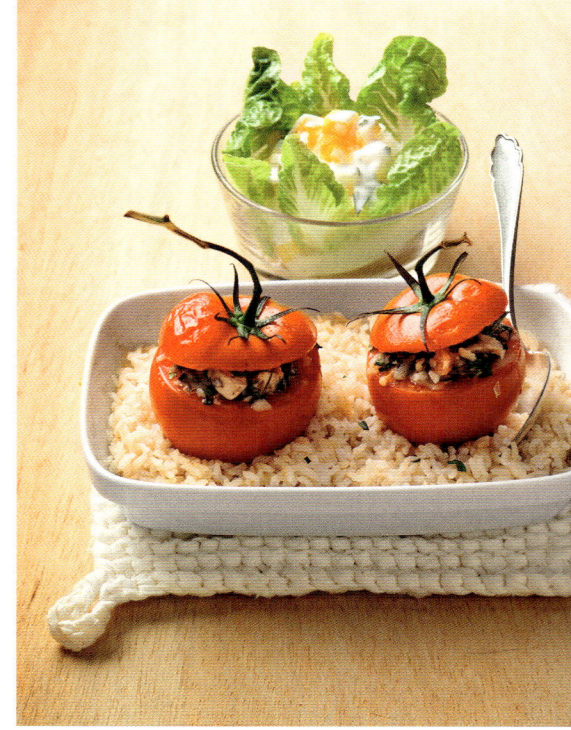

Ein rundum gesundes und wohlschmeckendes Gericht nicht nur für Diabetiker.

1 Den Naturreis in ca. 700 ml Gemüsebrühe mit geschlossenem Deckel 35–40 Min. köcheln lassen und anschließend in eine leicht gefettete Auflaufform geben.

2 Den Käse reiben.

3 Von den gewaschenen Tomaten den Deckel abschneiden und den Inhalt der Früchte mit einem Löffel aushöhlen. Diesen zerhacken oder mit der Gabel zerdrücken und mit gehackten Champignons, geriebenem Käse, Salz, Pfeffer, gehacktem Schnittlauch und Petersilie vermengen. Abschmecken, in die Tomaten füllen, die Deckel aufdrücken, mit ½ TL Öl bepinseln und auf den Reis setzen.

4 Im Ofen ca. 15–20 Min überbacken. Dazu passt ein bunter Salat: Für die Sauce Joghurt mit Zitronensaft, Salz und Pfeffer verrühren. Die Paprikaschote waschen, putzen und würfeln, den Rettich waschen, schälen und raspeln. Den Salat ebenfalls waschen und in Stücke zupfen. Alles mischen und mit dem Dressing anrichten.

Nährwerte pro Portion:

362 kcal | 15 g E | 8 g F | 55 g KH

Naturreis liefert viele Ballaststoffe und sorgt zudem für einen langsamen Anstieg des Blutzuckerspiegels.

Kartoffelsalat

Für 4 Portionen

Zubereitungszeit: ca. 25 Min.

600 g festkochende Kartoffeln | 1 Apfel | 1 rote Paprika | 1 Gurke | 200 g grüne Erbsen | Salz | 2 EL Essig | 2 EL Rapsöl | 2 EL Wasser | Salz, Pfeffer, Zucker | Petersilie

1 Die Kartoffeln waschen und in kochendem Wasser garen, pellen und in Scheiben schneiden.

2 Apfel und Paprika waschen, putzen und in Würfel schneiden, die Gurke schälen und in Scheiben schneiden.

3 Die Erbsen in etwas Salzwasser 5 Min. kochen. Das Gemüse mit den Kartoffeln mischen.

4 Essig, Öl und Wasser mischen und mit den Gewürzen kräftig abschmecken. Mit der gehackten Petersilie über den Salat geben und durchziehen lassen.

Dazu schmecken Geflügelwürstchen sehr gut.

Nährwerte pro Portion:

223 kcal | 7 g E | 6 g F | 34 g KH

Wer es mag, kann auch etwas mehr Öl für den Salat nehmen. Frisches Gemüse im Salat bringt mehr Vitamine, das ist besonders gut bei Diabetes.

Herz-Kreislauf-Erkrankungen

Herz-Kreislauf-Erkrankungen entstehen häufig infolge eines dauerhaft erhöhten Blutdrucks (über 140/90 mmHg) in Verbindung mit Durchblutungsstörungen der Arterien. Das kann beispielsweise die Ursache eines Herzinfarkts oder Schlaganfalls sein. Auch hier spielen sowohl genetische als auch umweltbedingte Faktoren eine Rolle. Grundsätzlich gilt jedoch: Wer eine Veranlagung zu Bluthochdruck (Hypertonie) und Herz-Kreislauf-Erkrankungen hat, der sollte ganz besonders auf eine gesunde Lebensweise achten. Dazu gehören ausreichende Bewegung – am besten täglich – eine ausgewogene vollwertige Ernährung und eine gesunde Balance zwischen Entspannung und vorübergehendem Stress.

So reduzieren Sie Ihr Risiko für Herz-Kreislauf-Erkrankungen

> Nicht rauchen
> Auf gesunde, sprich vollwertige und ausgewogene Ernährung achten
> Regelmäßige körperliche Aktivität
> Normalgewicht unter Berücksichtigung des Bauchfetts (siehe Seite 177 ff.)

Welche Ernährung kann bei Herz-Kreislauf-Erkrankungen angeraten werden?

Zunächst einmal gelten die allgemeinen Empfehlungen für eine gesunde Ernährung, wie sie bereits im Buch beschrieben wurden. Darüber hinaus gibt es aber noch einige Besonderheiten zu beachten.

> Menschen mit hohem Blutdruck sollten nicht zu viel Salz essen. Im Durchschnitt nehmen wir hierzulande doppelt so viel Salz zu wie nötig. Fachleute gehen davon aus, dass durch eine moderate Reduzierung des täglichen Salzkonsums zahlreiche Herzinfarkte mit Sicherheit vermieden werden könnten.
> Fisch ist durch seinen Gehalt an wertvollen Omega-3-Fettsäuren (siehe Seite 37)

gerade bei Herz-Kreislauf-Erkrankungen besonders wichtig und sollte mindestens zweimal pro Woche auf den Tisch kommen – am besten fetter Seefisch. Diese Fettsäuren wirken sich stabilisierend auf den Herzschlag aus und tragen damit entscheidend zur Minderung Ihres Herzinfarktrisikos bei.

> Neben dem Fisch gibt es auch gute pflanzliche Quellen für Omega-3-Fettsäuren. Dazu zählen Raps- und Leinöl. Vor der Ära von BSE und diversen Lebensmittelskandalen waren auch Innereien wie Hirn und Rückenmark interessante Omega-3-Fettsäuren-Spender.
> Die DASH-Salzforschungsgruppe, welche seit über zehn Jahren Ernährungsempfehlungen für Menschen mit Bluthochdruck herausgibt, favorisiert neben besagter salzreduzierter Kost vor allem eine Ernährung, die reich an Gemüse sowie an fettarmen Milchprodukten ist. Diese drei Komponenten tragen zur Senkung des erhöhten Blutdrucks bei, vor allem dann, wenn sie konsequent und in Kombination umgesetzt werden.

So regulieren Sie Ihren Blutdruck spielend beim Essen

> Gemüse beispielsweise enthält ganz viele verschiedene sekundäre Pflanzenstoffe (siehe Seite 58 ff.), die sich blutdruckregulierend auswirken können wie z. B. die Polyphenole. Aber auch der Kalium- und Magnesiumgehalt der einzelnen Gemüsesorten hilft den Nieren dabei, Salz auszuscheiden. Und schließlich reduziert Gemüse die Energiedichte Ihrer Mahlzeiten

---

WICHTIG

Fragen Sie Ihren Arzt

Einen dauerhaft erhöhten Blutdruck sollten Sie unbedingt ärztlich abklären lassen, um mögliche organische Erkrankungen beispielsweise der Nieren auszuschließen.

---

und hält Sie so länger satt, was Sie (hoffentlich) am Naschen hindert.

> Auch dunkle Schokolade (ab 70 % Kakaoanteil) ist ein hochwertiges pflanzliches Lebensmittel mit einem hohen Polyphenolgehalt und verbessert die Durchblutung. Einziger Wermutstropfen ist ihr beachtlicher Fettgehalt. Aber probieren Sie doch mal, ob Ihnen ein kräftiger, selbst gekochter Kakao (Kakao plus etwas Zucker, dazu heiße Milch) auch schmeckt, das spart ordentlich Fett. Der blutdrucksenkende Effekt von Polyphenolen in Kakao konnte bereits in zahlreichen Studien nachgewiesen werden.

> Nüsse sind nicht nur Nahrung fürs Hirn, sondern auch bei Hypertonie zu empfehlen. 2009 untersuchten amerikanische Ärzte den Zusammenhang zwischen Nussverzehr und hohem Blutdruck. Dabei kam heraus, dass Männer, die mehrmals in der Woche Nüsse essen, ein geringeres Risiko haben, einen Hochdruck zu entwickeln.

> Und zum Schluss noch ein Wort zum Alkohol. Ein Gläschen Wein am Tag scheint eher schützende, als negative Einflüsse auf die Gesundheit zu haben. Größere Mengen alkoholischer Getränke erhöhen nicht nur das Risiko für Übergewicht, sondern begünstigen auch Bluthochdruck.

Fettstoffwechselstörungen

Zu den Fettstoffwechselstörungen zählen:

> Hypercholesterinämie (zu hoher Cholesterinspiegel im Blut)

> Hypertriglyceridämie (zu hoher Triglyceridspiegel im Blut)

> kombinierte Hypertriglycerid- und Hypercholesterinämie

Cholesterin ist zunächst einmal ein lebensnotwendiger Naturstoff, den der Körper braucht, um Zellwände und Zellbestandteile aufzubauen. Zudem ist Cholesterin eine wichtige Ausgangssubstanz für Hormone und Gallensaft. Etwa 60 bis 75 Prozent des im Blut befindlichen Cholesterins stammen aus der körpereigenen Produktion – nur 25 bis 40 Prozent werden mit der Nahrung aufgenommen. Cholesterin ist in allen Nahrungsmitteln tierischen Ursprungs enthalten. Das heißt, der Cholesterinspiegel kann nur begrenzt über die tägliche Ernährung beeinflusst werden.

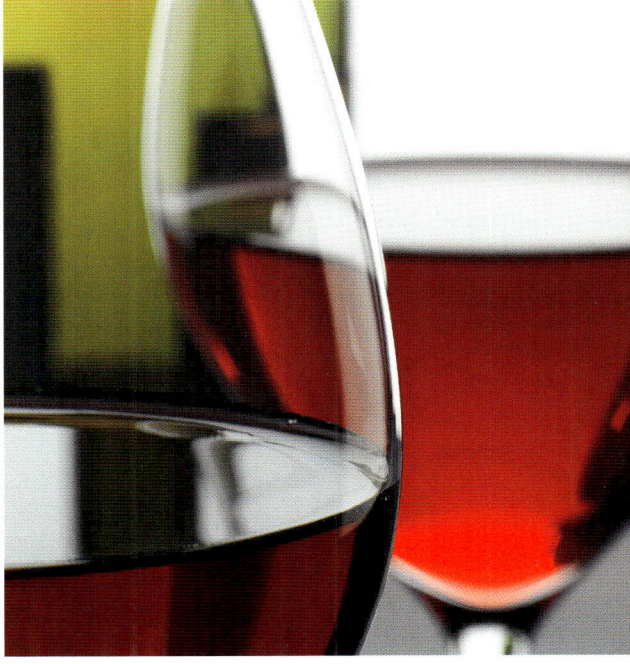

Das »Gläschen in Ehren« ist tatsächlich wörtlich gemeint, für Frauen sollte es aber sehr klein sein.

Triglyceride sind natürlich vorkommende Fette, bestehend aus einem Molekül Glycerin, an das drei Fettsäuren angehängt sind. Sie werden sowohl über den Darm aus der Nahrung aufgenommen als auch von der Leber selbst hergestellt.

Triglyceride und Cholesterin werden gemeinsam über Transporteiweiße zu den jeweiligen Zielorten transportiert. Die Transporteiweiße heißen Lipoproteine und sind notwendig, um diese beiden fettigen Substanzen im wässrigen Blut befördern zu können. Das Cholesterin wird von den Low-density-Lipoproteinen (LDL) und den High-density-Lipoproteinen (HDL) transportiert, die Triglyceride von den Very-low-density-Lipoproteinen (VLDL) sowie von den Chylomikronen.

Das LDL transportiert das Cholesterin von der Leber zu den einzelnen Körperzellen. Bei erhöhtem Cholesterinspiegel kommt mehr Cholesterin bei den Zellen an, als gebraucht wird. Die Folge: Es lagert sich irgendwo an, beispielsweise in den Wänden der Arterien, und führt ab einer gewissen Menge zur Arterienverkalkung (Arteriosklerose). Aus diesem Grund wird das LDL-Cholesterin auch »böses Cholesterin« genannt.

Das HDL nimmt den entgegengesetzten Weg und transportiert das Cholesterin aus den Zellen zur Leber. Dort wird es weiterverarbeitet und über die Gallenflüssigkeit ausgeschieden. Weil es im Körper aufräumt und die Arterienwände sauber hält, heißt es auch »gutes Cholesterin«. Wichtig ist, dass das Verhältnis zwischen beiden stimmt: Ideal wären demnach ein hoher HDL- und ein niedriger LDL-Spiegel.

Wie können wir eine Fettstoffwechselstörung erkennen?

Eine Blutabnahme reicht, um den Fettstoffwechsel zu beurteilen. Wichtig ist, dass Sie mindestens 12 Stunden vorher nichts gegessen, keinen Alkohol getrunken und in den letzten 24 Stunden keine starken körperlichen Anstrengungen vollbracht haben.

Wo kommen die erhöhten Werte her?

Es gibt primäre Hyperlipoproteinämien, die sind genetisch bedingt, und sekundäre Hyperlipoproteinämien, die infolge von Erkrankungen auftreten, z. B. bei Diabetes, Schilddrüsenunterfunktion oder einer Nierenerkrankung. Daneben gibt es auch Medikamente wie Cortison oder Blutdrucktab-

---

WIE HOCH DÜRFEN CHOLESTERIN & CO SEIN?

Angaben in mg/dl	normal	grenzwertig	bedenklich
Gesamtcholesterin	‹ 200	200–240	› 240
LDL-Cholesterin	‹ 150	150–190	› 190
HDL-Cholesterin	› 50	35–50	‹ 35
Triglyceride	‹ 150	150–200	› 200

---

letten, die den Fettstoffwechsel beeinflussen können. Die häufigste Ursache für erhöhte Blutfettwerte ist aber eindeutig unser Wohlstand: zu viele Kalorien, Übergewicht, unausgewogene Ernährung, mangelnde Bewegung, Nikotinmissbrauch und zu viel Stress.

Warum sind erhöhte Blutfettwerte gefährlich?

Ein dauerhaft erhöhter Cholesterinspiegel mit hohem LDL- und niedrigem HDL-Spiegel sowie erhöhte Triglyceride können eine Arteriosklerose begünstigen. Wenn sich die Arterien infolge der Arteriosklerose immer weiter verengen, entsteht ein Sauerstoffmangel im Gewebe. Dieser kann im Herz zu Angina pectoris oder auch zum Infarkt führen, im Gehirn zum Schlaganfall und in den großen Gefäßen der Beine zur sogenannten »Schaufensterkrankheit«, das heißt, wegen der Schmerzen in den Beinen kann man nur noch kurze Strecken laufen und muss immer wieder stehen bleiben. Falls Sie übergewichtig sind und Ihr Arzt eine Fettstoffwechselstörung festgestellt hat, sollten Sie Ihren Lebensstil einer Inventur unterziehen.

FRAGEN SIE IHREN ARZT

Wenn Sie schlank sind und eine familiär bedingte Fettstoffwechselstörung haben, sollten Sie sich von einer Ernährungsfachkraft beraten lassen. Falls alle diätetischen Maßnahmen nicht ausreichen, kann Ihr Arzt spezielle Medikamente verschreiben, die den Fettstoffwechsel verbessern.

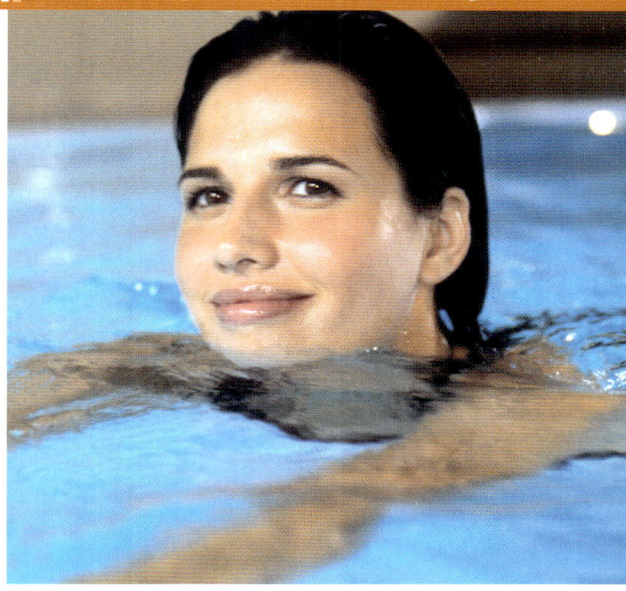

Regelmäßige sportliche Betätigung wie Schwimmen, Laufen, Wandern oder im Winter Skilanglauf trainieren das Herz und schützen die Gefäße.

Was Sie selbst für Ihre Gefäße tun können

> Treiben Sie täglich mindestens eine halbe Stunde Sport (Walken, Fahrradfahren, Schwimmen etc.). Stimmen Sie sich vorher mit Ihrem Arzt über die Intensität ab.
> Schlafen Sie ausreichend.
> Ernähren Sie sich gesund (reduzieren Sie Süßigkeiten und entscheiden Sie sich öfter mal für Vollkorn, günstig sind Nahrungsmittel mit niedriger GL, Seite 21).
> Bauen Sie mehrfach ungesättigte Fettsäuren aus Walnuss-, Soja- oder Rapsöl und Omega-3-Fettsäuren aus Fisch (zweimal die Woche) sowie Nüsse in Ihren täglichen Speiseplan ein.
> Belassen Sie es beim »Gläschen in Ehren« und vermeiden Sie zuckergesüßte Getränke wie Limonaden oder Eistees.

> Achten Sie auf Ihr Gewicht und vor allem auf das Bauchfett (siehe Seite 177 ff.).
> Hören Sie auf zu rauchen (falls Sie bereits Nichtraucher sind, umso besser).

SO KÖNNEN SIE DAS SCHLECHTE CHOLESTERIN BEEINFLUSSEN

Den größten Einfluss auf den Cholesterinspiegel haben gesättigte Fettsäuren aus tierischen Produkten wie fettes Fleisch, Wurst, fetter Käse, Butter, Schmalz, Speck, Kokos- und Palmkernfett. Noch ungünstiger für das Verhältnis zwischen LDL und HDL sind Trans-Fettsäuren (siehe Seite 36), enthalten zum Beispiel in Back- und Frittierfett, weil diese nicht nur das böse LDL erhöhen, sondern fatalerweise auch das gute HDL senken.

> Verzichten Sie daher auf Blätterteig und industriell hergestellte Backwaren und Fertiggerichte, die laut Zutatenliste gehärtete Fette enthalten.
> Bevorzugen Sie einfach und mehrfach gesättigte Fettsäuren, dazu zählen Oliven- Raps-, Sonnenblumen- und Maiskeimöl sowie Fischfett.
> Essen Sie regelmäßig gemischte Nüsse, zum Beispiel in Ihrem morgendlichen Müsli. Diese liefern gute Fettsäuren und obendrein reichlich Vitamin E.
> Bevorzugen Sie insgesamt eine ballaststoffreiche pflanzliche Kost. Regelmäßig frisches Obst und Gemüse bringt die notwendigen sekundären Pflanzenstoffe, insbesondere Polyphenole, die das LDL nachweislich senken.

Leckere Rezepte für Herz-Kreislauf und Gefäße

Vorrats-Müslimischung

Für 10 Portionen
Zubereitungszeit: ca. 10 Min.
100 g kernige Haferflocken | 100 g Weizenflocken | 100 g Vollkornflakes | 60 g gehackte Haselnüsse oder Mandeln | 75 g Leinsamen | 2 EL Sonnenblumenkerne
zusätzlich: Obst nach Wunsch | Milchprodukte nach Belieben | Honig

1 3 EL der Müslimischung als Grundlage in eine Schale geben. Dazu wahlweise 4 Backpflaumen, 3 getrocknete Aprikosen, ½ Apfel, ½ Banane, 1 Kiwi, ½ Apfelsine, 2 EL Ananas, ½ Birne, 100 g Weintrauben oder 50 g Himbeeren hinzufügen.
2 Mit Naturjoghurt, Milch, Dick- oder Buttermilch, Fruchtsaft oder Kefir mischen.
Zum Süßen kann Honig verwendet werden.
Nährwerte pro Portion:
187 kcal | 6 g E | 9 g F | 21 g KH

Nüsse und Kerne reichern das Müsli mit ungesättigten Fettsäuren und Mineralstoffen an, das ist gut fürs Herz.

Power-Obstmüsli

Für 4 Portionen
Zubereitungszeit: ca. 10 Min.
3 Becher (450 g) Naturjoghurt (1,5 % Fett) | 1½ Tassen (225 ml) Milch (1,5 % Fett) | 2 Bananen | 400 g Obst der Saison | 18 EL (150 g) Vollkornflocken | 18 EL (150 g) Vollkorn-Cornflakes | 6 EL (45 g) Kerne oder gehackte Nüsse, z. B. Mandeln oder Haselnüsse | 3 TL Honig

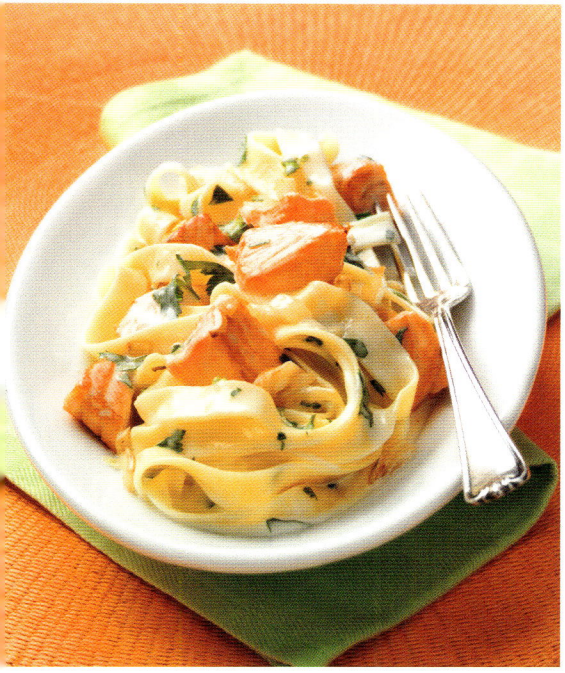

Lachs zählt zu den Fettfischen und ist daher besonders reich an wertvollen Omega-3-Fettsäuren.

1 Den Joghurt und die Milch mit einem Schneebesen verrühren. Anschließend das Obst waschen und klein schneiden. Daraufhin die restlichen Zutaten mit einem Esslöffel unter die Joghurt-Milch-Masse heben und vorsichtig verrühren.

2 Je nach Geschmack kann etwas Honig unter den Joghurt gemischt werden.

Nährwerte:

370 kcal | 11 g E | 8 g F | 63 g KH

Nüsse sind reich an ungesättigten Fettsäuren und tragen zur Verbesserung des Fettsäureprofils bei. Paranüsse haben z. B. viele mehrfach ungesättigte Fettsäuren.

Bandnudeln mit Lachssauce

Für 4 Portionen
Zubereitungszeit: ca. 20 Min.

Salz | 300 g Bandnudeln | 400 g Lachsfilet | 3 Zwiebeln | 2 EL Rapsöl | etwas Zitronensaft | Salz, Pfeffer, Paprika | 200 ml Milch | 1 EL gehackte Petersilie

1 In einem großen Topf reichlich Wasser mit Salz zum Kochen bringen und die Bandnudeln darin bissfest garen.

2 Inzwischen das Lachsfilet abbrausen, trocken tupfen und in ca. 1 cm große Würfel schneiden. Die Zwiebeln schälen und fein würfeln. Dann das Öl in einer Pfanne erhitzen und die Zwiebelwürfel dazugeben, den Fisch zufügen und alles anbraten. Mit Zitronensaft, Salz, Pfeffer und Paprika würzen.

3 Die Milch, etwas Nudelwasser und die gehackte Petersilie dazugeben und alles etwa 5 Min. garen.

4 Zum Schluss die Nudeln abgießen und zusammen mit der Sauce anrichten.

Nährwerte pro Portion:

445 kcal | 29 g E | 12 g F | 54 g KH

Die Omega-3-Fettsäuren im Fisch sind gut für Herz, Gehirn und Immunsystem.

Kartoffelspalten

Für 4 Portionen
Zubereitungszeit: ca. 20 Min.
Backzeit: 20–25 Min.

12 mittelgroße Kartoffeln | Salz | 4 TL Rapsöl | 4 kleine Knoblauchzehen | 40 g geriebener Käse | 4 TL Paprikapulver | Salz, Pfeffer

1 Die Kartoffeln putzen und der Länge nach vierteln. In wenig Salzwasser im geschlossenen Topf 10 Min. garen und abkühlen lassen.

2 Das Rapsöl mit den zerdrückten Knoblauchzehen, dem Käse und den Gewürzen mischen. Die Kartoffelspalten darin schwenken.

3 Die Spalten auf einem mit Backpapier belegten Blech verteilen und im vorgeheizten Backofen bei 220° (Umluft 200°) 20–25 Min. goldbraun backen oder, falls vorhanden, in der Mikrowelle analog mit der Grillfunktion schön goldgelb werden lassen.

Nährwerte pro Portion:
220 kcal | 7 g E | 8 g F | 29 g KH

Fast wie frittiert, aber fettärmer und trotzdem schön knusprig. Kartoffeln sind reich an Vitamin C und Kalium, beides trägt zur Senkung des Bluthochdrucks bei.

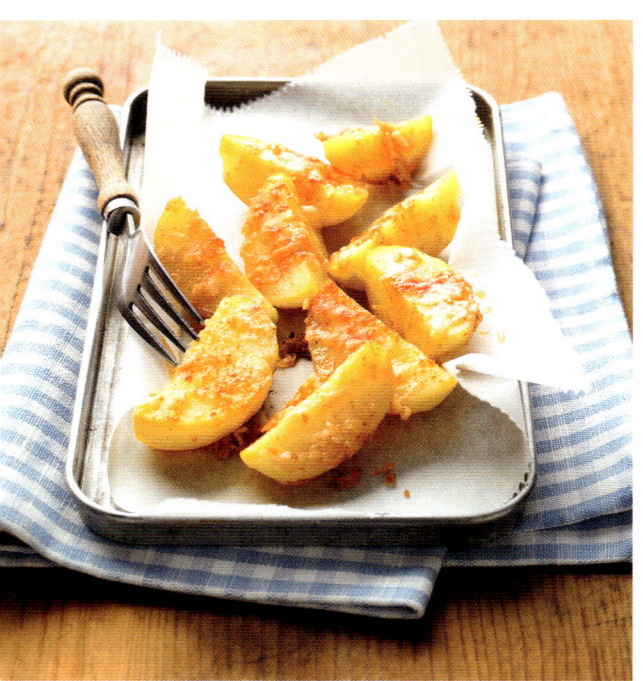

Kartoffelspalten schmecken auch lecker mit Rosmarin als Beilage zu Fisch oder Fleisch.

Erkrankungen des Bewegungsapparats

Unser Bewegungsapparat ist recht anfällig für allerlei größere und kleinere Wehwehchen. Die wichtigsten von ihnen sollen hier vorgestellt werden. Sie erfahren, welchen Einfluss die Ernährung auf Knochen und Gelenke hat und wie Sie vorbeugen bzw. Ihre Beschwerden lindern können.

Gicht

Gicht ist eine uralte Erkrankung, die stets mit Wohlstand und Völlerei gemeinsam auftritt. In Kriegszeiten war die Gicht, auch Zipperlein genannt, so gut wie unbekannt. Sie kommt familiär gehäuft vor und befällt eher Männer als Frauen. Letztere erkranken meist erst nach den Wechseljahren. In Industriestaaten wie Deutschland sind rund ein bis zwei Prozent der Erwachsenen davon betroffen. Gicht tritt häufig im Verbund mit anderen Wohlstandserkrankungen auf wie Übergewicht, Diabetes, Bluthochdruck oder Fettstoffwechselstörungen.

Bei der Gicht handelt es sich um eine meist erbliche Störung des Purinstoffwechsels. Purine sind Bestandteile der Zellkerne und werden sowohl vom Körper selbst gebildet als auch mit der Nahrung zugeführt. Im Stoffwechsel werden sie zu Harnsäure abgebaut und im Wesentlichen über die Nieren ausgeschieden. Steigt der Harnsäurespiegel auf Werte über 6,4 mg/dl, reden wir von einer Hyperurikämie, was noch nicht zwangsläufig zu einem Gichtanfall führen muss. Erst wenn die Werte auf über 7 mg/dl ansteigen und die Säure Kristalle bildet, die sich z. B. in den Gelenken ablagern, kommt es zu den typischen Gichtbeschwerden mit geschwollenen, entzündeten und stark schmerzenden Gelenken. Häufig ist die große Zehe betroffen. Auslöser für einen solchen Gichtanfall ist oft ein üppiges Mahl mit einer großen Fleischportion in Kombination mit Bier, Softdrinks oder Alkohol.

Welche Ernährung kann bei Gicht angeraten werden?

Wie bei allen Wohlstandserkrankungen sollte die Basis eine ausgewogene Ernährung sein, die sich in erster Linie durch einen hohen pflanzlichen Anteil auszeichnet. Ferner sind wichtig:

> **Gewichtsreduktion:** Rund zwei Drittel aller Gicht-Patienten sind übergewichtig. Die empfohlene Gewichtsreduktion führt in sehr vielen Fällen dazu, dass die Harnsäurewerte wieder im Normbereich liegen. Geschieht dies rechtzeitig, kann das Leben ohne Gichtanfall weitergehen. Wichtig ist, dass die Gewichtsreduktion langsam vonstatten geht – ca. ein Kilo pro Monat. Andernfalls baut der Körper Muskeln ab, wodurch über körpereigene Purine Harnsäure freigesetzt wird. Auch Fasten und eine sehr kohlenhydratarme, fettreiche Diät fördern die Auskristallisation von Harnsäure.

> **Reduktion der Purinzufuhr mit der Nahrung:** Da Purine in den Zellkernen vorkommen, sind alle Lebensmittel, die viele Zellen enthalten, purinreich. Dazu zählen in erster Linie Innereien wie Bries, Nieren und Leber sowie Muskelfleisch und Wurst, aber auch Haut und Schwarte.

Einige Fischsorten wie Hering, Sprotten, Sardellen, Lachs und Meerestiere wie Hummer und Miesmuscheln sind ebenfalls purinreich. Daneben sind Purine aber auch in manchen pflanzlichen Lebensmitteln enthalten, z. B. in Hülsenfrüchten. Diese scheinen sich aber nicht so negativ auf den Harnsäurespiegel auszuwirken. Auch Bier enthält Purine. Deshalb gilt hier die Empfehlung, ungünstige Kombinationen zu vermeiden. Zum Beispiel: Ein fetter Linseneintopf mit Knackwurst und einem Liter Bier ist eine gefährliche Mahlzeit für Ihre große Zehe. Zur Senkung des Harnsäurespiegels ist es daher sinnvoll, den Konsum dieser Lebensmittel einzuschränken.

SO SCHÜTZEN SIE SICH VOR EINEM GICHTANFALL

> Essen Sie nicht mehr als 100 g Fleisch und Wurst pro Tag.
> Verzichten Sie auf Innereien.
> Entfernen Sie die Haut oder Schwarte von Fleisch und Fisch nach dem Braten.
> Kombinieren Sie Fleisch- und Fischmahlzeiten nach Möglichkeit nicht mit Alkohol oder Softdrinks, denn beides erschwert die Ausscheidung der anfallenden Harnsäure über die Nieren.
> Wenn Sie Bier trinken wollen, dann nur in kleinen Mengen (ein Glas pro Tag).
> Auch Wein, fetten Fisch und sehr süßes Obst sollten Sie eher moderat genießen. Das Gleiche gilt für Süßigkeiten (wegen ihres Fruktosegehalts).

> **Empfehlenswerte Nahrungsmittel:** Zu den purinarmen Lebensmitteln zählen Reis, Milch, Quark, Butter, Honig und Kürbis. Insgesamt unbedenklich sind alle Milchprodukte, Eier, Gemüse (Hülsenfrüchte in Maßen), Nüsse, Vollkorngetreide und nicht zu süßes Obst. Interessanterweise wird Kaffee eine Schutzwirkung bei Gicht zugesprochen, was an den enthaltenen Antioxidanzien liegen mag. Auch eine Vitamin-C-reiche Ernährung hat einen schützenden Effekt.

> **Ausreichend trinken:** Wichtig bei allen Erkrankungen mit erhöhten Harnsäurewerten ist eine ausreichende Trinkmenge von mindestens zwei Liter, damit die Nieren die Harnsäure besser ausscheiden können. Und »last but not least«: Vergessen Sie nicht, sich regelmäßig zu bewegen – mindestens eine halbe Stunde täglich –, auch das hilft.

Rheumatische Erkrankungen

Unter dem Oberbegriff »Rheuma« werden ungefähr 400 verschiedene Krankheitsbilder zusammengefasst. Allen gemeinsam sind der Schmerz und die Einschränkungen im Bereich des Bewegungsapparates. Darüber hinaus können auch Bindegewebsstrukturen betroffen sein. Da Bindegewebe nahezu überall im Körper vorkommt, können fast alle Organe (vor allem aber Augen, Herz, Nieren und Darm) an einer entzündlich-rheumatischen Erkrankung beteiligt sein. Sogar Kinder und Jugendliche können bereits an Rheuma erkranken.

In diese große Gruppe gehören u. a. das entzündliche Gelenkrheuma (rheumatoide Arthritis), der Weichteilrheumatismus (Fibromyalgie), das degenerative Rheuma (Arthrose) und der Bindegewebsrheumatismus (Kollagenosen). Da die meisten Erfahrungen über den Einfluss der Ernährung auf den Krankheitsverlauf für die rheumatische Gelenkentzündung existieren, soll diese hier kurz vorgestellt werden: Die genaue Ursache für eine rheumatische Gelenkentzündung konnte bis heute nicht ermittelt werden. Es wird aber vermutet, dass es sich dabei um eine Autoimmunerkrankung mit entsprechender familiärer Veranlagung handelt. Dabei greift das Immunsystem körpereigenes Gewebe an. Durch die Bildung von Antikörpern werden entzündliche Reaktionen ausgelöst, die zur Zerstörung des Gelenkknorpels und der gelenknahen Knochen führen.

FRAGEN SIE IHREN ARZT

Sollte die Harnsäure trotz entsprechender Ernährung (und wenn sinnvoll Gewichtsreduktion) hoch bleiben, verschreibt Ihnen Ihr Hausarzt Medikamente, die die Bildung von Harnsäure hemmen beziehungsweise deren Ausscheidung fördern.

Welche Ernährung ist bei einer rheumatischen Erkrankung ratsam?

Wie bei jeder chronischen Erkrankung ist es auch bei Rheuma wichtig, dass die tägliche Ernährung den individuellen Bedarf deckt und möglichst gesund und vollwertig ist (mehr dazu siehe Empfehlungen der vorhergehenden Kapitel).

Die Entzündungsvorgänge bei Rheuma sowie bei anderen Autoimmunerkrankungen werden über Entzündungsstoffe (Eicosanoide) gesteuert. Diese stellt der Körper aus Arachidonsäure selbst her. Das Ausmaß der, von den Immunzellen produzierten Entzündungsstoffe ist abhängig von der Menge der Arachidonsäure in den Zellen. Daher kann versucht werden, die Aufnahme entzündungsfördernder Stoffe über die Nahrung so weit als möglich zu verringern, um auf diese Weise die Entzündungsbereitschaft des Körpers zu minimieren. Arachidonsäure findet sich in allen tierischen Produkten. Zu den ungünstigen Lebensmitteln gehören insbesondere fettreiche Fleisch- und Wurstwaren sowie Eier.

Darauf sollten Sie ganz konkret achten:
> Versuchen Sie, sich tendenziell vegetarisch zu ernähren (maximal zwei Fleischmahlzeiten und zwei Eigelb pro Woche).
> Ideal wären mindestens 300 bis 500 g Obst und Gemüse täglich.
> Reduzieren Sie Lebensmittel, die viel Arachidonsäure enthalten.

IN WELCHEN LEBENSMITTELN STECKT VIEL ARACHIDONSÄURE?

Besonders viel Arachidonsäure ist enthalten in Schweinefleisch (auch in der Leber) und im Schweineschmalz. Aber auch Rind-, Kalb- und Hühnerfleisch sowie Eigelb und Thunfisch müssen hier genannt werden.

OMEGA-3-FETTSÄUREN

Fischart	Eicosapentaensäure in g/kg
Hering	20,7
Lachs	6,2
Ostsee-Hering	3,1
Forelle	2,4
Steinbutt	2,8
Kabeljau	0,8
Quelle: www.DEBInet.de	

> Bauen Sie gezielt Lebensmittel in Ihren täglichen Speiseplan ein, die mehrfach ungesättigte Fettsäuren aufweisen – insbesondere Omega-3-Fettsäuren, die »Gegenspieler« der Entzündungsstoffe und essen Sie mindestens zweimal in der Woche fetten Seefisch.
> Einige pflanzliche Öle enthalten Alpha-Linolensäure, eine pflanzliche Omega-3-Fettsäure, z. B. in Raps-, Walnuss- oder Weizenkeimöl. Verwenden Sie diese regelmäßig zur Zubereitung Ihrer Mahlzeiten.
> Achten Sie bei der Auswahl Ihrer Nahrungsmittel auf Antioxidanzien, um die überschießende Entzündungsreaktion abzumildern. Dazu zählen u. a. Vitamin C und E, aber auch Selen und sekundäre Pflanzenstoffe wie die Polyphenole.
> Den erhöhten Bedarf an Vitamin C und E können Sie durch Vitamin-C-reiches Obst und Gemüse (siehe Seite 51) decken sowie durch Nüsse und bestimmte Öle, die Vitamin E enthalten. Dazu zählen u. a. Sonnenblumen- und Weizenkeimöl.

> Reichlich Selen kommt in Nüssen (besonders in Paranüssen) sowie in Fisch und Fleisch vor. Wenn Sie kein Fleisch essen, stimmen Sie sich mit Ihrem Arzt ab, ob Selen in Form eines Nahrungsergänzungsmittels für Sie sinnvoll ist.

> Nehmen Sie dreimal am Tag fettarme Milchprodukte zu sich.

> Um Osteoporose zu verhindern, sollte ausreichend Vitamin D und Kalzium in der Nahrung sein (siehe Seite 48 und 52).

> Versuchen Sie, Normalgewicht zu halten oder zu erreichen. Falls Sie übergewichtig sind, sollten Sie Ihr Gewicht langsam reduzieren – nicht zuletzt, um die Entzündungsreaktionen, die durch das Bauchfett verstärkt werden, zu mindern.

Patienten mit rheumatischen Erkrankungen machen häufig die Erfahrung, dass bestimmte Lebensmittel einen akuten Schub auslösen können. Auch Nahrungsmittelunverträglichkeiten zum Beispiel von Milch oder Weizen treten gehäuft auf. Damit die Ernährung nicht zu einseitig wird und der Bedarf auf Dauer gedeckt werden kann,

---

HILFE BEI RHEUMA

Wissenschaftliche Studien haben ergeben, dass eine zeitlich begrenzte Zufuhr von Vitamin-E-Supplementen bei manchen Betroffenen zu einer Schmerzminderung führen kann. Erkundigen Sie sich bei Ihrem Arzt nach einem entsprechenden Präparat.

---

sollten Sie Ihren Arzt konsultieren und gegebenenfalls eine professionelle Ernährungsberatung in Anspruch nehmen.

Osteoporose

Unsere Knochen verändern sich im Laufe des Lebens. Die entscheidende Phase für das Knochenwachstum und die Entwicklung starker Knochen sind Kindheit und Jugend. Zunächst wächst das Skelett schnell, bis die maximale Knochenmasse erreicht ist. Zwischen Anfang 20 und Mitte 30 halten sich Knochenabbau und -neubildung ungefähr die Waage. Anschließend beginnt die Kno-

---

NAHRUNGSMITTEL, DIE REICH AN DEN GENANNTEN MIKRONÄHRSTOFFEN SIND UND DAMIT WICHTIG FÜR RHEUMATIKER

Vitamin A (Betacarotin)	Vitamin C	Vitamin E	Selen
Leber	Sanddornbeeren	Sonnenblumenöl	Fisch
Karotten	Zitrusfrüchte	Walnussöl	Nüsse
Grünkohl	Paprika	Sojaöl	Fleisch
Aprikosen	Brokkoli	Maiskeimöl	Leber

Quelle: www.DEBInet.de

chenmasse abzunehmen. Bis zu den Wechseljahren läuft dieser Prozess bei Männern und Frauen ähnlich ab. Durch den Wegfall weiblicher Hormone nach dem Klimakterium reduziert sich die Knochenmasse bei Frauen schneller als bei Männern.
Die Qualität unserer Knochen hängt von mehreren Faktoren ab. Nur etwa 20 Prozent der Knochenmineraliendichte können wir über Sport, Ernährung oder Hormone gezielt beeinflussen, der Rest ist Vererbung.

Was ist Osteoporose?

Als Osteoporose bezeichnen wir den schleichenden Knochenabbau, wobei die Knochenmineraliendichte abnimmt und die Knochen dadurch immer poröser werden, bis sie schließlich brechen. Die Krankheit bleibt oft lange unerkannt und demzufolge auch unbehandelt. Eine Diagnose erfolgt häufig erst, wenn ein Knochen tatsächlich bricht und eine Röntgenaufnahme die schwindende Knochendichte zutage fördert. Mittels Knochendichtemessung an der Lendenwirbelsäule (DEXA) sowie am Handgelenk kann das ganze Ausmaß der Osteoporose festgestellt werden. Mittlerweile ist Osteoporose zu einer regelrechten Volkskrankheit geworden, mit ca. acht Millionen Betroffenen allein in Deutschland.

Wie beeinflusst die Ernährung unsere Knochen?

Auch Knochen müssen ernährt werden. Damit sich unser Skelett in der Kindheit und in der Jugend gut entwickelt, brauchen wir eine gute Ernährung und müssen uns viel und vor allem regelmäßig bewegen.

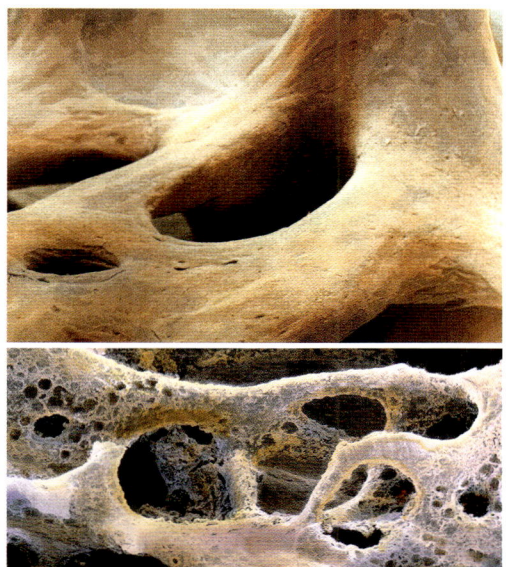

Die Abbildung zeigt oben einen gesunden Knochen und unten einen demineralisierten brüchigen.

Auf bestimmte Mineralien wie Kalzium, Phosphor, Zink, Magnesium, ausreichend Proteine sowie auf die Vitamine C, D und K sind die Knochen besonders angewiesen. Ihr Hauptbestandteil ist Kalzium. Und so ist es nicht verwunderlich, dass unser Skelett als Kalziumspeicher für unseren gesamten Körper herhalten muss, um den Kalziumspiegel im Blut stabil zu halten. Eine weitere Schlüsselrolle kommt dem Vitamin D zu – es ist mitverantwortlich für den Kalziumeinbau in die Knochen.
Mit der Nahrung werden in der Regel nicht mehr als 20 Prozent der erforderlichen Vitamin-D-Menge aufgenommen, selbst wenn

Sie Fischliebhaber sind und häufig fetten Seefisch verzehren. Die Eigensynthese von Vitamin D nach dem Kontakt mit ultraviolettem Licht (UVB) aus der Sonne in der Haut ist daher unverzichtbar. Es wird angenommen, dass wir in den nördlichen Breiten, wo Sonnenlicht nicht so häufig ist, bei der Eigensynthese von Vitamin D einen Vorteil mit unserer hellen Haut und der Milchverträglichkeit im Darm haben. In den Wintermonaten wird es dann trotzdem für viele, besonders aber für Kinder und für ältere Menschen, knapp. Im Zweifelsfall können Sie den Vitamin-D-Spiegel vom Hausarzt bestimmen lassen.

Die richtige Ernährung für unsere Knochen

> Die beste Kalziumquelle in unseren Breiten sind nach wie vor Milchprodukte, und hier in erster Linie Hartkäse wie Emmentaler oder Parmesan. Zudem enthalten sie auch noch kleine Mengen Vitamin D. Selbst wenn in der Familie eine Tendenz zur Milchzuckerunverträglichkeit besteht, sollten Sie nicht gänzlich auf Milchprodukte verzichten. Inzwischen gibt es auch in Supermärkten laktosefreie oder zumindest laktosearme Produkte. Diese sind entsprechend gekennzeichnet.

> Kalzium aus Mineralwasser kann vom Körper ebenfalls gut aufgenommen werden. Auch grüne Gemüse wie Brokkoli, Kohl oder verschiedene Kräuter enthalten ein gewisses Maß an Kalzium.

> Eine zwar nicht übliche, aber durchaus gute Kalziumquelle sind Fischgräten, zum Beispiel von Sardinen in Konserven.

> Gemüse und Obst sind Zaubermittel für starke Knochen, auch wenn wir das nicht vermuten würden. Bislang hat die Wissenschaft lediglich herausgefunden, dass Menschen, die regelmäßig Gemüse und Obst essen, bessere Knochen haben – aber nicht warum. Es wird vermutet, dass die Polyphenole eine Rolle spielen. Bekannt ist allerdings, dass Früchte und Gemüse dem Knochen beim Säure-Basen-Ausgleich helfen.

> Eine Ernährung, die sehr einseitig auf Fleisch und Eiweiß konzentriert ist, beispielsweise während einer proteinreichen Diät, soll zu übermäßiger Kalziumausscheidung über den Urin führen und wäre damit ungünstig für die Kalziumbilanz. Einen ähnlichen Effekt erzielen wir bei übermäßigem Alkohol- oder Koffeingenuss. Auch eine Nahrung, die sehr ballaststoffreich ist oder viel Oxalat enthält wie aus Spinat und Mangold, kann die Kalziumaufnahme einschränken. Im Rahmen einer gesunden Mischkost fällt das allerdings nicht weiter ins Gewicht.

> Eiweißmangel, insbesondere in der Wachstumsphase, verschlechtert die Knochensubstanz ebenfalls deutlich. Deshalb sind lang dauernde, nicht bilanzierte Diäten mit sehr niedriger Kalorien- und Eiweißzufuhr wie auch Essstörungen mit mangelhafter Ernährung ungünstig.

> Eine Ernährung mit moderatem Salzkonsum tut den Knochen gut.

> Eine gute Vorbeugung gegen Osteoporose ist eine bunt gemischte Nahrung, die alle Mikro- und Makronährstoffe in der richtigen Zusammensetzung enthält.

Was hilft den Knochen noch?

Um die Knochen immer wieder zum Aufbau anzuspornen ist es wichtig, ein Leben lang Sport zu treiben (in der Jugend eher Kraft- und Belastungssport, im Alter mehr Ausdauertraining). Gab es in Ihrer Familie noch nie Osteoporose, dann haben Sie die allerbeste Ausgangsbasis für feste Knochen bis ins hohe Alter. Diese sollten Sie nicht durch Nikotin und Alkohol ruinieren. Besteht dagegen eine familiäre Veranlagung zu Osteoporose oder ist Ihr persönliches Risiko aus anderen Gründen erhöht, kann Ihr behandelnder Arzt medikamentös in den Knochenabbauprozess eingreifen.

Leckere Rezepte für den Bewegungsapparat

Bei erhöhter Harnsäure
Hirsejoghurt mit Waldbeeren
Für 4 Portionen
Zubereitungszeit: ca. 10 Min.
Kochzeit: 40 Min.
100 g Hirse | 250 g gemischte Beeren (Heidelbeeren, Himbeeren, Brombeeren) | 250 g fettarmer Joghurt | 1 TL Zitronensaft | 1 Pck. Vanillezucker | 1–2 EL Zucker (bei Bedarf)
1 Hirse mit kaltem Wasser gründlich abspülen, dann mit ca. 400 ml Wasser aufkochen und bei schwacher Hitze 40 Min. ausquellen lassen. Anschließend abkühlen lassen.
2 Die Beeren waschen und trockentupfen.
3 Joghurt mit Zitronensaft, Vanillezucker und Zucker verrühren. Die abgekühlte Hirse unterheben und abschmecken. Mit den Beeren zusammen anrichten.

Nährwerte pro Portion:
176 kcal | 5 g E | 2 g F | 32 g KH

Eine Kombination aus Ballaststoffen, Eiweiß und Vitaminen. Dieses purinarme Frühstück macht Sie fit für den Tag.

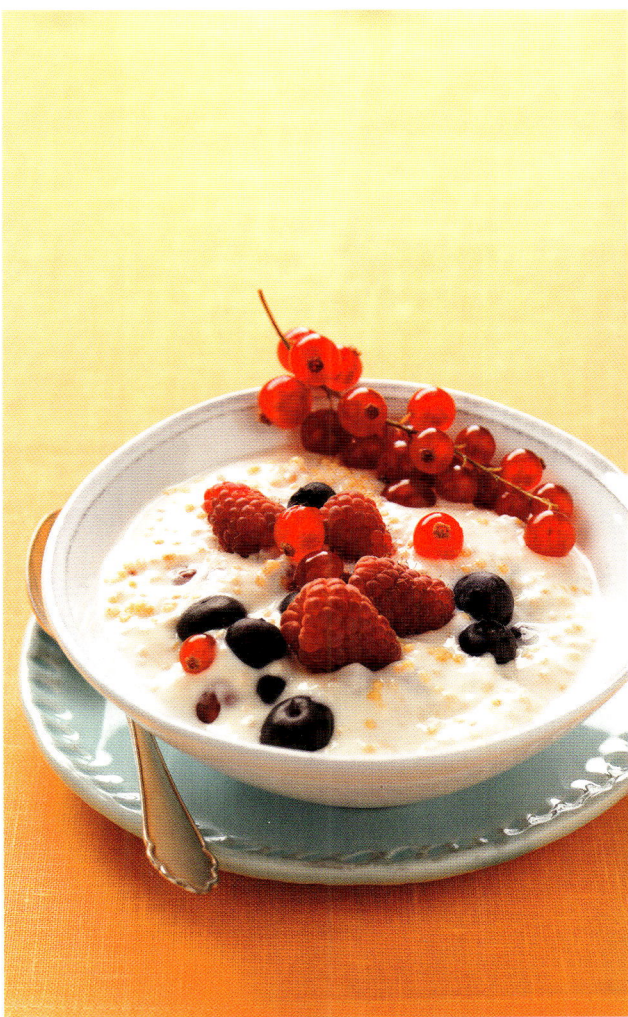

Ideal für alle Menschen mit erhöhter Harnsäure: ein Joghurt mit frischen Beeren und Hirse.

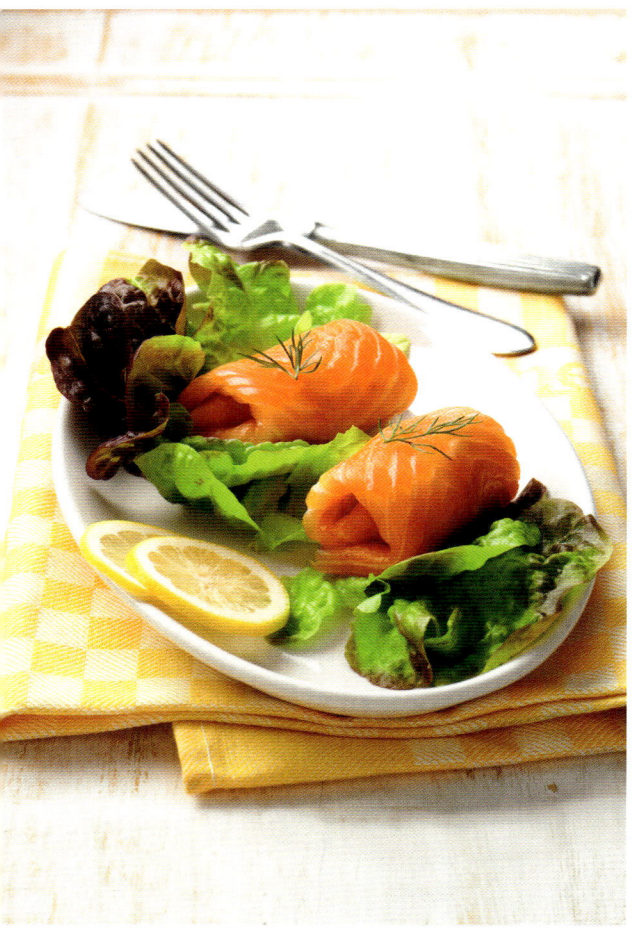

Lachs gehört zu den beliebtesten Speisefischen. Sein orangefarbenes Fleisch ist reich an Omega-3-Fettsäuren. Er schmeckt sowohl geräuchert zu Salat als auch gebraten zu Gemüse.

Bei Rheuma
Räucherlachsröllchen
Für 8 Röllchen
Zubereitungszeit: ca. 20 Min.
1 Ei | 1 säuerlicher Apfel | 40 g Meerrettich (frisch) | 1 EL Zitronensaft | 1 EL Rapsöl | 4 EL Sahne | Salz, Zucker | 8 Scheiben Räucher-lachs | 1 unbehandelte Zitrone | 8 Blätter Salat (z. B. Eichblatt) | 1 Bund Dill

1 Das Ei hart kochen und pellen. Den Apfel schälen, vierteln, Stielansatz, Blüte und Kerngehäuse entfernen. Den Meerrettich schälen und fein würfeln oder raspeln. Alles mit Zitronensaft, Öl und Sahne im Mixer fein pürieren.
2 Die fertige Creme mit Salz und Zucker abschmecken, dann auf die Lachsscheiben streichen und diese aufrollen.
3 Die Zitrone waschen und in dünne Scheiben schneiden.
4 Lachs auf den gewaschenen und trocken getupften Salatblättern anrichten, mit Zitronenscheiben und Dillsträußchen garnieren.
Nährwerte pro Rolle:
145 kcal | 12 g E | 9 g F | 4 g KH

Enthält viele gesunde Omega-3-Fettsäuren, wirkt zusammen mit dem Meerrettich und dem Apfel entzündungshemmend.

Milchreis mit Kirschen
Für 4 Portionen
Zubereitungszeit: ca. 10 Min.
Kochzeit: ca. 45 Min.
750 ml fettarme Milch | 3 EL Zucker | 190 g Milchreis | 600 g Kirschen (Glas) | ¾ Pck. Vanillepuddingpulver

1 Die Milch mit dem Zucker zum Kochen bringen und den Reis bei kleiner Flamme ca. 45 Min. darin quellen lassen.
2 In der Zwischenzeit die Kirschen abtropfen lassen und den Saft auffangen. Das Puddingpulver mit etwas Saft anrühren. Den restlichen Saft in einen Topf geben und erhitzen. Dann das angerührte Puddingpulver in den kochen-

den Saft geben und einmal aufwallen lassen. Nun die Kirschen dazugeben.

3 Anschließend den fertigen Milchreis auf Tellern anrichten.

Nährwerte pro Portion:

310 kcal | 9 g E | 5 g F | 54 g KH

Dieses Gericht ist vegetarisch mit einer biologisch hochwertigen Eiweißkombination und zudem arachidonsäurearm, wirkt also mild entzündungshemmend.

Bei Osteoporose
Bunter Nudelauflauf

Für 4 Portionen

Zubereitungszeit: ca. 15 Min.

Backzeit ca. 30 Min.

200 g Nudeln | 2 bunte Paprika | 1 Zwiebel | 200 g Champignons | 2 Scheiben gekochter Schinken | 200 g Erbsen | 200 ml Milch | 3 Eier | Salz und Pfeffer | 1 Pck. Mozzarella

1 Die Nudeln in reichlich Salzwasser bissfest garen und abgießen.

2 Die Paprika waschen, putzen und in Würfel schneiden. Die Zwiebel schälen und ebenfalls fein würfeln. Die Champignons mit einem Küchentuch abreiben und in Scheiben schneiden. Den Schinken würfeln.

3 Alles mit den Erbsen vermischen und in eine Auflaufform schichten.

4 Milch und Eier verquirlen und mit Salz und Pfeffer kräftig würzen, dann über den Auflauf geben. Den Mozzarella in Scheiben schneiden und auf den Auflauf legen.

5 Den Auflauf im Backofen bei 180° ca. 30 Min. überbacken.

Nährwerte pro Portion:

440 kcal | 28 g E | 15 g F | 48 g KH

Enthält reichlich Kalzium für gesunde Knochen und Zähne.

Möhren-Käse-Aufstrich

Für 4 bis 6 Brote

Zubereitungszeit: ca. 10 Min.

4 Möhren | 100 g Parmesan | 2 Handvoll Basilikumblätter | 2 Pck. körniger Frischkäse »Hüttenkäse« | Salz und Pfeffer | Zitronensaft

1 Die Möhren schälen und fein raspeln. Den Parmesan fein reiben. Basilikum hacken.

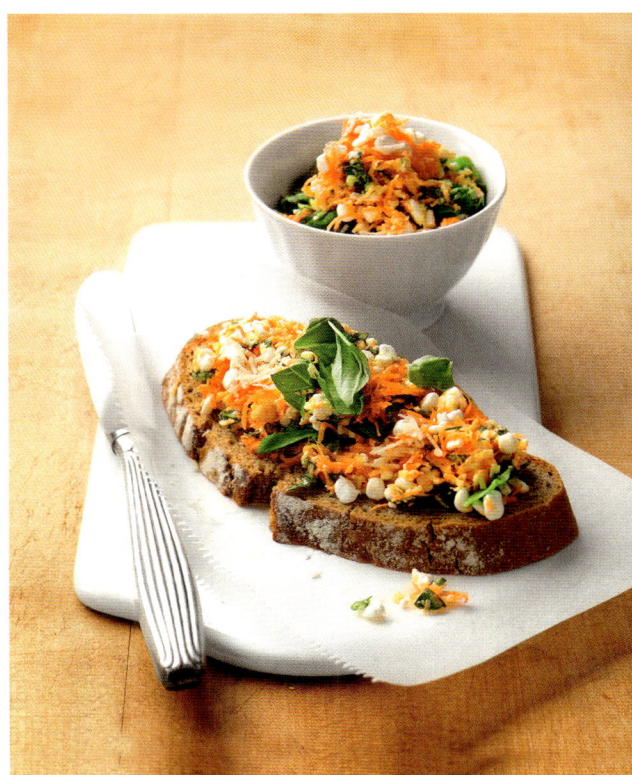

Hüttenkäse enthält wenig Fett, dafür aber Kalzium für die Gesundheit Ihrer Knochen. Zusammen mit dem Parmesan ideal zur Vorbeugung von Osteoporose. Möhren liefern Provitamin A.

2 Alle Zutaten mit dem Hüttenkäse vermischen und mit Salz, Pfeffer und Zitronensaft abschmecken.

Schmeckt sehr lecker zu frischem Brot oder zu Pellkartoffeln.

Nährwerte pro Portion:
172 kcal | 16 g E | 10 g F | 5 g KH

Dieses Gericht ist purinarm – zu empfehlen bei Neigung zu Gichtanfällen. Die Möhren versorgen Sie mit reichlich Provitamin A.

Mozzarellaspieße mit Pesto

Für 8 Spieße
Zubereitungszeit: ca. 15 Min.

300 g Mozzarella | 480 g Roggenmischbrot (ca. 8 dicke Scheiben) | 400 g Cocktailtomaten | 1 Bund Basilikum | etwas Olivenöl | Salz und Pfeffer | ein Glas grünes Pesto

1 Den Mozzarella und das Brot in ca. 1 cm dicke Scheiben schneiden. Dann abwechselnd Brot, Mozzarella, Cocktailtomaten und je 1 Basilikumblatt auf die Spieße stecken. Am Anfang und am Ende sollte sich immer ein Stück Brot befinden.

2 Backblech oder Grilltablett mit Olivenöl bestreichen und die Spieße darauflegen. Nun noch die Spieße mit Öl bestreichen und mit Salz und Pfeffer würzen. Alles unter den Grill schieben und von allen Seiten grillen, bis das Brot geröstet ist (Sie können auch im Backofen mit Oberhitze grillen).

3 Die fertigen Spieße auf Teller legen und mit je 1 TL Pesto anrichten.

Als Hauptmahlzeit können Sie zwei Spieße mit gemischtem grünem Salat genießen.

Nährwerte pro Spieß:
290 kcal | 13 g E | 14 g F | 28 g KH

Käse enthält nicht nur reichlich Eiweiß, er ist ganz nebenbei auch noch der beste Kalziumlieferant: Mit zwei Spießen decken Sie ein Drittel Ihres Tagesbedarfs.

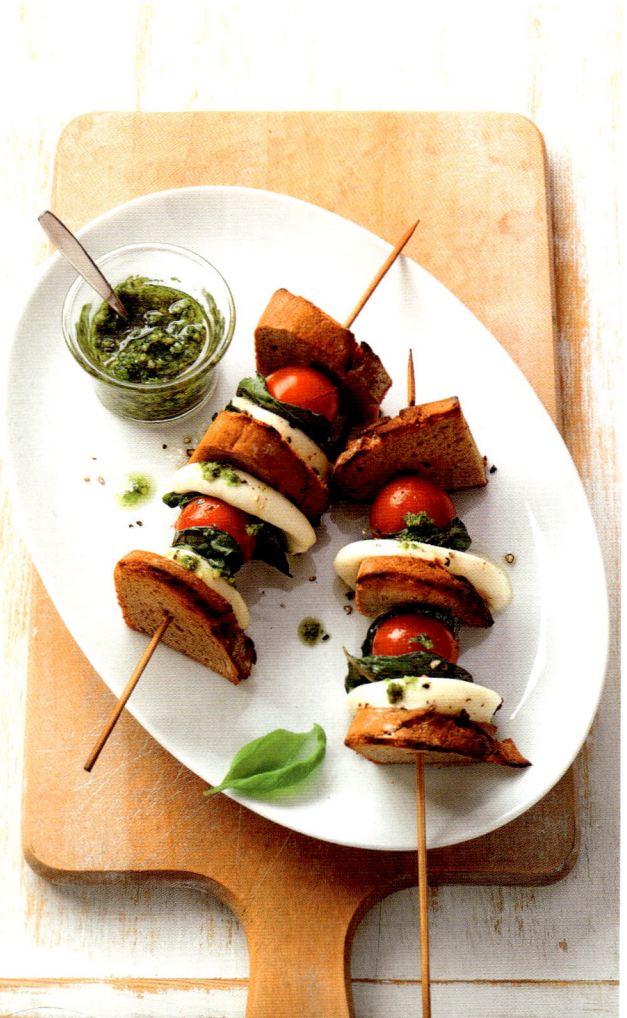

Diese leckeren Spieße dürfen auf keinem Grillabend fehlen. Sie schmecken jung und alt.

Erkrankungen des Magen-Darm-Trakts

Bauchweh kennt fast jeder. Auch das Gefühl, dass die Verdauung irgendwie nicht stimmt, ist Ihnen sicher nicht unbekannt. Unser Magen-Darm-Trakt ist so gut vernetzt mit unserem Kopf und dem Stresssystem in unserem Körper, dass er im wahrsten Sinne des Wortes regen Anteil an unserem Leben nimmt. Mitten im Bauch liegt das Sonnengeflecht, eine Nervenschaltzentrale, die den Kopf mit dem Bauch verbindet. Besonders Frauen haben häufig eine gute Körperwahrnehmung und spüren, wenn Stress und Druck im Anzug sind oder wenn irgendwas nicht stimmt. »Das liegt mir schwer im Magen« oder »Das kann ich nicht schlucken« sind alte Redensarten, die auf die Verknüpfung von Seele und Körper hinweisen. Kinder klagen häufig über Bauchschmerzen, wenn sie sich nicht wohlfühlen, das muss aber nichts mit Magen oder Darm zu tun haben. Wer öfter von Bauchschmerzen geplagt ist, hat fast immer sein kleines privates Erste-Hilfe-Programm auf Lager. Sich mit einem heißen Tee aufs Sofa legen und Zwieback knabbern oder eine Wärmflasche auf dem Bauch helfen beim Entspannen. Wer sich kennt und weiß, dass Stress immer wieder Magen oder Darm belastet, sollte sich nach guten Entspannungstechniken umschauen. Yoga, autogenes Training, progressive Muskelentspannung, Atemübungen oder asiatische Techniken wie Tai Chi und Qi Gong werden deutschlandweit angeboten. Aber wenn diese Tricks nicht helfen, muss der Arzt die Ursache abklären.

Magenschmerzen und Reflux (Sodbrennen)

Viele Menschen leiden unter sogenannten dyspeptischen Beschwerden oder an einem Reizmagen. Nach dem Essen plagt sie ein Völlegefühl, sie haben Schmerzen im Winkel unter dem Brustbein, Übelkeit, Mundgeruch, Sodbrennen und Blähungen. Manchmal steckt hinter derartigen Beschwerden eine Gastritis, sprich eine Entzündung der Magenschleimhaut. Der häufigste Grund für eine plötzlich auftretende Gastritis ist

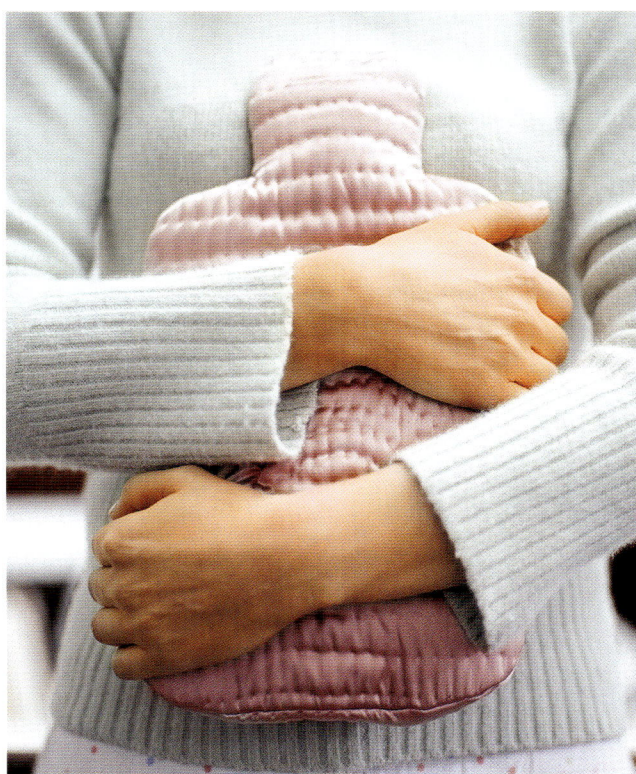

Die meisten Bauchschmerzen können durch Wärme gelindert werden, vor allem krampfartige.

eine akute Infektion mit Helicobacter pylori – ein im Magen lebendes Bakterium. Dieses lässt sich gut mit Medikamenten behandeln. Bis vor 20 Jahren waren Magengeschwüre eine häufige Erkrankung. Mit der Entdeckung des Helicobacters pylori als einem der Hauptverursacher und den entsprechenden medikamentösen Möglichkeiten hat sich dies geändert. Heute entstehen Magengeschwüre eher als Nebenwirkung von bestimmten Medikamenten.

Bei anhaltenden Magenschmerzen und Sodbrennen wird Ihr Arzt Sie zu einer Magenspiegelung schicken. Dabei wird die Schleimhaut in der Speiseröhre und im Magen kritisch unter die Lupe genommen. Bei Bedarf werden dabei auch Gewebeproben entnommen und untersucht.

Ungefähr 15 Prozent der erwachsenen Bevölkerung hierzulande leiden unter der Refluxkrankheit, auch Sodbrennen genannt. Dabei schießt die Magensäure in die Speiseröhre und löst dort Entzündungen aus, die äußerst schmerzhaft sein können. Die wichtigsten Risikofaktoren sind familiäre Veranlagung, Unverträglichkeiten und Übergewicht, hier besonders ein dicker Bauch. Die Behandlung erfolgt primär mit Medikamenten, sogenannten Säureblockern (Protonenpumpeninhibitoren). Leichter ausgeprägte Formen können wir durchaus erst einmal diätetisch angehen.

Was tun bei Neigung zu Reflux?

> Die wichtigste Maßnahme ist zunächst, auf das Gewicht zu achten und gegebenenfalls Bauchfett zu reduzieren. Das trägt dazu bei, dass der Mageneingang nach dem Essen und beim Bücken »dichthält«. So bleibt die Magensäure da, wo sie hingehört, und steigt nicht in die Speiseröhre hoch.

> Zudem sollten Sie versuchen, statt drei großen Mahlzeiten mehrere kleinere zu sich zu nehmen. Das gilt ganz besonders auch für das letzte Drittel der Schwangerschaft, in dem viele Frauen von lästigem Sodbrennen geplagt sind.

> Abends empfiehlt es sich, eher proteinreich und fettarm zu essen. Gegen eine warme Mahlzeit ist auch am Abend nichts einzuwenden. Sie sollte aber leicht sein, das heißt wenig Fett und keine blähenden Zutaten enthalten. Denken Sie daran, Ihre letzte Mahlzeit nicht zu spät einzunehmen, ideal wäre mindestens zwei bis drei Stunden vor der Nachtruhe.

> Um den Reflux zu erschweren ist es sinnvoll, zumindest in den ersten Nachtstunden mit erhöhtem Oberkörper zu schlafen.

Bewährte Tipps bei Magen-Darm-Beschwerden

Das A und O sind regelmäßige Mahlzeiten in Ruhe – ohne Hektik. Stress und Druck machen es Ihrem Magen-Darm-System schwer, alle Verdauungssäfte in der notwendigen Konzentration an den Ort des Geschehens zu transportieren.

Versuchen Sie in Phasen, in denen Sie Beschwerden haben, fettarm zu essen und blähende Speisen wie Hülsenfrüchte und Kohl zu meiden. Gekochtes wird meist besser vertragen als Rohes.

> Viele Menschen schwören auf asiatische Ernährungsformen (Ayurveda, Fünf-Ele-

mente-Küche), allerdings ohne die Schärfe Indiens. Auch die Mittelmeerküche mit Olivenöl wird oft gut vertragen.

> Süßigkeiten, kohlensäurehaltige Getränke, Alkohol und Kaffee verstärken häufig den Schmerz. Nicht rauchen, 30 Minuten zu Fuß an der frischen Luft und sieben bis acht Stunden Schlaf können ebenfalls lindernd wirken.

Durchfall

Die meisten Durchfallerkrankungen sind infektiöser Natur. Manchmal sind auch verdorbene Lebensmittel die Ursache (siehe Seite 137 ff.). Akute Durchfallerkrankungen sind in der Regel von kurzer Dauer und selbstbegrenzend, sie können aber auch gefährlich werden. Je jünger ein Kind ist, umso eher werden wir uns dafür entscheiden, mit ihm zum Arzt zu gehen. Das gilt vor allem dann, wenn die Durchfälle häufiger am Tag auftreten, von Erbrechen und/oder Fieber begleitet sind, Blutbeimischungen enthalten oder mit starken Schmerzen einhergehen. Auch wenn kaum Urin ausgeschieden wird, müssen wir zum Arzt, um die Krankheitsursache abklären zu lassen.

WICHTIG

Fragen Sie Ihren Arzt

Bei immer wiederkehrenden Durchfällen sollten entzündliche Darmerkrankungen, Allergien, Nahrungsmittelunverträglichkeiten und eine Fehlbesiedlung des Darms ausgeschlossen werden.

Welche Ernährungsempfehlungen gelten bei Durchfall?

Bei akuten Durchfallerkrankungen stellt sich die Frage nach der Ernährung in der Regel nicht, weil schlicht und einfach nichts drin bleibt. Ein wachsames Auge sollten wir allerdings immer auf die Flüssigkeitsbilanz haben. Ausreichend Trinken, beispielsweise mit Traubenzucker gesüßten Tee, und das niebewiesene, aber viel diskutierte Salzstangenknabbern können als kleine Unterstützung der Genesung gelten. Ansonsten gehören heftige Durchfallerkrankungen unter die Obhut eines Arztes.

Chronisch entzündliche Darmerkrankungen

Bei allen chronisch entzündlichen Darmerkrankungen sind die Ernährungsempfehlungen vergleichbar. So muss der Darm in Phasen akuter Beschwerden entlastet, ruhig gestellt und mit Medikamenten behandelt werden. Mitunter ist dann sogar eine künstliche Ernährung erforderlich. Wenn sich der Darm etwas erholt hat, wird die Nahrung wieder aufgebaut. Persönliche Nahrungsmittelunverträglichkeiten (siehe Seite 160 ff.) müssen dabei immer berücksichtigt werden. Blähendes und Ballaststoffreiches wie Hülsenfrüchte oder laktosehaltige Nahrungsmittel gehen am Anfang gar nicht. Ausgiebiges Kauen, viele kleine Mahlzeiten tagsüber sowie kleinere Abendportionen sind Allgemeinempfehlungen, die unbedingt durch eine individuelle Ernährungsberatung auf die persönlichen Bedürfnisse des Patienten angepasst werden müssen. Ziel all dieser Maßnahmen bei den meist immer wiederkehrenden Schüben ist es, eine Mangelernährung zu vermeiden und ein normales, gesundes Gewicht zu erhalten.

Verstopfung

Viele von uns kennen das leidige Thema, nicht auf die Toilette gehen zu können. Und damit ist nicht das »kleine Geschäft« gemeint. Unter Verstopfungen leiden in Deutschland ca. 20 bis 30 Prozent der Bevölkerung. Dabei sind insbesondere ältere Menschen betroffen, Frauen häufiger als

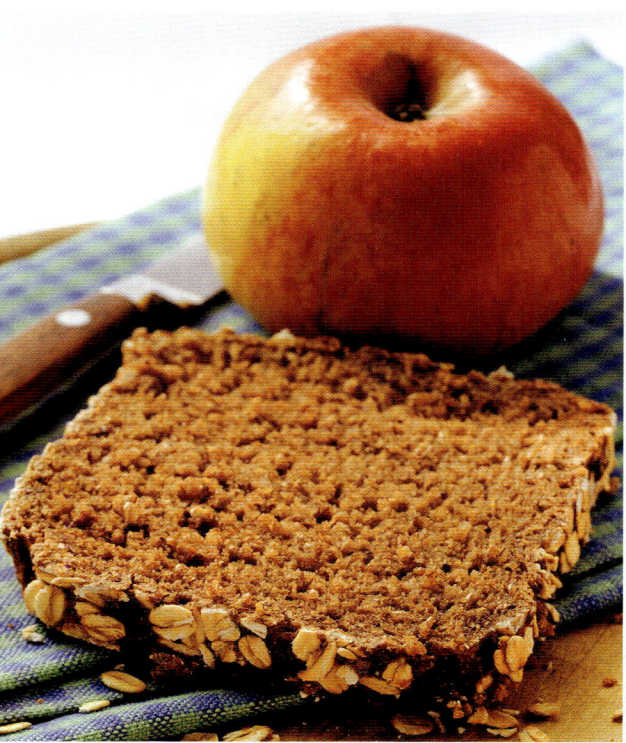

Ballaststoffe bringen die Verdauung ordentlich auf Vordermann. Wer dazu noch reichlich trinkt und sich regelmäßig bewegt, für den ist Verstopfung vermutlich ein Fremdwort.

Männer. Doch ab wann reden wir von einer Verstopfung? Als normaler Stuhlgang gilt eine Entleerungshäufigkeit von dreimal täglich bis zu einmal alle drei Tage. Ist der »große Toilettengang« dagegen seltener, liegt eine Verstopfung vor. Dabei können die Ursachen sehr vielfältig sein. Organische, hormonelle oder nervale Funktionsstörungen können unsere Verdauung negativ beeinflussen. Medikamente, Drogen oder mangelnde Bewegung sind ebenfalls potenzielle Auslöser einer Verstopfung. Als Hauptursache gilt aber eine unzureichende Ernährung. Eine ballaststoffarme Kost und eine zu geringe Trinkmenge können längerfristig zu Problemen beim Stuhlgang führen. Ballast- oder Faserstoffe werden teilweise unverändert mit dem Stuhl ausgeschieden und vermehren durch ihr Wasserbindungsvermögen das Stuhlgewicht. Diese Faserstoffe dienen unseren Darmbakterien als Nahrung. Stehen den Bakterien mehr Faserstoffe zur Verfügung, vermehren sie sich besser, was zur Steigerung des Stuhlvolumens beiträgt.

Was hilft bei Verstopfung?

Zunächst sollten wir versuchen, unsere Trinkmenge zu normalisieren, und dabei auf kalorienarme Getränke wie Kräuter- und Früchtetees sowie auf Wasser zurückgreifen. Anderthalb bis zwei Liter über den Tag verteilt sollten es schon sein. Der nächste Schritt wäre eine Umstellung auf ballaststoffreiche Kost – nicht von heute auf morgen, sondern in kleinen Schritten. Andernfalls verstärkt sich die Verstopfung, da unser Körper die plötzlich steigende Zufuhr an Ballaststoffen nicht bewältigen kann. Zu den ballaststoffreichen Lebensmitteln zählen Vollkornprodukte wie Vollkornbrot, Pumpernickel, Müsli aus Vollgetreide, aber auch Gemüse wie Artischocken oder Hülsenfrüchte (Bohnen, Linsen, Kichererbsen und Erbsen). Ein paar Nüsse oder etwas Trockenobst bringen unsere Verdauung ebenfalls in Schwung. Joghurt, Kefir und Buttermilch sind alte Hausmittel, um die Darmflora zu unterstützen. Manchmal helfen Milchprodukte mit probiotischen Zusätzen (siehe Seite 92).

Leckere Rezepte für eine gute Verdauung

Joghurt-Shake

Für 4 Portionen
Zubereitungszeit: ca. 10 Min.
600 g Himbeeren oder Erdbeeren | 2 Bananen | 600 g Naturjoghurt (1,5 % Fett) | 200 g Haferflocken | 4 EL Honig

1 Beeren waschen und in einem Sieb gut abtropfen lassen. Anschließend die Bananen schälen und in Scheiben schneiden.
2 Die Früchte in den Mixer geben und pürieren. Joghurt, Haferflocken und Honig hinzufügen und nochmals durchmixen.
3 Den Shake in Gläser füllen.

Nährwerte pro Glas:
368 kcal | 14 g E | 6 g F | 60 g KH

Dieser Shake ist wirklich ballaststoffreich (13 g pro Portion) und bringt die Verdauung auf Trab. Zum Frühstück oder als gehaltvolle Ergänzung zum Salat.

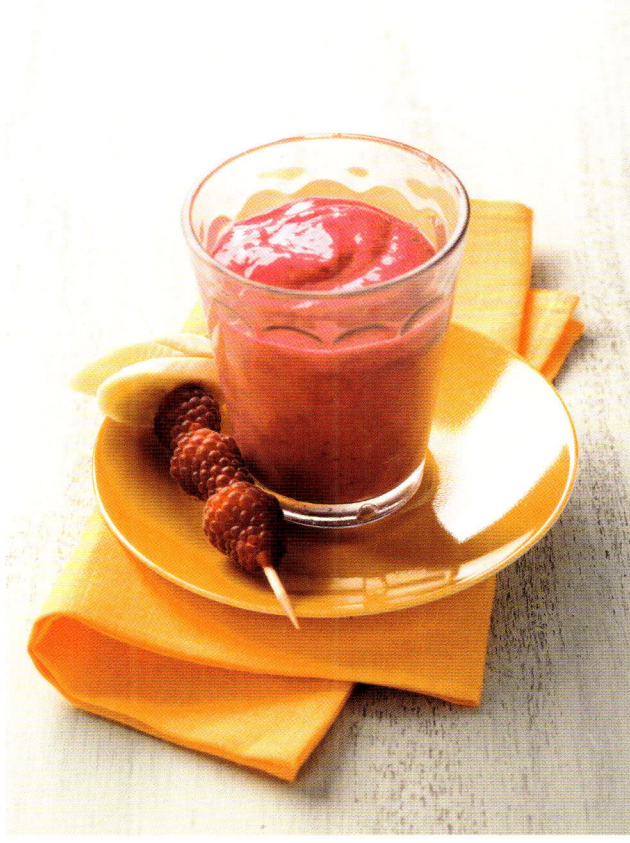

Der Joghurt-Shake versüßt Ihnen den Start in den Tag – nicht nur zur Sommerzeit

Koriander-Kabeljau-Risotto mit Spinat

Für 4 Personen
Zubereitungszeit: 35 Min.
600 g Kabeljaufilet | etwas Salz und Pfeffer | 1 EL Zitronensaft | 200 g Naturreis | 400 ml Fischfond oder Gemüsebrühe | 400 g frischer Blattspinat | 1 EL Öl | 1 Msp. Korianderpulver

1 Den Fisch waschen, trockentupfen und in Würfel schneiden. Mit Salz und Pfeffer würzen und mit Zitronensaft beträufeln.

2 Reis in der Brühe aufkochen lassen, die Hitze reduzieren und den Reis darin etwa 20 Min. ausquellen lassen.

3 Spinat putzen, waschen und die harten Stiele entfernen. Die Blätter klein schneiden. Öl in einer Pfanne erhitzen und den tropfnassen Spinat darin kurz andünsten. Dann den Fisch dazugeben und alles kurz garen. Mit Pfeffer und Koriander würzen.

4 Spinat und Fisch zum Reis geben und alles zugedeckt noch weitere 5 Min. garen.

5 Das Risotto nochmals abschmecken.

Nährwerte pro Portion:

341 kcal | 35 g E | 5 g F | 38 g KH

Magenschonend und sehr nährstoffreich. Die Gewürze nach Geschmack und Bekömmlichkeit dosieren.

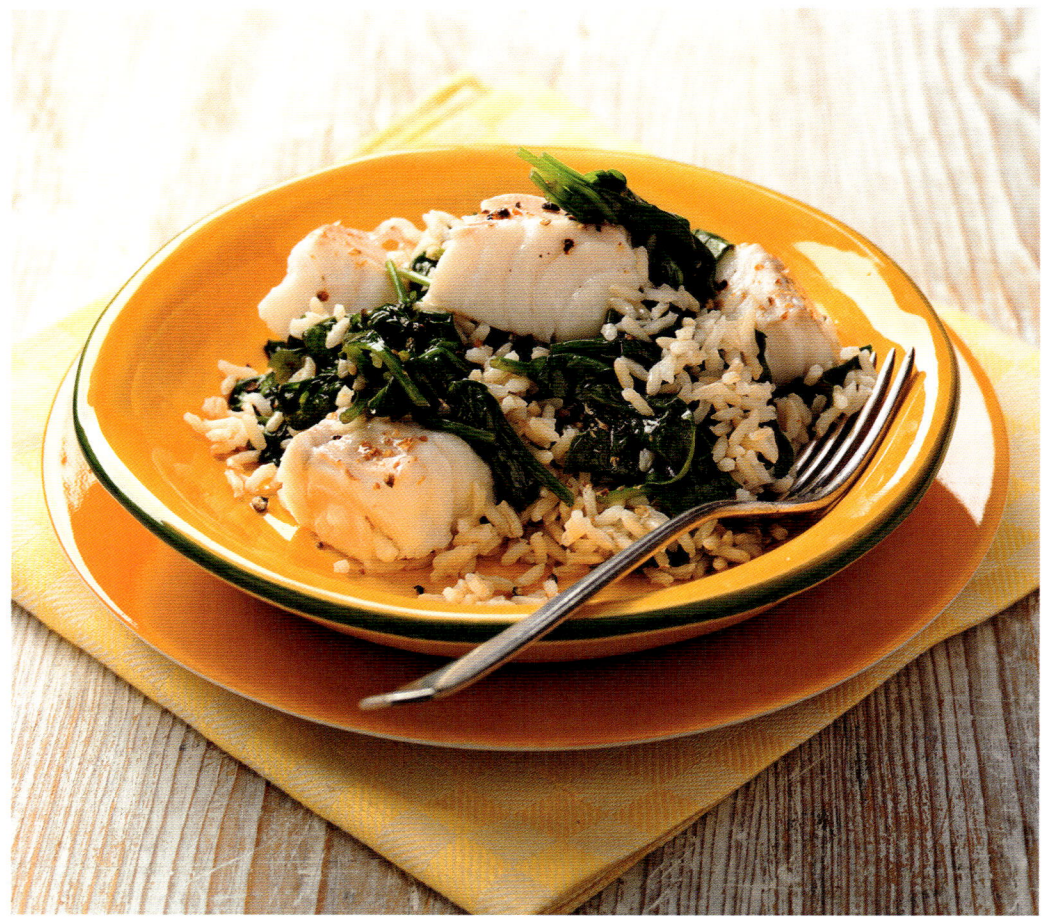

Koriander gehört wie der Kümmel auch zu den Gewürzen, die bei Blähungen, Völlegefühl und Bauchkrämpfen eingesetzt werden. Er wirkt entkrampfend und verfeinert das Risotto.

Putenbrust mit Raspelgemüse

Für 4 Portionen

Zubereitungszeit: 25 Min.

6 Stängel Minze | 2 Limetten | 400 g Kartoffeln | 400 g Möhren | 1 Fenchelknolle | 5 EL Olivenöl | 150 ml Gemüsebrühe | 4 Putenbrustschnitzel (à 150 g) | Pfeffer, Salz

1 Minze abbrausen und fein hacken. Limette heiß abwaschen, Schale raspeln und die Raspeln beiseite legen. Die Limetten auspressen und Saft auffangen.

2 Kartoffeln und Möhren putzen, schälen und in feine Steifen raspeln. Fenchel heiß abwaschen, Hüllschalen, harte Stiele und Fenchelgrün entfernen und ebenfalls raspeln.

3 3 EL Olivenöl in einer großen Pfanne erhitzen. Das Gemüse darin 3 Min. anbraten. Anschließend mit Gemüsebrühe und Limettensaft ablöschen und 15 Min. köcheln lassen, bis das Wasser vollständig verkocht ist.

4 Inzwischen die Putenschnitzel waschen und trockentupfen, dieses pfeffern und in Limettenraspeln wenden. 2 EL Öl in einer Pfanne erhitzen und die Schnitzel darin 5 Min. bei kleiner Flamme eher dünsten als braten.

5 Putenschnitzel und Gemüse salzen. Minze unter das Gemüse mischen, pfeffern und mit dem Schnitzel servieren.

Nährwerte pro Portion:

420 kcal | 40 g E | 15 g F | 22 g KH

Dieses Gericht ist fettarm, eiweißreich und leicht verdaulich – Pfeffer und Minze nur, wenn Ihr Magen es verträgt.

Pikant gefüllte Eierkuchen

Für 4 Eierkuchen

Zubereitungszeit: ca. 25 Min.

150 g Vollkornmehl | 250 ml fettarme Milch (1,5 % Fett) | 2 Eier | Salz, etwas Pfeffer und Muskat | 1 EL Rapsöl

Für die Füllung:

300 g Auberginen | 300 g Zucchini | 1 EL Rapsöl | 1 EL Tomatenmark | 200 ml Gemüsebrühe oder Wasser | Salz, Oregano, Rosmarin (beides frisch oder getrocknet), Pfeffer

1 Mehl, Milch und Eier mit dem Schneebesen zu einem glatten Teig verrühren, die Gewürze dazugeben und 5 Min. quellen lassen. Zwischenzeitlich in einer Pfanne etwas Öl erhitzen. Ist dieses heiß, portionsweise die Eierkuchen braten und diese dann in den ca. 50° heißen Backofen zum Warmhalten stellen.

2 Für die Füllung Auberginen und Zucchini waschen und in mundgerechte Würfel schneiden.

3 In einer Pfanne 1 EL Rapsöl erhitzen, Auberginen- und Zucchiniwürfel darin ca. 3 Min. dünsten. Dann das Tomatenmark dazugeben, mit 200 ml Gemüsebrühe oder Wasser auffüllen und mit Salz, Oregano, Rosmarin und Pfeffer würzen. Alles 5 Min. köcheln lassen.

4 Nun die Eierkuchen mit dem Gemüse füllen und sofort servieren.

Nährwerte pro Eierkuchen:

276 kcal | 12 g E | 11 g F | 31 g KH

Leicht bekömmlich und ballaststoffreich.

Gemüsefrittata mit Meeres-Topping

Für 4 Personen

Zubereitungszeit: 30 Min.

500 g Kartoffeln | 1 Dose Thunfisch ohne Öl | 2 EL saure Sahne | 2 EL Zitronensaft | etwas Salz und Pfeffer | 1 Zucchino | 2 Möhren | 1 EL Rapsöl | 4 Eier | 50 ml Milch | 2 EL gehackte Kräuter (Basilikum, Schnittlauch, Petersilie)

1 Kartoffeln mit der Schale als Pellkartoffeln etwa 20 Min. garen.

2 Thunfisch mit dem eigenen Saft, der sauren Sahne und dem Zitronensaft in einen hohen Rührbecher geben und gut pürieren. Mit Salz und Pfeffer abschmecken.

3 Zucchino und Möhren waschen oder auch nur putzen und anschließend in dünne Scheiben schneiden. Die Kartoffeln pellen und ebenfalls in Scheiben schneiden.

4 Das Öl in einer großen Pfanne erhitzen, Gemüse und Kartoffeln hineingeben und kurz andünsten.

5 Die Eier mit der Milch, den Kräutern, Salz und Pfeffer verrühren. Eiermilch über das

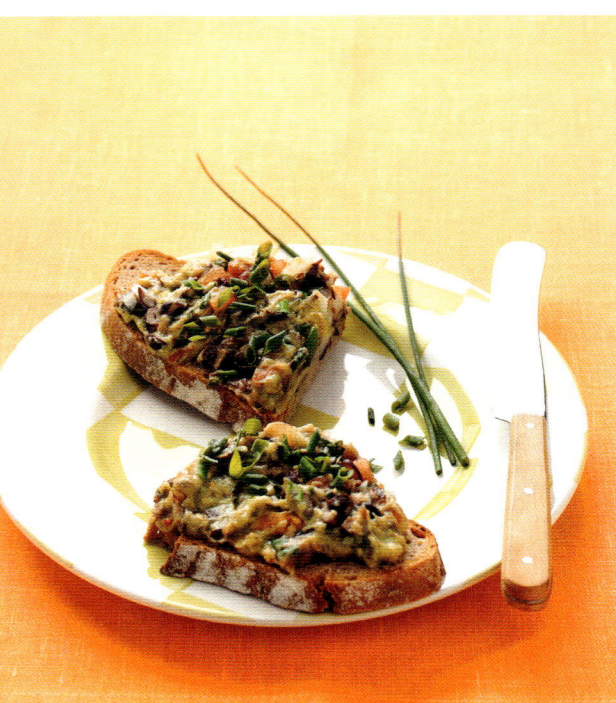

Ein scharfer Brotaufstrich für Menschen mit gesundem, unempfindlichem Magen.

Gemüse gießen und zugedeckt bei reduzierter Hitze etwa 6 Min. stocken lassen.

6 Frittata in 4 Stücke schneiden und mit der Thunfischsauce genießen.

Nährwertangaben pro Portion:

254 kcal | 15 g E | 11 g F | 23 g KH

Reich an Proteinen, Vitaminen und mehrfach ungesättigten Fettsäuren.

Mexikanischer Bohnenaufstrich

Zubereitungszeit: ca. 10 Min.

1 kleine Zwiebel | ½ Chilischote (oder 1 Tropfen Tabasco) | 1 Tomate | ½ Avocado | 1 Dose Kidneybohnen | 1 TL Zitronensaft | Kräutersalz, Schnittlauch

1 Zwiebel und Chilischote fein hacken.

2 Die Tomate am Boden kreuzweise einritzen und in einer Schale mit kochendem Wasser übergießen. Etwas ziehen lassen und dann die Schale von der Tomate abziehen.

3 Avocadofruchtfleisch aus der Schale heben und in kleine Stücken schneiden.

4 Die Tomate vierteln, zusammen mit den Bohnen und der Avocado im Mixer oder mit dem Pürierstab pürieren. Zwiebeln, Chilischote, Zitronensaft, Kräutersalz und Schnittlauch hinzufügen.

Dieser Aufstrich schmeckt nicht nur auf Brot oder Brötchen, sondern ist auch eine hervorragende Beilage zu Fondue oder Gegrilltem.

Nährwerte pro Portion:

98 kcal | 3 g E | 7 g F | 6 g KH

Ein Brotaufstrich, der viele Ballaststoffe liefert. Jetzt noch kombinieren mit Vollkornbrot, und Ihre Verdauung dürfte keine Probleme mehr machen!

SO KLAPPT ES MIT IHRER VERDAUUNG

Diese Lebensmittel sorgen für eine geregelte Verdauung – vorausgesetzt Sie trinken genug: am besten Wasser.

> Artischocken
> Beerenobst
> Getrocknete Aprikosen, Feigen oder Pflaumen
> Haferflocken
> Leinsamen
> Pumpernickel
> Weizenkleie

Bircher-Benner-Müsli

Für 4 Port onen
Zubereitungszeit: ca. 10 Min.
200 g Haferflocken | 4 Äpfel | 4 TL Zucker | 120 ml Milch oder Joghurt

1 Die Haferflocken in ein Schälchen geben und über Nacht in 200 ml Wasser einweichen.
2 Am Morgen die Äpfel entkernen und mit Schale zu den Flocken reiben, dabei öfter umrühren, damit sie sich nicht verfärben oder ein paar Tropfen Zitronensaft zufügen. Dann Zucker und Milch oder Joghurt unterrühren.
Tipp: Anstelle des Apfels können Sie auch Beerenobst verwenden. Dieses gründlich mit einer Gabel zerdrücken.
Nährwerte pro Portion:
264 kcal | 8 g E | 5 g F | 47 g KH

Versorgt Sie mit Ballaststoffen und bringt Ihre Verdauung in Schwung. Sind die Äpfel süß genug, können Sie auf den zusätzlichen Zucker verzichten.

Hirsespeise mit Beerenobst

Für 4 Portionen
Zubereitungszeit: ca. 15 Min.
100 g Hirse | 160 g Magerquark | 100 g Naturjoghurt (fettarm) | 2 EL Honig zum Süßen | 2 EL Zitronensaft | 200 g Beerenobst

1 Die Hirse in einem Sieb gründlich waschen, dann mit 250 ml Wasser in einen Topf geben, aufkochen und ca. 10 Min. bei kleiner Hitze ausquellen lassen. Anschließend in eine Schüssel umfüllen und erkalten lassen.
2 In der Zwischenzeit Quark, Joghurt, Honig und Zitronensaft vermischen und mit der Hirse vermengen. Ein paar Früchte als Garnitur beiseite legen und die restlichen Beeren vorsichtig unterheben.
3 Alles noch einmal abschmecken und eventuell nachsüßen. In Gläser füllen, mit den übrigen Beeren garnieren, und fertig ist ein toller, wohlschmeckender Nachtisch.
Sie können die Beeren je nach Saison auch durch ein anderes Obst ersetzen.
Nährwerte pro Portion:
204 kcal | 9 g E | 2 g F | 37 g KH

Vollkorn, Joghurt und Obst sind eine gute Mischung, um die Verdauung anzukurbeln. Mit einer Portion dieser Nachspeise decken Sie außerdem ca. 20 Prozent Ihres täglichen Bedarfs an den Vitaminen B_1, B_2 und B_6.

Variante: Hirsespeise mit Crunch

100 g Hirse mit 250 ml Wasser aufkochen lassen. 150 g Vanillejoghurt und 100 g Magerquark hinzufügen. 200 g Kirschen (frisch oder abgetropft aus dem Glas) drübergeben. Eine Handvoll Haselnüsse grob hacken, in einer Pfanne ohne Fett rösten und drübergeben.

Ernährung und Krebs

So lange wir noch relativ wenig über die Ursachen der einzelnen Krebserkrankungen wissen, ist es schwierig, gezielte Ernährungsempfehlungen zu deren Vorbeugung zu geben. Neue Studien zeigen, dass der krebsschützende Effekt bestimmter Lebensmittel überschätzt wird. Deshalb kann nur immer wieder auf Nichtrauchen, ausreichend Bewegung und eine bunte, abwechslungsreiche Ernährung verwiesen werden, die für eine gute Gesundheit empfohlen wird. Der letzte große Bericht des World Cancer Research Fund von 2007 zur Prävention von Krebs hebt allerdings einige wesentliche Punkte hervor, die im Folgenden kurz erläutert werden sollen.

Was wird gegenwärtig zur Vorbeugung von Krebserkrankungen empfohlen?

Körpergewicht und Körperfettmasse

Es wird empfohlen, so schlank wie möglich zu bleiben, und zwar innerhalb des normalen Körpergewichtsbereichs. Jemand, der bereits übergewichtig oder adipös ist, sollte sein derzeitiges Gewicht nicht überschreiten und versuchen, innerhalb der nächsten zehn Jahre abzunehmen. Betont wird dabei, dass das Körpergewicht bereits während der Kindheit und im Jugendalter bis zum 21. Lebensjahr im unteren Bereich des normalen BMI liegen sollte, um anschließend im normalen BMI-Bereich angesiedelt zu sein. Vor allem der Bauchumfang sollte im Erwachsenenalter nicht mehr zunehmen.

Körperliche Aktivität

Hier empfiehlt der Report täglich mindestens 30 Minuten moderate Bewegung wie schnelles Gehen, um die Leistungsfähigkeit zu verbessern. Ideal wären 60 Minuten moderate oder 30 Minuten intensive körperliche Aktivität, wobei die sitzenden Tätigkeiten wie Fernsehen und Computerarbeit nach Möglichkeit begrenzt werden sollten.

Ernährung

Die Empfehlung lautet hier, energiedichte Lebensmittel und zuckerhaltige Getränke zu meiden. Erstere sind in der Regel sehr fett und/oder süß. Auch Fastfood sollte möglichst selten verzehrt werden. Stattdessen sollen überwiegend pflanzliche Lebensmittel auf den Tisch kommen: fünf Portionen Gemüse und Obst täglich (mind. 400 g nicht stärkehaltiges Gemüse und Obst). Daneben wird empfohlen, zu jeder Mahlzeit wenig verarbeitetes Getreide wie Vollkornprodukte und/oder Hülsenfrüchte zu essen. Weißmehlprodukte sollen dagegen die Ausnahme sein. Weiter wird geraten, den Verzehr von rotem Fleisch zu begrenzen und wenig verarbeitetes Fleisch zu sich zu nehmen. Insgesamt sollten nicht mehr als 500 g Fleisch pro Woche verzehrt werden. Bei allen Lebensmitteln soll darauf geachtet werden, dass keine chemischen Konservierungs- oder Zusatzstoffe enthalten sind. Zudem wird empfohlen, den Salzkonsum möglichst zu begrenzen.

Der Vitamin- und Nährstoffbedarf sollte ausschließlich durch Lebensmittel gedeckt werden und nicht durch Nahrungsergänzungsmittel. Lediglich in bestimmten Situationen, z. B. bei Krankheit oder bestehendem Nährstoffmangel können, Nahrungsergänzungsmittel notwendig sein.

Säuglinge sollten in den ersten sechs Monaten ausschließlich gestillt werden, danach sollte mit der Einführung der Beikost begonnen werden (deutsche Empfehlung: mindestens vier Monate stillen, ab Beginn des fünften Monats bis Ende des sechsten Monats die erste Beikost einführen).

Wenn alkoholische Getränke getrunken werden, sollte die Menge auf zwei Gläser für Männer und ein Glas pro Frau begrenzt werden. Diese Empfehlung berücksichtigt, dass Alkohol wahrscheinlich einen schützenden Effekt bezüglich Herz-Kreislauf-Erkrankungen hat, nicht jedoch bei Krebs. Ein Glas enthält etwa 10 bis 15 g reinen Alkohols. Kinder und Schwangere dürfen keine alkoholischen Getränke trinken.

Der Verzehr von verschimmeltem Getreide oder verdorbenen Hülsenfrüchten spielt in unserem Teil der Welt kaum noch eine Rolle, dennoch gilt die Zufuhr von Aflatoxin, einem Schimmelpilzgift, in vielen Teilen dieser Erde als wichtige Ursache für die Krebsentstehung, vor allem von Leberkrebs. Menschen, die bereits von einer Krebserkrankung betroffen sind, wird empfohlen, sich von ausgebildeten Ernährungsfachkräften individuell betreuen zu lassen.

Ernährung bei Krebs oder anderen schweren Erkrankungen

Manchmal ist ein starker Gewichtsverlust das erste Zeichen einer schweren Erkrankung. Da eine Mangelernährung jeden Krankheitsverlauf und vor allem die Le-

bensqualität negativ beeinflusst, sollten wir bei kranken Menschen einen wachsamen Blick auf die Qualität ihrer Ernährung und auf den Gewichtsverlust haben. Bei einem ungewollten Gewichtsverlust von mehr als zehn Prozent des Ausgangsgewichts innerhalb von sechs Monaten oder fünf Prozent in drei Monaten muss immer auch an eine Mangelernährung gedacht werden. In diesem Fall ist es sinnvoll, eine Ernährungsfachkraft hinzuzuziehen. Erkundigen Sie sich bei Ihrer Krankenkasse nach einer Fachkraft in Ihrer Nähe.

WICHTIG

Kein Fasten bei Krebs

Zu warnen ist vor jeder einseitigen Ernährungsform wie zum Beispiel Fastenkuren bei Krebs, die dazu dienen sollen, den Tumor »auszuhungern«, oder vor Ernährungsformen, die einen großen Teil von Lebensmitteln prinzipiell verbieten. Der Grund ist, dass ein Tumor dem Organismus viel Energie und Nährstoffe entzieht, um wachsen zu können. Eine Fastenkur während einer bereits diagnostizierten Krebserkrankung würde den ohnehin schon geschwächten Körper noch weiter schwächen und er hätte dem Krebs nichts mehr entgegenzusetzen. Deshalb gilt hier ganz besonders: Achten Sie auf eine bedarfsdeckende Ernährung mit vielen Vitaminen (siehe Seite 46 ff.) und sekundären Pflanzenstoffen (siehe Seite 58 ff.), die Ihr Immunsystem stärken.

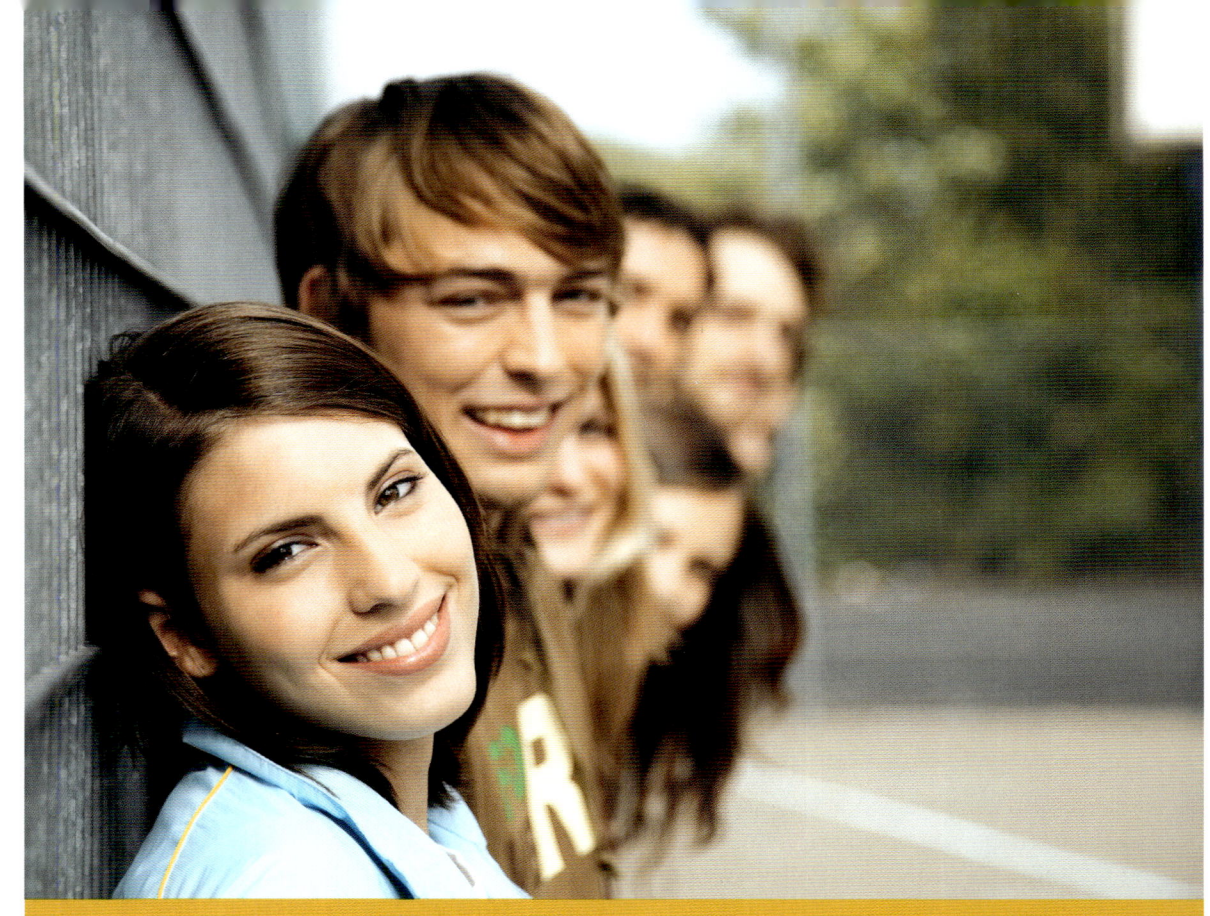

Auffälliges Essverhalten

Ein auffälliges Essverhalten und Essstörungen sind typische Erkrankungen der Pubertät und des frühen Erwachsenen-alters. Gut ein Fünftel aller 11- bis 17-Jährigen in Deutschland zeigen mehr oder weniger deutlich Symptome einer Essstö-rung. Mädchen sind häufiger betroffen als Jungen. Was hinter dem Phänomen »Essstörung« steht und wie Sie damit umgehen sollten, lesen Sie auf den folgenden Seiten.

Essstörung – was steckt dahinter?

Im Alter zwischen 15 und 35 Jahren erkranken rund ein Prozent aller Frauen an Magersucht (Anorexia nervosa) und etwa drei Prozent an Bulimie (Ess-Brech-Sucht). In Amerika sind sogar ein bis fünf Prozent der Highschool-Mädchen bulimisch. Die Häufigkeit von Essstörungen bei weiblichen Sportlerinnen wird zwischen 15 und 62 Prozent geschätzt, wobei die Mehrzahl dieser Athletinnen ihr Verhalten für unauffällig und ganz normal hält.

Essstörungen sind Erkrankungen, die einen schweren Verlauf nehmen können. Nach wie vor gehören sie zu den häufigsten Diagnosen bei Todesfällen junger Frauen. Am häufigsten treten sie zu Beginn der Pubertät und des frühen Erwachsenenalters auf – in einer Phase, in der die Jugendlichen einerseits noch die Geborgenheit der Familie suchen, andererseits aber mit aller Kraft um die Ablösung vom Elternhaus kämpfen. Diesen Prozess voranzutreiben, zunehmend auch Verantwortung für das eigene Leben zu übernehmen, ist schwierig zu bewältigen und führt oft zu inneren Konflikten. Der Schritt hinaus aus der Geborgenheit des Elternhauses und hinein »in das feindliche Leben« ist für alle Jugendlichen mit Zweifeln und Risiken verbunden.

Mit Beginn der Pubertät tritt bei den meisten Mädchen eine leichte Gewichtszunahme ein. Dieser Gewichtsanstieg zeigt die beginnende hormonelle Aktivität an und verunsichert viele junge Mädchen zusätzlich. Das mittlerweile weltweit propagierte Schönheitsideal vermittelt gerade jungen Frauen das Gefühl, nur superschlank attraktiv zu sein – je dünner, desto besser.

Nicht jedes auffällige Essverhalten muss gleich Zeichen einer Essstörung sein. In der Pubertät probieren viele Mädchen alles Mögliche rund ums Essen aus – auch sogenannte Charakterproben sind an der Tagesordnung, z. B. die sich selbst auferlegte Verpflichtung, eine Woche keine Schokolade zu essen, obwohl einige Tafeln im Haus sind, oder eine Weile nur ganz Gesundes zu sich zu nehmen wie Obst, Gemüse und Voll-

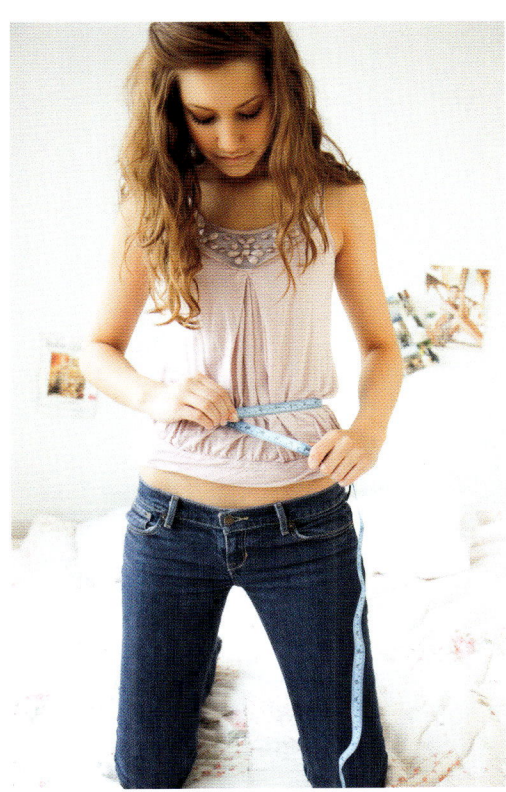

Typisch ist die verzerrte Sicht: selbst schlanke Mädchen halten sich für zu dick.

kornbrot. Gerade Mädchen entscheiden sich aus Tierliebe nicht selten dafür, sich rein vegetarisch oder sogar vegan zu ernähren. Dennoch sollten Eltern Auffälligkeiten im Ernährungsverhalten ihrer Kinder im Auge behalten, vor allem dann, wenn sie stark ausgeprägt sind, und sie sollten diese offen ansprechen. Gerne kochen, für andere sorgen und Rezepte sammeln kann ein ganz normales Hobby sein. Aber wenn die Mädchen nach dem Kochen nie Lust zum Essen haben, schwere Taschen oder Rucksäcke mit sich schleppen (um mehr Kalorien zu verbrauchen) und ständig große Mengen an Nahrungsmitteln bei sich haben, die sie nie essen, und dabei stark an Gewicht verlieren, dürfen wir nicht wegschauen. Das Gleiche gilt, wenn eine Diät, die anfangs von der Familie vielleicht sogar begrüßt wurde, kein Ende nimmt, der Gewichtsverlust immer größer wird und alle Gedanken um die Themen Essen und Gewicht kreisen. Die Alarmglocken sollten auch läuten, wenn ein junges Mädchen ständig vor dem Spiegel steht und sich trotz Gewichtsverlust zu dick fühlt.

Was tun bei Verdacht auf eine Essstörung?

So wie es nicht eine Ursache für Essstörungen gibt, existiert auch kein Patentrezept zur sicheren Lösung des Problems. Zögern Sie nicht, Hilfe in Anspruch zu nehmen. In großen Städten gibt es in der Regel Selbsthilfegruppen für Familienangehörige und Betroffene. Auch im Internet können Sie sich informieren. Die Chance auf vollständige Heilung ist umso größer, je schneller Sie reagiert und Hilfe suchen. Sprechen Sie Ihren

Hausarzt oder den Kinder- und Jugendarzt an. Dieser Kontakt ist wichtig, um die Betroffenen gesundheitlich zu überwachen und Folgeerkrankungen zu vermeiden. Abhängig vom Gesundheitszustand ist manchmal eine Klinikbehandlung notwendig. Neben der rein schulmedizinischen Betreuung zur gesundheitlichen Absicherung ist Psychotherapie der wichtigste Behandlungsansatz. Ihr Hausarzt wird Ihnen Adressen erfahrener Psychotherapeuten in Ihrer Nähe geben. Eventuell sollten Sie zusätzlich einen Ernährungstherapeuten einschalten. Erstes Ziel aller Bemühungen ist die Normalisierung des Gewichts und des Essverhaltens. Daneben sollte es möglich sein, in der Familie offen über das Problem zu sprechen. Ein essgestörtes Familienmitglied fordert die ganze Familie, alle sind betroffen. Eine Familientherapie kann hier sehr hilfreich sein. Die drei häufigsten und typischsten Essstörungen sind die Magersucht, die Bulimie und die Binge-Eating-Störung.

Anorexia nervosa (Magersucht)

Die Sucht, mager zu sein, sehen wir den Betroffenen an. Bereits seit dem 17. Jahrhundert ist diese komplexe psychosomatische Erkrankung bekannt. Der extreme Gewichtsverlust wird rücksichtslos und aktiv herbeigeführt. Zunächst essen die Betroffenen immer weniger und treiben zugleich auffällig viel Sport. Im Laufe der Zeit wird der Speiseplan immer weiter reduziert und es tritt ein Zustand der Dauerdiät ein, der manchmal von Essattacken unterbrochen wird. Die Diskrepanz zwischen der eigenen Körperwahrnehmung und der Außenstehender ist enorm. Auch ein sehr niedriges Gewicht wird immer noch als »zu dick« empfunden. Die Angst, »fett« zu sein und zuzunehmen, ist das Motiv für immer stärkere Kontrollmaßnahmen. Durch das sinkende Gewicht bleibt schließlich auch die Regelblutung aus. Die Krankheitseinsicht ist kaum ausgeprägt oder fehlt sogar ganz.

Bulimie (Ess-Brech-Sucht)

Bulimie, auch Ochsenhunger genannt, ist eine Essstörung, die mitunter sehr lange unentdeckt bleibt, weil die jungen Frauen oder auch Männer vom Gewicht her relativ unauffällig sind. Die erste Beschreibung als eigenständiges psychosomatisches Krankheitsbild erfolgte 1978. Typisch sind die unkontrollierten Essattacken, bei denen manchmal über 10. 000 kcal auf einmal verschlungen werden. Anschließend versuchen die Betroffenen die großen Nahrungsmengen wieder aus ihrem Körper zu entfernen, meist durch Erbrechen oder durch exzessiven Sport. Nach außen sieht alles perfekt aus. Im Inneren sind diese Patienten jedoch tief verzweifelt, haben in der Regel ein geringes Selbstwertgefühl, gepaart mit einem übertriebenen Schlankheitsideal. Sowohl bei der Magersucht als auch hier ist es typisch, dass erst eine Motivation für die Behandlung entwickelt werden muss. Während Magersüchtige häufig nur schwer einsichtig sind, reagieren bulimische Frauen und Männer aufgrund ihres Leidensdrucks eher positiv auf Unterstützung.

Binge-Eating-Störung (Esssucht)

Bingen kommt aus dem Englischen und heißt soviel wie »sich mit etwas vollstopfen«. Menschen mit einer Binge-Eating-Störung neigen zu unkontrollierbaren Essanfällen, die häufiger als zweimal in der Woche auftreten. Im Gegensatz zur Bulimie fehlt bei der Binge-Eating-Störung allerdings das anschließende Erbrechen, wodurch ein Großteil der Betroffenen kontinuierlich an Gewicht zulegt. Übergewicht oder sogar Adipositas mit all den langfristigen gesundheitlichen Konsequenzen und Problemen können die Folge sein. Es gibt aber durchaus auch normalgewichtige Menschen mit einer Binge-Eating-Störung.

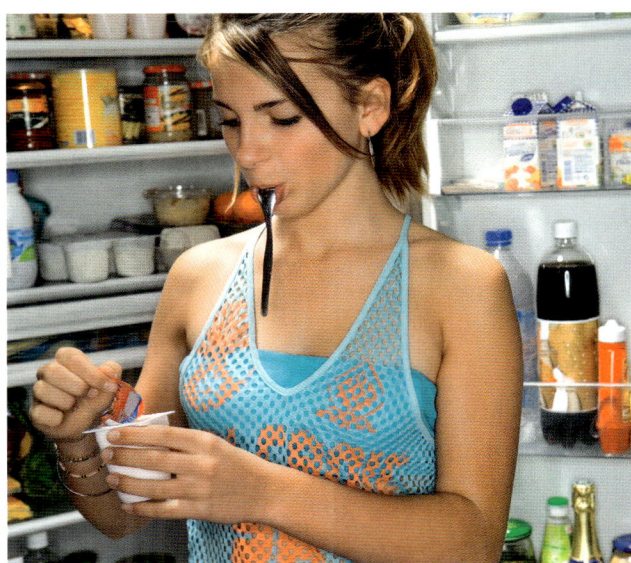

Bei Bulimie oder Binge-Eating-Störung suchen die Betroffenen während eines Heißhungeranfalls ständig nach Nahrung.

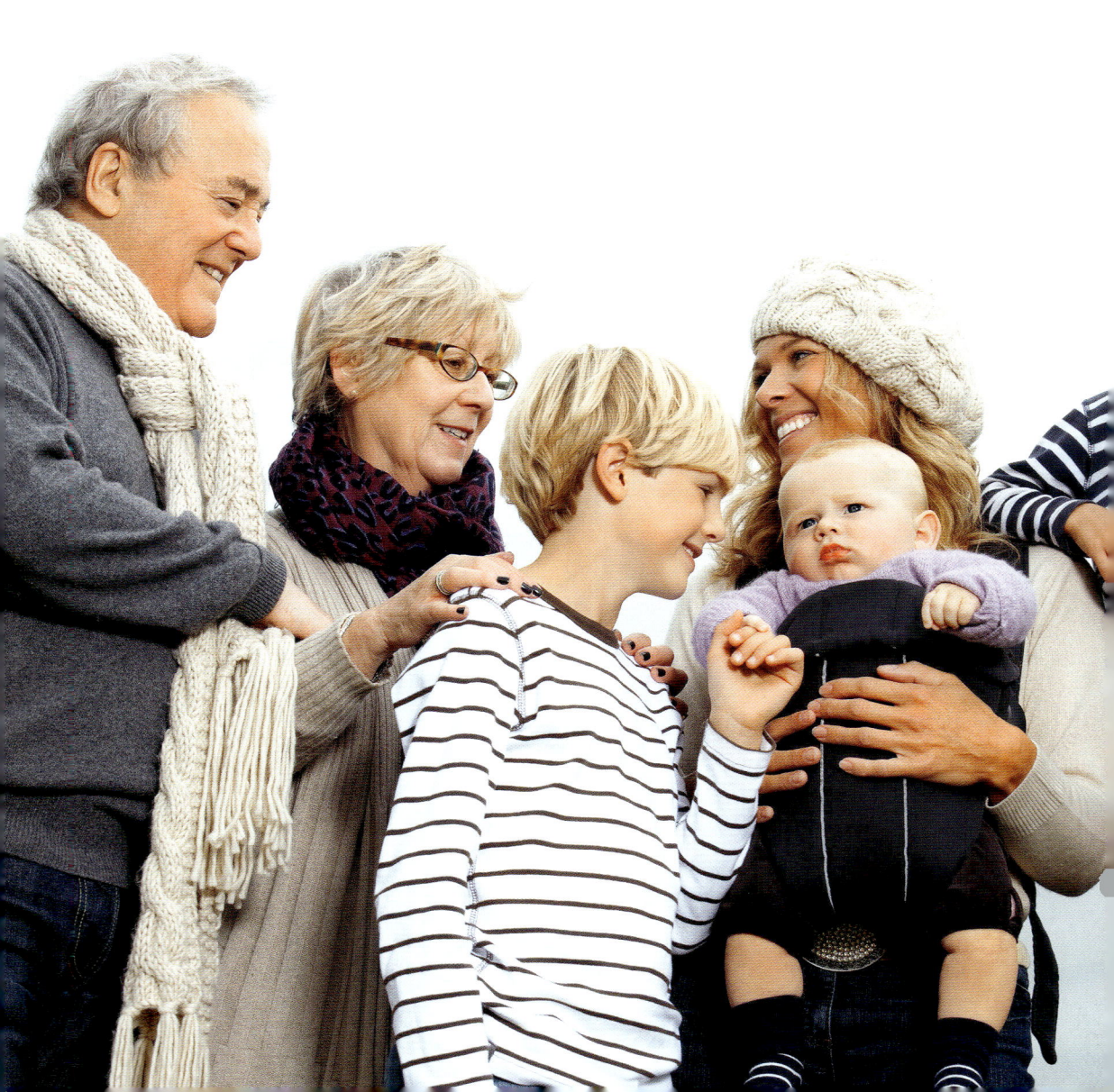

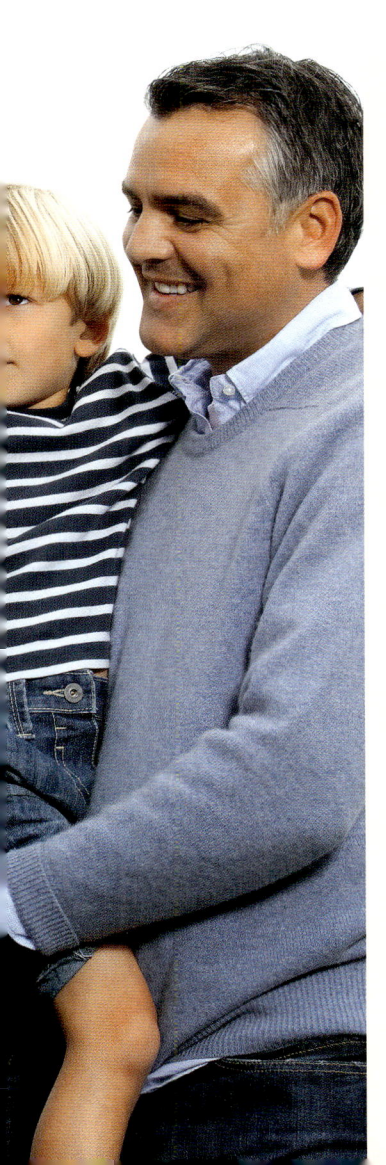

ERNÄHRUNG IM WANDEL DES LEBENS

Im Idealfall umfasst die Spanne unseres Lebens viele Jahrzehnte. Während dieser langen Zeit verändert sich nicht nur die Welt um uns herum, sondern auch wir verändern uns. Kaum einer dieser vielen Tage vergeht ohne Essen und Trinken. Beides wandelt sich mit unseren jeweiligen Bedürfnissen und Erfordernissen.

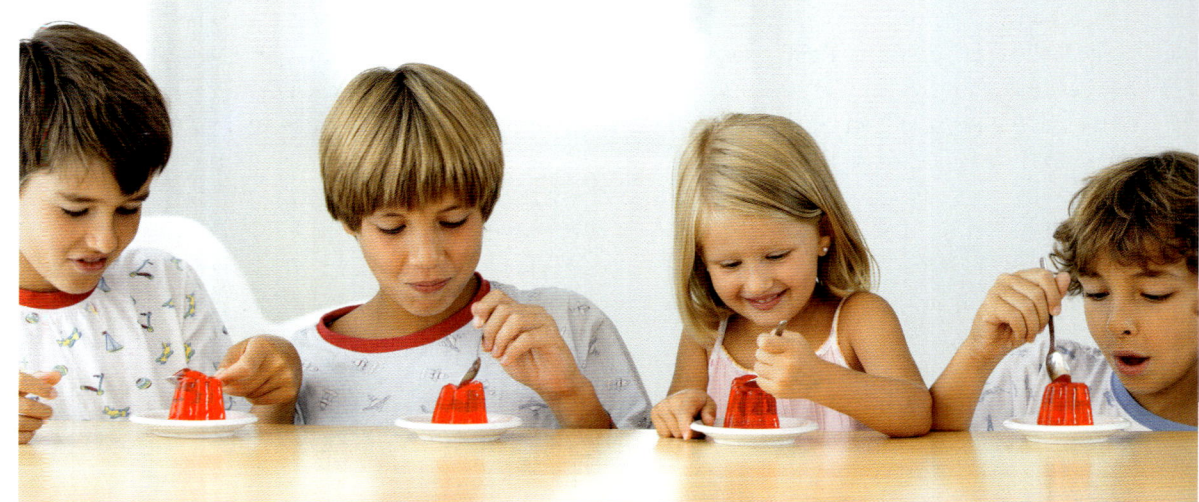

Richtige Ernährung von Anfang an

Säuglinge brauchen eine andere Nahrung als Schulkinder. Der heranwachsende Körper hat andere Bedürfnisse als der reife, und Schwangere unterscheiden sich in ihrem Essverhalten von Senioren. So haben jedes Alter und jede Lebensphase ihre Anforderungen an die Ernährung. Hier erfahren Sie alles Wesentliche über die Erfordernisse in den einzelnen Lebensabschnitten.

So verändern sich unsere Bedürfnisse

In den ersten Jahrzehnten ist unser Organismus vor allem auf Wachstum und Entwicklung ausgelegt. Danach erleben wir eine lange Spanne körperlicher Reife und gesunder Leistungsfähigkeit. An diese schließt sich eine Zeit an, in der wir nicht mehr oder vermindert fortpflanzungsfähig sind, aber noch eine gute Leistungsfähigkeit haben. Am Ende unseres Lebens sind die körperlichen Reserven zwar eingeschränkt, aber unsere Lebenserfahrung kann uns noch zu guter Lebensqualität verhelfen. Unser Körper verfügt über Regulationsmechanismen und weiß genau, wann und wie etwas passieren soll. Dies ist der eine Teil des Wandels – jener Teil, den wir nicht selbst beeinflussen können, sondern der vielmehr uns beeinflusst. Doch unser Verhalten und damit auch unsere Ernährung können wir durchaus steuern. Das hört sich leichter an, als es ist. Unsere körperlichen Signale, z. B. Hunger, sind nur ein Faktor von vielen, die Einfluss auf unser Ernährungsverhalten nehmen. Zu Beginn des Lebens ist er jedoch der allerwichtigste. Ein Säugling schreit, wenn er Hunger hat, und ist zufrieden, wenn der Bauch gefüllt ist. Mit zunehmendem Alter ist diese Zufriedenheit immer schwerer herzustellen – andere Faktoren werden wichtiger. Die Nahrung soll dann nicht mehr nur sättigen, sondern auch andere Bedürfnisse erfüllen – sie soll schmecken, abwechslungsreich und gesund sein. Darüber hinaus soll Essen aber auch »Spaß machen«, unser Lebensgefühl und unseren Status ausdrücken. Früher diente Nahrung dazu, Familienhierarchien aufrechtzuerhalten, so bekam der Vater das größte Stück Fleisch. Heute signalisieren viele Menschen über die Auswahl ihrer Nahrungsmittel, welche gesellschaftliche Haltung sie einnehmen möchten. So zeigt die Art, wie wir uns ernähren gewissermaßen auch unser Bekenntnis, nach dem Motto: »Ich esse nur Bio!« »Für mich ist die CO_2-Bilanz meiner Nahrung wichtig!« »Ich esse nur, was mir schmeckt, egal ob gesund oder nicht!« Oder auch: »Ich lasse mir mein Essen etwas kosten«. Schließlich drücken wir über unser Essen einen großen Teil unserer Persönlichkeit aus. Auch das Familienleben wird durch gemeinsame Lieblingsspeisen geprägt. Mit zunehmendem Alter bekommt das Essen auch noch eine ganz andere Bedeutung: Es steht für Gesundheit. Je älter wir werden, desto häufiger entscheiden wir uns für gesunde Lebensmittel. Des Weiteren entscheiden die im Leben gesammelten Überzeugungen nun in stärkerem Maße darüber, welche Lebensmittel wir auswählen. Sie spielen eine zunehmend größere Rolle als die rein körperlichen Signale wie Hunger oder Durst, sprich, wir treffen eine bewusste Entscheidung. Obwohl wir letztlich die Gleichen bleiben, verändert sich unser Körper und damit ändern sich auch unsere Bedürfnisse und Anforderungen an das, wovon wir uns ernähren. Jeder von uns ist einzigartig und kein Leben ist wie das andere. Daher ist auch jeder ein individueller Esser und schreibt seine eigene »Essgeschichte«. Trotz allgemeingültiger Empfehlungen dürfen individuelle Wünsche und Bedürfnisse nicht vernachlässigt werden.

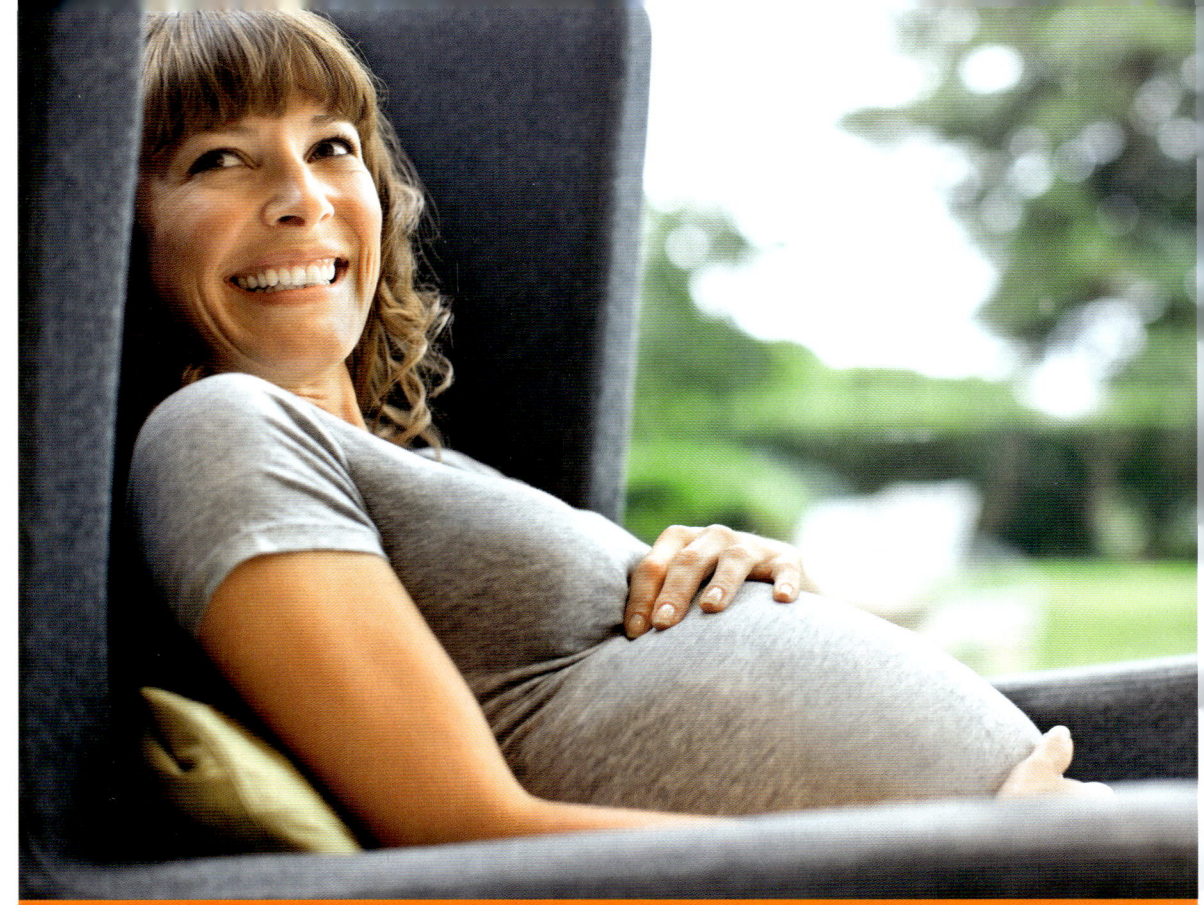

Gut essen in der Schwangerschaft

Glückwunsch, Sie sind schwanger! Als werdende Mutter essen Sie in den folgenden neun Monaten nicht mehr nur für sich allein – Sie essen für zwei. Das gilt weniger für die Menge als vielmehr für die Qualität der einzelnen Lebensmittel. Sie tragen Verantwortung für das Leben, das in Ihnen heranwächst und von Ihnen abhängt. Hier erfahren Sie, auf was es jetzt ganz besonders ankommt.

Die Ernährung der werdenden Mutter

Mit Beginn der Schwangerschaft steigt der Bedarf an verschiedenen Vitaminen und Mineralstoffen zum Teil sprunghaft an. Wenn dies nicht durch eine entsprechende Ernährung ausgeglichen wird, greift der mütterliche Körper auf seine eisernen Reserven zurück, um das Kind ausreichend zu versorgen. Es ist also durchaus sinnvoll, sich bereits vor Eintritt der Schwangerschaft mit gesunder Ernährung auseinanderzusetzen, sofern dies zeitlich möglich ist. Das Ziel sollte sein, die mütterlichen Nährstoffspeicher zu füllen, damit der Körper optimal auf die Schwangerschaft vorbereitet ist.

Qualität statt Quantität

Im ersten Drittel der Schwangerschaft erhöht sich der Kalorienbedarf noch nicht. Sie brauchen zwar mehr Nährstoffe, aber nicht mehr Energie. Die verzehrten Nahrungsmittel müssen folglich besonders gute Lieferanten lebensnotwendiger (essenzieller) Nährstoffe sein. Es ist also wichtig, vor allem auf die Qualität der Nahrung zu achten und

---

WICHTIG

Folsäure und Jod nicht vergessen

Sollten Sie eine Schwangerschaft planen, beraten Sie sich mit Ihrem Frauenarzt, auf welche Weise Sie schon vorab den Bedarf an Folsäure und Jod decken können.

---

nicht einfach mehr zu essen. Eine gesunde, ausgewogene Ernährung ist die beste Grundlage dafür. Beim Weglassen einzelner Nahrungsmittelgruppen wie Fleisch, Fisch, Eier oder Milchprodukte besteht das Risiko einer Unterversorgung mit essenziellen Nährstoffen. Sind die mütterlichen Speicher nicht ausreichend gefüllt, dann bleiben nicht genügend Reserven für die Stillzeit. Auch daran sollten Sie bereits jetzt denken. Vor allem bei rascher Geburtenfolge oder bei Zwillings- bzw. Mehrlingsschwangerschaften besteht die latente Gefahr einer Unterversorgung für Mutter und Kind.

Folsäure

Folsäure ist ein wasserlösliches Vitamin, das der Gruppe der B-Vitamine angehört (siehe Seite 50). Der Bedarf an Folsäure steigt zu Beginn der Schwangerschaft stark an, deshalb wird eine 50 % höhere Zufuhr empfohlen. Und dies bereits zu einem Zeitpunkt, an dem die Mutter selbst noch nichts von der Schwangerschaft weiß. Erschwerend kommt hinzu, dass die Einnahme der Pille die mütterlichen Speicher stark beansprucht. Da Folsäure sehr hitzeempfindlich ist, nimmt ihr Gehalt beim Kochen deutlich ab. Für Schwangere, aber eben auch für Frauen, die es werden wollen, wird eine zusätzliche Einnahme von Folsäuretabletten dringend empfohlen – erkundigen Sie sich bei Ihrem Frauenarzt nach einem geeigneten Präparat. Auch die Verwendung von Kochsalz, das mit Folsäure angereichert wurde, ist sinnvoll. Eine Unterversorgung mit Folsäure trägt zu einem erhöhten Risiko für Neuralrohrdefekte (offener Rücken) beim Ungeborenen bei.

Laut BfR (Bundesinstitut für Risikobewertung) wird schwangeren Frauen empfohlen, neben folatreichen Lebensmitteln wie Gemüse, Früchte und Vollkornprodukte, mit Folsäure angereichertes Speisesalz zu verwenden. Zudem sollen Frauen im gebärfähigen Alter sowie Schwangere bis zum Ende der 12. Schwangerschaftswoche 400 µg Folsäure in Tablettenform einnehmen.

Jod

Vor allem der Süden Deutschlands gilt als Jodmangelgebiet. Die Lage hat sich zwar etwas verbessert, seit viele Lebensmittelhersteller jodiertes Speisesalz verwenden. Natürliche Jodquellen, die Schwangeren empfohlen werden können, sind Lebensmittel, die aus dem Meer kommen wie Fisch und Meeresfrüchte und Algen. Unabhängig vom Fischverzehr ist die Verwendung von jodiertem Speisesalz in jedem Fall zu empfehlen. Einen wichtigen Unterschied gibt es noch: Der Jodgehalt von Meersalz liegt zwischen 0,1 und 2 mg/kg. Jodiertes Speisesalz enthält dagegen etwa 20 mg/kg. Die Zufuhr während der Schwangerschaft sollte etwa 230 µg pro Tag betragen. Diesen Bedarf allein über das Salz zu decken, wäre nicht realistisch. Insbesondere für Schwangere gilt daher: mindestens zweimal pro Woche Seefisch. Greifen Sie dabei aber nicht immer zu den Raubfischen wie Thunfisch, Hai oder Schwertfisch, denn diese speichern mehr

Schwermetalle. Günstiger sind jetzt Scholle, Hering und Makrele.

Eisen

In den neun Monaten der Schwangerschaft verdoppelt sich die Zufuhrempfehlung für Eisen von 15 auf 30 mg pro Tag. Der Grund dafür ist die erhöhte Blutmenge während der Schwangerschaft, da der Blutkreislauf des Kindes mitversorgt werden muss. Die beste Eisenquelle ist Fleisch. Aber auch in Fisch, Eiern, Hülsenfrüchten, Hafer, Hirse und Vollkornprodukten ist Eisen enthalten. Das Eisen in Fleisch (einschließlich Geflügel) und Fisch (Häm-Eisen) hat allerdings den großen Vorteil, dass es von unserem Körper viel besser verwertet werden kann als das pflanzliche Non-Häm-Eisen. Bei Vollkorn kommt noch erschwerend hinzu, dass die enthaltenen Faserstoffe das Eisen für uns schwerer verdaulich machen. Entsprechende Studien ergaben, dass vor allem

Eisenpräparate sollten am besten morgens, ca. eine Stunde vor dem Frühstück auf nüchternen Magen oder kurz vorm Schlafengehen eingenommen werden, das verbessert die Eisenaufnahme im Darm. Kaffee, schwarzer Tee, aber auch Rotwein, Spinat und Rhabarber binden das Eisen und verschlechtern dessen Aufnahme. Falls Sie noch weitere Mineralstoffpräparate benötigen, sollten Sie diese zeitversetzt zu dem Eisenmedikament nehmen.

junge Frauen oft nicht genügend Eisen zu sich zu nehmen. Schwangere, die ganz oder weitestgehend auf Fleisch verzichten, können daher leicht in einen Eisenmangelzustand kommen. Das Gleiche gilt für Frauen, bei denen der Eisenspiegel bereits vor der Schwangerschaft recht niedrig war (Blutarmut, niedriger Hämoglobinwert). Diese sollten unbedingt Rücksprache mit ihrem Arzt oder ihrer Ärztin halten, um über eine mögliche Eisensubstitution nachzudenken, beispielsweise in Form einer bewusst eisenhaltigen Ernährung (siehe links) oder auch

mit einem geeigneten Eisenpräparat. Leider kommt es infolge dieser Präparate häufig zu Verstopfung. Eine ausreichende Versorgung mit Eisen ist auch deshalb wichtig, weil das ungeborene Kind am mütterlichen Stoffwechsel teilhat. In den ersten Wochen nach der Geburt wird noch etwas Eisen über die Muttermilch weitergegeben, doch später muss das Kind von seinen eigenen Vorräten zehren. Auch aus diesem Grund ist eine gute Eisenversorgung während der Schwangerschaft wichtig. Ideal wären drei bis vier Fleischmahlzeiten pro Woche.

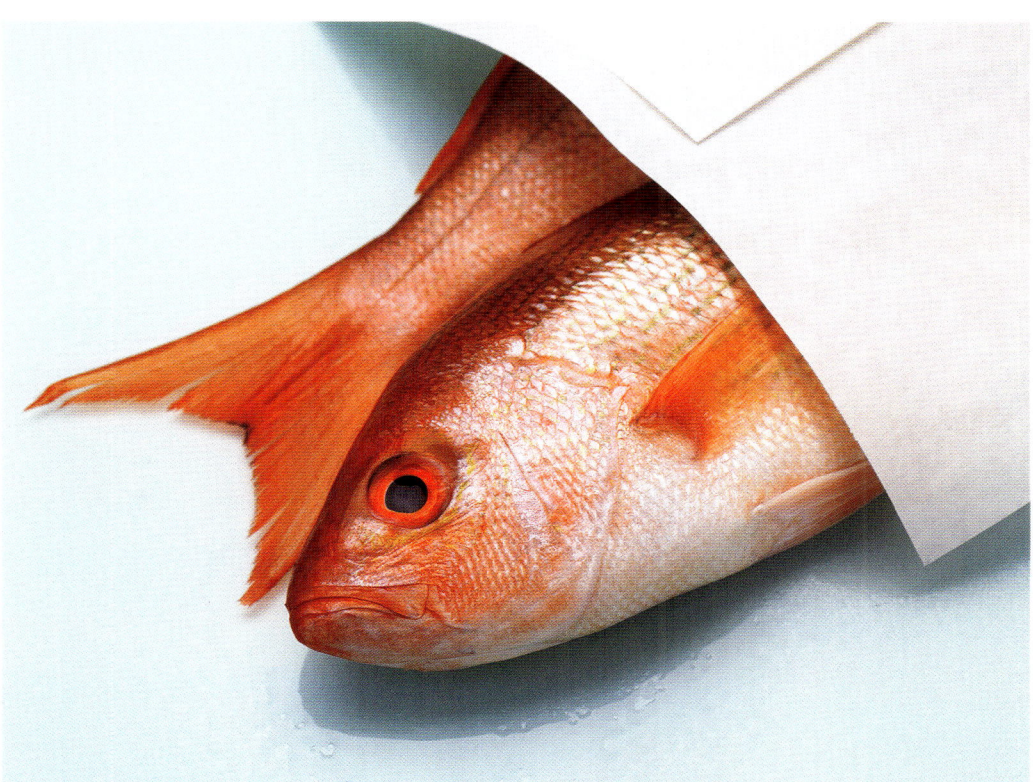

Gerade in der Schwangerschaft ist der regelmäßige Verzehr von Meeresfisch wegen des Mehrbedarfs an Jod sehr wichtig. In den ersten Wochen besteht ohnehin oft ein Verlangen nach Rollmops & Co.

Kalzium

98 Prozent des körpereigenen Kalziums befindet sich in unseren Knochen und bildet dort das Grundgerüst unseres Skeletts. Während der Schwangerschaft wird das Knochengerüst des Kindes gebildet. Dafür wird natürlich Kalzium benötigt. Der Bedarf steigt von 1000 mg auf 1200 mg pro Tag. Deckt Ihre Ernährung diesen Bedarf nicht ab, dann greift der Körper auf das Kalzium in den mütterlichen Knochen zurück. Dies kann ein erhöhtes Risiko für Knochenbrüche und Osteoporose nach sich ziehen. Milchprodukte, insbesondere Käse, sind die besten Kalziumquellen unserer Ernährung. Schwangere sollten am besten mehrmals täglich Milchprodukte wie Käse, Joghurt, Quark oder Milch zu sich nehmen. Vertragen Sie keine Milchprodukte, z. B. aufgrund einer Laktoseintoleranz, dann müssen Sie auf andere kalziumreiche Lebensmittel sowie auf laktosefreie Milchprodukte zurückgreifen (siehe Seite 163 ff.).

Vitamin D

Nicht nur das Kalzium ist für die Bildung stabiler Knochen wichtig, auch Vitamin D spielt eine entscheidende Rolle. Es reguliert sowohl den Kalziumeinbau in die Knochen als auch den Kalziumspiegel im Blut. Vitamin D ist das einzige Vitamin, das der Körper in gewissem Umfang selbst herstellen kann. Wichtig dafür sind die UV-B-Strahlen des Sonnenlichts. Doch im Winter ist das Sonnenlicht relativ arm an UV-B-Strahlen und im Sommer verhindert oft die Sonnencreme diese Wirkung. Auch eine längere Einnahme der Antibabypille kann den Vitamin-D-Status verschlechtern. Deshalb ist es ratsam, Vitamin D verstärkt über die Nahrung aufzunehmen. Besonders reich an Vitamin D sind Fettfische wie Aal, Hering, Lachs, Makrele und Sardine. Daneben enthalten auch Pilze und Milchprodukte geringe Mengen dieses wichtigen fettlöslichen Vitamins (mehr dazu siehe Seite 48).

Vegetarische Ernährung

Vegetarierinnen müssen in der Schwangerschaft besonders sorgfältig auf eine ausgewogene Ernährung achten. Je eingeschränkter die Lebensmittelauswahl ist, desto größer ist das Risiko, bei einzelnen Nährstoffen einen Mangel zu erleiden. Aus diesem Grund wird von veganer Ernährung während Schwangerschaft und Stillzeit dringend abgeraten. Insbesondere schwangeren Veganerinnen wird die Einnahme zusätzlicher Vitamin- und Mineralstoffpräparate dringend angeraten. Mehr dazu im Kapitel über Vegetarismus (Seite 151 ff.).

Besonderheiten in Schwangerschaften

Nicht immer läuft alles nach Plan, wenn ein Baby kommt. Wie Sie Unerwartetes vermeiden, und wie Sie Ihr Wohlbefinden und das des Kindes stärken können, erfahren Sie auf den folgenden Seiten.

Schwangerschaftsdiabetes

Unter Schwangerschaftsdiabetes, oder auch Gestationsdiabetes (GDM), versteht man eine in der Schwangerschaft auftretende Störung der Glukosetoleranz. Meistens geht

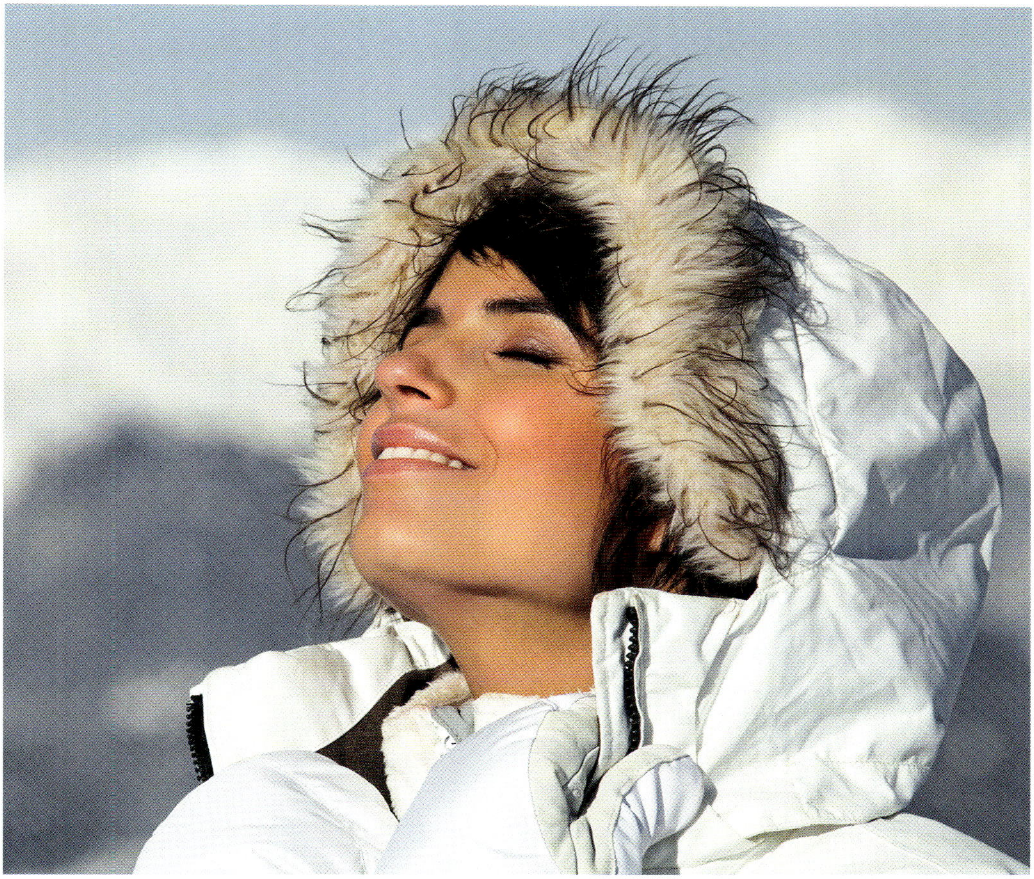

![Damit Ihr Körper auch im Winter ausreichend Vitamin D produzieren kann, sollten Sie Ihr Gesicht so oft es geht, der Sonne aussetzen, auch wenn sich diese hinter Wolken versteckt.]

Damit Ihr Körper auch im Winter ausreichend Vitamin D produzieren kann, sollten Sie Ihr Gesicht so oft es geht, der Sonne aussetzen, auch wenn sich diese hinter Wolken versteckt.

diese nach Ende der Schwangerschaft wieder zurück. Ein besonderes Risiko haben Frauen, die über 30 Jahre alt sind und/oder Diabetiker in der Familie haben. Auch Übergewicht vor und in der Schwangerschaft erhöht die Wahrscheinlichkeit eines Schwangerschaftsdiabetes. Ein Diabetes kann zu Komplikationen und Fehlbildungen in der Schwangerschaft führen. Es wurde immer wieder festgestellt, dass Neugeborene von Frauen mit einem Gestationsdiabetes ein erhöhtes Geburtsgewicht aufweisen.

Für die Diagnose einer gestörten Glukosetoleranz ist die Durchführung eines oralen Glukose-Toleranz-Tests (oGTT), auch Zuckertest genannt, sinnvoll. Noch ist dieser nicht im allgemeinen Vorsorgekatalog für Schwangere enthalten. Frauen mit einem er-

WAS PASSIERT BEIM OGTT?

Zunächst werden Sie aufgefordert, ca. 75 g Traubenzucker, gelöst in Wasser, zu trinken. Anschließend wird Ihr Blutzuckerspiegel zweimal gemessen: nach einer und nach zwei Stunden. Liegt er oberhalb eines bestimmten Grenzwertes, wird der Arzt feststellen, ob tatsächlich ein Schwangerschaftsdiabetes vorliegt.

höhten Risiko sollten den Test auf jeden Fall durchführen lassen, in der Regel zwischen der 24. und 28. Schwangerschaftswoche.

Infektionen in der Schwangerschaft

In der Schwangerschaft ist die Infektionsabwehr eingeschränkt. Sie sind jetzt anfälliger als sonst. Auf der Webside des aid (Informationsdienst Ernährung, Landwirtschaft, Verbraucherschutz e. V.) finden Sie seit dem 4.08.2010 eine ausführliche Liste mit Nahrungsmitteln, die Sie in der Schwangerschaft eher meiden sollten. Es gibt auch einige Infektionskrankheiten, die zwar außerhalb der Schwangerschaft harmlos verlaufen, in der Schwangerschaft jedoch nicht ungefährlich sind, da sie das ungeborene Kind schädigen können. Zu diesen Erkrankungen gehören Toxoplasmose, Listeriose (siehe Seite 138) und die Röteln. Toxoplasmose wird durch den Parasiten Toxoplasma gondii ausgelöst. Überträger sind in erster Linie Katzen, bei denen die Krankheit aber meist symptomlos verläuft. Menschen kommen vor allem über die Exkremente von Katzen mit dem Erre-

ger in Berührung. Da sich der Parasit aber auch andere Säugetiere wie Rind, Schwein und Schaf als Wirtstier wählt, kann auch das Fleisch dieser Tierarten infiziert sein. Wer schon einmal eine Toxoplasmose-Infektion hatte, ist höchstwahrscheinlich immun gegen den Erreger. Eine solche Infektion kann auch stumm verlaufen – ohne dass wir es merken. In diesem Fall ist auch das Ungeborene geschützt. Ein einfacher Bluttest, zu Beginn der Schwangerschaft durchgeführt, sorgt für Klarheit.

Hilfreiche Tipps für werdende Mütter, die noch keine Toxoplasmose-Infektion durchgemacht haben:

> Kontakt zu Katzen meiden.
> Für die Gartenarbeit Handschuhe benutzen (der Kot herumstreunender Katzen ist eine mögliche Infektionsquelle).
> Gemüse und Obst gut waschen.
> Rohes Fleisch immer mit Handschuhen bearbeiten.
> Kein rohes Fleisch essen sowie keine Fleischprodukte, die nicht ausreichend erhitzt wurden. Einfrieren (bei ca. -20 °C mindestens einen Tag durchfrieren lassen) und das Erhitzen über 70 °C töten den Parasiten ab.

Zwillings- und Mehrlingsschwangerschaften

Im Vergleich zu Einlingsschwangerschaften gibt es für die Ernährung bei Zwillings- und Mehrlingsschwangerschaften keine gesonderten Empfehlungen. Der Grundsatz, abwechslungs- und nährstoffreich zu essen, gilt auch hier. Sicher werden Sie versuchen, besonders nährstoffreich zu essen, wenn Sie erfahren, dass mehr als ein Baby unterwegs ist. Andererseits können Sie aber durchaus auf Ihre eigene Hunger- und Appetitregulation vertrauen. Wenn die Kinder verstärkt anfangen zu wachsen, werden auch Sie mehr Hunger und Appetit verspüren. Allerdings kann es bei Schwangerschaften mit mehreren Kindern eher zu einer Unterversorgung kommen. Besonders davon betroffen können Eisen, Folsäure und Jod sein.

Über eine Supplementierung muss folglich noch intensiver nachgedacht werden als bei Einlingen. Ähnlich ist die Situation bei Frauen, die kurz hintereinander schwanger werden und lange gestillt haben. Auch hier kann es zu einer relativen Unterversorgung mit Mikronährstoffen kommen – die Zeit zum Auffüllen der Speicher war einfach entschieden zu knapp. Beraten Sie sich in diesem Fall mit Ihrem behandelnden Gynäkologen oder Ihrer Gynäkologin.

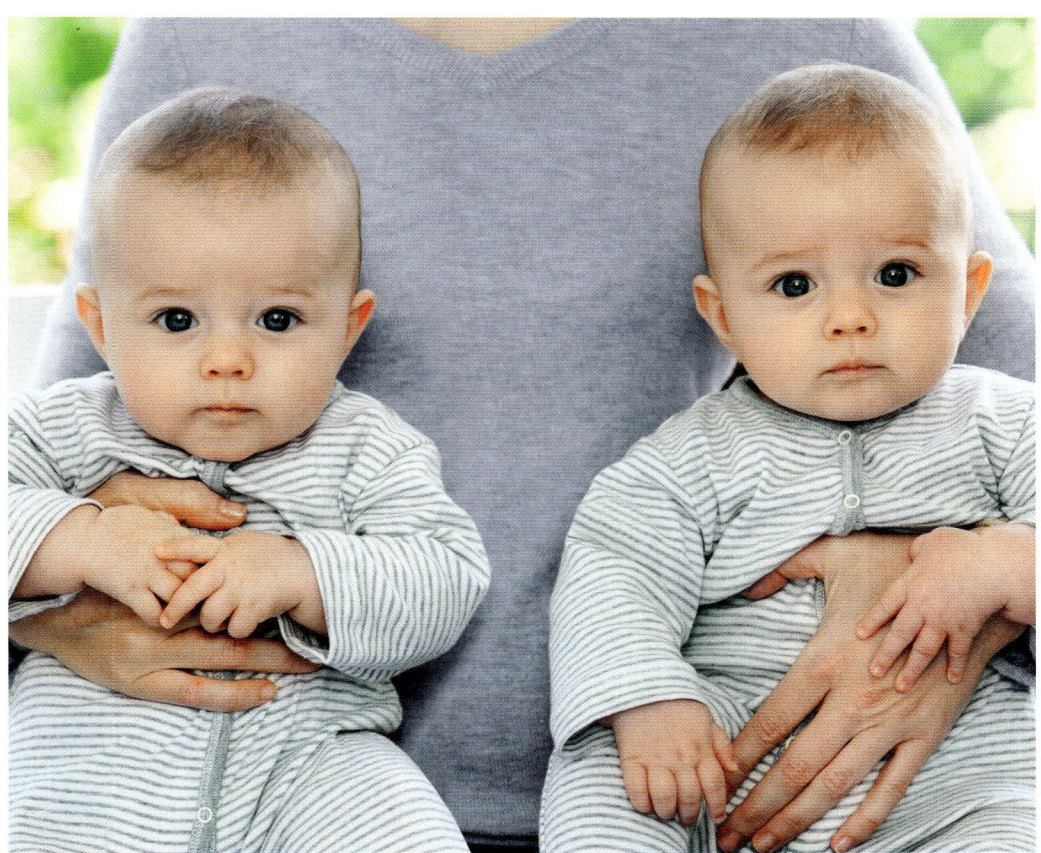

Zwillinge, so süß sie sind, fordern die Mutter nicht nur psychisch, sondern auch physisch. Deshalb muss eine Zwillingsmutter ganz besonders auf eine ausgewogene Ernährung für alle drei achten.

Leckere Rezepte für die Schwangerschaft

Nudelauflauf mit Hackfleisch

Für 4 Portionen
Zubereitungszeit: ca. 25 Min.
Backzeit: ca. 30 Min.

250 g Nudeln | 1 Zwiebel | 2 Möhren |
1 EL Rapsöl | 300 g Hackfleisch, halb und
halb | 2 EL Tomatenmark | ¼ l Gemüsebrühe |
150 g Kirschtomaten | 150 g TK-Erbsen |
Salz und Pfeffer | 3 Eier | 200 ml Milch |
50 g Käse, gerieben | etwas Basilikum zum
Garnieren | etwas Butter für die ofenfeste
Auflaufform

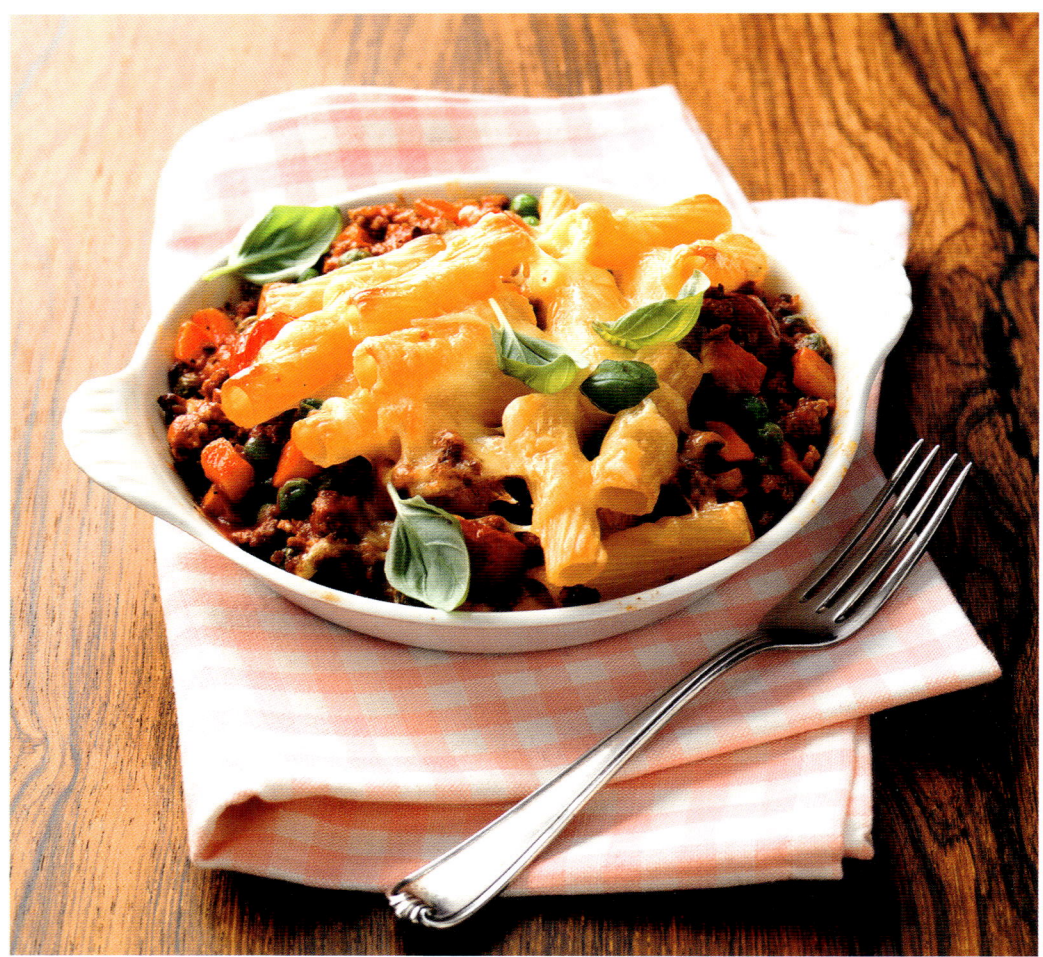

Dieser herzhafte Nudelauflauf versorgt Sie mit hochwertigem Eisen, das Ihr Körper gut aufnehmen kann. Ein Gute-Laune-Gericht, das auch werdenden Vätern schmeckt.

1 Die Nudeln in kochendem Salzwasser bissfest garen, abgießen und abtropfen lassen.

2 Die Zwiebel abziehen und fein würfeln. Die Möhren putzen und waschen, anschließend schälen und fein würfeln.

3 Öl in einer großen Pfanne erhitzen und das Hackfleisch darin krümelig braten. Zwiebeln und Möhren dazugeben und kurz mitbraten. Tomatenmark zufügen und anschwitzen. Mit Brühe ablöschen, aufkochen lassen und alles ca. 5 Min. köcheln lassen.

4 Die Tomaten waschen und halbieren. Tomaten und Erbsen zum Hackfleisch geben und 2-3 Min. mitgaren. Nach Geschmack mit Salz und Pfeffer würzen.

5 Eier und Milch verquirlen und ebenfalls mit Salz und Pfeffer würzen.

6 Eine Auflaufform fetten. Nudeln und Hackfleischsauce darin abwechselnd einschichten und gleichmäßig mit der Eiermilch übergießen. Alles mit Käse bestreuen. Im vorgeheizten Backofen bei 175° ca. 30 Min. backen.

Nährwerte pro Portion:
630 kcal | 43 g E | 25 g F | 56 g KH

Hackfleisch ist eine gute Eisenquelle. Ihr Eisenbedarf ist während der Schwangerschaft besonders hoch.

Geschnetzeltes mit Spätzle

Für 4 Portionen
Zubereitungszeit: ca. 25 Min.

500 g mageres Schweinefleisch (z. B. Schnitzelfleisch) | 4 EL Sojasauce | 200 g Champignons | 2 EL Rapsöl | 200 g Erbsen | 200 g Mais | ¼ l Gemüsebrühe | Salz, Pfeffer, evtl. Rosmarin | ca. 4 EL Sahne | 500 g Spätzle (Frischprodukt aus der Kühltheke)

1 Das Fleisch waschen, trockentupfen und in Streifen schneiden. Dann die Sojasauce dazugeben und alles kurz ziehen lassen.

2 In der Zwischenzeit die Champignons mit einem Küchentuch abreiben und vierteln.

3 Das Öl in einer großen Pfanne erhitzen und das Fleisch hineingeben. Nun alles kurz anbraten und das Gemüse dazugeben. Mit etwas Wasser oder Gemüsebrühe auffüllen und alles ca. 15 Min. schmoren lassen. Anschließend mit der Sahne und den Gewürzen abschmecken.

4 Die Spätzle nach Packungsangabe garen und alles auf Tellern anrichten.

Nährwerte pro Portion:
518 kcal | 39 g E | 17 g F | 50 g KH

Mit diesem Essen decken Sie einen großen Teils Ihres Tagesbedarfs an Eiweiß sowie an den Vitaminen B_1, B_2 und B_6.

Buntes Rührei

Für 2 Erwachsene und 2 Kinder
Zubereitungszeit: ca. 15 Min.

1 Zwiebel | 8 Champignons | 4 Scheiben gekochter Schinken | 4 Tomaten | 2 EL Schnittlauch (frisch oder TK) | 8 Eier | 8 EL Milch (1,5 % Fett) | Jodsalz, Pfeffer, Paprikapulver | 1 EL Rapsöl oder Butter

1 Die Zwiebel schälen und in Würfel schneiden. Die Champignons putzen und in Scheiben schneiden. Den Schinken und die Tomaten zerkleinern. Dann den Schnittlauch waschen und in feine Röllchen schneiden.

2 In einer Küchenschüssel die Eier aufschlagen und mit der Milch verrühren. Anschließend je eine Prise Jodsalz und Pfeffer sowie 1 Msp. Paprikapulver und die Schnittlauchringe vorsichtig unter das Ei heben.

3 Öl oder Butter in einer Pfanne schmelzen und die Zwiebelwürfel darin glasig dünsten. Schinken, Tomaten und Champignonscheiben dazugeben und kurz anbraten. Die verquirlten Eier ebenfalls in die Pfanne geben und bei geringer Hitze stocken lassen. Erst wenn das Ei beginnt, am Boden der Pfanne fest zu werden, umrühren, bis kein flüssiges Ei mehr zu sehen ist.

Nährwerte pro Portion:
166 kcal | 12 g E | 11 g F | 3 g KH

Dieses schnelle Gericht ist eine gute Quelle für Vitamin A, Eisen und Vitamin E.

Himbeerjoghurtcreme

Für 4 Portionen
Zubereitungszeit: ca. 15 Min.
Kühlzeit: 1 Std.
200 g TK-Himbeeren | 3 EL Zucker | 100 g Schokoladen-Cookies | 500 g fettarmer Joghurt | 2 EL Zitronensaft

1 Die gefrorenen Himbeeren mit 1 EL Zucker bestreuen und auftauen lassen. Die Schokoladen-Cookies grob zerbröseln und auf vier Dessertgläser verteilen.

2 Joghurt, 2 EL Zucker und Zitronensaft glatt rühren. Die aufgetauten Himbeeren vorsichtig

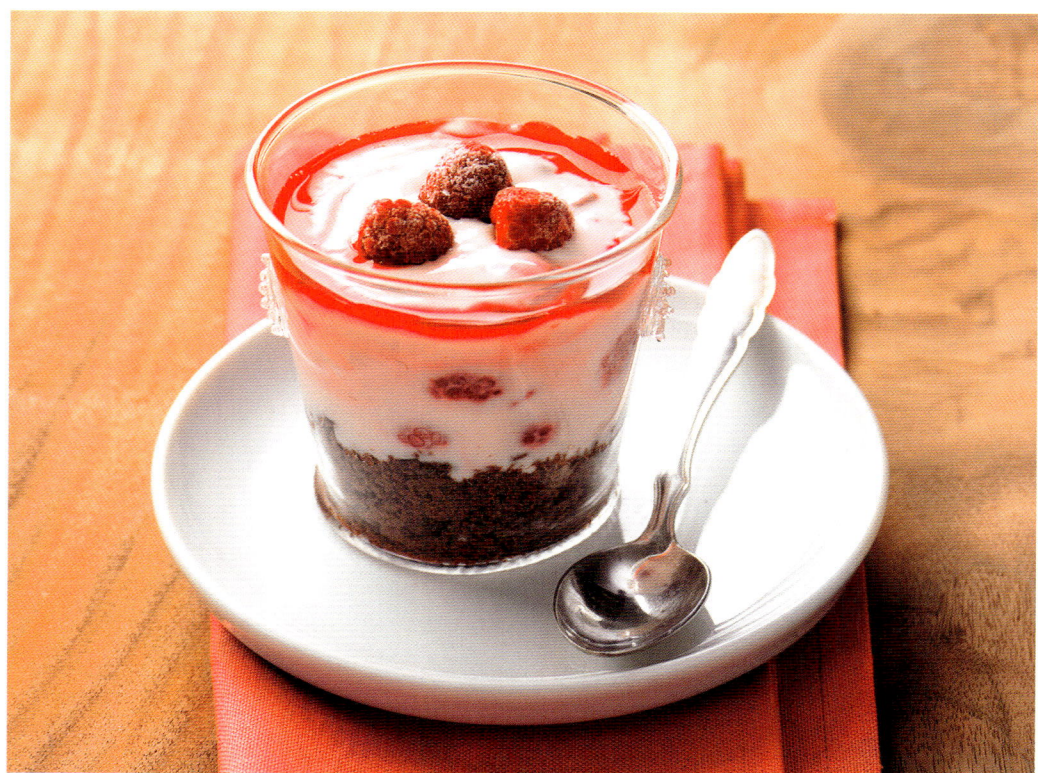

Bei diesem lecker-fruchtigen Nachtisch aus Himbeeren und Schoko-Cookies läuft einem allein schon beim Anblick das Wasser im Mund zusammen. Wer könnte da widerstehen?

unterheben und die Joghurtcreme auf die Schoko-Kekse füllen.

3 Himbeerdessert im Kühlschrank ca. 1 Std. durchziehen lassen.

Nährwerte pro Portion:

244 kcal | 6 g E | 8 g F | 36 g KH

Achten Sie bei den gefrorenen Himbeeren darauf, dass kein Zucker zugesetzt ist. Falls Sie nur gezuckerte Früchte bekommen sollten, lassen Sie den zusätzlichen Zucker weg. Himbeeren enthalten viel Vitamin C: Bereits 100 g decken ein Viertel des Tagesbedarfs eines Erwachsenen.

Erdbeer-Marzipan-Creme

Für 4 Portonen

Zubereitungszeit: ca. 10 Min.

Kühlzeit: 2 Std.

500 g Erdbeeren | 100 g fettarmer Joghurt | 150 g Marzipanrohmasse | 300 ml Schlagsahne

1 Erdbeeren waschen, Stielansätze entfernen und 200 g der Erdbeeren in Scheiben schneiden.

2 Die restlichen Erdbeeren zusammen mit dem Joghurt und der Marzipanrohmasse pürieren. Sahne steif schlagen und unter die Erdbeermasse heben.

3 Vier Tassen mit Frischhaltefolie auslegen, den Boden und die Tassenwände mit Erdbeerscheiben auslegen, die Creme hinein geben und ca. 2 Std. kaltstellen.

Vor dem Servieren die Creme auf Teller stürzen und die Frischhaltefolie entfernen.

Nährwerte pro Portion:

440 kcal 6 g E | 30 g F | 36 g KH

Ein Vitamin-C-reicher Nachtisch, der es wahrlich in sich hat.

Rote-Beete-Salat

Für 4 Portionen

Zubereitungszeit: ca. 10 Min.

Kochzeit: 55 Min

Muss ca. 60 Min. ziehen

400 g Rote Beete | 1 TL Salz | 1 TL Kümmel | 6 EL Rotweinessig | 1 TL Zucker | 4 EL Olivenöl | 2 TL geriebenen Meerrettich

1 Die Rote Beete gründlich unter fließendem Wasser säubern. Anschließend die Beete in einen Topf mit so viel Wasser legen, dass sie gerade bedeckt ist. Dann 1 TL Salz und den Kümmel mit in das Wasser geben und das Ganze zum Kochen bringen. Die Rote Beete ca. 55 Min. garen.

2 Nun das heiße Wasser abgießen und kaltes Wasser über das Gemüse laufen lassen. Dann die Haut abziehen und die Rote Beete in dünne Scheiben schneiden.

3 In einer Schüssel den Essig mit 1 Prise Salz und dem Zucker verrühren. Dann das Öl unterrühren, die Rote-Beete-Scheiben mit in die Schüssel geben und gut mit dem Dressing vermengen.

4 Anschließend den Rote-Beete-Salat mindestens eine Stunde ziehen lassen.

Vor dem Servieren mit dem frisch geriebenen Meerrettich bestreuen.

Nährwerte pro Portion:

133 kcal | 1 g E | 10 g F | 8 g KH

In der Schwangerschaft ist Rote Beete aus zahlreichen Gründen ein wertvolles Gemüse. Sie hat nicht nur einen hohen Gehalt an B-Vitaminen, sondern auch an Kalium und Eisen – ideal für Schwangere wegen des erhöhten Eisenbedarfs. Darüber hinaus ist die rote Rübe aber auch reich an Folsäure.

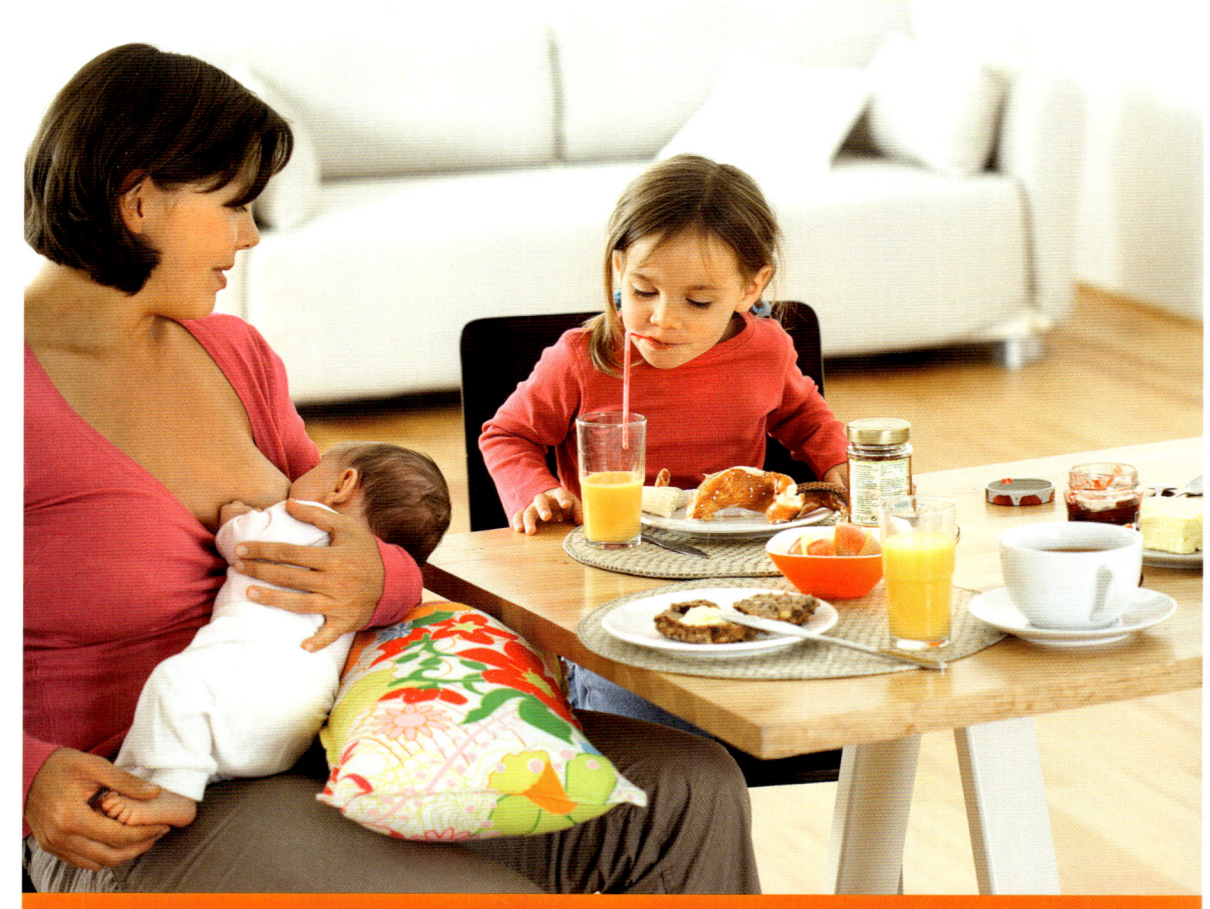

Ernährung in der Stillzeit

Das Baby ist geboren und alle sind erst einmal erleichtert. Eigentlich ist jetzt alles klar: Die Milch fließt mehr oder weniger von selbst und der Säugling muss nur noch angelegt werden. Trotzdem gibt es einiges zu beachten, damit der Nachwuchs auch wirklich mit allen wichtigen Nährstoffen ausreichend versorgt wird und somit prächtig wächst und gedeiht.

Muttermilch, ein Wunder der Natur

Der weibliche Körper stellt die Muttermilch so zusammen, dass der Bedarf des Säuglings selbst dann gedeckt wird, wenn die Mutter nicht besonders auf ihre Ernährung achtet. Was nicht von außen zugeführt wird, kommt aus dem mütterlichen Speicher. Durch das Stillen ist der Kalorienbedarf der Mutter erhöht, bei vollem Stillen sogar um etwa 500 kcal pro Tag (was in etwa einer kleinen Mahlzeit entspricht). Noch wichtiger ist jedoch der erhöhte Nährstoffbedarf. Deshalb gilt auch hier: Eine gesunde, ausgewogene Mischkost ist die beste Grundlage für die Gesundheit von Mutter und Kind. Eine vielfältige Ernährung hat den großen Vorteil, dass die Milch nicht immer gleich schmeckt, das Kind lernt also bereits im Säuglingsalter unterschiedliche Geschmacksvarianten kennen. Dies wiederum hilft ihm, später eine große Bandbreite von Geschmacksrichtungen zu akzeptieren. Auch in der Stillzeit gilt: Bevor Sie etwas meiden, sollten Sie sicherstellen, dass der Schaden größer ist als der Nutzen. Ob Blähendes (wie Zwiebeln und Kohl) oder Saures (wie Zitrusfrüchte oder Essig) einen negativen Einfluss auf das Kind haben, sollten Sie erst einmal ausprobieren. Nicht jedes Kind reagiert auf Lebensmittel gleich.

Wenn's keine Muttermilch sein soll

Kinder, die nicht gestillt werden, sollten eine altersgerechte Säuglingsmilch bekommen. Wenn ein oder beide Elternteile mit Allergien vorbelastet sind, sollte das Kind in den ersten vier Monaten ausschließlich hypoallergene (HA) Milch bekommen. Säuglingsnahrung auf Sojabasis ist wegen des Isoflavon- (Phytoöstrogen) und Phytatgehaltes (behindert die Mineralaufnahme) nicht zu empfehlen. Falls dennoch sojabasierte Nahrung eingesetzt werden soll, ist eine ärztliche Aufsicht für das Kind notwendig, so fordert es die Nationale Stillkommision des Bundesinstituts für Risikobewertung.

Stillen und Gewicht

Stillen hat viele Vorteile sowohl für die Mutter als auch für das Kind, das ist mittlerweile erwiesen und durch zahlreiche wissenschaftliche Studien untermauert.
Bei der Mutter unterstützt das Stillen die Rückbildung nach der Geburt. Nach dem anfänglichen »Einüben« ist Stillen meist unaufwändig, preiswert und praktisch. Stillen ist auch immer eine kleine Auszeit für die Mutter, da ihre Aufmerksamkeit währenddessen auf nichts anderes gerichtet ist. Sie wartet, bis das Kind satt ist und zufrieden einschläft, und kann sich selbst auch ein wenig dabei ausruhen. Zudem erzeugt das Stillen naturgemäß die engste Bindung zwischen Mutter und Kind. Darüber hinaus hat es auch günstige Auswirkungen auf das spätere Gewicht des Kindes. Gestillte Kinder sind im Grundschulalter weniger übergewichtig als ihre Altersgenossen, die mit der Flasche gefüttert wurden. Wobei auch die Stilldauer eine Rolle spielt: Je länger ein Kind gestillt wird, desto geringer ist das Risiko, später adipös zu werden. Als mögliche Ursache vermuten Forscher, dass gestillte

Kinder ihre Nahrungsmenge selbst kontrollieren. Zudem ist Muttermilch anders zusammengesetzt als Flaschennahrung. Sie enthält beispielsweise weniger Eiweiß und Kalorien, zusätzlich aber Hormone und bioaktive Faktoren, die der Flaschenmilch fehlen. Auch die Fettsäurezusammensetzung ist eine andere als bei der Flaschenmilch.

EMPFEHLENSWERTE LEBENSMITTELVERZEHRMENGEN PRO TAG FÜR SCHWANGERE UND STILLENDE

(nach dem Forschungsinstitut für Kinderernährung in Dortmund)

	Grundbedarf	Zulagen Schwangere	Zulagen Stillende
Energie (kcal/Tag)	2100	250	530
Reichlich			
Getränke (ml)	1500	250	1000
Brot, Getreide (Flocken) (g)	260	50	100
Kartoffeln, Reis, Nudeln (g)	180	50	100
Gemüse (g)	250	50	100
Obst (g)	250	50	100
Mäßig			
Milch (-produkte) (g)	425	50	100
Fleisch, Wurst (g)	60	100 g bzw. 1 Port./Woche	100 g bzw. 1 Port./Woche
Fisch (g/Woche)	200	100 g bzw. 1 Port./Woche	100 g bzw. 1 Port./Woche
Eier (Stück/Woche)	2–3	–	–
Sparsam			
Öl, Margarine, Butter (g)	35	5	10
Fettreich (Schokolade, Torte, Chips) (g)	50	–	–
Zuckerreiches (Fruchtgummi, Marmelade) (g)	10	–	–

Leckere Rezepte für die Stillzeit

Fruchtiger Salat mit Walnüssen

Für 4 Portionen

Zubereitungszeit: ca. 10 Min.

1 Kopf Salat (z. B. Friséesalat) | 1 Apfel | 2 Feigen | 1 Mandarine | 10 Walnüsse | etwas Zitronensaft | 1 EL Honig

1 Den Salat gründlich waschen, trocken schütteln und in Stücke zupfen. Den Apfel und die Feigen ebenfalls waschen und in kleine Stücke schneiden. Die Mandarine schälen und die Filets halbieren. Die Nüsse knacken und die Kerne klein hacken. Den Salat mit dem Obst mischen und die Nüsse darübergeben.

2 Zitronensaft mit etwas Wasser mischen und nach Bedarf mit Honig süßen, dann über den Salat geben und servieren.

Nährwerte pro Portion:

212 kcal | 5 g E | 16 g F | 13 g KH

Ein idealer Salat für den späten Herbst.

Tomaten-Mango-Suppe

Für 4 Portionen

Zubereitungszeit: ca. 15 Min.

2 Mangos | 500 g passierte Tomaten (Tetrapak) | Pfeffer, Chili, Oregano | Zitronengras | 4 EL Schlagsahne | frischer Schnittlauch

1 Mangos schälen und Fruchtfleisch pürieren.

2 Das Püree zusammen mit den passierten Tomaten, einer Prise Pfeffer, etwas Chili, dem Oregano und dem Limonengras (1 Prise gemahlenes Zitronengras) unter gelegentlichem Rühren aufkochen. Ist die Konsistenz zu dick, etwas Wasser hinzugeben.

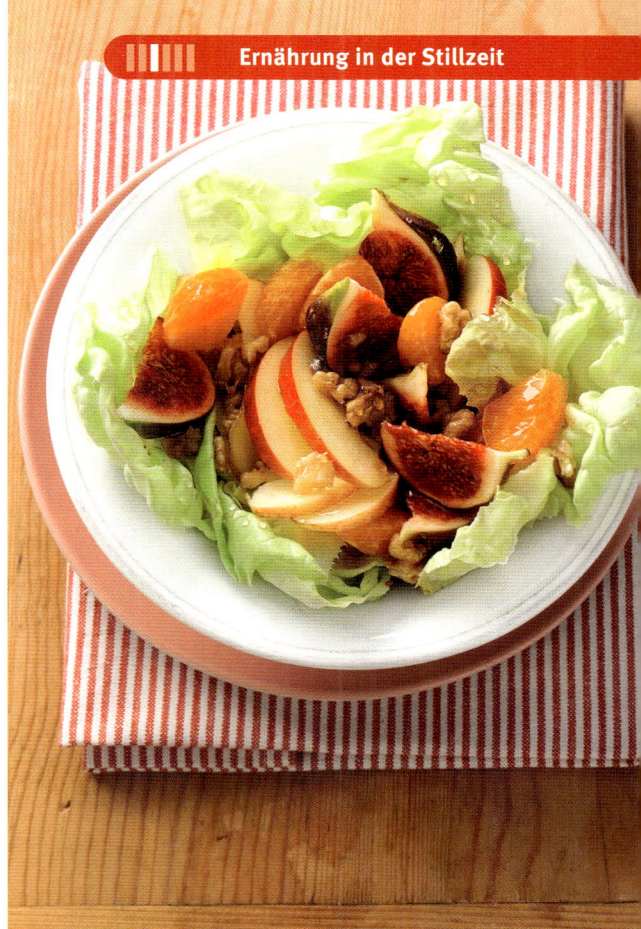

Mit einer Portion dieses bunten Salats decken Sie ein Drittel Ihres Tagesbedarfs an Vitamin C.

3 Zum Servieren die Suppe in Schalen füllen und mit 1 EL Sahne verfeinern, sodass sich weiße Schlieren in der roten Suppe bilden. Anschließend nach Bedarf mit frischem, in Ringe geschnittenem Schnittlauch bestreuen. Dazu passt sehr gut eine Scheibe frisches Vollkornbrot oder Baguette.

Nährwerte pro Portion:

100 kcal | 2 g E | 5 g F | 11 g KH

Gekochte Tomaten sind reich an Lycopin, Mangos an Betacarotin, der Vorstufe von Vitamin A.

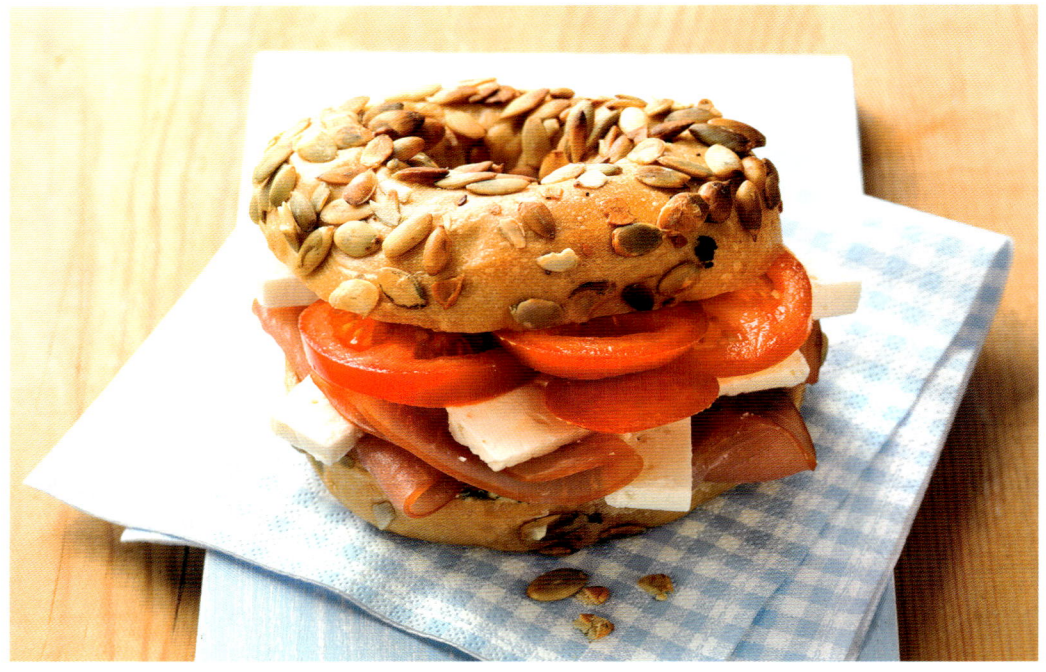

Vollkornbagel sind eine Alternative zu belegten Brötchen. Statt des gekochten Schinkens können Sie auch Lachsschinken verwenden, wenn Ihnen dieser besser schmeckt.

Bagel mit Kochschinken und Feta

Für 4 Portionen
Zubereitungszeit: 5–10 Min.
4 Vollkornbagel | 4 EL Kräuterbutter | 4 Scheiben Kochschinken | 200 g Feta (industriell verpackt gekauft, nicht lose) | 4 Tomaten

1 Die Bagel aufschneiden und beide Seiten mit der Kräuterbutter einstreichen. Auf die unteren Seiten den Kochschinken legen.

2 Den Feta in Streifen schneiden und auf dem Lachsschinken verteilen.

3 Die Tomaten waschen, vom Stielansatz befreien und in Scheiben schneiden, dann die Scheiben auf den Schinken legen. Nun nur noch die oberen Bagelhälften daraufsetzen.

Nährwerte pro Portion:
417 kcal | 21g E | 25 g F | 29 g KH

Zum Mitnehmen für unterwegs geeignet. Zu Hause mit Salat kombinieren. »Feta« bezeichnet nur Käse, der aus Schafs- oder Ziegenmilch hergestellt wurde.

Spekulatius-Tiramisu

Für 4 Portionen
Zubereitungszeit: ca. 20 Min.
Kühlzeit: 2 Stunden
250 g Äpfel | 15 g Butter | 2 EL Rosinen | 1 Pck. Vanillezucker | 1 EL Zucker | etwas gem. Zimt oder Spekulatiusgewürz | 100 g Spekulatius |

6 EL Kakaogetränkepulver | 100 ml Milch |
300 ml Magerquark | 100 g Mascarpone | 2 EL
Zucker | 4 Tropfen Rum-Aroma oder 1 EL Rum

1 Äpfel waschen, schälen, vierteln, entkernen
und in kleine Stücke schneiden.

2 Butter in einem Topf zerlassen, die Apfelstü-
cke mit Rosinen, Vanillezucker, Zucker und
dem Gewürz darin bei schwacher Hitze etwa
10 Min. mit Deckel dünsten. Dann die Apfel-
masse abkühlen lassen.

3 Eine flache rechteckige Schale (ca. 20 x
15 cm) mit der Hälfte der Spekulatius auslegen. Diese mit 2 EL Kakaogetränkepulver
bestreuen und mit 50 ml Milch beträufeln.

4 Quark, Mascarpone, Zucker und Rum(-aroma)
verrühren. Die Hälfte der Creme über die Spe-

kulatiusschicht streichen, anschließend das
Apfelkompott über die Creme verteilen. Darauf
die übrigen Spekulatius legen, mit 2 EL Kakaogetränkepulver bestreuen und mit der restlichen Milch beträufeln. Zum Schluss den Rest
der Creme über die Spekulatiusschicht verteilen und glatt streichen.

5 Das fertige Tiramisu mindestens 2 Std. in
den Kühlschrank stellen.

6 Vor dem Servieren das Tiramisu mit dem
übrigen Kakaopulver bestäuben.

Nährwerte pro Portion:
418 kcal | 16 g E | 13 g F | 55 g KH

**In der Stillzeit darf's ruhig etwas üppiger
sein, schließlich ernähren Sie ein Kind.**

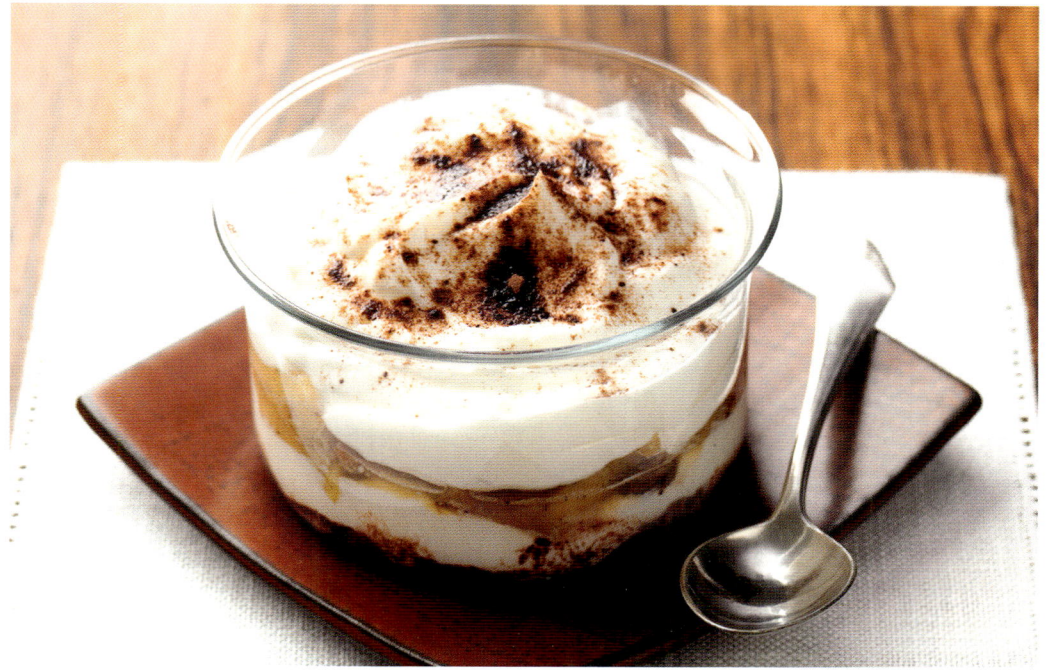

Tiramisu einmal anders, aber genauso lecker und verführerisch. Wer's nicht so weihnachtlich mag,
kann Mandel- oder Butterspekulatius verwenden, diese enthalten weniger Gewürze.

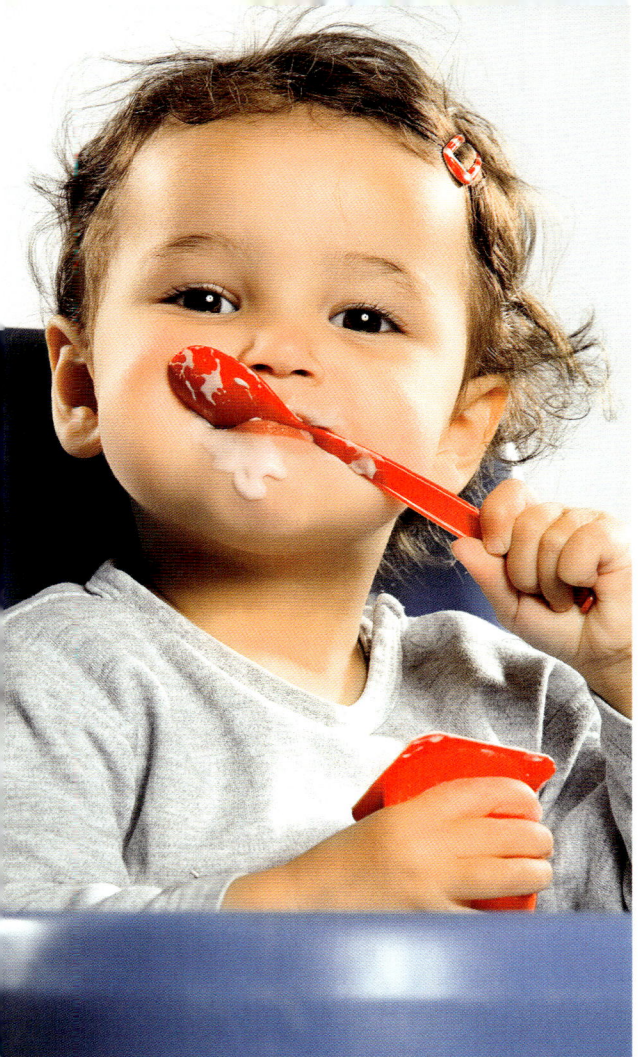

Essen ist ein Fest, an dem fast alle Sinne teilnehmen dürfen: Augen, Nase, Mund und Hände.

Der erste Brei

Nach den Empfehlungen des Forschungsinstituts für Kinderernährung (FKE) sollte möglichst in den ersten vier bis sechs Monaten ausschließlich gestillt oder mit geeigneter Säuglingsanfangsnahrung gefüttert werden. Über Muttermilch oder Pre- bzw. Folgemilch erhält der Säugling alles Notwendige zum Gedeihen. Ab dem fünften bis

siebten Monat erfolgt dann schrittweise die Einführung von Beikost in Form von Breien, da die Milch allein nicht mehr ausreicht. Nach dem zehnten Monat können Sie schon zu Brotmahlzeiten und Vollmilch greifen. Nun kann das Kleine bald alles essen, was den Großen schmeckt. Weil es Geschmack und Appetit entwickelt und zunehmend seinen eigenen Kopf hat, wird es auch wählerischer. Ein weiterer Aspekt im zweiten Lebenshalbjahr ist die Freude am Ausprobieren. Wie schmeckt etwas? Welche Konsistenz hat es? Kann ich es zerdrücken? Was passiert, wenn ich es lange im Mund habe? Und auch: Was passiert, wenn ich etwas wieder ausspucke? Diese Phase des Entdeckens ist für Kinder äußerst wichtig.

Ernährungsplan für das erste Lebensjahr

Das Forschungsinstitut für Kinderernährung hat einen Plan entwickelt, an dem Sie sich orientieren können. Demnach wird das Kind in den ersten 12 Monaten so lange gestillt, wie Sie und Ihr Kind dies wünschen. Parallel dazu gibt es folgende Vorschläge für die stufenweise Einführung der Beikost:

WAS MACHE ICH, WENN MEIN KIND ALLES WIEDER AUSSPUCKT?

Bieten Sie Ihrem Kind den Brei immer wieder an und verändern Sie ihn dabei geschmacklich leicht oder kombinieren Sie Bewährtes mit einem neuen Geschmack.

> Ab Beginn des fünften Monats: Gemüse-Kartoffel-Fleisch-Brei, anstelle einer Milchmahlzeit (z. B. mittags).
> Ab Beginn des sechsten Monats: Milch-Getreide-Brei, anstelle einer Milchmahlzeit (z. B. abends).
> Ab Beginn des siebten Monats: Getreide-Obst-Brei, anstelle einer Milchmahlzeit.
> Ab zehntem Monat: Brotmahlzeit.

Nach neueren Erkenntnissen ist es durchaus günstig für die Gesundheit des Kindes, wenn es, noch während es gestillt wird, auch schon mal bei den Erwachsenen probiert. Die Ernährung von größeren Kindern und Erwachsenen ist für die Dauerernährung von Kindern unter einem Jahr allerdings zu eiweißhaltig. Gegen Ausprobieren ist aber nichts einzuwenden. Wenn das Kleinkind während der Einführung von Beikost und dem Probieren vom Teller der Erwachsenen auch weiterhin gestillt wird, scheint das die spätere Allergiebereitschaft zu vermindern (siehe Seite 161 ff.).
Wie im Kapitel über die Ernährung in der Schwangerschaft bereits erwähnt, nimmt der Eisengehalt in der Muttermilch schnell ab, sodass Fleisch spätestens ab dem siebten Monat in die Nahrung des Säuglings eingeführt werden sollte. Zudem trägt Fleisch auch zur Versorgung mit Zink bei. In Lamm- und Rindfleisch ist mehr Eisen enthalten als in Geflügel. Ein paar Löffelchen Obstpüree als Nachtisch sind eine gute Vitamin-C-Quelle und verbessern die Eisenaufnahme (siehe Seite 51 ff.).

Was tun, wenn Ihr Kleinkind in Zukunft neue Nahrungsmittel ablehnt?

> Lassen Sie es bei sich probieren.
> Wenn Gemüse bitter schmeckt, versüßen Sie es mit einer Prise Zucker.
> Bieten Sie ihm einen Teil Ihres Essens an und fügen Sie eine kindgerechte Komponente dazu, beispielsweise Kartoffelbrei für alle, Fleisch püriert fürs Kind und Steak für die Eltern.
> Lassen Sie Ausnahmen nicht zur Regel werden und fangen Sie nicht damit an, ein eigenes Essen für das Kind zu kochen.
> Denken Sie daran, wie Sie sich fühlen, wenn Sie im Ausland sind und etwas Unbekanntes probieren sollen: Genauso fühlt sich Ihr Kind! Üben Sie sich in Geduld und versuchen Sie es immer wieder.
> Von jedem neuen Essen wird gekostet.
> Fragen Sie Ihr Kind: Ich würde gerne etwas Neues ausprobieren. Was schlägst du vor? Wie soll ich es zubereiten? Wie magst du es gerne?
> Lassen Sie Ihr Kind nur zwischen zwei Varianten wählen: Möchtest du das rote oder das grüne Gemüse?
> Lassen Sie Ihr Kind beim Einkaufen helfen: Such dir ein Gemüse aus. Welches möchtest du gerne mal probieren?

Gläschen oder selbstgekocht?

Sobald das Ende der Still- bzw. Flaschenzeit naht, stellt sich eine wichtige Frage: Gekauft oder selbstgekocht – was ist besser für mein Kind? Am besten für Ihr Kind ist das, womit Sie sich am wohlsten fühlen! Um Ihnen die Entscheidung zu erleichtern, hier ein paar hilfreiche Fakten zum Thema:
In Bezug auf die Rückstände unterliegt Säuglingsnahrung rein rechtlich den gleichen strengen Vorgaben wie Bio-Nahrung. Das ist der Grund, warum auf fast allen Gläschen »Bio« steht. Der Hersteller ist dazu verpflichtet. Wenn Sie also selbst kochen möchten, sollten Sie auch auf Bio-Produkte zurückgreifen – jedenfalls bei den Hauptbestandteilen. Auch für Rückstände von Pflanzenschutzmitteln gibt es strenge gesetzliche

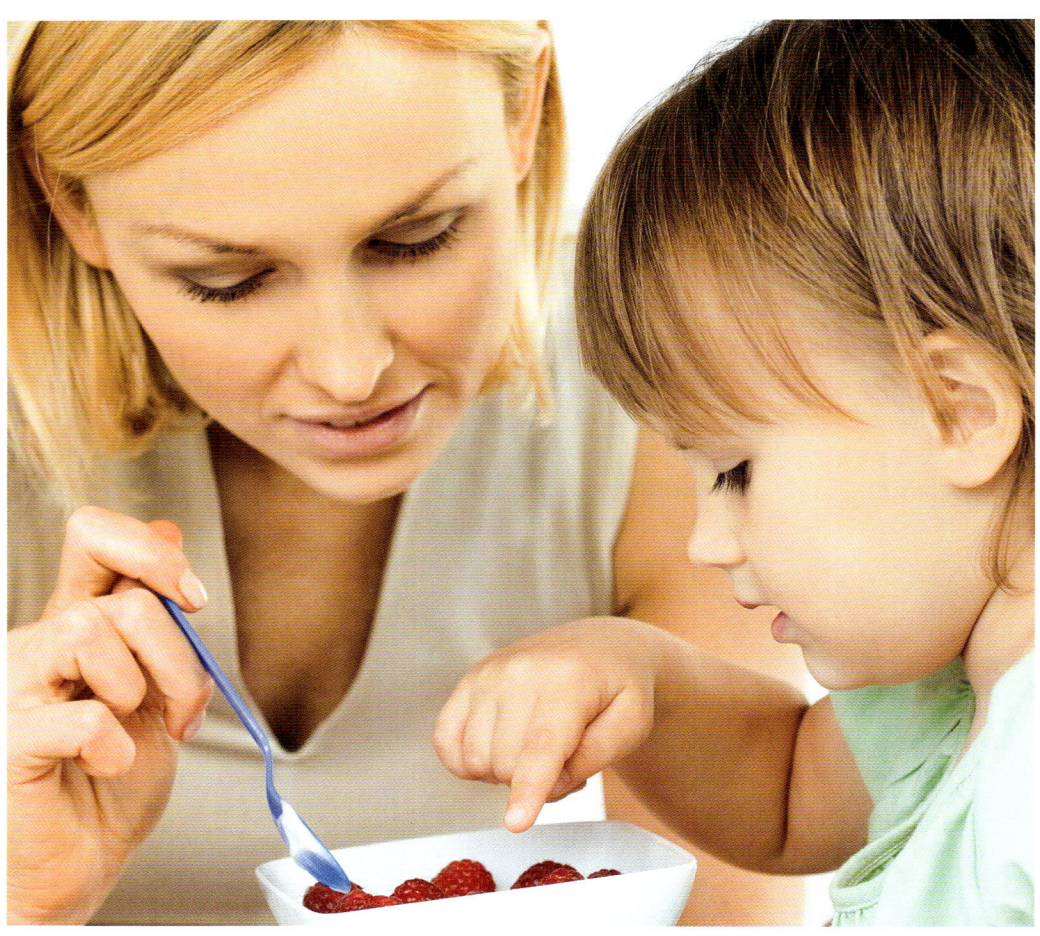

Gemeinsam Kochen macht bereits den Kleinen Spaß – je nach Alter können sie entweder tatkräftig helfen oder zuschauen und nach Herzenslust naschen.

Vorgaben. Zudem belegen zahlreiche Untersuchungen, dass Baby-Gläschen frei von Keimen sind. Mit sorgfältiger Hygiene zu Hause ist das aber auch bei Selbstgekochtem kein Problem. Auch für den Nitratgehalt gibt es für die Hersteller strenge Auflagen. Nitrat kann sich in unserem Körper in das giftige Nitrit verwandeln und sich negativ auf den Sauerstofftransport im Blut auswirken. Die Sonneneinstrahlung im Sommer, besonders bei Freilandgemüse, verringert den Nitritgehalt, sofern Nitrat im Dünger eingesetzt wurde. Im Gewächshausgemüse kommt es daher vermehrt vor. Insbesondere bei Blattgemüsen (verschiedene Salate, Spinat, Mangold) und einigen Knollen (Rote Beete, Kohlrabi, Radieschen, Rettich, Sellerie) ist mit höheren Nitratgehalten zu rechnen. Bei Selbstgekochtem können Sie den Nitratgehalt schlecht abschätzen. Wenn Sie einen Einfluss auf die Herkunft des Gemüses haben, bevorzugen Sie unbedingt Freilandanbau. Wenn wir Gläschen mit den Ansprüchen der Fachgesellschaften vergleichen, finden wir allerdings auch Kritikpunkte. So enthalten Gläschen oft zu wenig Fett und auch nicht die geforderte Kalorienmenge. Das gilt auch für Gläschen, die Fleisch enthalten. Diese Mängel können Sie beheben, indem Sie einen Teelöffel Rapsöl und gegebenenfalls etwas Fleischpüree hinzufügen. Alternativ könnten Sie auch die Anzahl der Fleischmahlzeiten entsprechend anheben, sodass der Wochendurchschnitt stimmt (sechsmal pro Woche täglich eine Fleischmahlzeit à 20 bis 30 g).

Vorteil der hauseigenen Kost ist zweifelsohne die Kontrolle, die Sie über die Zutaten haben: Es ist nur das enthalten, was Sie auch wirklich hineingetan haben. Gerade bei Gläschen, die ab dem achten oder zehnten Monat empfohlen werden, sind oft weitere Zutaten aufgeführt wie Salz oder Gewürze. Dieses zusätzliche Salz braucht Ihr Kind nicht. Für eine Babymahlzeit sind vier Zutaten völlig ausreichend: Gemüse, Kartoffeln, Fleisch und Fett. Seien Sie also auch hier ein kritischer Verbraucher! Wie bei anderen Lebensmitteln gilt auch bei der Babykost: Wohlklingende Namen sollen eventuell weniger gute Zusammensetzungen kaschieren. Dies ist oft bei milch-, joghurt- oder quarkhaltigen Zubereitungen der Fall. Diese Gläschen können Sie getrost im Regal stehen lassen, da Ihr Kind außer dem Milch-Getreide-Brei und der Mutter- bzw. Säuglingsmilch keine weiteren Milchprodukte braucht. Und nur Mut: Ab und zu von den Großen zu probieren, ist auch in dieser Phase schon erlaubt und erwünscht. Die Neugierde auf das, was die Großen essen, gehört zu einer gesunden Entwicklung.

TIPP: GESUNDER MIX AUS GLÄSCHEN UND SELBSTGEKOCHTEM

Wenn Sie das Essen für Ihr Kind selbst zubereiten, kochen Sie auch für sich, damit Mutter und Kind gut versorgt sind – eine gute Mutter sorgt auch gut für sich selbst. Sie müssen aber auch kein schlechtes Gewissen haben, wenn Sie zwischendurch ein Gläschen aufmachen.

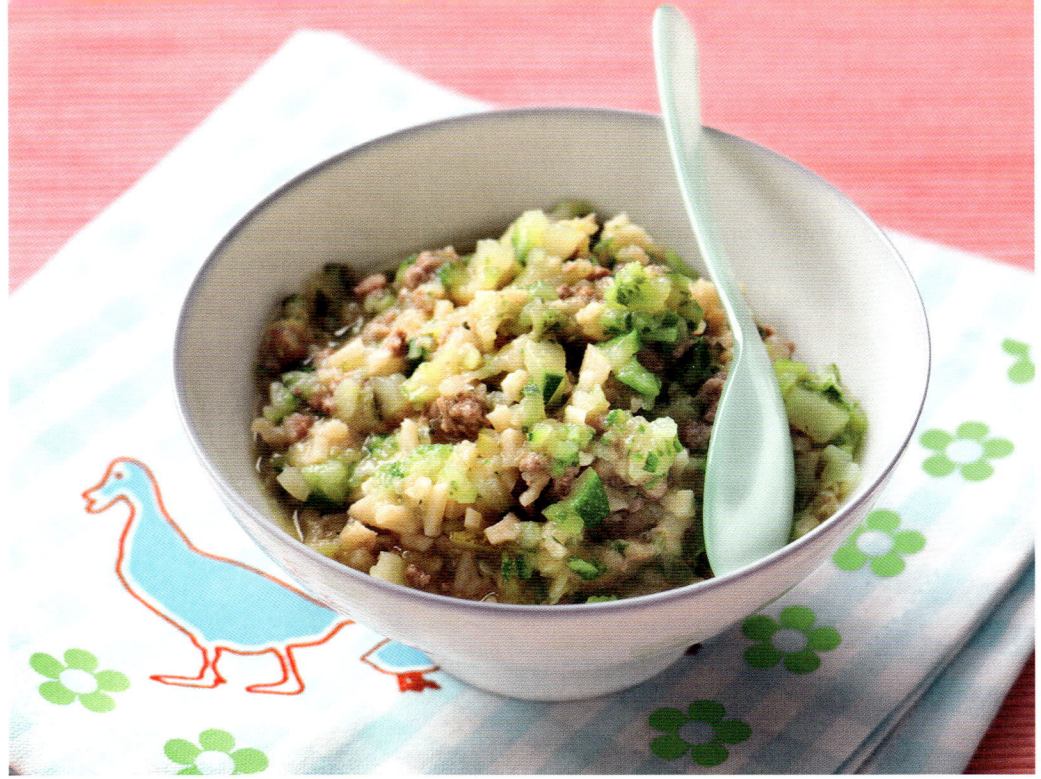

Der Zucchini-Hackfleisch-Nudel-Brei ist prima, wenn ältere Geschwister oder Mama und Papa mitessen. Diese bekommen ihn natürlich unpüriert serviert.

Leckere Brei-Rezepte

5. bis 7. Monat
Möhren-Hähnchen-Brei
Für 2 Portionen
Zubereitungszeit: ca. 20 Min.
180 g Möhren | 100 g Kartoffeln | 40 g Hähnchenbrust | 2 EL Rapsöl | 60 ml Karottensaft
1 Möhren und Kartoffeln schälen und klein schneiden. Hähnchenbrust säubern, die Haut entfernen und das Fleisch klein schneiden.
2 Gemüse und Hähnchenfleisch in einem Topf in etwas Wasser weich garen. Das Öl und den Saft dazugeben und alles pürieren.

Wegen des süßen Geschmacks der Möhre eignet sich dieses Rezept sehr gut als Anfangsbrei für die ganz Kleinen.

Kartoffel-Kürbis-Brei
Für 2 Portionen
Zubereitungszeit: ca. 20 Min.
200 g Kürbis | 100 g Kartoffeln | 20 g Haferflocken | 6 EL Obstsaft | 2 EL Rapsöl
1 Kürbis und Kartoffeln waschen, schälen und in Würfel schneiden. In etwas Wasser dünsten, bis alles weich ist. Dann die Haferflocken, den Saft und das Öl dazugeben und alles mit einer Gabel zerdrücken oder pürieren.

Ideal ist Hokkaido-Kürbis mit seinem Provitamin A-Gehalt. Der Obstsaft sollte Vitamin C-reich sein – für die Eisenaufnahme.

Zucchini-Hackfleisch-Nudel-Brei
Für 2 Portionen
Zubereitungszeit: ca. 20 Min.

60 g Nudeln (Vollkornnudeln) | 40 g mageres Hackfleisch (Schabefleisch) | 200 g Zucchini | 6 EL Orangensaft | 2 EL Rapsöl

1 Die Nudeln ohne Salz weich kochen. Das Hackfleisch in einer Pfanne kurz anschmoren und mit etwas Wasser ablöschen.

2 Die Zucchini waschen, in grobe Stücke schneiden und zu dem Fleisch geben (evtl. wenig Wasser dazugießen), aufkochen lassen und im geschlossenen Topf bei schwacher Hitze gar dünsten.

3 Orangensaft und Öl dazugeben.

4 Je nach Alter des Babys zusammen mit den Nudeln pürieren oder mit einer Gabel mundgerecht zerdrücken.

Eine leckere und nahrhafte Eisen- und Zinkquelle für Ihren Nachwuchs.

6. bis 8. Monat
Bananen-Zwieback-Milchbrei
Für 2 Portionen
Zubereitungszeit: ca. 10 Min.
5 Zwieback | 400 ml Vollmilch oder Säuglingsmilchnahrung | ½ reife Banane (ca. 50 g)

1 Den Zwieback in warmer Milch einweichen.

2 Die Banane zerdrücken und falls es notwendig sein sollte noch pürieren.

Dies ist eine einfache Nachtisch-Idee für die ganze Familie: sättigend und wohlschmeckend.

Haferflocken-Melonen-Milchbrei
Für 2 Portionen
Zubereitungszeit: ca. 10 Min.
4 EL (40 g) Haferflocken | 400 ml Vollmilch oder Säuglingsmilch | 50 g Honigmelone

1 Die Haferflocken in der heißen Milch 5 Min. quellen lassen. Dann die zerdrückte Melone unterrühren und bei Bedarf pürieren.

Haferflocken versorgen Ihr Kind mit Vitamin B_1. Das ist besonders wichtig für das Wachstum. Für den Anfang nehmen Sie die feinen Flocken.

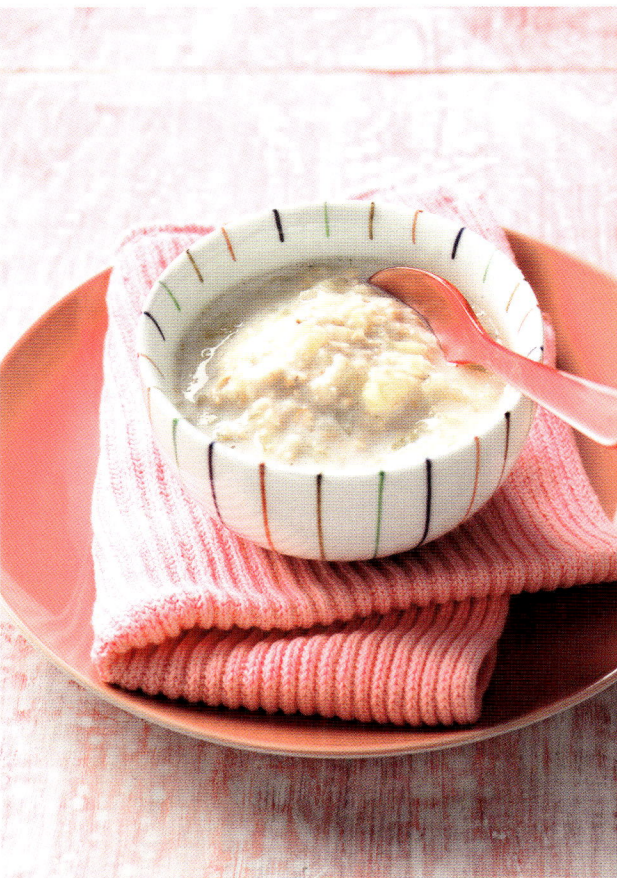

Haferflocken sind wahre Kraftpakete, sie enthalten einen hohen Anteil an Kohlenhydraten, ungesättigten Fettsäuren sowie Vitamin B_1, B_6, E sowie Zink, Eisen und Kalzium.

HAFERFLOCKEN-EINMALEINS

Kernige Haferflocken werden aus den ganzen Haferkörnern hergestellt. Sie quellen am langsamsten und bleiben eher bissfest. Die Grundlage für zarte Haferflocken ist geschroteter Hafer. Schmelzflocken dagegen werden aus Hafermehl hergestellt und in Flockenform gebracht. Sie sind vor allem für Haferbrei aus der Flasche gedacht. Sobald der Brei gelöffelt wird, sollten Sie zunächst zarte und dann kernige Haferflocken verwenden.

Apfel-Grieß-Milchbrei

Für 2 Portionen
Zubereitungszeit: ca. 10 Min.
400 ml Voll- oder Säuglingsmilch | 4 EL (40 g) Grieß (z. B. Dinkelgrieß), fein | ½ Apfel, fein gerieben
1 Die Milch aufkochen, den Grieß einrühren und quellen lassen. Dann den geriebenen Apfel dazugeben.

Grieß kann mit Haferflocken getauscht werden. Der Apfel kann auch durch ein anderes Obst ersetzt werden.

7. bis 9. Monat
Reis-Birnen-Brei

Für 2 Portionen
Zubereitungszeit: ca. 10 Min.
2 kleine Birnen | 180 ml Wasser | 40 g Reisflocken | 1 EL Rapsöl
1 Die Birnen schälen, entkernen und in große Würfel schneiden. Mit dem Wasser aufkochen und 5 Min. bei mittlerer Hitze schmoren. Das Wasser abgießen und aufheben.
2 Die Birnen mit einem Pürierstab zerkleinern. Die Reisflocken mit so viel warmem Birnenwasser und Birnenbrei mischen, bis eine breiförmige Konsistenz entsteht. Anschließend das Öl unterrühren, und fertig ist der Brei.

Wenn gerade keine Birnenzeit ist, darf es auch schon mal das fertige Birnenpüree aus dem Gläschen sein.

Hirse-Bananen-Brei

Für 2 Portionen
Zubereitungszeit: ca. 5 Min.
40 g Hirseflocken | 180 ml heißes Wasser | 2 kleine Bananen | 1 EL Rapsöl
1 Die Hirseflocken mit dem heißen Wasser übergießen. Bananen zerdrücken und mit dem Öl unter die Flocken geben, evtl. noch pürieren.

Hirse ist eine gute pflanzliche Quelle für Eisen. Weil sie außerdem weniger Ballaststoffe als andere Getreidesorten enthält, ist Hirse nicht nur für Babys sehr gut bekömmlich. Ein weiterer Vorteil: Hirse ist eine der wenigen glutenfreien Getreidesorten.

Vollkorn-Pfirsich-Brei

Für 2 Portionen
Zubereitungszeit: ca. 10 Min.
200 ml Wasser | 4 EL (40 g) zarte Haferflocken (Vollkornflocken) | 1 EL Butter | 2 kleine Pfirsiche, reif (am besten aus kontrolliertem Anbau)
1 Das Wasser einmal aufkochen lassen, dann heiß über die Flocken gießen und verrühren. Anschließend die Butter dazugeben und ebenfalls unterrühren.

2 Die Pfirsiche gründlich waschen, in einer kleinen Schüssel mit kochend heißem Wasser übergießen und kurz ziehen lassen, damit sich die Schale leicht abziehen lässt. Die Pfirsiche häuten, halbieren, das Fruchtfleisch vom Kern lösen und mit dem Pürierstab pürieren.

Das Pfirsichmus unter den Brei heben und in eine kleine Schüssel füllen.

Pfirsiche reifen kaum nach. Achten Sie also beim Einkauf darauf, dass sie schon reif, aber noch etwas fest sind.

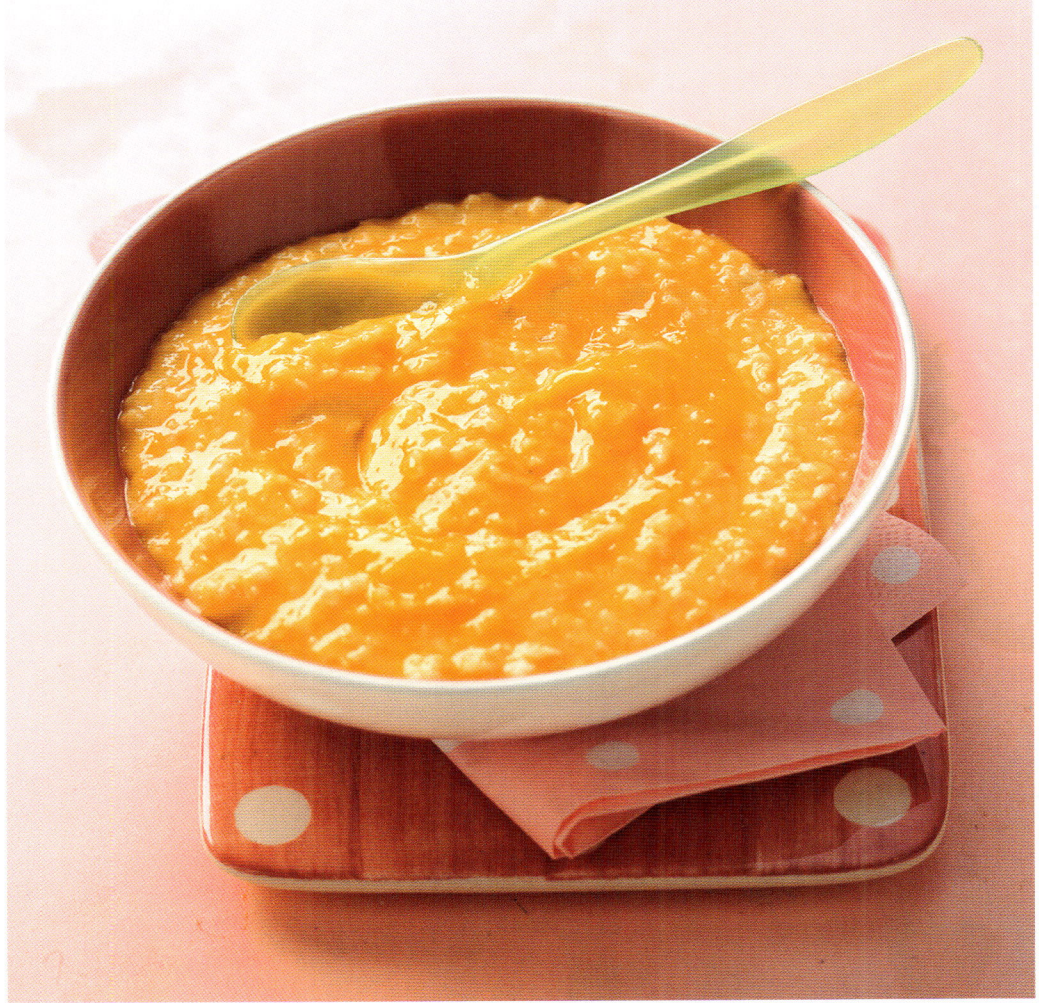

Durch die Pfirsiche ein erfrischender Sommerbrei, der Ihr Kind mit Kalium, Kalzium, Magnesium, Eisen, Zink und mit den Vitaminen B_1, B_6, E und C versorgt.

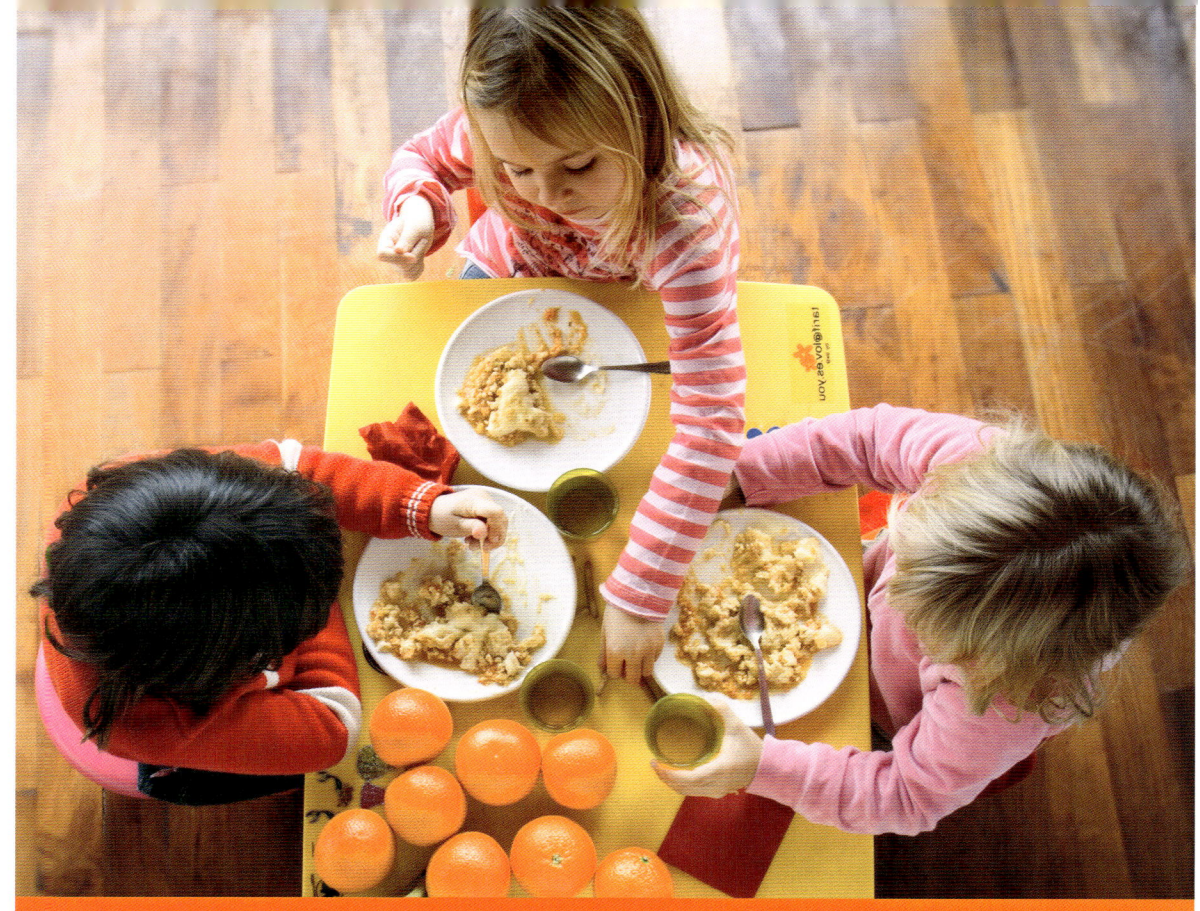

Ernährung im Kleinkindalter

In diesem Alter werden die Weichen für individuelle Geschmacksvorlieben gestellt. Kinder lernen von ihren Eltern, welche Lebensmittel gut für sie sind und welche nicht. Dabei befinden sie sich oft im Zwiespalt zwischen der Sicherheit des Altbewährten und der Neugierde auf Neues. Hier erfahren Sie, wie Sie Ihr Kind spielerisch dabei unterstützen können, sich an neue Geschmäcker zu gewöhnen.

Den eigenen Geschmack erlernen

Während die einen Kinder recht experimentierfreudig sind, tasten sich die anderen eher langsam an ungewohnte Nahrungsmittel heran. Welches Verhalten überwiegt, ist von Kind zu Kind verschieden. Meist gilt: Probiert ein Elternteil, wird sich auch das Kind eher trauen. Erkunden Sie mit Ihren Kindern zusammen die Vielfalt der Nahrungsmittel. Einmal probiert und nicht gegessen heißt noch lange nicht, dass Ihr Kind dieses Gericht grundsätzlich nicht mag – es muss sich erst langsam herantasten. Bauen Sie neue Lebensmittel immer wieder in den häuslichen Speiseplan ein und lassen Sie Ihr Kind stets aufs Neue probieren. Genetisch programmiert ist in jedem Fall die Vorsicht. Früher war das auch wichtig, sonst hätten die Menschen sich an Beeren und dergleichen vergiftet. Unsere angeborene Vorliebe für Süßes war dabei eine große Hilfe, denn damit ließen sich essbare von nicht essbaren Früchten recht gut unterscheiden.

Zu Beginn des Lebens wird die Wahl der Nahrungsmittel von den körperlichen Bedürfnissen bestimmt. Doch es dauert nicht lange, bis sich die Kinder auch von anderen Faktoren beeinflussen lassen. Dazu zählen die Vorlieben der Eltern, die Verfügbarkeit, der Reiz des Verbotenen oder der Wunsch, dazuzugehören. Wenn Kinder beginnen, Mahlzeiten mit Gleichaltrigen einzunehmen (beispielsweise im Kindergarten), dann wächst auch das Interesse an Lebensmitteln, die es im Elternhaus nicht gibt.

Kinderernährung genauer betrachtet

»Optimix«, was so viel bedeutet wie optimierte Mischkost ist ein Konzept des Forschungsinstituts für Kinderernährung (FKE), welches Ihnen die Ernährung Ihres Kindes erleichtern soll. Die Angaben über die Nährstoffzufuhr orientieren sich an den entsprechenden Richtlinien der Deutschen Gesellschaft für Ernährung (DGE). Demnach werden fünf Mahlzeiten pro Tag empfohlen: drei Haupt- und zwei Zwischenmahlzeiten. Damit wird eine gleichmäßige Energieversorgung über den ganzen Tag gewährleistet, wodurch Heißhungerattacken aufgrund langer Nahrungspausen verhindert werden sollen.

> Die kalten Hauptmahlzeiten setzen sich aus einer Brotmahlzeit mit Belag, einer Obst- oder Rohkostportion und einem Milchprodukt zusammen.
> Die warme Hauptmahlzeit sollte zum hauptsächlichen Teil aus Kartoffeln, Nudeln oder Reis sowie aus einer großen Portion Gemüse oder Salat bestehen.
> Ergänzt wird dies durch eine Fleisch- (dreimal wöchentlich) oder Fischportion (einmal wöchentlich).
> Als Zwischenmahlzeiten eignen sich für Kinder am besten Obst oder Rohkost bzw. ein Milchprodukt wie Joghurt oder Quark. Ab und zu sind auch mal Gebäck oder Kuchen möglich, diese sollten aber immer durch eine Portion frisches Obst aufgewertet werden.
> Zu jeder Mahlzeit wird ein kalorienarmes Getränk wie Wasser (mit oder ohne Kohlensäure), ungesüßter Früchte- oder Kräutertee oder Saftschorle gereicht.

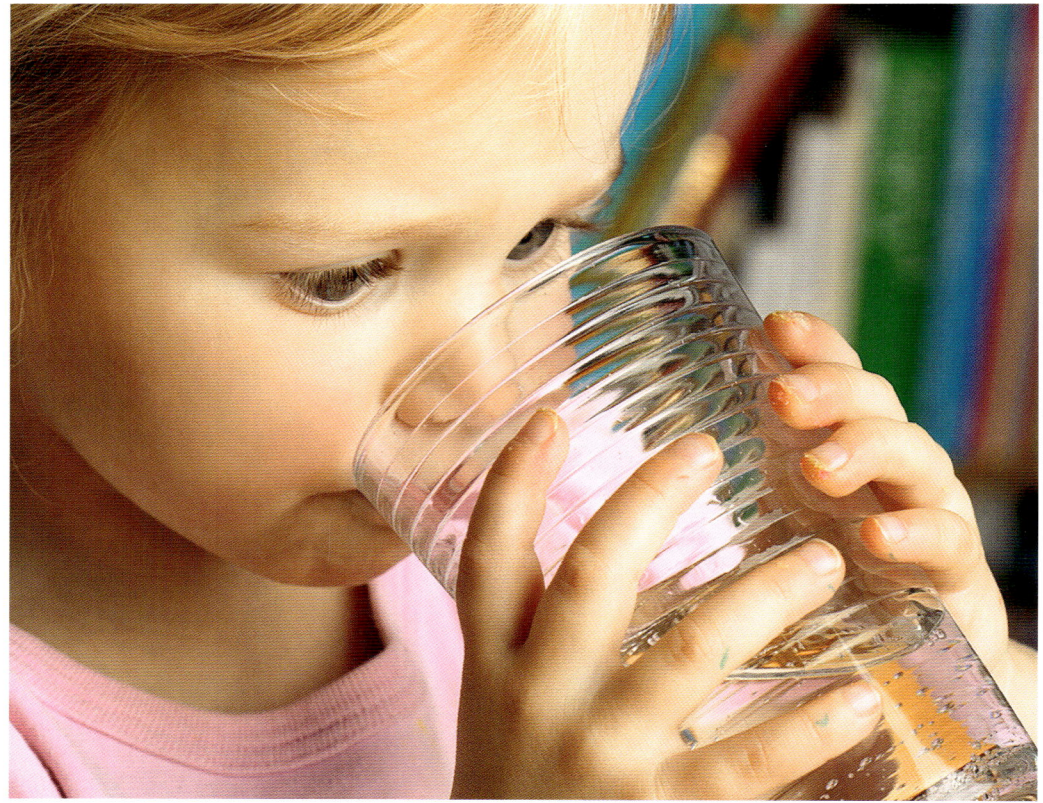

Manche Kinder sind so ins Spiel vertieft, dass sie vergessen zu trinken. Das können und sollten sie zu den Mahlzeiten nachholen, vor allem dann, wenn sie viel toben und schwitzen.

Rezepte für die Kleinen

Fischstäbchen mit Kartoffelbrei

Für 4 Portionen
Zubereitungszeit: ca. 30 Min.
500 g Kartoffeln | 200 g Möhren | Salz | 100 g Erbsen | 500 g Seelachs- oder Rotbarschfilet | Zitronensaft | Pfeffer | 1 Ei | 3 EL Paniermehl | 2 EL Rapsöl | 1 EL Butter | Milch | Salz, Muskat | gehackte Petersilie (nach Bedarf)

1 Kartoffeln und Möhren schälen und in Stücke schneiden. In gesalzenem Wasser ca. 20 Min. garen. Die Erbsen ca. 5 Min. vor Ende der Garzeit zu den Möhren und Kartoffeln geben.
2 Den Fisch in mundgerechte Stücke schneiden, mit Zitronensaft beträufeln, salzen und pfeffern. Das Ei in einem tiefen Teller verquirlen und das Paniermehl in einen weiteren tiefen Teller geben. Die Fischstücke erst im Ei und dann im Paniermehl wälzen. Anschließend im heißen Öl goldbraun braten.

KINDER LIEBEN POMMES

Die meisten Kinder sind Fans von Nudeln und Kartoffeln – Nudeln am liebsten mit Ketchup und Kartoffeln bevorzugt in Form von Pommes frites. Verarbeitete Kartoffelprodukte wie Pommes oder Kroketten enthalten leider viel Fett und Salz. Natürlich spricht nichts gegen eine Portion Pommes zu besonderen Anlässen. Eine gute Alternative für den Alltag sind Backofenfrites – hier können Sie selbst bestimmen, wie viel Fett und Salz zum Einsatz kommen. Oder Sie achteln rohe Kartoffeln, wenden diese in etwas Olivenöl und geben sie für ca. 30 Minuten in den Backofen. Statt des zugegebenermaßen verlockenden Ketchups können Sie Ihrem Kind einen selbst zubereiteten Kräuterquark anbieten, dann sind die Kartoffeln nicht so trocken.

3 Die Kartoffeln abgießen und mit einem Kartoffelstampfer zerstampfen, dann die Butter dazugeben und so viel Milch zugießen, bis die gewünschte Konsistenz erreicht ist. Mit Salz und Muskat abschmecken.
4 Alles auf Tellern anrichten und mit etwas gehackter Petersilie bestreuen.
Nährwerte pro Portion:
450 kcal | 36 g E | 17 g F | 34 g KH

Bei diesen hausgemachten Fischstäbchen können Sie sich sicher sein, dass sie aus hochwertigem Fischfilet bestehen und Ihr Kind gut mit Jod und Vitamin B_{12} versorgen. Hier stimmt das Verhältnis zwischen Fisch und Panade.

Risibisi

Für 2 Erwachsene und 2 Kinder
Zubereitungszeit: ca. 25 Min.
300 g Möhren | 1½ EL Rapsöl | 180 g Reis | Salz, Pfeffer | 300 g Erbsen | 150 g gekochter Schinken | 1 Bund Petersilie
1 Möhren waschen, putzen und würfeln. Das Öl in einen Topf geben und erhitzen. Darin die Möhrenwürfel andünsten, dann den Reis zufügen und 450 ml Wasser zugeben. Alles aufkochen lassen und würzen. Nach 10 Min. die Erbsen zugeben und weitere 5 Min. garen.

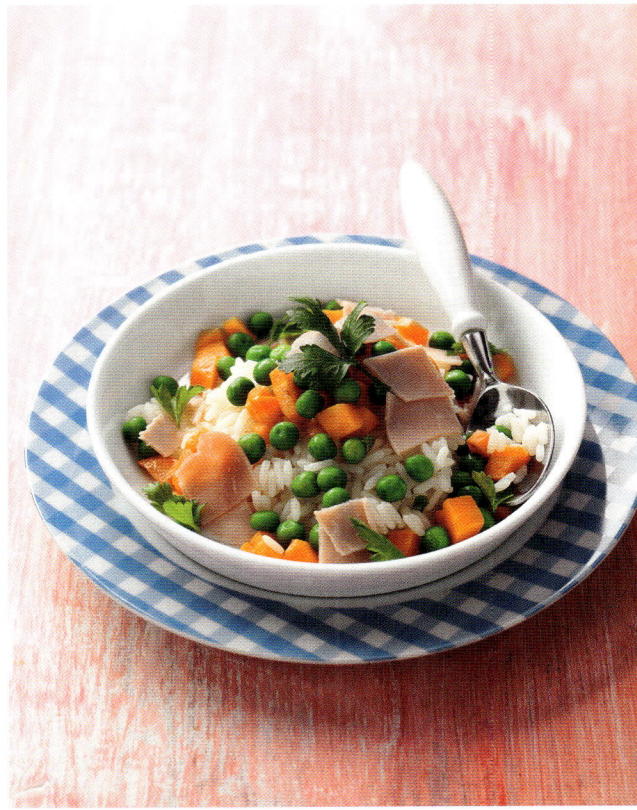

Risibisi ist ein Gericht, wie es kleine Kinder mögen: bunt und lustig, aber trotzdem gesund.

2 Den Schinken in Würfel schneiden und kurz miterhitzen. Zum Schluss noch mit gehackter Petersilie garnieren.

Nährwerte pro Kinderportion:

214 kcal | 10 g E | 4 g F | 34 g KH

Mit diesem bunten Gericht tankt Ihr Kind Vitamin A und C.

Buchstabensuppe

Für 4 Portionen

Zubereitungszeit: ca. 25 Min.

400 g Hähnchenbrustfilet | 1 l Gemüsebrühe | 1 Zucchino | ½ Paprikaschote, rot | ½ Paprikaschote, gelb | 150 g Nudeln (Buchstabennudeln) | Salz, Pfeffer, Muskat | gehackte Petersilie

1 Das Fleisch in kleine Stücke schneiden und in der Gemüsebrühe ca. 10 Min. garen.

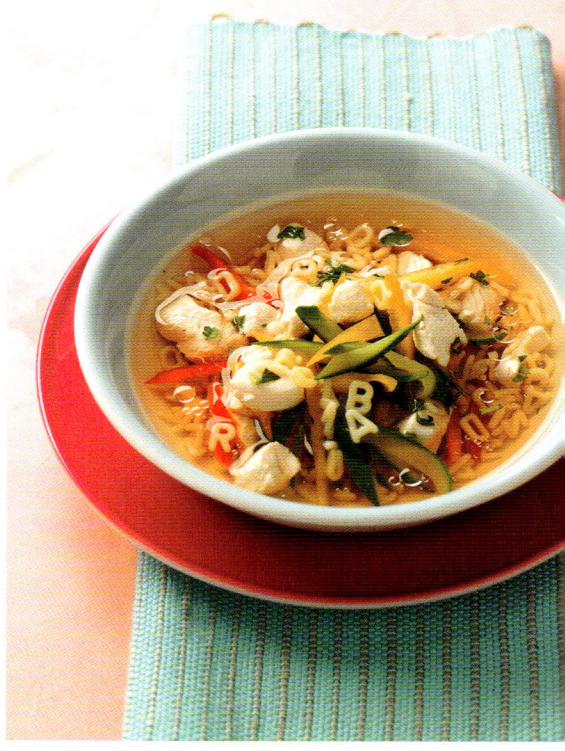

Diese bunte Suppe vereint zwei Highlights: Nudeln und Hähnchenfleisch.

NUDELN: DER LIEBLING (FAST) ALLER KINDER

Gefragt, was sie am allerliebsten essen, antworten die meisten Kinder wie aus der Pistole geschossen: »Nudeln«. Was ist dran an der Nudel? Herkömmliche Nudeln bestehen zu 100 Prozent aus Hartweizengrieß, sind also reich an Kohlenhydraten. Sie liefern schnelle Energie und sorgen für ein wohliges Sättigungsgefühl. Mehr Ballaststoffe und anhaltende Sättigung erzielen wir mit Vollkornnudeln, die sind aber bei Kindern nicht sehr gefragt. Eine teurere Alternative wären Dinkel- oder Hirsenudeln, letztere sind die erste Wahl bei Kindern, die kein Gluten vertragen.

2 Zucchino und Paprikaschoten waschen, putzen und in feine Streifen schneiden. Mit den Nudeln in die Suppe geben und nochmals 10 Min. garen. Alles kräftig mit Salz, Pfeffer und Muskat würzen, anschließend mit gehackter Petersilie bestreuen.

Nährwerte pro Portion:

300 kcal | 35 g E | 3 g F | 32 g KH

Wenn es mal schneller gehen soll, können Sie auf Tiefkühlgemüse zurückgreifen. Diese Suppe lässt fast jeden kleinen Gemüsemuffel schwach werden.

Tiramisu für Kinder

Für 4 Portionen
Zubereitungszeit: ca. 10 Min.
Kühlzeit: 1 Std.
1 Pck. Löffelbiskuits | 8 EL Apfelsaft | 8 EL Apfelmus | 300 g Magerquark | 200 g fettarmer Joghurt | etwas Zucker | 1 TL Kakao
1 Eine flache Form mit den Löffelbiskuits auslegen, mit Apfelsaft tränken und das Apfelmus darübergeben.
2 Den Quark mit dem Joghurt verrühren und mit Zucker abschmecken.
3 Die Creme als oberste Schicht über die Masse geben und glatt streichen. Im Kühlschrank 1 Std. durchziehen lassen. Vor dem Servieren mit Kakao bestäuben.
Tipp: Je nach Saison können auch frische Früchte verwendet werden. Diese mit etwas Zucker und Zitronensaft pürieren und statt des Apfelmuses verwenden.
Nährwerte pro Portion:
170 kcal | 14 g E | 3 g F | 21 g KH

Äpfel bestehen aus leicht verdaulichen Kohlenhydraten und sind reich an Vitaminen und sekundären Pflanzenstoffen.

Fruchteis
Für 6 kleine Eisportionen
Zubereitungszeit: 5–10 Min.
Gefrierzeit: mehrere Stunden
1 Saftorange | 300 g Aprikosen (Dose) |
3 EL Schmand | 40 g Instant-Haferflocken |
1 EL Zucker | 6 Eisförmchen
1 Die Saftorange auspressen und den Saft mit den Aprikosen, dem Schmand und den Haferflocken pürieren.
2 Nach Bedarf mit dem Zucker süßen.

3 Die Creme in Eisförmchen füllen, in der Tiefkühltruhe für mehrere Stunden gefrieren lassen. Währenddessen immer wieder rühren.
Nährwerte pro Stück:
117 kcal | 2 g E | 4 g F | 18 g KH

Das selbst hergestellte Eis ist garantiert frei von künstlichen Aromen und vitaminreich.

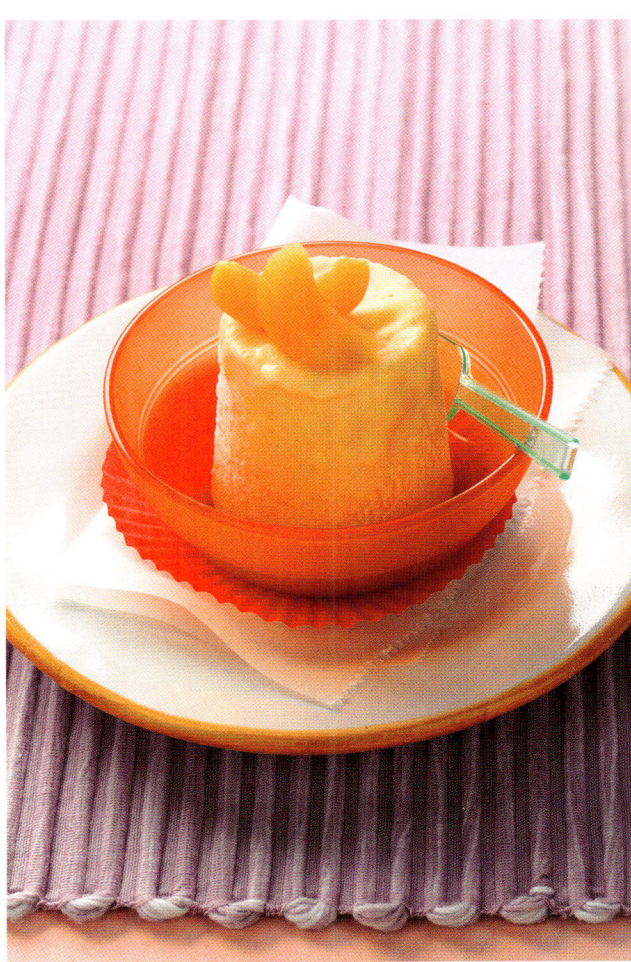

Ein fruchtiger Nachtisch für heiße Sommertage, nicht nur für kleine Kinder.

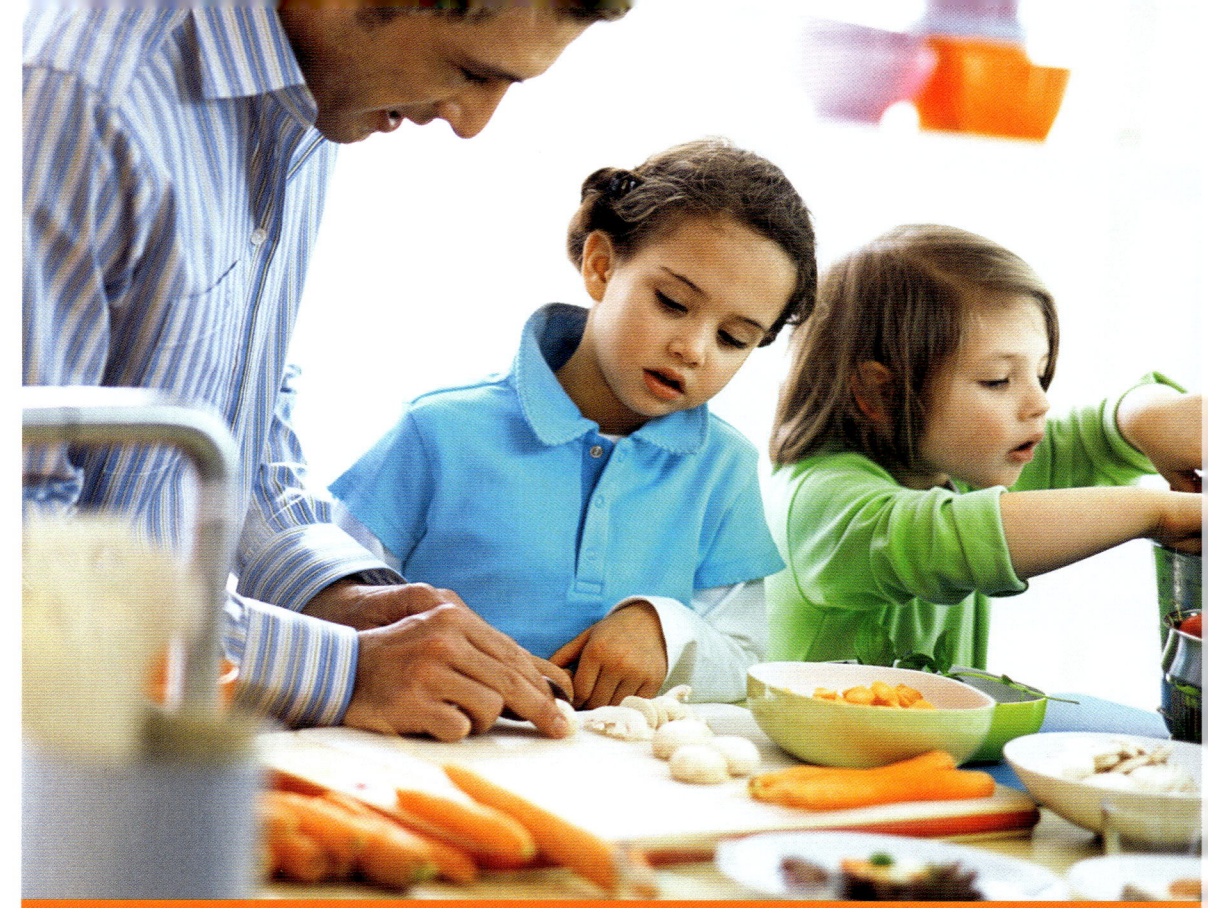

Gesund essen von Kindesbeinen an

Ab dem Schulalter essen die Kinder mehr oder weniger das, was auf den Tisch kommt. Die Zeiten, in denen Sie zwei Gerichte kochen mussten, sind endgültig vorbei. Dennoch ist es nicht immer leicht, Eltern und Kinder gleichermaßen zufriedenzustellen. Im Rezeptteil haben wir einige Vorschläge für Sie gesammelt, mit denen alt und jung zufrieden sein werden. Probieren Sie es aus.

Bedarf und Bedürfnisse

Was wir täglich zu uns nehmen, wird einerseits durch den Bedarf an lebensnotwendigen Nährstoffen geregelt und andererseits von unseren individuellen Bedürfnissen und Wünschen bestimmt.

Wir helfen unseren Kindern, wenn wir ihnen die Möglichkeit geben, ihre Bedürfnisse wahrzunehmen und auch zu formulieren. »Hast Du jetzt wirklich Hunger oder ist Dir nur langweilig?« In letzterem Fall können wir ihnen einen Weg zeigen, wie sie ihr Bedürfnis auch ohne Nahrung befriedigen können. Wer hinfällt und sich das Knie aufschrammt, hat den Wunsch, getröstet zu werden: Er braucht körperliche und seelische Nähe, vielleicht auch ein Pflaster. Aber er hat keinen körperlichen Bedarf nach Süßigkeiten. Ein Bonbon, das trösten soll, geht am eigentlichen Wunsch des Kindes vorbei, es nützt allenfalls der Ablenkung. Die ständige Kopplung von Frust und Essen bzw. Naschen nimmt hier ihren Anfang und setzt sich bis ins Erwachsenenalter fort.

Essen im Schulalter

Die Optimix-Empfehlungen (siehe Seite 251) haben den großen Vorteil, dass sie sich problemlos auf jedes Alter übertragen lassen. Die Zusammensetzung der Nahrung bleibt auch bei zunehmendem Alter gleich. Bei der Veränderung der Menge ist die Lebensmittelpyramide mit den jeweiligen Portionsgrößen eine praktische Hilfe (siehe Seite 73 ff.). Jeder Pyramidenbaustein bedeutet eine Handvoll. Da die Kinderhand

mitwächst, bleibt sie auch weiterhin ein gutes Maß für die Größe der einzelnen Portionen, auch der Süßigkeiten.

Nicht alle Kinder wachsen gleich

Kinder wachsen nicht gleichmäßig in die Länge. Manchmal gibt es Phasen, in denen kaum etwas zu passieren scheint, und dann wieder machen sie einen richtigen Schub. Das bemerken die Eltern meist an den zu kurz gewordenen Hosen. Wann ein Kind wie viel wächst, ist individuell recht unterschiedlich. Aber es gibt Entwicklungspha-

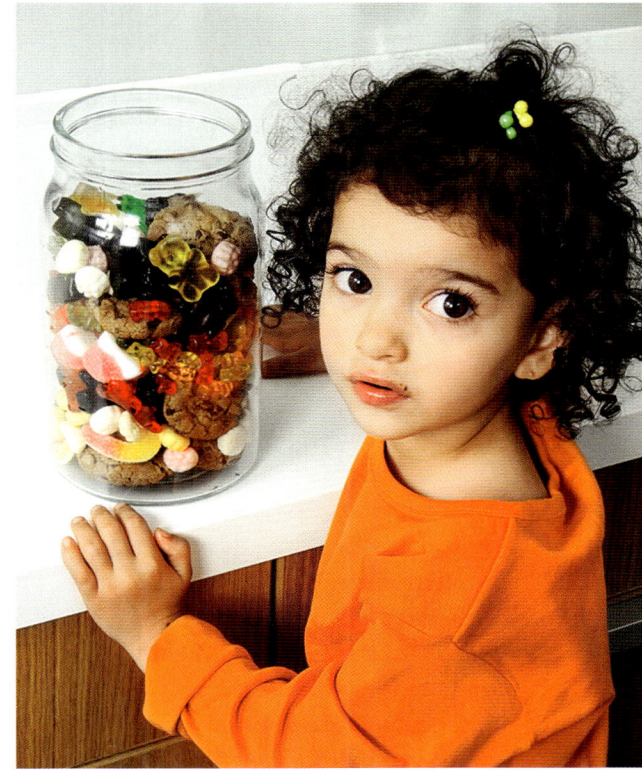

Süßigkeiten sind eine große Verlockung und sollten daher nicht offen herumstehen.

sen, die alle Kinder durchlaufen. Im Alter von zwei bis vier Jahren wachsen die Kinder weniger in die Länge, dafür aber in die Breite. Dem schließt sich eine Phase des Längenwachstums an. Nach dem Längenschub zwischen dem fünften und siebten Lebensjahr sehen manche Kinder richtig dünn aus. So mager wie in diesem Alter werden die meisten von ihnen nie wieder sein. Der Babyspeck ist nun vollkommen verschwunden. Von sieben bis ungefähr zehn Jahren folgt eine zweite Phase des »Breitenwachstums«. Der Körper beginnt Energie für die bevorstehende Pubertät zu speichern und rüstet sich, indem er Fettreserven einlagert. Zwischen dem 11. und 13. Lebensjahr setzt das massive Längenwachstum der Pubertät ein. Wobei es in erster Linie von genetischen Faktoren abhängt, wann diese Phase endgültig zu Ende ist. Manche Jugendliche hören mit 16 Jahren auf zu wachsen, andere erst mit 20.

Auch die Lebensumstände bestimmen mit

Außer diesen langfristigen, vom Körper selbst gesteuerten Unterschieden im Energiebedarf gibt es natürlich auch Umweltfaktoren, die das Essverhalten beeinflussen. Es ist ganz normal, dass Kinder an einem Tag »wie ein Scheunendrescher« essen und am nächsten »wie ein Spatz«. Dies ist nicht weiter tragisch, denn der kindliche Körper ist durchaus in der Lage, dies zu regulieren. Wichtig ist vor allem, dass Kinder und Jugendliche täglich eine ausreichende Auswahl guter und gesunder Lebensmittel zur Verfügung gestellt bekommen.

Daneben spielt auch die körperliche Aktivität eine wichtige Rolle. Kinder, die den ganzen Tag auf Achse sind, brauchen mehr Energie. Zur Aktivität gehören der Schulsport und die Mitgliedschaft in einem Sportverein. Aber auch der Schulweg und das sonstige Freizeitverhalten dürfen nicht vernachlässigt werden. Kinder, die mit Bus oder Auto in den Kindergarten oder in die Schule kutschiert werden, verbrauchen weniger Kalorien als ihre laufenden oder radelnden Altersgenossen. Und der kleine »Zappelphilipp«, der nur Rennen und Fußball im Kopf (und in den Beinen) hat, muss mehr Energie tanken als die Leseratte, der Computertüftler oder das Kind, das stundenlang vor dem Fernseher sitzt.

Das Ernährungsverhalten und die individuellen Bedürfnisse eines Kindes verändern sich mitunter deutlich, wenn sich dessen Lebensumstände ändern, beispielsweise durch Einschulung, Schulwechsel oder neue Hobbys. So haben Kinder im Vorschulalter noch viel mehr Bewegungsspielraum. Im Kindergarten können sie außer während des Essens oder Bastelns ihrem natürlichen Bewegungsdrang nachgehen. In der Schule ist dies lediglich in den Pausen möglich. Auch der Wechsel in eine höhere Schule kann entsprechende Veränderungen mit sich bringen: Vielleicht ändert sich das Fortbewegungsmittel – Bus statt Rad – oder der Umfang der Hausaufgaben nimmt zu, sodass der Bewegungsspielraum am Nachmittag weniger wird. Mit zunehmendem Alter lässt das Bedürfnis nach Bewegung meist nach, dafür steigt der Wunsch nach Musikhören und Nichtstun – alles Beschäftigungen, die wenig Kalorien verbrauchen. Hier ist es sinnvoll, Ernährungsgewohnheiten und Gewichtsentwicklung im Blick zu haben.

Leckere Rezepte für Schulkinder

Bananenbrötchen

Für 4 Stück
Zubereitungszeit: ca. 5 Min.
4 Milchbrötchen oder Hörnchen | 200 g Frischkäse | 2 nicht zu reife Bananen | Honig | 2 EL geröstete Mandelsplitter

1 Die Brötchen oder Hörnchen quer durchschneiden und mit Frischkäse bestreichen. Die Bananen schälen und in Scheiben schneiden. Zum Süßen etwas Honig auf den Frischkäse träufeln und die Bananenscheiben auf eine Hälfte legen.

2 Nun ein paar Mandelsplitter darüberstreuen und zusammenklappen.

Nährwerte pro Stück:
330 kcal | 11 g E | 13 g F | 39 g KH

Bananen sind reich an Kalium. Dieses ist wichtig für die Muskeln und die Regulation des Wasserhaushalts.

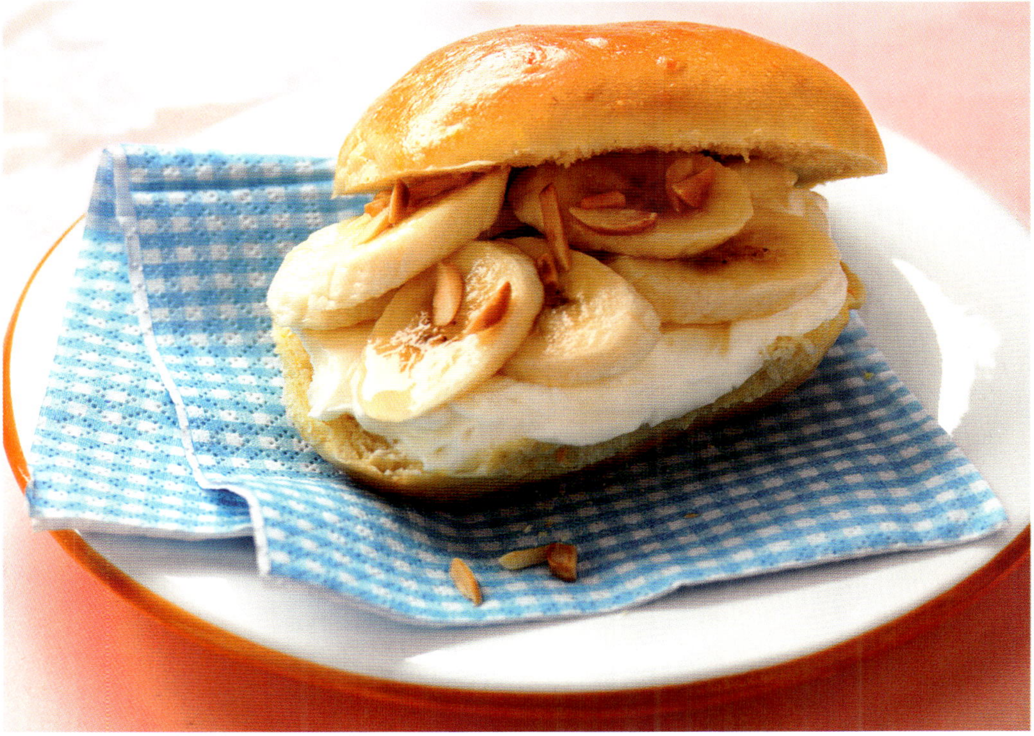

Süß, lecker, praktisch und gesund! Bananen sind immer gut für einen schnellen, aber nachhaltigen Energieschub nach Schule oder Sport und sie machen gute Laune.

Brotspieße

Für 4 Stück

Zubereitungszeit: 5–10 Min.

4 Scheiben Vollkornbrot | 4 TL Tomatenmark |
2 Scheiben Käse | 4 TL Kräuterfrischkäse |
2 Scheiben Putenbrust | 8 Cocktailtomaten |
8 Radieschen | 8 Gewürzgurken | 4 Holzspieße

1 2 Scheiben Brot mit Tomatenmark bestreichen, anschließend mit dem Käse belegen und zusammenklappen.

2 Die anderen 2 Scheiben Brot mit Frischkäse bestreichen, mit Putenbrust belegen und ebenfalls zusammenklappen. Beide Brote würfeln.

3 Jetzt abwechselnd die Brote und das gewaschene Gemüse auf Holzspieße stecken. Dazu passt ein bunter Salat.

Nährwerte pro Spieß:

214 kcal | 13 g E | 8 g F | 22 g KH

Eine tolle Möglichkeit, belegte Brote auf eine andere Art und Weise anzubieten. Diese Spieße können Kinder gut selbst zubereiten. Der Hit auf jeder Kinderparty. Bei der Zusammenstellung der Spieße können Sie Ihrer Phantasie freien Lauf lassen, andere Zutaten sind auch möglich.

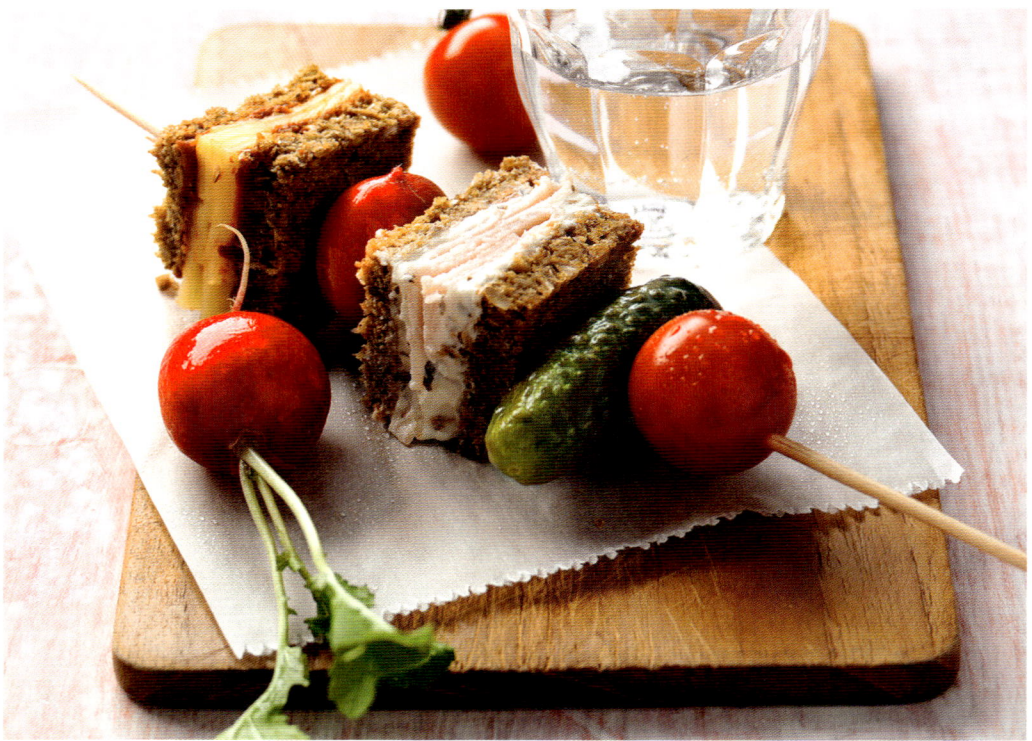

Brot und noch viel mehr Vollkornbrot löst meist keine Begeisterungsstürme aus, ganz anders sieht es bei dieser originellen Brotidee aus, an der die Kinder kreativ mitwirken können.

Mais-Paprika-Muffins

Für 12 Stück
Zubereitungszeit: ca. 15 Min.
Backzeit: 20–25 Min.

1 Dose Mais | ½ rote Paprika | ½ Bund Petersilie | 125 g Mehl | 150 g Maismehl | ¼ TL Salz | 1 TL Backpulver | 1 Ei | 3 EL Rapsöl | 1 EL Zucker | 200 ml Milch

1 Den Mais gut abspülen. Paprika halbieren, von weißen Häuten und Kernen befreien und in sehr feine Würfel schneiden. Die Petersilie mit dem Wiegemesser fein hacken.

2 In einer Schüssel das Mehl mit Maismehl, Salz und Backpulver vermischen. In einer zweiten Schüssel Ei, Öl, Zucker und Milch schaumig schlagen. Mehlgemisch und Gemüse zufügen und nur so lange miteinander verrühren, bis alles feucht geworden ist.

3 Das Muffin-Blech gut einfetten oder Papierförmchen hineinsetzten und je 1 EL Teig in die Formen geben. Ofen auf 200° vorheizen und die Mais-Paprika-Muffins auf der mittleren Schiene in 20–25 Min. goldgelb backen.

Nährwerte pro Muffin:
139 kcal | 4 g E | 4 g F | 21 g KH

Diese Muffins überzeugen auch Gemüsemuffel. Sie sind eine leckere Alternative zum Schulbrot. Sollten sie etwas zu trocken geraten sein, schneiden Sie die Muffins auf und bestreichen sie mit Kräuterfrischkäse.

Gefüllte Sandwiches

Für 4 Stück
Zubereitungszeit: ca. 10 Min.

8 Scheiben Vollkorn-Toastbrot | 4 EL Tomatenmark | 4 EL Frischkäse | 4 Scheiben gekochter Schinken | 4 Scheiben Ananas (Dose)

1 Toastscheiben toasten, 4 Scheiben mit Tomatenmark, die anderen 4 Scheiben mit Frischkäse bestreichen. Auf die mit Tomatenmark bestrichenen Toasts je eine Scheibe Schinken und Ananas legen. Die restlichen Toastscheiben darauflegen.

2 Diagonal durchschneiden, und fertig ist eine leckere Brotmahlzeit.

Nährwerte pro Stück:
270 kcal | 12 g E | 8 g F | 36 g KH

Gefüllte Sandwiches sind eine schnelle aber nahrhafte und gesunde Brotzeit.

Rituale und Gewohnheiten in der Familie

Im Tierreich soll es keine Rituale geben. Diese entstanden, um in größeren Gemeinschaften, in denen Konflikte vorprogrammiert waren, für ein friedliches Miteinander zu sorgen. Sie gehören zum menschlichen Leben dazu, weil sie die Art und Weise, wie etwas passiert, festlegen. Wir geben Rituale weiter oder müssen sie erlernen. Rituale werden in der Regel respektiert und tragen dazu bei, Alltagsstress zu reduzieren, da von vornherein feststeht, wie etwas abzulaufen hat. Sie vermitteln ein Gefühl von Sicherheit und Zusammengehörigkeit. Viele Rituale, die uns als Gemeinschaft betreffen, halten wir für selbstverständlich. Ein schönes Beispiel ist die Sonntagsruhe, die auch von nicht religiösen Menschen eingehalten wird. Andererseits haben Rituale ihre Zeit und verlieren manchmal auch an Bedeutung. Wer im Schichtdienst arbeitet oder in der Gastronomie, ist sicher dankbar für einen freien Tag unter der Woche. Auch unsere Esskultur ist von Ritualen geprägt. Dazu gehören: Tisch decken, mit Besteck essen, warten, bis alle sitzen und ihren Teller gefüllt haben, gemeinsamer Beginn und gemeinsames Ende einer Mahlzeit. Wir erlernen diese Rituale in der Kindheit durch Beobachten und Nachahmen. Diese Rituale haben etwas Verbindendes: Wer sie nicht kennt oder nicht befolgt, wird von der Gruppe ausgegrenzt oder grenzt sich selbst aus.

Das Wort Familie kommt aus dem Lateinischen und ist eng mit dem Wort fames (Hunger) verwandt. Die Familie bezeichnet also eine Gruppe von Menschen, die gemeinsam ihren Hunger stillt. Da das Essen eine tägliche Notwendigkeit und Gewohnheit ist, bieten Mahlzeiten die beste Grundlage für Familien-Rituale. Schon die Frage, wer wo sitzt, ist in fast jeder Familie ritualisiert. Ein gemeinsamer Beginn mit einem Gebet oder Tischspruch, die Verwendung von Tischdecke und Servietten sowie Tischregeln und die Frage, wann die Kinder aufstehen dürfen, sind in vielen Familien ebenfalls ritualisiert und werden immer auf die gleiche Weise gehandhabt. Diese Gewohnheiten und Rituale zeigen sich besonders deutlich bei Familienfeiern: ein spezielles Geburtstagsessen, die Weihnachtsgans, Fondue oder Karpfen zu Sylvester und Omas Kartoffelsalat, um an dieser Stelle nur einige typische Beispiele zu nennen.

Leichter lernen durch Rituale

Gerade für Kinder sind Rituale äußerst wichtig – Notwendiges lernt sich so bedeutend leichter (z. B. »Nach dem Klo und vor dem Essen Händewaschen nicht vergessen!«). Sie geben Orientierung und Halt, nach dem Motto: Das machen wir immer so! Sie befriedigen unser Bedürfnis nach Zugehörigkeit und Sicherheit. Gewohnheiten können, müssen aber nicht, für alle Ewigkeit Bestand haben! Irgendwann ist die Gutenachtgeschichte zum Einschlafen nicht mehr erforderlich. Rituale dürfen sich weiterentwickeln und verändern, sie sollten aber in jedem Fall passen. Daher sind selbst erfundene Rituale immer besser als übernommene. Manchmal fordern auch die Kinder Wiederholungen ein und setzen somit das Startsignal für ein neues Ritual.

Hilfreiche Rituale für das tägliche Mahl

> Mindestens eine Mahlzeit am Tag sollten Sie alle gemeinsam einnehmen, egal ob Frühstück, Mittagessen oder Abendbrot. So haben Kinder die Möglichkeit, von den Großen zu lernen, wie man isst (beispielsweise den Umgang mit Gabel und Messer, aber auch Tischsitten wie »Hände auf den Tisch beim Essen«). Außerdem gibt diese gemeinsame Mahlzeit die Möglichkeit des Gesprächs. Was war los am Tag oder was steht an?

> Vielleicht können Sie einführen, dass der Tisch gemeinsam gedeckt wird. Wieder eine Aktion, die die ganze Familie einbezieht. Nebenaspekt: Oft kommen dabei Essenswünsche von den Kindern zur Sprache wie »Ach Mama, können wir nicht mal wieder … kochen?« Das verbindet und erzeugt ein familiäres Zusammengehörigkeitsgefühl.

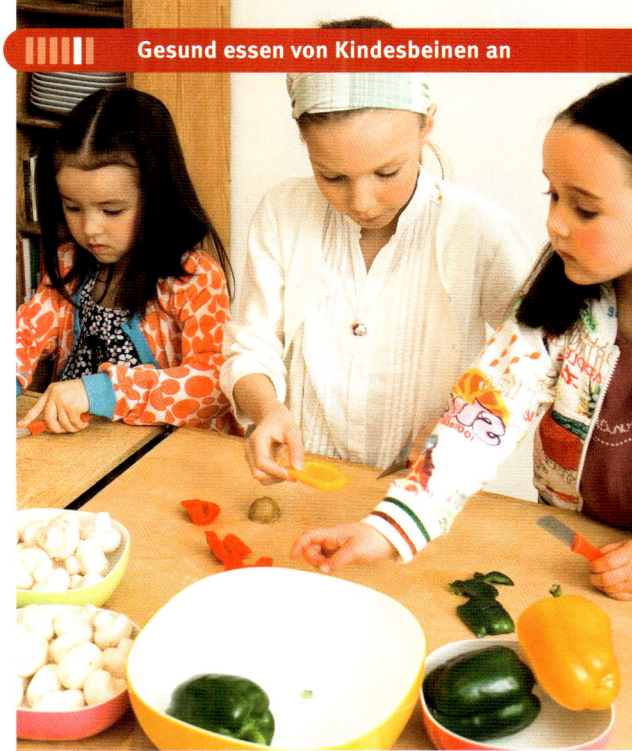

> Wie wäre es, wenn Sie die Kinder beim Kochen einbeziehen würden? Rohkost können Sie zusammen klein schneiden. Kinder schauen auch gern zu, wenn Mama oder Papa kochen. Und ein Ei in die Pfanne schlagen, das kann bereits ein Zweijähriger – voller Begeisterung und Freude, dass er mithelfen darf.

> Planen Sie das Essen beziehungsweise die Gerichte für die kommende Woche? Wenn ja, würde sich ein Familienrat an einem festen Tag anbieten, an dem Sie zusammen überlegen, wann was gekocht wird. Bei größeren Kindern können Sie auch gleich die Zuständigkeit für den nächsten Einkauf festlegen.

> Säuglinge bekommen ihre Flasche Milch vorm Schlafengehen, warum nicht auch ältere Kinder? Eine Tasse warme Milch vorm Schlafen beruhigt und ist das Signal: Der Tag geht zu Ende, jetzt werden gleich die Zähne geputzt und danach geht's ab ins Bett.

Es gibt viele Möglichkeiten, Kinder in die alltäglichen Arbeiten wie Kochen einzubeziehen.

Der Stress mit den Ritualen

Wenn Rituale starr sind und »auf Biegen und Brechen« beibehalten werden, können sie auch zur Last werden. Besonders für Pubertierende sind Familienrituale ein beliebtes Ziel für Auseinandersetzungen, z. B. die Weigerung, an der gemeinsamen Mittagsmahlzeit am Sonntag teilzunehmen. Die Ablehnung dieser Familienrituale dient in erster Linie der Betonung des Eigenen und der Autonomie. Und das ist auch gut so, denn die Persönlichkeit reift dabei. Aber: Es sind immer noch Ihre Kinder und Sie haben die Verantwortung, auch wenn sie jetzt älter und selbstständiger werden. Versuchen Sie es mit Kompromissen. Beispiel: Am Sonntag wird abends immer gemeinsam gegessen. Die Betonung liegt auf immer, denn irgendwann müssen Sie ja mal erfahren, wie die nächste Woche Ihres Sprösslings aussieht! Auch Jugendliche brauchen Halt und vor allem einen geregelten Tagesablauf.

Was Hänschen nicht lernt, lernt Hans nimmermehr

Ein spanisches Sprichwort sagt: Gewohnheiten sind zuerst Spinnenweben, später Drahtseile. Je nachdem, wo die Fäden gesponnen wurden, können sie uns entweder tragen oder behindern. Die Kindheit ist die Phase, in der die Entscheidung fällt, wie die Fäden verlaufen. Jeder Tag im Leben unserer Kinder ist von Lernen geprägt. Das kindliche Gehirn ist permanent auf Empfang gestellt. Und es lässt sich von dem Erlebten beeinflussen. Grunderfahrungen, die in der Kindheit gemacht werden, dienen das ganze Leben lang als Standard, mit dem alles andere verglichen wird. Das sollten wir als Eltern nie vergessen, wenn es ums Essen in der Familie geht.

Leckere Ritual-Rezepte

Bratapfel mit Vanilleeis
Für 4 Stück
Zubereitungszeit: ca. 10 Min.
Backzeit: ca. 30 Min.
4 kleine Äpfel (am besten schmecken säuerliche Sorten wie Boskop) | 2 EL Rosinen | 2 EL gehackte Nüsse | 2 EL Honig | etwas Zimt | 4 Kugeln Vanilleeis

1 Die Äpfel waschen und mit einem Apfelausstecher das Kerngehäuse entfernen. Rosinen mit Nüssen, Honig und Zimt mischen und in die entkernten Äpfel füllen.

2 Die Äpfel in eine Auflaufform setzen und im vorgeheizten Backofen bei 180° (Umluft 160°) ca. 30 Min. backen.

3 Die fertigen Äpfel mit jeweils einer Kugel Vanilleeis auf Tellern anrichten.

Nährwerte pro Stück:
243 kcal | 4 g E | 10 g F | 43 g KH

Süße Sünde, reich an Vitamin C und E sowie an diversen Mineralstoffen und guten Fettsäuren. Äpfel und Nüsse machen aus dem köstlichen Nachtisch ein gesundes Vergnügen ohne Reue für die ganze Familie.

Kaiserschmarren mit Rosinen und Apfelmus
Für 2 Erwachsene und 2 Kinder
Zubereitungszeit: ca. 20 Min.
6 Eier | 75 g Vollkornmehl | 150 g Zucker | 60 g Rosinen | 6 TL Rapsöl | etwas Puderzucker | 600 g Apfelmus

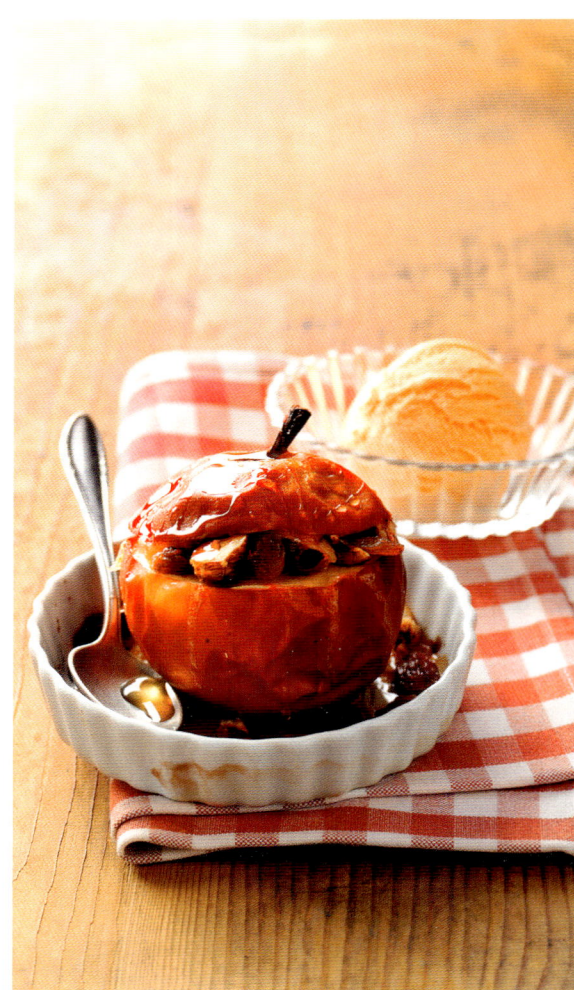

Bratäpfel duften verführerisch – ein festliches Ritual, um den Winter einzuläuten.

1 Eier trennen und Eiweiß steif schlagen. Eigelbe mit Mehl und Zucker verrühren, dann Eischnee und Rosinen unterheben.

2 1 TL Öl n eine Pfanne geben und heiß werden lassen. Ein Viertel des Teigs hineinfüllen und bei mittlerer Hitze stocken lassen. Sobald der Teig fest ist, mit zwei Gabeln in Stücke teilen. Aus dem restlichen Teig drei weitere Schmarren backen.

3 Jeden Kaiserschmarren mit Puderzucker bestäuben und anschließend mit dem Apfelmus auf Tellern anrichten.

Nährwerte pro Portion:

365 kcal | 10 g E | 12 g F | 53 g KH

Super für diejenigen unter Ihnen, die mittags gerne eine süße Mahlzeit essen.

Hunger und Sättigung

Ohne die Wahrnehmung von Hunger und Sättigung könnten wir nicht existieren. Hunger ist eine der stärksten Antriebskräfte und hat viele wichtige Entdeckungen hervorgebracht. Der Volksmund sagt: »Hunger kennt keine Moral«, so kam es zum Mundraub. Hunger ist ein unangenehmes Gefühl, dass das Verlangen nach sofortigem Essen auslöst. Er macht gereizt und unzufrieden. Manchmal knurrt sogar der Magen. Sättigung dagegen empfinden wir als beruhigend und zufriedenstellend. Appetit wiederum ist ein lustvolles Gefühl zwischen diesen beiden Polen. Wir können Appetit haben, ohne wirklich hungrig zu sein. Treibt uns nur der Appetit zum Kühlschrank, können wir diesen leichten Herzens wieder schließen, sofern wir nichts besonders Attraktives darin finden.

HUNGER ODER APPETIT?

Hat jemand lediglich Appetit, aber keinen wirklichen Hunger, dann wird er ziemlich wählerisch bei der Auswahl seiner Nahrungsmittel sein. Ein völlig ausgehungerter Mensch dagegen nimmt alles, was er bekommen kann, egal ob es ihm schmeckt oder nicht – Hauptsache, es sättigt.

Wie können wir uns den Sättigungsprozess vorstellen?

Der Sättigungsprozess läuft in vier aufeinanderfolgenden Phasen ab:

Phase 1: Wenn wir hungrig sind und anfangen zu essen, sind Augen, Nase und die Geschmacksrezeptoren auf der Zunge vorerst »satt«. Je monotoner unsere Mahlzeit zusammengesetzt ist, umso schneller tritt dieser Zustand ein. Das Gegenteil erleben wir an einem bunten Büfett. Angesichts der vielen appetitlich aussehenden und verführerisch duftenden Speisen können Augen und Nase gar nicht genug bekommen.

Phase 2: Daneben spielt aber auch noch unsere Erfahrung mit. Wir betrachten die Größe der Portion und unser Gehirn meldet: Das reicht auf jeden Fall oder auch nicht. Inzwischen ist das Essen im Magen gelandet und wird verdaut.

Phase 3: Nun melden die Rezeptoren in der Magenwand den aktuellen Füllungszustand und signalisieren dem Darm, was es zu essen gab. Überträgersubstanzen und Hormone leiten die Informationen über die Energiezufuhr an das Gehirn weiter. Wir fühlen uns gesättigt. Wenn die einzelnen Nahrungsbestandteile ins Blut übergehen, stabilisiert sich der Blutzuckerspiegel und die Speicher werden gefüllt.

Phase 4: nach der dritten Phase beginnt die langfristige Sättigung.

Welche Schlüsse können wir aus dieser Sättigungskaskade ziehen?

> Wer nach einer Erkrankung weniger Appetit hat, ist gut beraten, viele kleine bunte Häppchen auf den Teller zu legen.

> Derjenige, der seinen Appetit zügeln möchte, sollte die einzelne Mahlzeit eher monoton gestalten, dafür aber jede Mahlzeit anders, das heißt, die Vielfalt auf verschiedene Mahlzeiten verteilen.

> Wer in der Kindheit Mangel oder Konkurrenz beim Essen erlebt hat, z. B. aufgrund vieler Geschwister oder weil er in einem Internat war, der läuft Gefahr, sich den Teller zu voll zu laden.

> Menschen, die als Kinder darauf getrimmt wurden, ihren Teller leer zu essen, haben es als Erwachsene schwerer, XXL-Portionen zu widerstehen.

> Auch unsere subjektive Meinung über den Wert des Essens beeinflusst die jeweilige Portionsgröße. Zum Beispiel: Das war aber teuer oder das ist »bio«, deshalb muss ich es unbedingt aufessen, oder andersherum: Das sind bestimmt ganz viele unnötige Kalorien, ich sollte wohl besser nur ganz wenig davon nehmen.

> Die Rezeptoren in der Magenwand signalisieren bei großvolumigen Speisen eher Sättigung als bei kleinen Portionen, selbst wenn der Kaloriengehalt der gleiche ist.

Großes Volumen haben Speisen, die einen hohen Ballaststoffgehalt haben, wie Vollkornprodukte oder üppige Gemüseportionen und Salate.

> Um in der Phase der Verdauung eine befriedigende Sättigung zu erreichen, sind eiweißhaltige Lebensmittel (wie Fleisch, Fisch, Eier, Käse, Hülsenfrüchte) am besten geeignet. Fast genauso gute Effekte erzielen kohlenhydratreiche Lebensmittel wie Brot, Reis und Teigwaren, vor allem dann, wenn sie aus dem vollen Korn bestehen – mehr Ballaststoffe bringen auch mehr Volumen.

> Interessanterweise beeinflusst der Fettgehalt unserer Nahrung die schnelle Sättigung fast gar nicht, trägt aber ganz wesentlich dazu bei, langfristig satt zu sein. Damit die Sättigung mindestens vier bis fünf Stunden vorhält, brauchen wir rund 500 bis 700 kcal.

> Wenn Sie auf Ihr Gewicht achten möchten, sind Sie gut beraten, Zwischenmahlzeiten zu vermeiden. Tragen Sie lieber all das, was Ihnen der Naschkater im Laufe des Tages aufdrängen möchte, zusammen und integrieren Sie es in die nächste Mahlzeit. Sie müssen dann nicht darauf verzichten, kommen aber mit den anderen Bestandteilen Ihrer Mahlzeit eher auf die Kalorienmenge, die Sie brauchen, um danach auch eine Weile satt zu sein. So wird Snacken vermieden.

> Auch andere Phänomene rund ums Essen können wir uns mit diesem Sättigungsmodell gut erklären. Gehören Sie beispielsweise zu den Menschen, die ihr Essen aus Zeitnot hastig herunterschlin-

gen, dann kommen die ersten drei Phasen der Sättigung im wahrsten Sinne des Wortes zu kurz. Aufgrund der Eile kauen Sie nicht genügend, die Nahrung wird zu wenig eingespeichelt und kommt weniger voluminös im Magen an. Die Dehnungsrezeptoren melden, dass noch nicht genügend da ist, und Sie essen weiter. Wenn die Sättigung dann endlich gemeldet wird, haben Sie schon längst das Gefühl, im nächsten Moment zu platzen.

> Auch Getränke, die relativ viel Kalorien enthalten, wie süße Limonaden, Säfte oder Bier haben kaum Effekt auf unsere frühe Sättigung, da sie nicht lange im Magen verweilen, sondern einfach durchlaufen.

> Wie eine gut sättigende Mahlzeit aufgebaut sein sollte, haben Generationen vor uns erprobt. In Italien beispielsweise stellt man sich im Restaurant seine Gänge selbst zusammen. Aber auch in Deutschland waren drei Gänge pro Mahlzeit früher sogar in Privathaushalten üblich: Suppe, Hauptgang und Dessert. Der Vorteil eines mehrgängigen Menüs liegt auf der Hand: Sie legen Pausen zwischen den

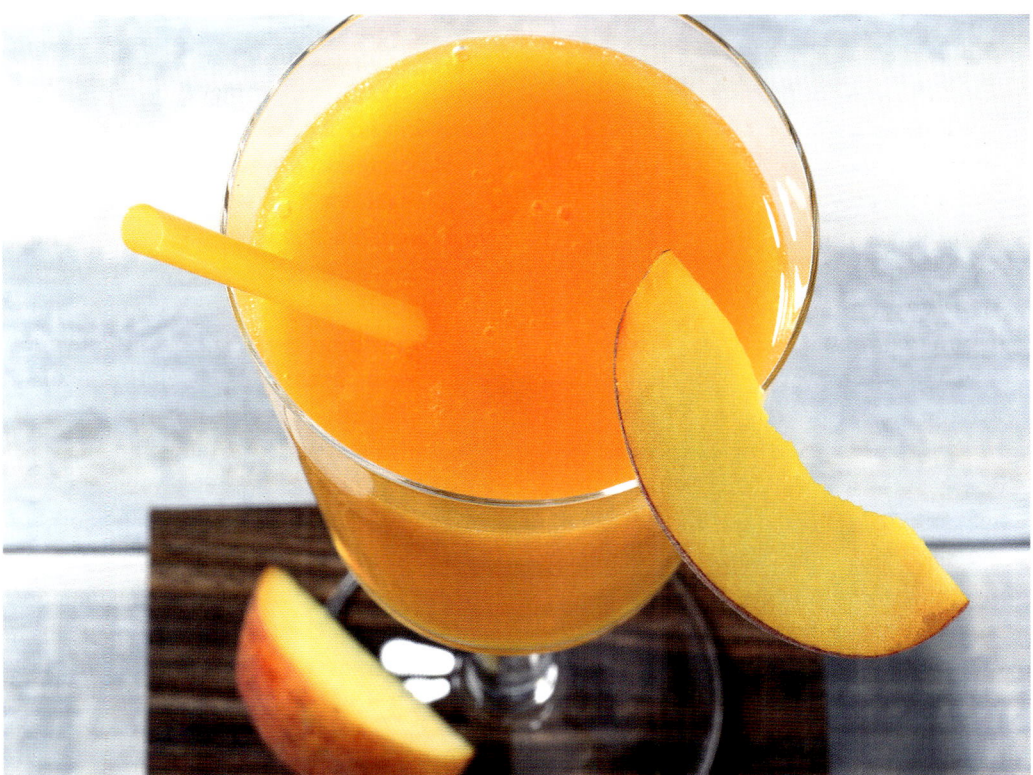

Hin und wieder ein hochwertiger Obst- oder Gemüsesaft, bewusst getrunken, ist eine wahre Gaumenfreude – ideal als kleine Zwischenmahlzeit oder nach dem Sport.

einzelnen Gängen ein, was die Mahlzeit verlängert. Auf diese Weise wird das Volumen größer und Sie spüren die Sättigung besser. Der Hauptgang muss dann nicht mehr so groß ausfallen, weil sich Ihr Hunger schon etwas gelegt hat. Gönnen Sie sich zum Schluss ein kleines Dessert – ein »dolce« und keine 500 g schwere Puddingportion. Die kleine Süßigkeit am Ende einer Mahlzeit ist weltweit verbreitet. Sie »glättet« den Blutzucker und verstärkt damit die dauerhafte Sättigung.

Entwicklung von Geruch und Geschmack

Obwohl wir im Laufe unserer Evolution dramatisch viel an Riechfähigkeit verloren haben, sind wir immer noch dazu in der Lage, 10.000 verschiedene Düfte selbst in sehr niedrigen Konzentrationen wahrzunehmen. Ob wir einen Geruch als angenehm oder unangenehm empfinden, hängt stark von unserem kulturellen Umfeld ab. Alte Eier, die in Europa Ekel hervorrufen, gelten in Asien als Delikatesse. Geruchs- und Geschmackssinn entwickeln sich beim Ungeborenen etwa ab der 20. Schwangerschaftswoche. Im letzten Drittel der Schwangerschaft kann das Ungeborene bereits verschiedene Aromen im Fruchtwasser unterscheiden, ein Beleg dafür, dass die Ernährungsgewohnheiten der Mutter den Geschmack des Kindes beeinflussen.

Gestillte Säuglinge gewöhnen sich mit Beginn der Beifütterung oft leichter an neue Nahrung als Flaschenkinder. Sie haben es bereits durch die Muttermilch gelernt, ver-schiedene Geschmäcker zu akzeptieren – eine Erfahrung, die sie den Flaschenkindern voraus haben. Es wird vermutet, dass die Ernährung der Mutter während der Stillzeit sehr lange Einfluss auf die späteren Nahrungsvorlieben des gestillten Kindes hat. Erwachsene, die als Säuglinge häufig Babynahrung mit Vanillegeschmack bekommen haben, mögen dieses Aroma als Erwachsene immer noch – eine prägende Erfahrung. Die Differenzierung des Geschmacks schreitet mit Einführung der Beikost in Riesenschritten voran. Vermutlich schmecken Babys in dieser Zeit bereits ein bestimmtes Nahrungsmittel und nicht einfach nur süß oder bitter. Sie scheinen auch neugierig auf Neues zu sein. Diesen Umstand können wir nutzen, um die spätere Akzeptanz von Gemüse grundzulegen. Bieten wir ein neues Gemüse mehrmals an (mindestens dreimal), und zwar kurz nacheinander, dann wird es häufig besser angenommen und später mitunter sogar richtig gern gemocht.

Die Erfahrung zeigt: Wer stillt und in der ersten Phase der Beikostfütterung bereits verschiedene Gemüsesorten und eine vielfältige, nicht monotone Kost anbietet, hat es später leichter, sein Kind an neue Nahrung zu gewöhnen. Das heißt jetzt nicht, dass Sie Ihrem Kind jeden Tag ein anderes Gläschen vorsetzen sollen. Säuglinge müssen den Geschmack ja erst einmal kennen lernen. Deshalb ist es ratsam, die Möhrchengläschen ein paar Tage hintereinander anzubieten. Isst das Kind die Möhren, können Sie ein anderes Gemüse ausprobieren. Sollte bei Ihrem Kind alles anders sein, ein kleiner Trost: Der Geschmack kann durch Erziehung beein-

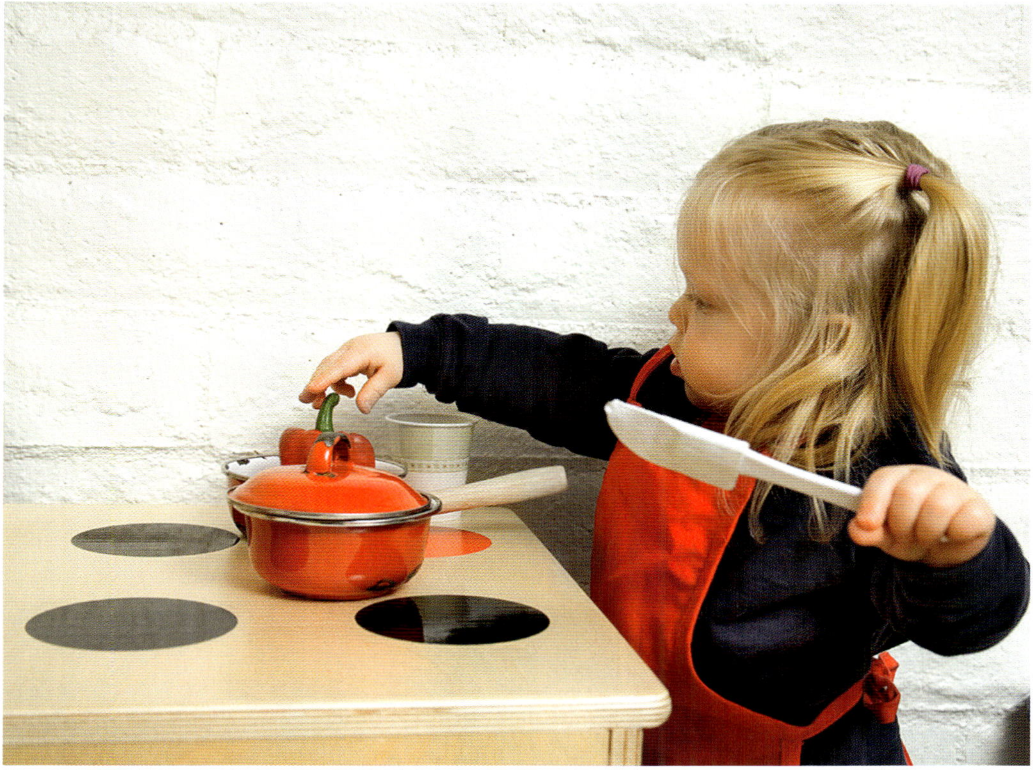

Früh übt sich, wer einmal ein Meisterkoch oder eine Meisterköchin werden will. Kinder lieben es, wie die Großen zu kochen und zu backen – und die Puppen freuen sich.

flusst und verfeinert werden. Letztendlich ist Geschmack auch ein Gefühl, das wir kontrollieren und entwickeln können, und das geht nicht von heute auf morgen.

Wie entwickeln sich Geschmacksvorlieben in der Kindheit?

Die Basis unserer Ernährungsgewohnheiten und Geschmacksvorlieben ist die Nachahmung dessen, was Eltern vorgeben, sowie ständig wiederholtes Essen von bereits Probiertem und als bekömmlich Erkanntem.

Müsli, Hirsebrei oder Marmeladenbrot morgens sind Lieblingsspeisen, weil wir es so gewohnt sind, und nicht unbedingt, weil es so toll schmeckt. Kindern ist Vertrautes noch wichtiger als Erwachsenen, sie sind große Traditionalisten bezüglich ihrer Auswahl. Wenn sie in der Kindheit auf Marmeladenbrot geprägt wurden und sie bekommen stattdessen Hirsebrei vorgesetzt, werden sie irritiert sein. Das ist in ihren Augen kein Frühstück. Diese unbewussten Rituale (am Morgen isst man Marmelade aufs Brot)

269

sind in unserem Unbewussten fest verankert und machen einen nicht unerheblichen Teil unserer kulturellen Identität aus.

Wie fördere ich die Geschmacksvorlieben meiner Kinder?

> Seien Sie Vorbild und trauen Sie sich an Speisen, die Sie eigentlich nicht so gerne mögen: Männer ran an Gemüse! Frauen keine Angst vor Fisch und Fleisch!

> Lassen Sie Ihre Kinder kosten, abschmecken und in den Topf schauen.

> Alle haben wenig Zeit und wollen doch viel Zeit miteinander verbringen. Kochen und Essen sind tolle Gelegenheiten dafür, die wir jeden Tag nutzen sollten.

> Erzählen Sie den Kindern spannende Geschichten rund ums Essen wie »Das Steak hat Papa stark und Mama schön gemacht« oder »Fisch macht schlau und Gemüse härtet ab«.

> Gewähren Sie Ihrem Kind ein eigenes Küchenfach mit Kochtöpfen, Rührlöffeln und dergleichen. So kann Ihr Kind auf spielerische Weise »mitkochen«.

Leckere Rezepte für den guten Geschmack

Früchtespieße mit Quark
Für 8 Stück
Zubereitungszeit: ca. 10 Min.
1 Papaya | 2 Kiwis | 1 Mango | 1 Karambole (Sternfrucht)
Für den Dip:
200 g Quark | 200 g Naturjoghurt | 2 EL Orangensaft | 1 EL Honig

1 Papaya, Kiwis und Mango schälen, Karambole gründlich waschen. Dann das Obst würfeln und abwechselnd auf Spieße stecken.
2 Quark, Joghurt, Orangensaft und Honig miteinander verrühren.
3 Die Spieße auf einem Teller anrichten und den Quarkdip dazu reichen.
Nährwerte pro Spieß:
71 kcal | 5 g E | 1 g F | 11 g KH

Macht Spaß und ist reich an diversen Vitaminen und an Eiweiß!

Bunte Crostini
Für 4 Personen
Zubereitungszeit: 15 Min.
Ein Brot und drei Varianten – so lernen Kinder verschiedene Geschmacksarten kennen.
Grundrezept:
1 Baguette | 2 TL Olivenöl
Das Baguette in Scheiben schneiden und toasten oder in der Pfanne mit 2 TL ÖL von beiden Seiten rösten, sodass Crostini entstehen.

Topping 1 – italienisch: Tomate-Mozzarella
300 g Tomaten | 150 g Mozzarella | 3 EL Olivenöl | Salz, Pfeffer, Basilikum
1 Tomaten waschen und fein würfeln. Mozzarella in kleine Würfel schneiden. Zusammen in eine Schale füllen und mit Olivenöl durchmischen. Salzen und Pfeffern.
2 Den Mix auf die Crostini verteilen und mit Basilikum garnieren
Nährwerte pro Portion:
337 kcal | 13 g E | 13 g F | 36 g KH

Reich an Proteinen und Provitamin A. Fördert das Wachstum und die Sehleistung.

Nährwerte pro Portion:
299 kcal | 10 g E | 10 g F | 41g KH

Kaliumreich. Fördert die Konzentration und ist gut fürs Gedächtnis.

Topping 3 – südländisch: Pfirsich-Schinken
50 g Butter, weich | 3 TL Orangenmarmelade | Pfeffer, Salz | 1 Pfirsich | 30 g Serrano-Schinken (spanischer luftgetrockneter Schinken)
1 Butter mit Orangenmarmelade vermischen. Pfeffern und salzen.
2 Pfirsich in Scheiben schneiden und in die Serrano-Scheiben einwickeln.
3 Crostini mit weicher Orangenbutter bestreichen, dann mit den Serrano-Pfirsichen belegen und nach Belieben pfeffern.
Nährwerte pro Portion:
318 kcal | 19 g E | 9 g F | 40 g KH

Lecker und exotisch. Für mehr Abwechslung am Mittagstisch.

Ernährungserziehung – ist die notwendig?

Wir zeigen unseren Kindern, wie wir einkaufen und kochen. Aber neben der Vermittlung von Wissen hat Ernährungserziehung auch viel mit Sicherheit bei der Auswahl von Nahrungsmitteln zu tun. Wie Sie ja bereits wissen, spielte die Vorliebe für Süßes eine wichtige Rolle in der Menschheitsgeschichte (siehe Seite 251). Süße Speisen liefern einerseits Kalorien und signalisieren andererseits, dass ein bestimmtes Nahrungsmittel genießbar und nicht giftig ist. Anders sieht es mit der Qualität »bitter«

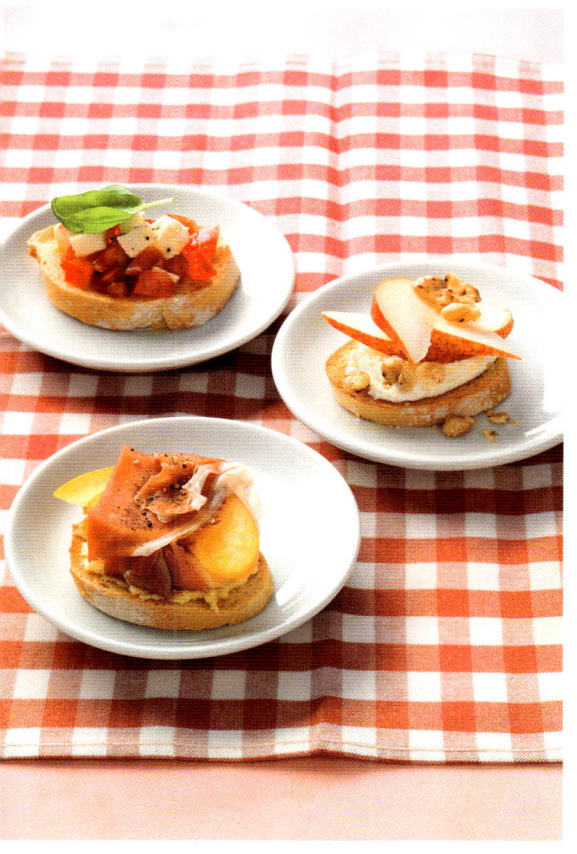

Leckere Crostini dreimal anders – ein Fest für die Sinne, an dem die ganze Familie teilhat.

Topping 2 – aromatisch: Birne-Walnuss
50 g Walnüsse | 100 g Frischkäse oder Ziegenfrischkäse (20 % Fett i. Tr.) | 1 Birne | Salz und Pfeffer nach Belieben
1 Walnüsse hacken und in einer Pfanne ohne Fett 3 Min. anrösten.
2 Crostini mit Frisch- oder Ziegenfrischkäse bestreichen. Birne in Scheiben schneiden und auf den Crostini verteilen. Walnüsse darüberstreuen. Nach Belieben salzen und pfeffern.

auf der Zunge aus. Der Bitterrezeptor scheint eine Schutzfunktion vor Vergiftung zu haben und jedes Kind hat eine andere Empfindlichkeit für diese Geschmacksqualität. Das erklärt zum Teil die Unterschiede bei dem Versuch, Kindern Gemüse schmackhaft zu machen. Einige Kinder haben überhaupt keine Probleme damit, andere wehren sich sehr lange und vehement dagegen, Gemüse zu probieren. Ernährungserziehung gibt dem Kind Sicherheit: »Wenn du dieses bitter schmeckende Gemüse isst, passiert dir nichts, dafür lege ich, deine Mutter oder dein Vater, die Hand ins Feuer.« Das funktioniert aber nur, wenn die Mutter oder der Vater dieses – in den Augen der Kinder bittere Zeug auch essen und damit den Beweis liefern, dass es nicht gefährlich ist, Gemüse zu essen. Sie müssen ja nicht gleich mit Spargel, Chicorée oder Sellerie anfangen! Starten Sie Ihre ersten Erziehungsversuche mit lieblicheren Gemüsesorten wie Möhren und Kartoffeln. Erfahrene Eltern wissen, dass Kartoffel- und Möhrengerichte in der Regel gut ankommen und von den meisten Kindern doch relativ gern gegessen werden.

Der Salzrezeptor wiederum regelt die Mineralienzufuhr, das heißt ähnlich wie der Süßrezeptor signalisiert er eine bestimmte notwendige Qualität des Essens. Wir können uns beim Gewöhnen an Gemüse einen kleinen Trick zunutze machen: ein Gemüsegericht ein bisschen süßen oder ein wenig salzen, um auf diese Weise die Akzeptanz zu verbessern. Doch probieren geht über studieren! Jedes Kind ist ein Individuum und reagiert anders auf neue Geschmäcker.

Auf der einen Seite geht es bei der Ernährungserziehung darum, dass wir unseren Kindern vorsichtig, aber bestimmt eine große Vielfalt an Nahrungsmitteln anbieten und darauf bestehen, dass sie wenigstens davon kosten – allerdings ohne dogmatisch zu sein! Die zweite Komponente ist die Entwicklung von Ritualen, die es den Kindern später erleichtern sollen, ihre Ernährungsgewohnheiten sinnvoll in ihren ganz persönlichen Tagesablauf zu integrieren. Neben den praktischen Übungen dürfen natürlich auch einige unerlässliche Erklärungen abgegeben werden, so beispielsweise zu der Frage, warum nicht jeden Tag Hamburger und Pommes auf dem Speiseplan stehen. Warten Sie dabei aber getrost auf die entsprechenden Fragen der Kinder, so müssen Sie dem nicht durch langwierige Erklärungen zuvorkommen.

ERNÄHRUNGSERZIEHUNG PRAKTISCH

Statt theoretischer Unterweisungen empfiehlt sich bei Kindern eher der praktische Unterricht, also rein in die Küche, Hocker rangeschoben und gemeinsam Essen zubereiten. Im besten Fall vorher noch zusammen mit dem Sprössling die erforderlichen Zutaten einkaufen. Selbst zu probieren und erarbeiten ist der beste Weg, Dinge zu lernen. Ob gemeinsam Gemüse geschnitten und ein Kräuterdip zubereitet wird oder ob die Kinder den vorbereiteten Pizzaboden belegen dürfen, bleibt dann allerdings jedem selbst überlassen.

So können Sie Ihre Kinder für neue Nahrungsmittel begeistern

> Lassen Sie Ihre Kinder beim Kochen mithelfen, denn hier ist Naschen und Kosten erlaubt – ja, sogar erwünscht!

> Wenn Ihr Kind kein Gemüse mag, dann »verkaufen« Sie ihm dieses als wichtiges Utensil zum »Groß-und-stark-werden«. Es ist nicht die Gurke, sondern die Rittergurke, nicht die Cocktailtomaten, sondern der Minifußball (hochgeworfen und wieder gefangen). Gemüse und Obst können als Figuren getarnt werden, z. B. ein Pferd aus Gurke, Cocktailtomaten und Möhren.

> Oft essen Kinder Gemüse und Obst lieber, wenn sie sehen, woher es kommt und vor allem, wenn sie es selbst ernten können – also die Früchte von der Tomatenpflanze auf dem Balkon oder die selbst gepflückten Erdbeeren vom Nachbarn oder von einer Plantage.

> Lassen Sie Ihre Kinder Gemüse oder Obst mit verbundenen Augen testen oder/und mit zugehaltener Nase, so schmeckt's gleich ganz anders.

> So manchen Obstmuffel können Sie bekehren, wenn Sie das Obst in attraktiver Verpackung offerieren, so beispielsweise in Form eines leckeren Milchshakes oder als fruchtiges Eis am Stiel oder im Förmchen (siehe Rezept Seite 255).

Essen als Machtkampf

Bereits mit der Geburt beginnt das Kind selbstständig zu werden. Uns Eltern mag das manchmal zu schnell gehen. Auch wenn die Kinder viele Jahre von uns abhängig sind, ist es doch ein wichtiger Zweck der Kindheit, sich auf die spätere Unabhängigkeit vorzubereiten und Schritt für Schritt eigenständig zu werden. Bei diesem Einüben der Selbstständigkeit entdecken Kinder schon früh, dass die tägliche Nahrungsaufnahme sich besonders gut dafür eignet, nach dem Motto: Mal sehen, wie Mama oder Papa reagieren, wenn ich den Brei wieder ausspucke oder wenn ich das mitgegebene Brot nicht esse, sondern lieber den Schokoriegel des Kindergartenfreundes. Klassisch auch die Situation im Supermarkt, bei der das Kind versucht, die Nahrungsmittelauswahl zu beeinflussen, indem es sich ohne Rücksicht auf Verluste schreiend auf den Fußboden wirft. In fortgeschrittenem Alter läuft der tägliche Machtkampf vielleicht etwas leiser ab, wenn auch nicht weniger unerbittlich: Fast alle jungen Mädchen weigern sich irgendwann einmal, Fleisch zu essen.

Die Versuche der Kinder, mehr Bestimmungsrecht über ihr Essen zu erstreiten, bleiben nicht aus. Ob es tatsächlich zu einem Machtkampf zwischen Eltern und Kind kommt, hängt maßgeblich vom Verhalten der Eltern ab. Wenn Sie Kämpfe ums Essen vermeiden möchten, tun Sie gut daran, Ihre Botschaften so klar wie möglich zu formulieren und den eingeschlagenen Weg nicht zu verlassen. Nehmen wir das Beispiel »Supermarkt«: Sie könnten vorab mit dem Kind klären, ob es sich etwas aussuchen darf. Auch bei einem klaren Nein versuchen die meisten Kinder ihre Eltern doch noch umzustimmen. Hier ist eine konsequente Haltung wichtig. Kommunizieren Sie Ihre Entscheidung klar und unmissverständlich.

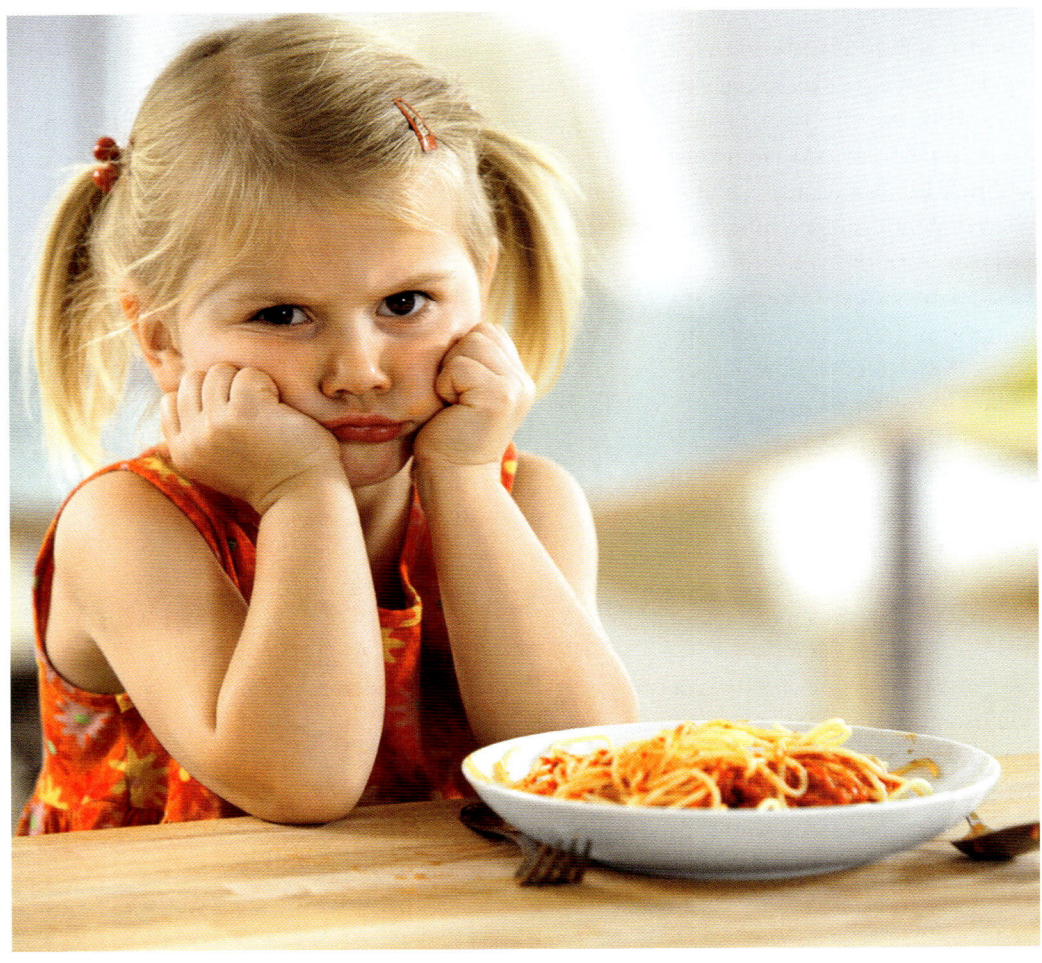

»Nein, meine Suppe ess ich nicht!« Der Kampf um die täglichen Mahlzeiten ist nichts Neues, ob Sie einen Machtkampf daraus machen, liegt allerdings bei Ihnen.

Machtkämpfe finden auch am heimischen Tisch statt. Klarheit und Konsequenz in den elterlichen Entscheidungen helfen auch hier weiter. Allerdings ist auch Augenmaß gefragt. Leider erreichen wir mit dem üblichen »Erst wenn du das Gemüse gegessen hast, bekommst du deinen Nachtisch« oft das Gegenteil von dem, was wir eigentlich wollten – das Gemüse wird immer verhasster, der Nachtisch immer attraktiver. Warum nicht mal testweise das Kind nur den Nachtisch essen lassen? Vermutlich merkt es schnell, dass es von einer kleinen Portion Nachtisch allein nicht satt wird.

Oder Sie heben das nicht gegessene Mittagessen auf. Ein Kind vom Tisch aufstehen zu lassen, obwohl es wenig gegessen hat, klappt aber nur, wenn es später das Gleiche oder etwas Unattraktiveres angeboten bekommt. Bleibt Mittagessen übrig, könnten Sie mit dem Kind vereinbaren, dass es dieses zum Abendbrot essen wird. Das wird aber nicht funktionieren, wenn das Kind – wie alle anderen auch – nachmittags ein Stück Kuchen bekommt. Zum Abendessen wenig zu essen, kann auch eine Taktik sein, um das Schlafengehen hinauszuzögern: »Mama, ich habe aber noch Hunger.« Dieser spätabendliche Appetit lässt sich mit trockenem Brot stillen. Auf diese Weise vermitteln Sie Ihrem Kind, dass nach dem Abendbrot kein großer Aufwand mehr betrieben wird, da die Küche schon geschlossen ist. Beim Kampf um Vielfalt und gemeinsame Mahlzeiten lernen Kinder aber auch, Verantwortung für das eigene Handeln zu entwickeln. Mama und Papa entscheiden nach Absprache mit den Kindern, was es zur Mahlzeit gibt. Damit übernehmen die Eltern die Verantwortung für Qualität und Auswahl des Essens. Die Kinder dürfen und müssen wenigstens kosten und können dann entscheiden, wie viel sie wovon essen möchten.

Wie gehe ich mit Machtkämpfen richtig um?

> Legen Sie die Regel fest: Neues wird immer probiert.
> Lassen Sie Ihr Kind bestimmen, wie viel es essen möchte und zwingen Sie es nicht, seinen Teller leerzuessen.

> Gestalten Sie die Mahlzeit nach Möglichkeit so, dass immer eine Komponente dabei ist, die Ihr Kind gern isst.
> Wenn Sie eine neue Komponente einführen, gehen Sie behutsam vor und packen Sie auch immer zwei Komponenten auf den Teller, die Ihr Kind schon kennt.
> Gestalten Sie das Dessert so klein, dass Ihr Kind davon nicht satt wird.
> Erklären Sie immer, warum Sie was machen und warum Sie was von Ihrem Kind erwarten: Kinder verstehen die Zusammenhänge schon.
> Hören Sie gut zu, wenn Ihr Kind versucht Ihnen zu erklären, warum es eine bestimmte Speise nicht essen möchte. Manchmal staunen wir als Erwachsene, wie Kinder sich die Welt erklären. Auch Widerstand kann eine tolle Gelegenheit zu einem Gespräch sein.

Mahlzeitenrhythmus

Zwar verfügt der kindliche Körper über weniger Energiereserven als der des Erwachsenen, er hat aber eine sehr gut funktionierende Hunger-Satt-Regulation. Das ist der Grund dafür, dass für Kinder fünf Mahlzeiten empfohlen werden, während für die meisten Erwachsenen drei ausreichen. Gerade für kleine Kinder bieten feste Mahlzeiten eine gute Möglichkeit, dem Tag eine Struktur zu geben. Die drei Hauptmahlzeiten bilden dabei das Grundgerüst. Je älter ein Kind wird, desto weniger ist der Körper auf Zwischenmahlzeiten angewiesen. Wenn es im Kindergarten um 9 Uhr Frühstück gibt und um 12 Uhr Mittagessen, dann braucht auch ein Dreijähriger keinen Snack zwischendurch. Vom Mittag bis zum Abend ist der Zeitraum etwas größer, sodass sich eine kleine Vesper anbietet. Schulkinder essen in der Regel später zu Mittag, sodass ein Pausenbrot helfen kann, die Konzentration bis zum Mittagessen aufrechtzuerhalten. Bei Jugendlichen ist es eine persönliche Entscheidung, ob sie lieber zwei-, drei- oder viermal essen. Voraussetzung ist allerdings, dass die Gesamtkalorienzufuhr gleich bleibt, also den Richtwerten entspricht.

Umgang mit Süßigkeiten

Regeln im Umgang mit Süßigkeiten sind wichtig. Als Grundsatz können wir vielleicht formulieren: Süßigkeiten sollten etwas Besonderes sein, ohne dass viel Aufhebens darum gemacht wird. Im Kleinkindalter sollten Süßigkeiten nicht aktiv angeboten werden. Die Neugierde auf das, was die Erwachsenen oder die älteren Geschwister essen, erwacht früh genug. Der Gang zur Eisdiele mit einem Kind im Buggy könnte zum Beispiel mit einer Kugel Eis für die Erwachsenen und einer leeren Waffel für den Nachwuchs gestaltet werden. In diesem Alter haben die Kinder zwar eine Vorliebe für süße Nahrungsmittel, mögen aber nicht unbedingt einen hohen Fettgehalt. Das erklärt zum Beispiel, warum Kinder lieber Gummitiere und Wasser- oder Fruchteis mögen, als Schokoladen- oder Nusseis. Versuchen Sie nicht, Ihr Kind bei der Wahl der Süßigkeiten zu beeinflussen – Süßes dient dem Genuss und muss nicht gesund sein. Wenn sich Ihr Kind allerdings eine Süßigkeit aussuchen möchte, die Ihnen zu teuer ist, können Sie selbstverständlich lenkend eingreifen. Wichtige Erfahrung für Ihr Kind: Für gutes, gesundes Essen wird anders Geld ausgegeben als für Luxus wie Süßigkeiten. Luxus muss ins Budget passen.

Zwar ist auch hier eine konsequente Haltung wichtig, aber dennoch kann es manchmal hilfreich und kraftsparend sein, auch einmal fünfe gerade sein zu lassen. Der Preis dafür ist dann vielleicht, dass die Sprösslinge etwas mehr Süßigkeiten essen als geplant. Folgende Situation kennen Sie bestimmt: Sie sind mit Ihrem Kind zu einer großen Feier eingeladen und das Essen ist dort wesentlich üppiger als im Alltag. Zusätzlich haben die freundlichen Gastgeber überall kleine Schälchen mit Nascherreien in Kinderhöhe platziert. Sie versuchen, die Menge der Süßigkeiten zu begrenzen, indem Sie sagen: »Nach drei Gummibärchen ist aber Schluss.« Die Anziehungskraft der Schälchen bleibt aber weiter bestehen. Die aufgestellte Regel wird vermutlich in einem Machtkampf enden, der erstens aussichtslos sein dürfte und Ihnen zweitens die Freude an der Feier verdirbt. Wenn Sie versuchen, Ihr Kind während der ganzen Feier von den Süßigkeiten abzuhalten, bekommen diese sehr viel mehr Aufmerksamkeit als sinnvoll wäre. Verlieren Sie dagegen kein Wort über die Gummibärchen, dann vermitteln Sie Ihrem Kind, dass sie nicht wichtig sind. Die Konsequenz dieser Einstellung wird sein, dass das Kind etwas mehr Süßigkeiten isst als üblich. Schlimmstenfalls macht es die Erfahrung, dass zu viel Süßes nicht gut für den Magen ist. Und denken Sie immer daran: Auch wenn an Feiertagen die Ernährung nicht immer »pyramidengerecht« ausfällt, können Sie mit den Mahlzeiten danach wieder ausgleichen.

Wenn Kinder von Geburtstagen wiederkommen, bringen sie oft eine Tüte voller Süßigkeiten mit, die gar nicht mit einem Mal zu schaffen ist. Eine schöne Möglichkeit, diesen »Stau« zu lenken, wäre eine »Schatztruhe«. Das kann ein kleiner Karton im Küchenschrank sein, in dem das Kind seine persönlichen Süßigkeiten aufbewahrt. Bei mehreren Kindern könnte jeder seinen Karton durch Anmalen oder Bekleben selbst gestalten. Ein schönes Ritual nach einer Mahlzeit kann zum Beispiel sein, dass jeder seine Schatztruhe bekommt und sich etwas daraus aussuchen darf – als Nachtisch gewissermaßen. Und damit die Zähne nicht darunter leiden, gleich noch ein Ritual: Zähneputzen nach der Naschmahlzeit.

Im Trubel des Alltags haben wir die Naschgewohnheiten unserer Kinder nicht immer im Blick. Hier bieten sich feste Gewohnheiten auch fürs Naschen an. Wenn die Kinder schon allein entscheiden dürfen, was sie naschen, dann legen die Eltern den Zeitpunkt fest. Vor den Mahlzeiten darf nicht genascht werden, damit der Hunger auf die Mahlzeit nicht weggenascht wird. »Notfälle« können ja dann mit einem Stück Gemüse vom »Koch« behandelt werden. Dafür gibt es nach dem Essen als Belohnung fürs Durchhalten das Naschritual. Großer Vorteil dieser Variante, die auch für Erwachsene geeignet ist: »Wenn die Maus satt ist, schmeckt das Mehl bitter!« Wir naschen alle viel weniger, wenn wir satt sind.

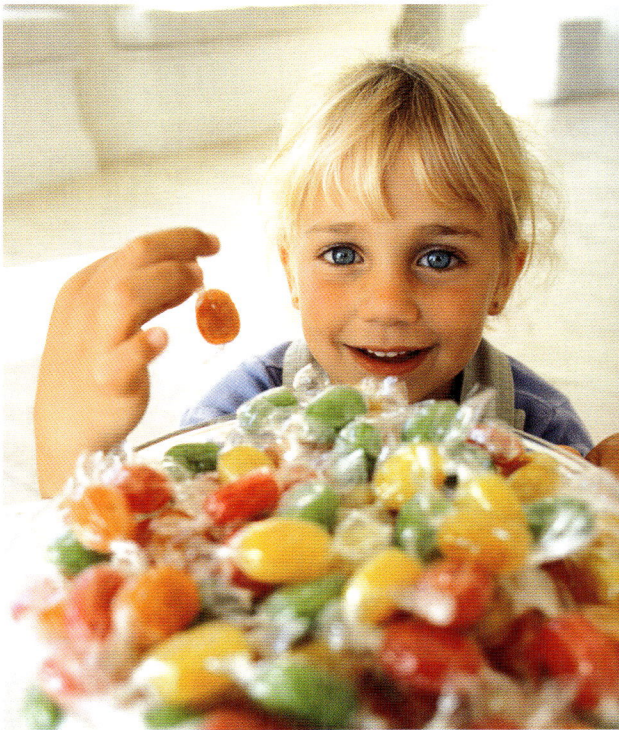

Liebevolle Naschrituale begrenzen den hemmungslosen Zugriff auf Süßigkeiten. Auf diese Weise lernt das Kind, sich zu beschränken. Ideal, wenn die Eltern mit gutem Vorbild vorangehen.

Leckere Rezepte für kleine Naschkatzen

Ananastraum

Für 4 Portionen
Zubereitungszeit: ca. 15 Min.
Kühlzeit: 1 bis 2 Std.

1 Pck. Vanillepuddingpulver | 2 EL Zucker | 500 ml Milch | 1 kleine Dose Ananasstücke (340 g Abtropfgewicht) | 100 g Quark | 100 g Sahne | 2 EL Schokoraspel

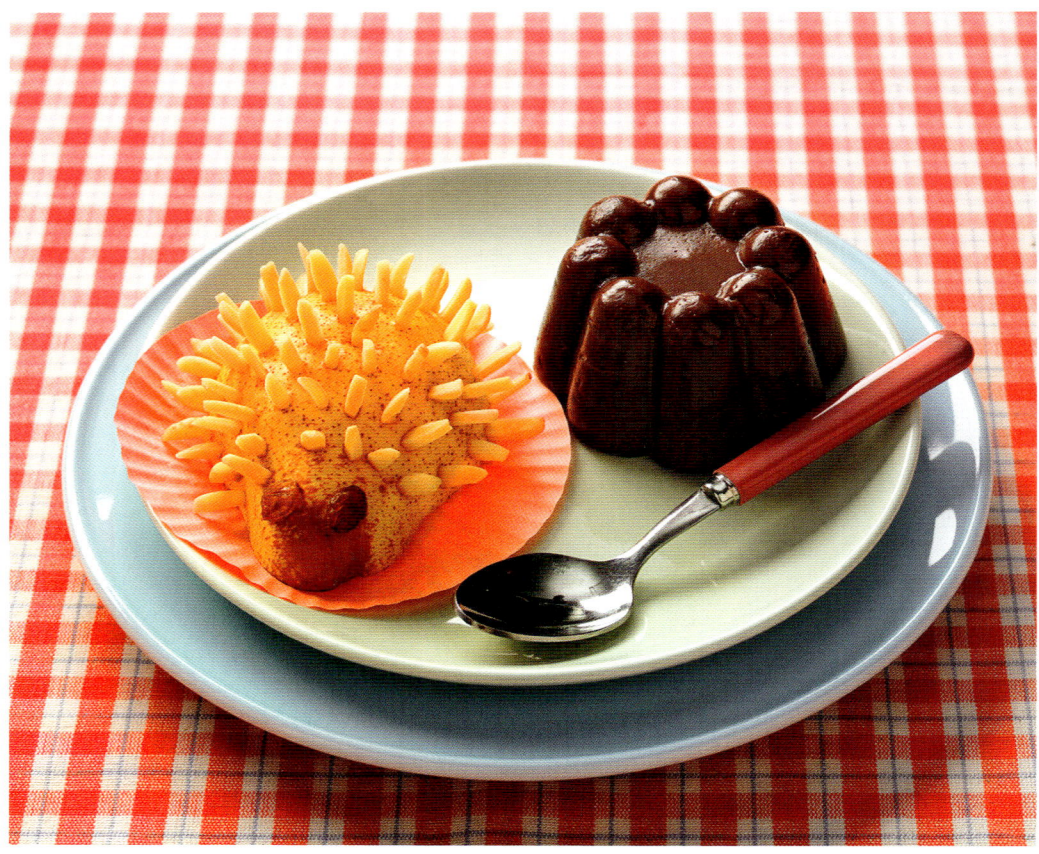

Ein ganz besonderer Nachtisch für außergewöhnliche Anlässe wie bestimmte Festtage, Kindergeburtstag, die Faschingsparty oder zum letzten Schultag vor den Ferien.

1 Den Vanillepudding mit dem Zucker und der Milch nach Packungsanweisung zubereiten und unter Rühren abkühlen lassen. In einem Sieb die Ananas abtropfen lassen.
2 Den Pudding mit dem Quark verrühren. Die Sahne steif schlagen und unter den Quarkpudding heben. Die Ananasstücke dazugeben und mit dem Pudding vermengen.
3 Die Creme in Schälchen füllen, mit Schokoraspeln bestreuen und kalt stellen.

Nährwerte pro Portion:
331 kcal | 9 g E | 11 g F | 47 g KH

Garnieren Sie mit frischer Ananas. Fettärmer lässt sich das Rezept gestalten, wenn Sie statt der Sahne Joghurt verwenden.

Igelbirne mit Schokopudding

Für 4 Portionen
Zubereitungszeit: ca. 10 Min.

500 ml fettarme Milch | 1 Pck. Schokopuddingpulver | 2 EL Zucker | 2 Birnen (am besten frisch, außerhalb der Saison auch aus der Dose) | 8 Rosinen | 3 EL Mandelstifte

1 Von der Milch 6 EL abnehmen und darin das Puddingpulver anrühren. Die restliche Milch und den Zucker in einen Topf geben und zum Kochen bringen. Das angerührte Puddingpulver dazugeben und aufkochen lassen. Den fertigen Pudding noch heiß in vier Schälchen füllen und kalt stellen.

2 Auf die Teller jeweils eine halbe Birne legen. Die Rosinen als Augen verwenden und die Mandelsplitter als Stacheln in die Birne pieksen. Den kalten Pudding danebenstürzen, und fertig ist ein attraktiver Nachtisch für große und kleine Naschkatzen.

Nährwerte pro Portion:
258 kcal | 6 g E | 9 g F | 37 g KH

Hier isst das Auge mit! Fast alle kleinen und große Kinder lieben süße Igel!

Wenn Kinder keine Lust haben zu essen

Kindliche Lustlosigkeit beim Essen kann viele Ursachen haben. Wenn ein Kind, das bisher immer gern gegessen hat, plötzlich mäkelig wird, gibt es meist einen tiefer liegenden Grund, der nichts mit der jeweiligen Mahlzeit zu tun hat. Oft ist Appetitlosigkeit das erste Zeichen eines beginnenden Infekts. Auch Veränderungen im kindlichen Alltag wie Schulwechsel, Umzug von Freunden, Verlust eines lieben Menschen oder Haustieres sowie Konflikte in der Familie können sich auf das Essverhalten niederschlagen. Darüber hinaus sollten Sie auch daran denken, ob Ihr Kind nach dem Verzehr bestimmter Lebensmittel eventuell Beschwerden hat. Achten Sie dann auf den Stuhlgang und das Gewicht Ihres Kindes. Fällt Ihnen nichts Außergewöhnliches auf, dann versuchen Sie im gemeinsamen Spiel oder Gespräch herauszufinden, ob Ihr Kind Kummer hat und vielleicht mehr Zuwendung braucht.

Es gibt aber auch Kinder und Jugendliche, die immer etwas lustlos am Tisch sitzen, sogenannte schlechte Esser. Meist sind diese Kinder sehr wählerisch und »prinzipienfest«. Nicht selten passen die Vorstellungen der Eltern nicht zum Appetit der Kinder. Gerade Eltern, die selbst gute Esser sind, erwarten oft, dass auch ihr Nachwuchs mit einem gesegneten Appetit ausgestattet ist. Manchen Kindern schmeckt es in Gesellschaft Gleichaltriger einfach besser. Hier kann es helfen, öfter mal andere Kinder zum Essen einzuladen.

Die Angst, dass ein Kind zu wenig essen könnte oder gar »verhungert«, ist bei fast allen Eltern tief verwurzelt. Sie können ganz sicher sein: Ein gesundes Kind verhungert nicht vor einem vollem Teller. Kinder, die zu den Mahlzeiten nur kleine Portionen essen, weil sie vorgeben, bereits satt zu sein, sind oft Snacker. Das Problem: Die Menge, die sie zu einer Mahlzeit essen, sättigt sie nicht bis zur nächsten Mahlzeit und sie greifen zu einem Snack. Wenn Sie das bemerken, können Sie Ihrem Kind gesunde Kleinigkeiten wie Obst, etwas Milchbrei, Joghurt, Trockenobst, Nüsse oder Brot als kleine Zwischenmahlzeit anbieten.

Fragen Sie Ihren Arzt

Wenn sich Ihr Spross die gesamte Kindheit hindurch auf der gleichen Gewichtsperzentile bewegt, dass heißt, dass er zwar Gewicht zunimmt, aber immer ein wenig leichter ist als der Durchschnitt, kann das Veranlagung sein. Solange das Kind munter, fröhlich und gesund ist, besteht kein Grund zur Sorge. Erhöhte Aufmerksamkeit ist erst dann gefordert, wenn ein Kind nicht zu-, sondern abnimmt, wenn es nicht richtig wächst oder seine Essgewohnheiten deutlich verändert. In diesem Fall ist der Besuch beim Kinderarzt zur Abklärung dringend notwendig.

Essen in der Pubertät

Während die Abhängigkeit von den Eltern im ersten Lebensjahrzehnt noch sehr groß war, zeichnet sich die Pubertät durch zunehmende Abnabelung von zu Hause aus. Vor 200 Jahren war das die Zeit, in der die Jugendlichen das Elternhaus verließen. Die Mädchen gingen »in Stellung«, die Jungen fingen eine handwerkliche Ausbildung an. Dieser Ablösungsprozess wurde in der Vergangenheit durch die Nahrungsknappheit in den Großfamilien forciert. In unserer Zeit ist der Wunsch nach Unabhängigkeit und Autonomie bei den Jugendlichen noch genauso vorhanden wie vor 200 Jahren, lediglich die wirtschaftliche Situation hat sich verändert. Kein Kind muss heute das elterliche Haus verlassen, weil die Nahrung knapp ist. Das Familiennest ist noch warm und reich an Nahrung. Die Jugendlichen sind mitten in der Ausbildung, von wirtschaftlicher Unabhängigkeit keine Spur. Da sind Konflikte vorprogrammiert.

Die Tochter, die bisher alles aß, was auf den Tisch kam, lehnt jetzt Fleisch und Wurst kategorisch ab und klärt den Vater bei jeder Gelegenheit über die Brutalität der Massentierhaltung auf. Der Sohn, der früher pünktlich zu den Mahlzeiten erschien und sich bis vor kurzem noch relativ gesund ernährte, verspürt plötzlich keine Lust mehr, rechtzeitig aufzustehen, um mit der Familie zu frühstücken. Fastfood und Chips sind die Hauptnahrungsmittel, wenn die Clique um die Häuser zieht. Die Jugendlichen identifizieren sich in dieser Phase stärker mit den Ernährungsgewohnheiten ihrer Clique als mit den althergebrachten der Eltern. Ist das ein Grund zur Sorge? Auf jeden Fall ist es kein Grund für Prinzipienreiterei. Ermutigen Sie Ihre fleischablehnende Tochter, sich ernsthaft mit Vegetarismus auseinanderzusetzen. Hören Sie Ihren Kindern zu und gehen Sie auf ihre Argumente ein. Bleiben Sie gelassen und signalisieren Sie den Kindern, dass die Familie ihnen auch weiterhin Sicherheit bietet – nicht zuletzt, indem Sie die altbekannten Rituale pflegen. Vereinbaren Sie für alle einhaltbare fixe Termine zu gemeinsamen Mahlzeiten und bestehen Sie darauf, dass diese wahrgenommen werden. Selbst wenn Ihr Kind seine Ernährungsgewohnheiten verändert hat, sind diese Mahlzeiten eine gute Gelegenheit, um im Gespräch miteinander zu bleiben.

Leckere Rezepte für Jugendliche

Hamburger mal anders

Für 4 Stück

Zubereitungszeit: ca. 20 Min.

1 Zwiebel | 400 g Rinderhackfleisch | Salz, Pfeffer, Paprikapulver | 2 TL Rapsöl | 2 Tomaten | ½ Gurke | 4 Vollkornbrötchen | 4 TL Ketchup | 4 TL Senf | 4 Blätter Salat

1 Die Zwiebel putzen, schälen und würfeln, zum Hackfleisch geben und dieses würzen. Aus der Masse 4 Burger formen und im Öl von beiden Seiten ca. 5 Min. braten.

2 Tomaten und Gurke waschen und in Scheiben schneiden. Die Brötchen auf dem Toaster oder im Backofen toasten und halbieren. Eine Hälfte mit Ketchup, die andere mit Senf bestreichen. Die untere Hälfte mit Salat, dem Burger sowie mit Tomaten- und Gurkenscheiben belegen. Den Deckel aufsetzen, und fertig ist die vollwertige Fastfood-Mahlzeit.

Nährwerte pro Stück:

398 kcal | 32 g E | 18 g F | 26 g KH

Fastfood selbst zuzubereiten, macht auch Jugendlichen noch jede Menge Spaß und das Hackfleisch sorgt für eine gute Portion Eisen und Eiweiß.

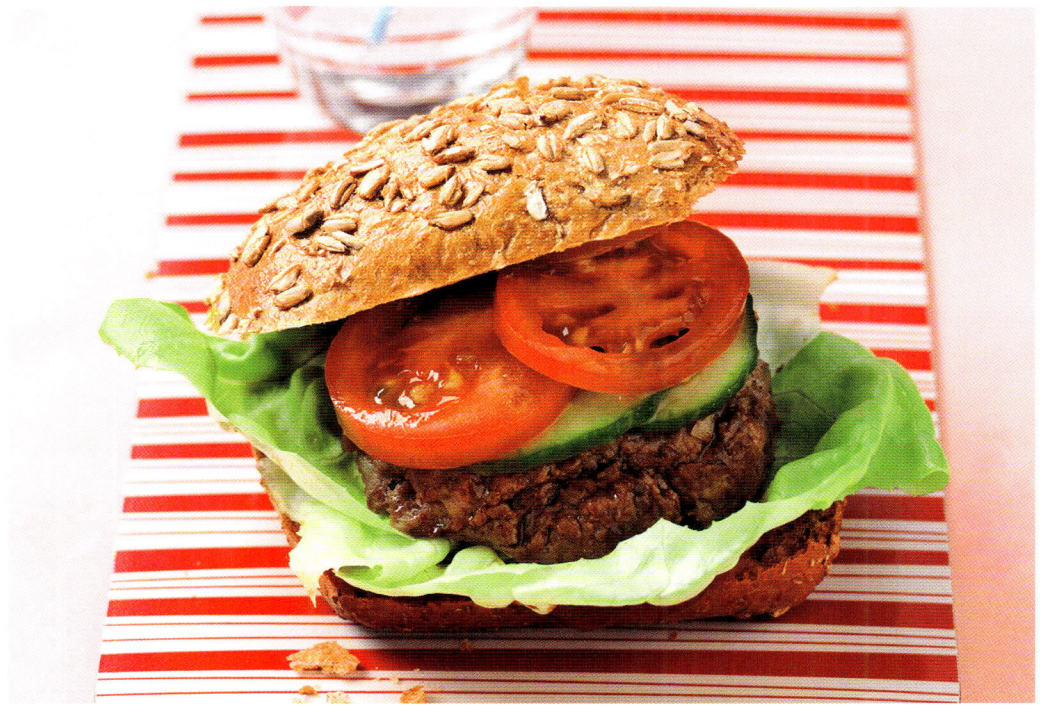

Auch wenn es natürlich kein »echter« Hamburger ist, so ist es doch immerhin ein Zugeständnis an die Essgewohnheiten von Jugendlichen. Es signalisiert: Du wirst akzeptiert und ernst genommen.

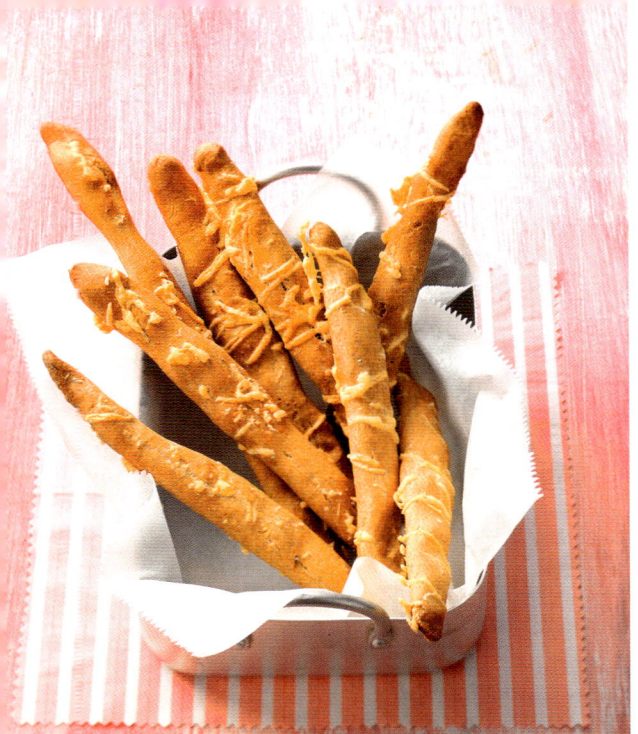

Durch das Vollkornmehl ein hochwertiger und überdies proteinreicher Snack.

Käsestangen

Für 20 Stück
Zubereitungszeit: ca. 15 Min.
Gehzeit: 90 Min.
Backzeit: 20 Min.
500 g Vollkornmehl | 20 g Trockenhefe | 150 g geriebener Käse (z. B. Edamer) | 30 g Butter | 125 ml Milch | 200 ml Wasser | Salz

1 Das Mehl mit der Hefe mischen, 100 g Käse und die restlichen Zutaten dazugeben. Alles mit den Händen oder den Knethaken gut verkneten und den fertigen Teig abgedeckt ungefähr 1 Std. gehen lassen.

2 Teig in 20 Stücke teilen und jeweils eine Rolle daraus formen. Die fertigen Stangen auf ein mit Backpapier belegtes Blech legen und nochmals 30 Min. gehen lassen. Mit dem restlichen Käse bestreuen und im vorgeheizten Backofen bei 200° ca. 20 Min. backen.

Nährwerte pro Stange:
120 kcal | 5 g E | 4 g F | 16 g KH

Vollwertige ballaststoffreiche Gebäckstangen.

Minipizza

Für 8 Minipizzen
Zubereitungszeit: ca. 10 Min.
Backzeit: ca. 10 Min.
1 Pck. fertiger Hefeteig (aus dem Kühlregal) für den Belag nach Wunsch z. B. ½ Dose Pizzatomaten | Kräuter (z. B. Oregano) | verschiedenes Gemüse (Mais, Paprika, Tomaten, Zucchini, Champignons) | 200 g gekochter Schinken | 200 g geriebener Käse (z. B. Edamer)

1 Den Hefeteig ausrollen, 8 Kreise ausstechen und auf ein Backblech legen. Dann mit den Pizzatomaten bestreichen und gehackte Kräuter daraufstreuen.

2 Das Gemüse waschen und klein schneiden und ebenfalls auf die Pizzen verteilen. Dann den Schinken würfeln und auf dem Gemüse verteilen. Zum Schluss noch mit dem Käse bestreuen und bei 180° im vorgeheizten Backofen ca. 10 Min. backen.

Nährwerte pro Stück:
253 kcal | 15 g E | 12 g F | 20 g KH

Das bunte Gemüse macht die Minipizzen zu einer gesunden Mahlzeit.

Schinkenbutterbrot

Für 4 Portionen
Zubereitungszeit: ca. 10 Min.
½ kleine Zwiebel | 50 g gekochter Schinken | 50 g weiche Butter | ½ EL Senf | Kräuter nach Wahl | 4 Scheiben (400 g) Vollkornbrot | Salz, Pfeffer | kleine Gewürzgurken

1 Die Zwiebel schälen und klein hacken.
2 Den Schinken fein würfeln, mit der Butter, dem Senf und den Kräutern gut verrühren. Mit Salz und Pfeffer würzen und auf die Brote streichen. Zum Schluss mit in Scheiben geschnittenen Gewürzgurken garnieren.
Nährwerte pro Portion:
200 kcal | 6 g E | 11 g F | 20 g KH

Schinkenbutter ist eine schöne Alternative zu Knoblauchbutter, jedoch ohne den unangenehmen, langanhaltenden Mundgeruch.

Chicken Nuggets

Für 8 kleine Nuggets
Zubereitungszeit: ca. 10 Min.
Backzeit: 30 Min.
2 Hähnchenbrustfilets, natur | Salz, Pfeffer | 2 EL Mehl | 2 EL Cornflakes | 1 Ei
1 Die Hähnchenbrustfilets jeweils in 4 Stücke schneiden, dann salzen und pfeffern.
2 In jeweils einen Teller das Mehl, die Cornflakes und das Ei geben. Das Ei gut verquirlen.
3 Die Hähnchenstücke erst in Mehl, dann in dem Ei und zum Schluss in den Cornflakes wälzen. Auf ein mit Backpapier belegtes Blech legen und bei 180° im vorgeheizten Backofen ca. 30 Min. garen.
Nährwerte pro Nugget:
76 kcal | 10 g E | 1g F | 6 g KH

Schön, wenn Jugendliche ihr Lieblings-Fastfood selbst machen können.

Apfel-Quark-Muffins

Für 12 Stück
Zubereitungszeit: ca. 15 Min.
Backzeit: ca. 25 Min.

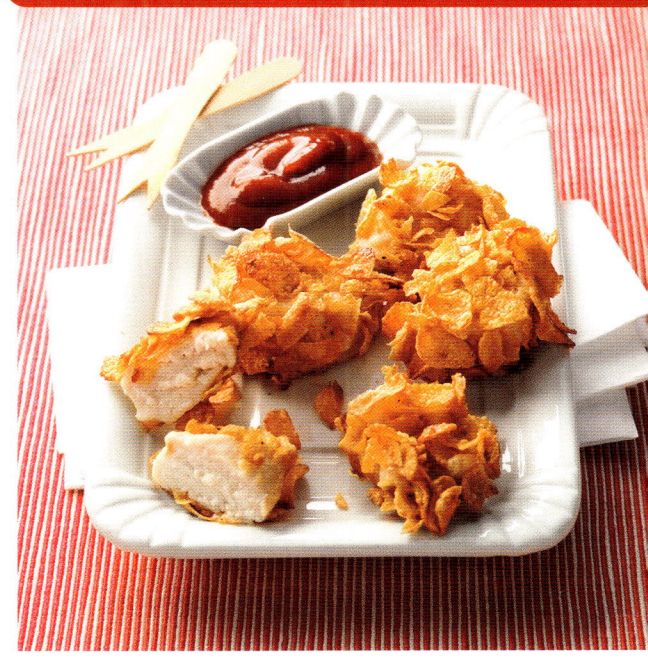

Chicken Nuggets sind ein Renner nicht nur bei Jugendlichen. Lecker zu gemischtem Salat.

2 Äpfel | 360 g Vollkornmehl | 1 Pck. Vanillezucker | 1 Pck. Backpulver | 1 TL Zimt | 1 Ei | 120 ml Öl | 100 g Zucker | 250 g Magerquark
1 Backofen auf 175° vorheizen.
2 Die Äpfel schälen und in kleine Stücke schneiden. Diese mit Mehl, Vanillezucker, Backpulver und Zimt vermengen.
3 In einer anderen Schüssel das Ei verschlagen, Öl, Zucker und Quark dazurühren. Die Mehlmischung zu der Eimischung geben und anschließend zügig unterheben.
4 Die Mulden einer Muffinform fetten oder mit Papierförmchen auskleiden. Teig mit einem Esslöffel einfüllen und ca. 25 Min. backen.
Nährwerte pro Stück:
250 kcal | 7 g E | 11g F | 30 g KH

Vollwertiges Frühstück, das schon am Vortag zubereitet werden kann.

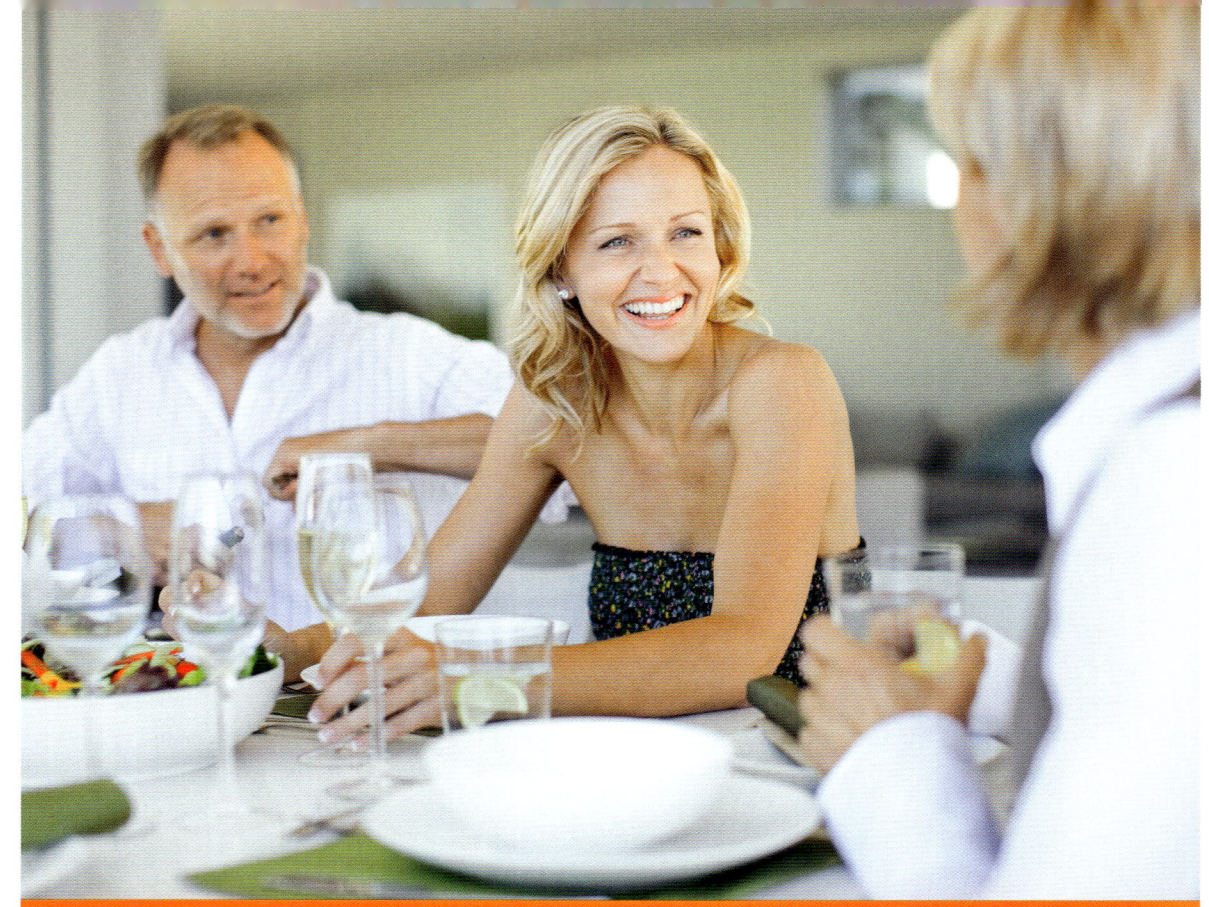

Ernährung nach der Lebensmitte

100 Jahre alt zu werden und sich dabei gesund und dynamisch zu fühlen, wer wünscht sich das nicht? Um uns eine gute Lebensqualität bis ins hohe Alter zu sichern, sollten wir stets auf die Bedürfnisse unseres Körpers achten. Auf den folgenden Seiten erfahren Sie, was Sie tun können, um gesund und fit alt zu werden. Dabei kommt es nicht nur auf eine vollwertige, ausgewogene Ernährung an.

Was ist anders im Alter?

Tatsache ist, dass der Körper im Laufe seines Lebens starke Veränderungen durchlebt. Dies spiegelt sich neben dem äußeren Erscheinungsbild auch in einem veränderten Nahrungs- und Energiebedürfnis wieder. Ein 75-jähriger Mann benötigt im Durchschnitt 20 Prozent weniger Energie (375 kcal/Tag) als ein 25-jähriger. Der Vitamin- und Mineralstoffbedarf bleibt dagegen gleich. Die Hauptschwierigkeit der »reifen« Ernährung besteht also darin, die gleiche Menge an lebenswichtigen Vitaminen und Mineralien zu sich zu nehmen, dabei aber die Kalorien zu reduzieren.

Nährstoffe, die jetzt besonders wichtig sind

Mit zunehmendem Alter ändert sich die Körperzusammensetzung. Der Fettanteil steigt bei gleichzeitiger Abnahme der Knochenmasse, des Körperwassers und der Muskelmasse. Erst im hohen Alter sinkt der Fettanteil dann wieder. Mit der Muskelmasse geht auch der Grundumsatz (siehe Seite 15) zurück, sodass ältere Menschen weniger Kalorien verbrauchen. Benötigt ein 51- bis 64-jähriger Mann im Durchschnitt noch täglich 2200 kcal (laut Deutsche Gesellschaft für Ernährung, DGE), so sinkt dieser Gesamtenergiebedarf ab 65 Jahren auf 1900 kcal. Frauen brauchen durchschnittlich 200 bis 300 kcal weniger als Männer. Aber auch im Alter ist der Energieumsatz abhängig von der noch vorhandenen Muskelmasse und den jeweiligen Aktivitäten. Weiterhin lässt mit dem Älterwerden auch

MEHR AROMA IM ALTER

Im Alter lässt häufig der Appetit nach, was bei hochbetagten untergewichtigen Senioren zu ernsthaften gesundheitlichen Problemen führen kann. Hier kann eine Verstärkung des Eigengeschmacks bestimmter Lebensmittels durch Zusatz aromatischer Gewürze für Abhilfe sorgen und die Freude am Essen zurückbringen.

die Organtätigkeit nach. Das betrifft sowohl Nieren und Leber als auch die Verdauungsorgane. Geschmackssinn und Appetit können abnehmen und häufig machen auch die Zähne Schwierigkeiten.

Eine verringerte Nahrungszufuhr kann gerade im zunehmenden Alter zu einer Minderversorgung mit Mikronährstoffen führen. Dabei wird oft die Zufuhr an den Vitaminen C, D, B$_{12}$ und Folsäure sowie an Kalzium und Eisen als kritisch eingeschätzt. Auch auf eine ausreichende Zufuhr an Eiweiß und qualitativ hochwertigen Fetten ist zu achten. So sollte auch im Alter die breite Palette an Gemüse, Vollkornprodukten, Kartoffeln, Obst, Milchprodukten, Ölen, Nüssen, Eiern, Fisch und Fleisch regelmäßig verzehrt werden (siehe Seite 73 f.).

Anti-Aging für Mann und Frau – was ist gesichert?

Im Alter jünger aussehen, beweglich sein, sich jung fühlen, und das alles gepaart mit der Erfahrung eines langen, erfüllten Lebens, das ist für die meisten Menschen ein Wunschtraum. Was können wir also tun, um das Alter aufzuhalten? Bis 50 finden die meisten Menschen das Leben noch »gerecht«. Doch dann beginnt die Ungerechtigkeit. Wer gute Anlagen von seinen Eltern mitbekommen hat, genießt jetzt deren Vorteile. Darüber hinaus trägt ein gesunder Lebensstil, möglichst von Kindesbeinen an, dazu bei, den Alterungsprozess etwas aufzuhalten oder zu verlangsamen. Wissenschaft-

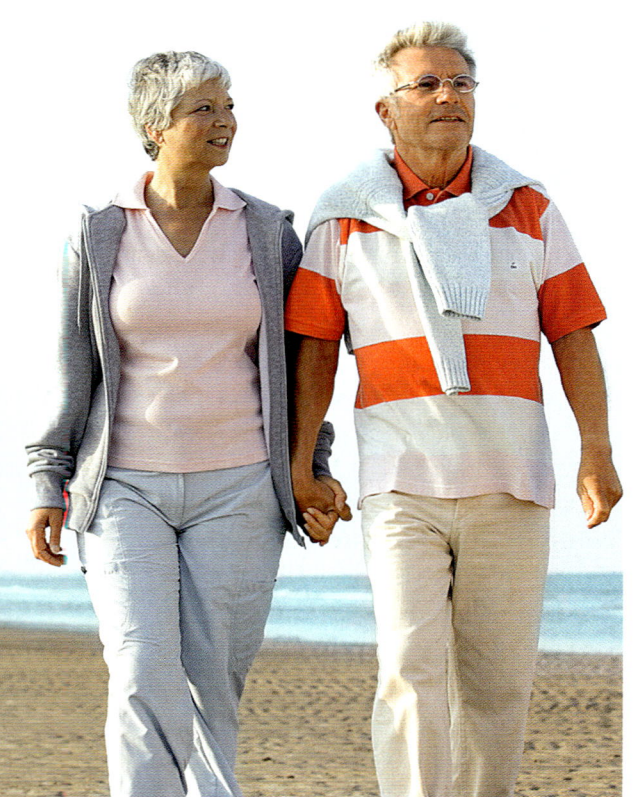

Neben der Ernährung spielt auch die regelmäßige Bewegung eine Rolle: Wer rastet, der rostet.

ler belegen immer wieder, dass regelmäßige Bewegung, der Verzicht auf das Rauchen, kein starkes Übergewicht – aber auch kein Untergewicht – und eine optimistische Lebenseinstellung der Schlüssel für eine Verlangsamung des Alterungsprozesses ist. Daneben spielt natürlich auch die gesunde Ernährung eine wichtige Rolle. Weiterhin gilt: Auf das richtige Fett kommt es an! Fette mit einem hohen Anteil an einfach- und mehrfach ungesättigten Fettsäuren tun den Gefäßen gut. Ebenso wichtig ist die Verwendung von frischem oder schonend verarbeitetem, saisonalem Gemüse und Obst, das einen hohen Anteil von Antioxidanzien (Selen, Vitamin C, E und Betacarotin) aufweist. Diese bremsen nicht nur den Alterungsprozess, sondern schützen auch die Haut und reduzieren das Schlaganfallrisiko. Eine Ernährung, die wenig Zucker, Weißmehlprodukte und süße Getränke enthält, scheint ebenfalls einen präventiven Einfluss zu haben. Das bedeutet, dass hauptsächlich Lebensmittel verzehrt werden sollten, die den Blutzuckerspiegel möglichst wenig ansteigen lassen (niedriger GI). Dadurch entlasten wir unsere Bauchspeicheldrüse, die das Insulin für den Abbau des Blutzuckers bereitstellt, und senken das Risiko eines Typ-2-Diabetes (siehe Seite 182 ff.). Wenig verarbeitete Nahrungsmittel in Kombination mit Proteinen und hochwertigen Fetten verbrauchen nicht so viel Insulin, um den Blutzucker zu regulieren.

Was kommt unserer Haut zugute?

Zustand und Gesundheit unserer Haut werden sowohl durch innere Faktoren (vor allem genetisch bedingt) als auch durch äußere Einflüsse wie UV-Licht, ausreichend Schlaf, Rauchen, übermäßigen Alkoholkonsum, Ernährung und Stress beeinflusst. Ein bisschen weniger Sonne und Stress, dafür mehr Schlaf tun der Haut gut. Was die Ernährung betrifft, sind zahlreiche Nährstoffe in der Diskussion wie Kalzium, Magnesium, diverse Antioxidanzien, B-Vitamine, Biotin, Folsäure, sekundäre Pflanzeninhaltsstoffe, aber auch die Trinkmenge und die Zufuhr an ungesättigten Fettsäuren. Wie können wir diese Empfehlungen konkret umsetzen? Gegen die Gene sind wir machtlos, aber die äußeren Faktoren können wir beeinflussen! Ernährungstechnisch gilt: abwechslungsreich essen (kein Verzicht auf bestimmte Lebensmittelgruppen), viel Vollkorn und viel Gemüse, Obst in Maßen, wenig Süßes, täglich hochwertige Öle und/oder Nüsse und vor allem ausreichend trinken.

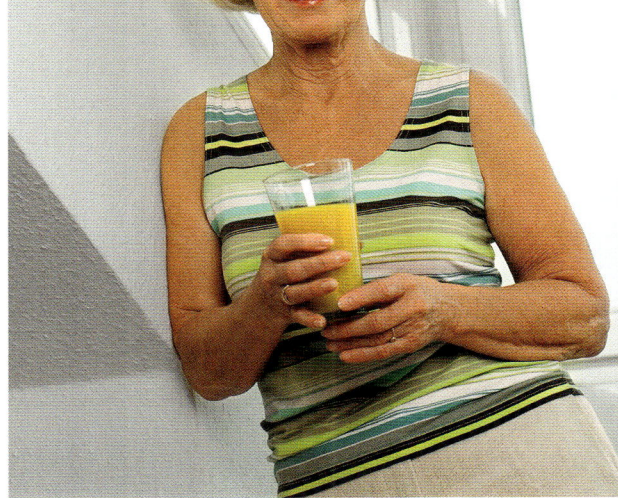

Trinken nicht vergessen! Auch das gehört zu den Anti-Aging-Maßnahmen.

Das leidige Trinken

Viele ältere Menschen neigen dazu, zu wenig zu trinken. Das hat unterschiedliche Gründe: Zum einen ist ihnen die Bedeutung des Trinkens oft nicht bewusst – früher wurde einfach nicht so viel darüber gesprochen wie heute. Sie sind es schlichtweg nicht gewöhnt, regelmäßig zum Wasser zu greifen. Viele trinken außer ein paar Tassen Kaffee über den Tag verteilt kaum etwas. Das ist besonders fatal, denn ein Wassermangel wird im Alter vom Körper viel schlechter toleriert als in jüngeren Jahren. Er beeinflusst nicht nur die geistige Leistungsfähigkeit und die Blutdruckregulation, sondern auch die Verdauung. Flüssigkeitsmangel wird im Alter manchmal nur als Appetit wahrgenommen und nicht als Durst. Aber auch im Alter sollten wir in kleineren Portionen über den Tag verteilt ca. 1,5 Liter an Getränken zu uns nehmen. Hier ein paar praktische Tipps dazu:

> Stellen Sie sich am Morgen zwei 0,75-Liter-Flaschen Wasser bereit und nehmen Sie sich fest vor, diese bis zum Abend geleert zu haben. Natürlich dürfen Sie zwischendurch auch eine Tasse Tee oder Kaffee trinken oder auch hin und wieder Saftschorle für den guten Geschmack.

> Wenn die große Flasche zu einem unüberwindlichen Hindernis wird, dann stellen Sie sich vier kleine bereit und überlisten Sie sich damit selbst.

> Manchmal hilft es, alle 1,5 bis 2 Stunden einen Wecker klingeln zu lassen, der Sie daran erinnert, etwas zu trinken!

> Wasser pur schmeckt Ihnen nicht – auch kein Beinbruch! Geben Sie einfach einen Schuss Saft ins Wasserglas.

> Bauen Sie Getränke fest in Ihren Alltag ein, z. B. ein Glas zum Zeitungslesen, ein Glas nach dem Wäscheaufhängen und ein Glas zu den Abendnachrichten!

Wenn das Essen beschwerlich wird

Wer zu wenig trinkt, hat oft auch Probleme mit dem Schlucken oder Kauen, bzw. ein Flüssigkeitsmangel kann diese Schwierigkeiten verstärken. Was zur Folge hat, dass der Verzehr von Obst und Gemüse, aber auch von Fleisch und Vollkornprodukten sehr viel Mühe bereitet. Auch hierfür einige Tipps für den Alltag:

> Raspeln Sie Äpfel und Möhren ganz fein, am besten mit der Küchenmaschine, und geben Sie etwas Öl und Zitrone dazu. Diese Rohkost ist gesund, schmeckt lecker und bereitet keine nennenswerten Probleme beim Kauen oder Schlucken.

> Apfel- oder Beerenmus gelten auch als Obstportion. Sie dürfen dabei ruhig zu den Gläschen greifen, die für die Allerjüngsten gedacht sind. Diese bieten den zusätzlichen Vorteil, dass es sich um geprüfte Bio-Produkte handelt.

> Auf Nüsse und Mandeln müssen Sie nicht verzichten, die gibt es geraspelt oder als Mandelscheibchen. Wem das immer noch zu hart ist, der kann zu Nuss- oder Mandelmus greifen – lecker mit Obst in Joghurt oder Quark.

> Gemüse- oder Obstsäfte sind eine gute Alternative, wenn Sie Schwierigkeiten haben, Ihre erforderliche Obst- und Gemüseration zu schaffen.

> Versuchen Sie ganz bewusst langsam zu essen und besonders gut zu kauen, dann tun sich Magen und Darm anschließend leichter mit der Verdauung.

> Wenn Sie große Stücke nicht mehr schlucken können, dann holen Sie sich Unterstützung von einem Stampfer oder Pürierstab. Fleisch »schmeckt« zwar unserem Auge besser im Stück, dem Magen und unserer Gesundheit genügt auch das pürierte Schmorfleisch.

> Es muss nicht die Rinde vom Brot gegessen werden und statt eines Körnerbrotes kann es auch ein feingemahlenes Vollkornbrot oder ein Graubrot sein.

> Eine Quarkspeise rutscht leichter als eine Käsescheibe, Rührei besser als das Frühstücksei und Hackfleisch besser als Schmorfleisch im Stück.

Hilfe bei Einkauf und Zubereitung

Mitunter scheitert die bedarfsgerechte Ernährung am Einkauf oder an der Zubereitung. Viele ältere Menschen sind nicht mehr gut zu Fuß, können nicht schwer tragen und die Hände wollen auch nicht mehr recht. Da ist guter Rat teuer. Doch auch hier gibt es alltagstaugliche Möglichkeiten:

> Lassen Sie sich unter die Arme greifen – fragen Sie Verwandte, Bekannte und nette Nachbarn, ob diese Ihnen beim Einkauf der schweren Sachen helfen.

> Ein Einkaufszettel sollte immer dabei sein, denn schließlich planen Sie für mehrere Tage und selbst ein junger Mensch kann sich nicht alles merken.

> Nützen Sie das Angebot an Tiefkühl- und Fertigprodukten, so müssen Sie nicht täglich für Nachschub sorgen und haben immer etwas in petto.

> Essensbringdienste und Orte mit Gemeinschaftsverpflegung bzw. mit öffentlich zugänglichen Mittagstischen können eine gute Alternative sein, wenn das Kochen im kleinen Haushalt wenig Freude bereitet und Sie lieber in Gesellschaft essen.

> Kaufen Sie Brot, Käse oder Wurst vorgeschnitten und das Fleisch gewürfelt (eigentlich für Gulasch gedacht!), das ersetzt das lästige Schnippeln.

> Brot und Vollkorntoast lassen sich hervorragend einfrieren. Sie können es dann portionsweise entnehmen und noch im gefroren Zustand toasten.

> Vielleicht organisieren Sie hin und wieder einen »Vorkochtag« mit Verwandten oder lieben Bekannten, dann haben Sie für den Rest der Woche kleine fertige Portionen in der Tiefkühltruhe.

Wenn's nicht mehr schmecken will

Im Alter nimmt leider oft der Appetit ab, was die Abwechslung und Reichhaltigkeit der Lebensmittel mitunter stark beeinflusst. Hier einige erprobte Tipps, wie Sie dauerhaft für Abhilfe sorgen können:

> Essen Sie mehrere kleinere Mahlzeiten über den Tag verteilt und würzen Sie die Speisen gut, wenn der Geruch- und Geschmackssinn nachlässt.

> Eine warme Mahlzeit am Tag sollte es schon sein. Gekochtes lässt sich leichter kauen und verdauen. Deshalb können in einer warmen Mahlzeit Lebensmittel untergebracht werden, die roh oder kurzgebraten unverträglich geworden sind, wie Fleisch und Gemüse.

> Versuchen Sie, es sich schön zu machen, auch wenn Sie allein sind! Farbenfrohes Essen, appetitlich angerichtet, schmeckt einfach besser – das Auge isst mit! Noch besser schmeckt es in Gesellschaft.

> Eine Mahlzeit braucht Ruhe, Konzentration und Zeit – auch bei Alleinlebenden.

> Ein kleiner Mittagsschlaf erleichtert die Verdauung enorm und hilft Ihnen, gut durch den Tag zu kommen.

BEWUSSTES ESSEN LOHNT SICH

Im Jahr 2009 veröffentlichte ein internationales wissenschaftliches Team seine Ergebnisse aus einer neunjährigen Untersuchung mit Menschen zwischen 70 und 82 Jahren. Die Ergebnisse machen optimistisch. Demnach hatten gut ernährte Studienteilnehmer eine bessere geistige Leistungsfähigkeit. Für Männer war es von Vorteil, verheiratet zu sein. Menschen, die körperlich aktiv waren, Appetit und Freude am Essen hatten, verfügten über eine bessere Lebensqualität und lebten länger.

Leckere Rezepte für Senioren

Nudeleintopf

Für 2 Personen

Zubereitungszeit: ca. 35 Min.

½ l Wasser oder Gemüsebrühe | 1 Hähnchen-brust | Salz | 1 Möhre | ½ Paprikaschote | ½ Kohlrabi | 2 kleine Tomaten | ½ Zwiebel | 1 EL Rapsöl | 150 g Vollkornnudeln | Pfeffer | 1 Bund Petersilie

1 In einem Topf Wasser oder Brühe zum Kochen bringen, die Hähnchenbrust dazuge-ben, salzen und 15 Min. köcheln lassen.

2 Möhre, Paprika und Kohlrabi putzen, waschen, evtl. schälen und in Würfel schnei-den. Die Zwiebel schälen und klein schneiden. In einem Topf das Öl erhitzen und die Zwiebel dazugeben. Leicht anschwitzen und das übrige Gemüse dazugeben.

3 Nun die Hähnchenbrust aus dem Topf neh-men und etwas abkühlen lassen.

4 Die Brühe aus dem Topf auf das Gemüse gießen und die Vollkornnudeln dazugeben. Alles nach Belieben mit Salz und Pfeffer würzen und weitere 15 Min. köcheln lassen.

5 Die Hähnchenbrust in Würfel schneiden und zur Suppe geben. Zum Servieren noch ge-hackte Petersilie darüberstreuen.

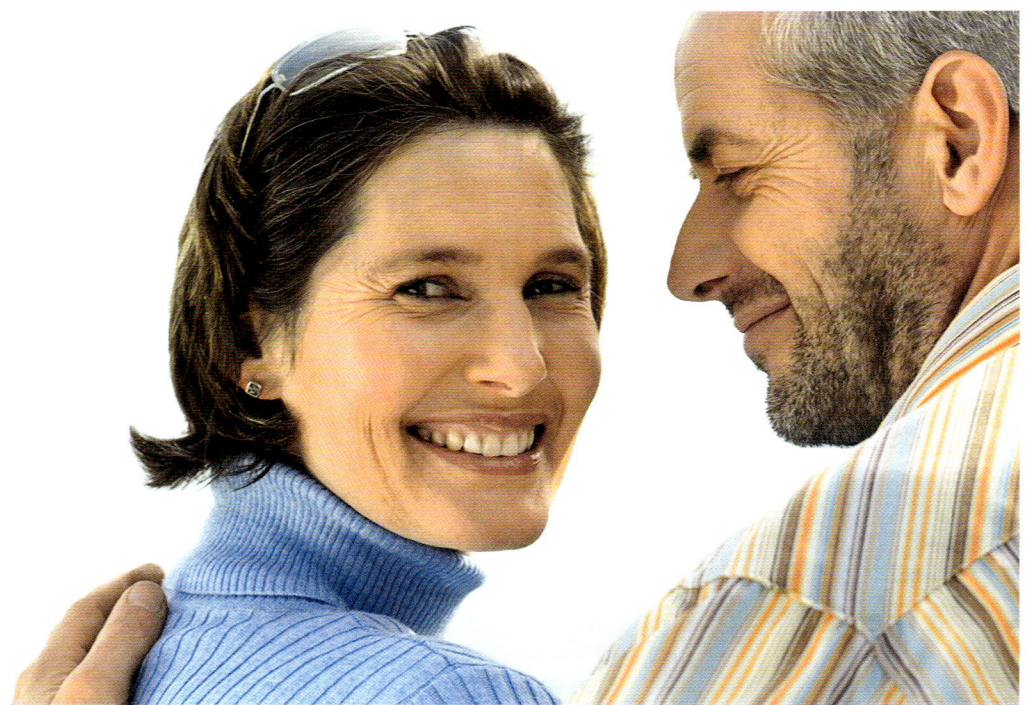

Gesundes Essen, eine optimistische Lebenseinstellung und regelmäßige altersgerechte sportliche Aktivität halten Sie länger fit und jung – schön, wenn Sie dabei zu zweit sind.

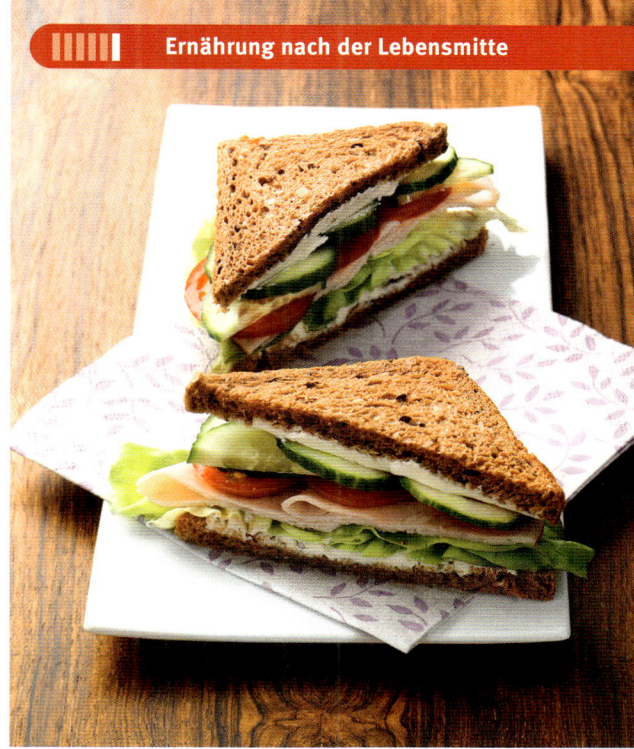

Durch die frischen Zutaten wie Salat, Tomaten- und Gurkenscheiben wird das Sandwich saftiger und vitaminreicher.

Nährwerte pro Portion:
414 kcal | 29 g E | 9 g F | 54 g KH

Eine Suppe, die von innen wärmt. Sehr vitaminreich und gut zur Stärkung des Immunsystems geeignet.

Putenbrustsandwich

Für 2 Portionen
Zubereitungszeit: ca. 10 Min.
4 Scheiben (100 g) Vollkorntoast | 1 Tomate | ¼ Gurke | 2 große Salatblätter | etwas Frischkäse | 4–6 kleine Scheiben Putenbrust-Aufschnitt, je nach Geschmack
1 Die vier Scheiben toasten und anschließend gut abkühlen lassen. Tomate und Gurke in Scheiben schneiden. Die Salatblätter waschen und trockentupfen.
2 Die Brote mit Frischkäse bestreichen. Dazu zwei der Toastbrotscheiben mit den Salatblättern belegen und die Putenbrust daraufgeben.
3 Mit den übrig gebliebenen Toastscheiben die belegten Brote abdecken und jeweils diagonal in zwei Dreiecke schneiden.
Nährwerte pro Stück:
200 kcal | 12 g E | 6 g F | 24 g KH

Versorgt Sie mit Proteinen und Ballaststoffen. Gut für Muskeln und Zellen.

Apfelschnee

Für 2 Portionen
Zubereitungszeit: 5–10 Min.
100 g fettarmer Joghurt | 200 g Apfelmus | 50 g Schlagsahne | ½ Pck. Vanillezucker | ½ EL Schokoladenraspel
1 Zuerst den Joghurt und das Apfelmus in einer Rührschüssel miteinander verrühren.

2 Nun die Schlagsahne und den Vanillezucker in einer anderen Schüssel mit einem Handrührgerät steif schlagen. Danach die Sahne vorsichtig unter den Apfeljoghurt ziehen und in Glasschälchen anrichten.
Mit den Schokoraspeln garnieren.
Nährwerte pro Portion:
177 kcal | 3 g E | 10 g F | 20 g KH

Ein leckerer Mix aus Vitaminen und Eiweiß, den Sie ohne schlechtes Gewissen zum Nachtisch genießen können.

Jägertopf

Für 2 Portionen
Zubereitungszeit: ca. 20 Min.
Kochzeit: insg. 90 Min.

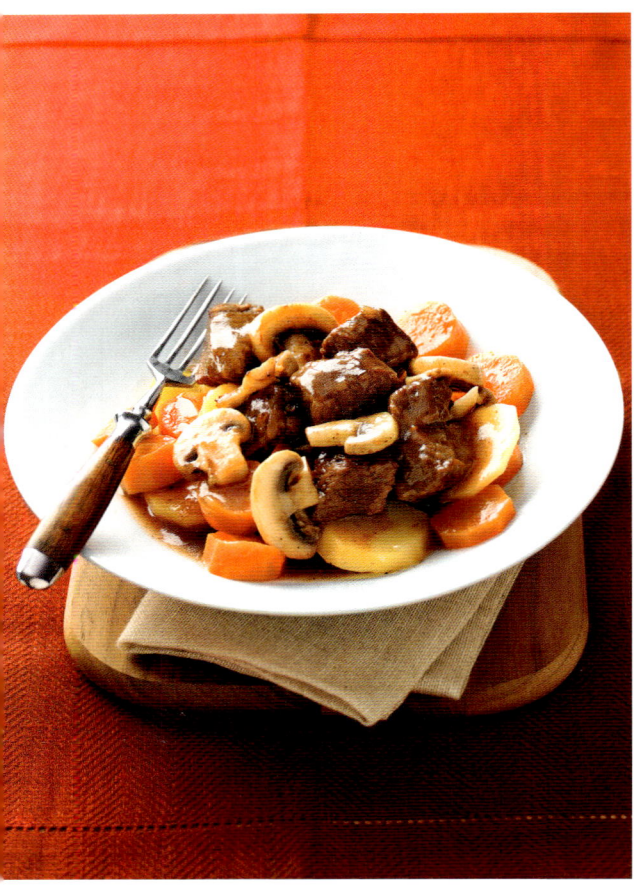

Der Jägertopf versorgt Sie mit lebenswichtigen Vitaminen und Mineralstoffen.

375 g Rindfleisch | ¼ TL Salz, wenig Pfeffer |
1 Zwiebel | 250 g Champignons | 1 EL Rapsöl |
40 ml Rotwein | 125 ml Rinderbrühe |
1½ Möhren | 300 g Kartoffeln
1 Das Fleisch abspülen, gut trockentupfen und mit Salz und Pfeffer würzen.
2 Zwiebeln abziehen und hacken. Champignons putzen, waschen und in mundgerechte Scheiben schneiden.

3 Das Öl in einem großen Topf oder Bräter erhitzen und das Fleisch darin bei starker Hitze von allen Seiten anbraten. Zwiebeln und Pilze dazugeben und andünsten. Mit Rotwein ablöschen und etwa 30 Min. köcheln lassen. Die Rinderbrühe zugießen und weitere 30 Min. bei schwacher Hitze köcheln lassen.
4 Möhren und Kartoffeln waschen, schälen, in Scheiben schneiden und zu dem Fleisch geben. Nochmals 30 Min. köcheln lassen.
5 Das Fleisch auf dem Gemüse anrichten.
Nährwerte pro Portion:
493 kcal | 62 g E | 12 g F | 27 g KH

Gute Kaliumquelle: Wenn Sie eine rohe Kartoffel mit zu dem Fleisch geben, können Sie den Bratensaft nach dem Schmoren pürieren und haben eine fettarme, gebundene, schmackhafte Sauce.

Gurkensalat
Für 2 Portionen
Zubereitungszeit: ca. 10 Min.
1 Salatgurke | 4 EL Naturjoghurt (1,5 % Fett) |
2 TL Rapsöl | 2 TL Essig | etwas Dill (frisch oder TK) | Salz, Pfeffer | 2 Scheiben Vollkornbrot |
4 TL Geflügelleberwurst
1 Die Gurke waschen und mit dem Gemüsehobel in eine Salatschüssel hobeln.
2 Joghurt, Öl, Essig und Dill miteinander verrühren. Anschließend mit Salz und Pfeffer nach Belieben abschmecken.
Dazu schmeckt Vollkornbrot mit Leberwurst.
Nährwerte pro Portion:
252 kcal | 10 g E | 13 g F | 23 g KH

Reich an Ballaststoffen und Vitamin A. Fördert die Verdauung und das Sehvermögen.

Kaffee-Kokos-Creme mit Himbeeren

Für 4 Portionen

Zubereitungszeit: ca. 20 Min.

Kühlzeit: 4 Std.

2 Blatt Gelatine | 100 ml Kokosmilch aus der Dose | 4 EL Instant-Kaffeepulver | 150 g Vollmilchschokolade | 2 sehr frische Eier | 2 cl Kaffeelikör | Salz | 30 g Zucker | 400 g Sahne | 1 Banane | 250 g Himbeeren | Kokosraspel

1 Die Gelatine in kaltem Wasser einweichen. Bis auf einen kleinen Rest die Kokosmilch mit dem Kaffeepulver verrühren. Schokolade zerkleinern und im heißen Wasserbad schmelzen.

2 Die beiden Eier trennen, Eigelb mit der Kaffee-Kokos-Creme im heißen Wasserbad dickschaumig aufschlagen.

3 Die ausgedrückte Gelatine in der Creme auflösen. Den Kaffeelikör und die Schokolade unterrühren. Nun die Kaffee-Schokoladen-Masse im Kühlschrank kalt stellen.

4 Das Eiweiß mit einer Prise Salz steif schlagen, dabei den Zucker langsam dazugeben. Sahne steif schlagen und beides nacheinander vorsichtig unter die Creme heben.

5 Die Banane schälen und in Scheiben schneiden. Die Himbeeren verlesen, ein paar schöne zur Seite legen. Zum Verzieren der Gläser die Ränder erst in Kokosmilch tauchen, dann in den Kokosraspeln drehen. Die Hälfte der Creme in Gläser füllen, darüber die Früchte verteilen und die restliche Creme daraufgeben.

6 Anschließend für mindestens 4 Stunden im Kühlschrank kalt stellen.

Zum Servieren die gekühlte Kaffee-Kokos-Creme mit den restlichen Himbeeren belegen – sieht nicht nur verlockend aus, schmeckt auch so.

Nährwerte pro Portion:

652 kcal | 12 g E | 46 g F | 46 g KH

Ein etwas aufwändigerer Nachtisch, besonders für Gäste geeignet. Wenn Kinder mitessen möchten, lassen Sie Kaffee und Kaffeelikör einfach weg. Alternativ können Sie statt des Kaffeepulvers auch ungesüßten Kakao verwenden, der hat zwar mehr Kalorien, aber das macht in dem Fall nichts.

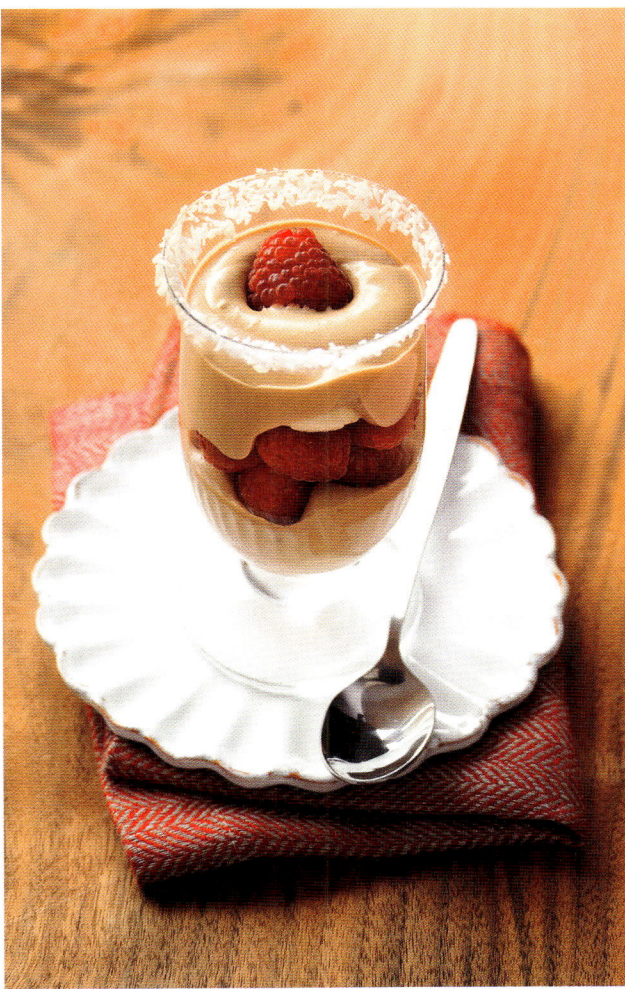

Mühe und Aufwand lohnen sich – eine wahre Gaumenfreude für die ganze Familie.

Woher weiß ich, dass mein Baby satt ist?

Häufig dreht es den Kopf zur Seite, weg vom gefüllten Löffel. Durch vorsichtiges Berühren der Lippen mit dem Löffel wird der Saugreflex nicht ausgelöst – der Mund bleibt verschlossen. Dann ist Ihr Kind satt. Kleine Kinder sollten Sie zunächst ein Bäuerchen machen lassen. Wenn es anschließend einschläft oder etwas anderes tut, dann ist es satt. Kinder müssen erst ihren individuellen Sättigungsrhythmus finden. Haben Sie Geduld.

Ich bin andauernd hungrig. Was soll ich tun?

Kann es sein, dass Sie gar keinen Hunger haben, sondern einfach nur unzufrieden sind? Vielleicht haben Sie Stress und spüren Ihren Körper nicht mehr richtig. Betäuben Sie ihn nicht durch überflüssige Kalorienzufuhr, sondern warten Sie in Ruhe die nächste schöne Mahlzeit ab und trinken Sie in der Zwischenzeit eine Tasse aromatischen Tee.

Trauen Sie sich womöglich nicht, sich richtig sattzuessen? Nehmen Sie sich genug Zeit zum Essen. Erhöhen Sie die Menge auf Ihrem Teller, indem Sie zu viel Gemüse greifen und essen Sie eher Vollkornprodukte – der hohe Ballaststoffanteil hält Sie lange satt.

Wie schaffe ich es, dass meine Kinder freiwillig alles essen?

Das wird Ihnen nie ganz gelingen, was aber ok ist, denn jedes Kind ist ein Individuum. Dennoch gibt es ein paar Regeln, an denen Sie sich orientieren können:

1. Rituale schaffen: Gegessen wird, was auf den Tisch kommt. Ihre Kinder müssen Esssituationen auch als solche erkennen können. Wenn der Tisch gedeckt ist, gibt es Essen.
2. Süßigkeiten verwalten: Rationieren Sie die Süßigkeiten so, dass Ihre Kinder zu den Mahlzeiten auch Hunger haben, denn: Wer satt ist, sortiert Ungeliebtes aus.
3. Mäkeln verboten: Verständigen Sie sich mit Ihrem Partner, dass Mäkeln am Tisch tabu ist.
4. Kochen als Arbeit: Machen Sie den anderen Familienmitgliedern deutlich, dass Kochen eine wichtige und schwierige Arbeit ist, die respektiert werden muss.
5. Mithelfen: Lassen Sie ältere Kinder bei der Vor- und Zubereitung helfen.
6. Mäkelige Kinder: Bei wählerischen Kindern führen Sie Wunschtage ein, an denen sie sich etwas wünschen dürfen, was Sie dann auch kochen. Dafür müssen sie an den übrigen Tagen essen, was sich die anderen wünschen.

Ich krieg's einfacht nicht mit, wenn meine Kinder naschen, was soll ich tun?

1. Regeln einführen, die abhängig vom Alter der Kinder und der Familienvorstellungen sind. Kleine Kinder brauchen eine Zuteilung.
2. Nach Oma-Besuchen das Kinderzimmer inspizieren. Nehmen Sie den Kindern die Süßigkeiten nicht weg, sondern verwalten Sie diese.
3. Beim nächsten Frühstück klären Sie, wie viel genascht werden darf.
4. Sind Ihre Kinder in der Pubertät: Lassen Sie sie gewähren.

Meine Mutter hat keine Lust mehr zu essen, sie kocht auch nicht mehr selbst ...

Das ist eine schwierige Situation und meist eine Folge des Alleinlebens.

Erkundigen Sie sich, ob es eine Essgruppe in ihrer Nähe gibt. Manche Wohnbaugenossenschaften oder Restaurants bieten Möglichkeiten des gemeinsamen Essens für Alterssingles. Außerdem könnten Sie ihr anbieten, bei Gelegenheit etwas mehr zu kochen und es portionsweise für sie einzufrieren. Eine weitere Möglichkeit wären Bringdienste wie »Essen auf Rädern«.

Versuchen Sie, Ihre Mutter zu motivieren, indem Sie sich etwas von früher wünschen: »Weißt du noch, du hast immer so leckere Spätzle gemacht. Du kannst die einfach am besten!« Wenn Ihre Mutter unter solch einer Freudlosigkeit leidet, dass ihr selbst das Essen keinen Spaß mehr macht, sollten Sie ärztliche Hilfe in Anspruch nehmen, es könnte sich um eine Depression handeln.

Bei Ihnen in der Sprechstunde bin ich super motiviert, doch kaum bin ich zu Hause, ist alles verflogen. Ich habe einfach keine Lust zu kochen. Was raten Sie mir?

Viele Menschen sind eher bereit, für andere mehr zu machen, als für sich selbst. Wenn die Familie nicht da ist, gibt's eben nichts. Dahinter steckt die Maxime: Den ich schätze und liebe, den verpflege und bekoche ich.

Wie wertvoll sind Sie sich selbst? Warum sind Sie es sich nicht wert, für sich selbst zu kochen? Sie machen doch auch jeden Ölwechsel Ihres Autos pünktlich, Ihren Kindern gutes Essen. Warum schätzen und lieben Sie sich so wenig, dass Sie sich selbst keine liebevoll zubereitete Mahlzeit gönnen?

1. Schritt: Loben Sie sich, wenn Sie sich selbst etwas zu essen machen.

2. Schritt: Fangen Sie mit kleinen Gerichten an und überlegen Sie sich einmal, ob Sie sich mit den vielen Süßigkeiten und Snacks nicht einfach nur abspeisen.

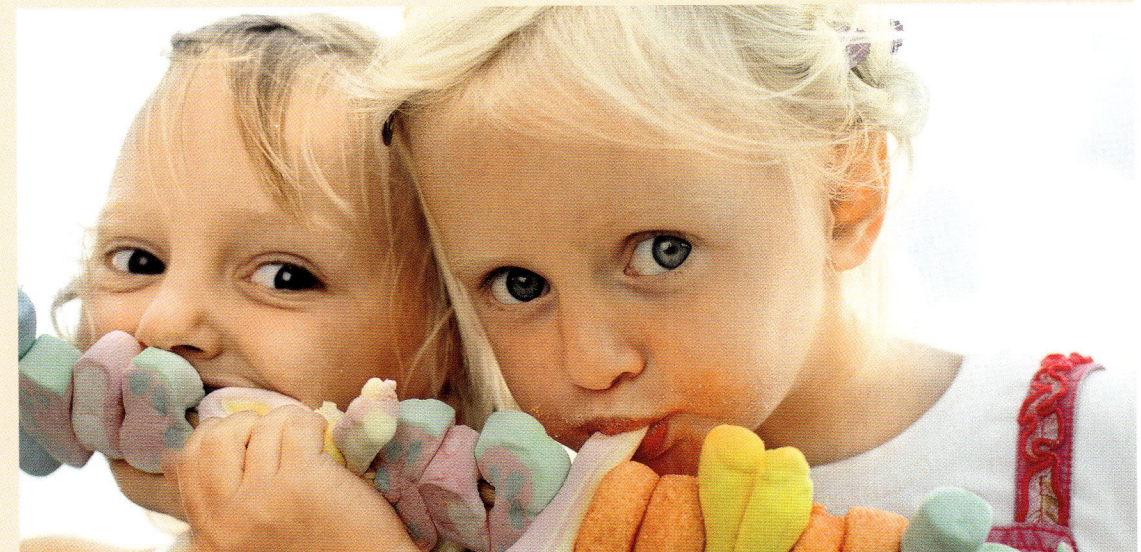

Adressen, die weiterhelfen

DEUTSCHLAND

DGE – Deutsche Gesellschaft für Ernährung e.V.
Godesberger Allee 18
53175 Bonn
www.dge.de

**Aid-Infodienst
Ernährung, Landwirtschaft, Verbraucherschutz e. V.**
Heilsbachstraße 16
53123 Bonn
www.was-wir-essen.de/
www.aid.de

Verbraucher Initiative e. V.
Elsenstraße 106
12435 Berlin
www.zusatzstoffe-online.de

Forum Bio- und Gentechnologie – Verein zur Förderung der gesellschaftlichen Diskussionskultur e. V.
Bachstraße 62–64
52066 Aachen
www.transgen.de

Bundesinstitut für Risikobewertung – Bereich Presse, Öffentlichkeitsarbeit, Risikokommunikation
Thielallee 88–92
14195 Berlin
Postanschrift: Postfach 330013,
14191 Berlin
www.bfr.bund.de

Bundesministerium für Ernährung, Landwirtschaft und Verbraucherschutz (BMELV)
Wilhelmstraße 54
10117 Berlin
Postanschrift: 11055 Berlin.
www.bmelv.de/
www.aktionsplan-allergien.de

FKE – Forschungsinstitut für Kinderernährung GmbH, Dortmund
Heinstück 11
44225 Dortmund
www.fke-do.de

Universität Hohenheim Institut für Biologische Chemie und Ernährungswissenschaft
Garbenstraße 30
70593 Stuttgart
www.uni-hohenheim.de

Deutsche Rheuma-Liga Bundesverband e.V.
Maximilianstraße 14
53111 Bonn
www.rheuma-liga.de

Deutsche Zöliakie-Gesellschaft e. V.
Kupferstraße 36
70565 Stuttgart
www.dzg-online.de

Deutsche Hochdruckliga e. V.
Berliner Straße 46
69120 Heidelberg
www.hochdruckliga.de

Deutscher Allergie- und Asthmabund e. V. (DAAB)
Fliethstraße 114
41061 Mönchengladbach
www.daab.de

Deutsche Krebshilfe e. V.
Buschstraße 32
53113 Bonn
www.krebshilfe.de

Deutsche Adipositas-Gesellschaft e. V.
Waldklausenweg 20
81377 München
www.adipositas-gesellschaft.de

ERNÄHRUNGS-FACHKRÄFTE:

DGE – Deutsche Gesellschaft für Ernährung e. V.
Godesberger Allee 18
53175 Bonn
www.dge.de

Verband der Oecotrophologen e. V. (VDOE)
Reuterstraße 161
53113 Bonn
www.vdoe.de

Verband der Diätassistenten (VDD) – Deutscher Bundesverband e. V.
Susannastraße 13
45136 Essen
www.vdd.de

Deutsche Gesellschaft für Ernährungsmedizin e. V.
Info- und Geschäftsstelle
Olivaer Platz 7
10707 Berlin
www.dgem.de

Bundesverband Deutscher Ernährungsmediziner e. V.
Reichsgrafenstraße 11
79102 Freiburg
www.bdem.de

ÖSTERREICH

Österreichische Gesellschaft für Ernährung (ÖGE)
Zimmermanngasse 3
A-1090 Wien
www.oege.at

SCHWEIZ

Schweizerische Gesellschaft für Ernährung (SGE)
Schwarztorstraße 87
CH-3001 Bern
www.sge-ssn.ch

Bücher, die weiterhelfen

Ernährungsmedizin.
Hans-Konrad Biesalski u. a.;
Thieme Verlag, Stuttgart

Vitamine, Spurenelemente und Mineralstoffe.
Hans-Konrad Biesalski u. a.;
Thieme Verlag, Stuttgart

Wohlgeschmack und Widerwillen.
Marvin Harris; Klett-Kotta Verlag,
Stuttgart

Rätsel der Kochkunst.
Hervé This-Benckhard; Piper Verlag, München, Zürich

Europäische Esskultur.
Gunther Hirschfelder; campus Verlag, Frankfurt

Kursbuch Anti-Aging.
Günther Jacobi u.a.; Thieme Verlag, Stuttgart

Die Psychologie des Essens und Trinkens.
A. W. Logue; Spektrum Verlag,
Heidelberg

Bioaktive Pflanzenstoffe.
Bernhard Watzl, Claus Leitzmann; Hippokrates Verlag,
Stuttgart

BÜCHER AUS DEM GRÄFE UND UNZER VERLAG

Die Zucker-Fett-Falle.
Prof. Olaf Adam, Dr. Yvonne
Braun

Cholesterin senken.
Prof. Aloys Berg, Andrea
Stensitzky, Prof. Daniel König

Die richtige Ernährung bei Diabetes, Bluthochdruck, Übergewicht, Gicht, Cholesterin.
Andrea Betz

Kochen für die Familie.
Susanne Bodensteiner, Julia
Skowronek, Martina Kittler,
Dagmar von Cramm

Der große Ess- und Tischknigge.
Elisabeth Bonneau

Bluthochdruck senken.
Annette Bopp, Thomas Breitkreuz

Essen in der Stillzeit.
Dagmar von Cramm

Kinderhits.
Dagmar von Cramm

300 Fragen zur Kinderernährung.
Patricia Davis, Marika Miklautsch,
Sabine Dietrich

Die GU Nährwert-Kalorien-Tabelle.
Prof. Ibrahim Elmadfa, Waltraute
Aign, Prof. Erich Muskat, Doris
Fritzsche

E-Nummern und Zusatzstoffe.
Prof. Ibrahim Elmadfa, Doris
Fritzsche, Prof. Erich Muskat

Laktose-Intoleranz.
Doris Fritzsche

Stillen.
Márta Guóth-Gumberger,
Elizabeth Hormann

Wie aus Kindern glückliche Erwachsene werden.
Gerald Hüther, Cornelia Nitsch

Typgerecht fördern und erziehen.
Dr. Christine Kaniak-Urban,
Cornelia Nitsch

Der große Klever Kalorien und Nährwerte.
Katrin Klever-Schubert,
Alexandra Endres

Gesund essen mit Spaß.
Susanne Klug

Die schönsten Rituale für Kinder.
Petra Kunze, Catharina
Salamander

Babyernährung.
Dr. Astrid Laimighofer

Familienalltag sicher im Griff.
Cordula Nussbaum

Das Papa Handbuch.
Robert Richter, Eberhard Schäfer

Magen und Darm natürlich behandeln.
Dr. Nicole Schaenzler, Dr. med.
Christoph Koppenwallner

Der Lebensmittel IQ.
Prof. Jürgen Vormann, Christina
Wiedemann

Sachregister

Sachregister

Sachregister

Rezeptregister

Rezeptregister

Praktisch & fundiert

Der Ratgeber Kinder: Alles Gute für die Familie

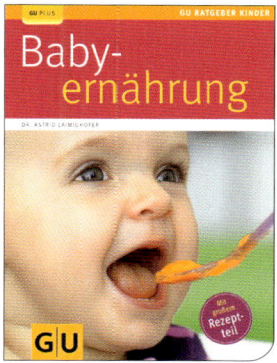

ISBN 978-3-8338-1809-7
128 Seiten

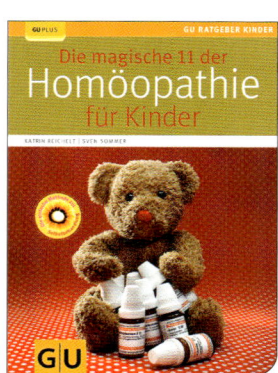

ISBN 978-3-8338-1988-9
128 Seiten

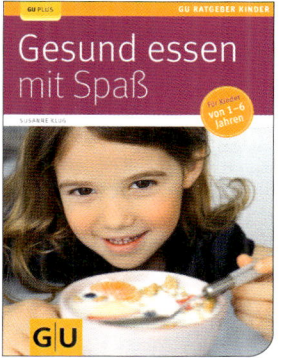

ISBN 978-3-8338-1823-3
128 Seiten

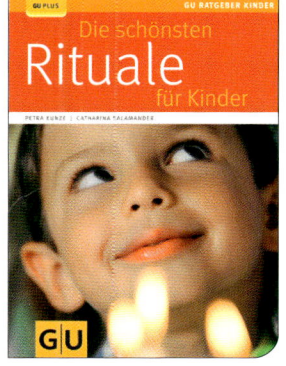

ISBN 978-3-8338-0510-3
128 Seiten

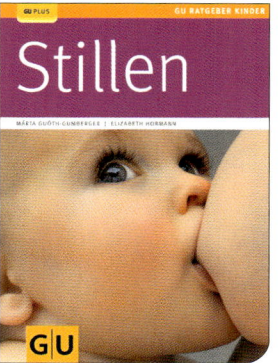

ISBN 978-3-8338-0405-2
128 Seiten

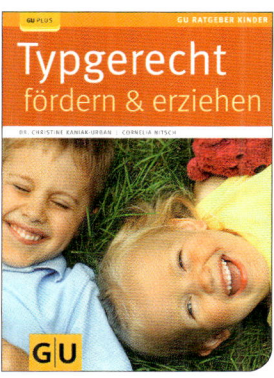

ISBN 978-3-8338-1464-8
128 Seiten

Das macht sie so besonders:

Kompetent – zu jedem Thema ein Top-Experte

Praktisch – zu Hause schnell und sicher umsetzbar

Klar – eingeteilt in Einführung, Praxis und Service

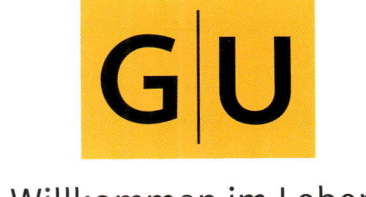

Willkommen im Leben.

Impressum

Impressum

© 2011 GRÄFE UND UNZER VERLAG
GmbH, München
Alle Rechte vorbehalten. Nachdruck,
auch auszugsweise, sowie Verbreitung
durch Bild, Funk, Fernsehen, Internet,
durch fotomechanische Wiedergabe,
Tonträger, Datenverarbeitungssysteme
jeder Art nur mit schriftlicher Geneh-
migung des Verlags.

Projektleitung: Sarah Schocke

Lektorat: Dorit Zimmermann

Bildredaktion: Henrike Schechter

Satz: griesbeckdesign, München

Umschlaggestaltung und Layout:
independent Medien-Design,
Horst Moser, München

Herstellung: Petra Roth

Reproduktion: Longo AG, Bozen

Druck und Bindung: Druckhaus
Kaufmann, Lahr

ISBN 978-3-8338-1983-4
1. Auflage 2011

Wichtiger Hinweis

Die Gedanken, Methoden und Anregungen in diesem Buch stellen die Meinung bzw. Erfahrung der Verfasserin
dar. Sie wurden von der Autorin nach
bestem Wissen erstellt und mit größt-
möglicher Sorgfalt geprüft. Sie bieten
jedoch keinen Ersatz für persönlichen
kompetenten medizinischen Rat. Jede
Leserin, jeder Leser ist für das eigene
Tun und Lassen auch weiterhin selbst
verantwortlich. Weder Autorin noch
Verlag können für eventuelle Nachteile
oder Schäden, die aus den, im Buch
gegebenen, praktischen Hinweisen
resultieren, eine Haftung übernehmen.

Bildnachweis

Fotoproduktion: Kramp & Gölling
Fotodesign, Hamburg

Cover: Nikolai Buroh

Weitere Fotos und Illustrationen:
Alamy: S. 263; Almidi.net: S. 88; Caro-
foto: S. 104; Corbis: S. 179, 205, 220,
274; Demeter: S. 87; EU: S. 87;
Focus/SPL: S. 199; Getty: S. 2, 4, 7, 48,
74, 75, 86, 183, 217, 219, 224, 229, 231,
242, 252, 269, 277, 284, 287, U4 li;
Griesch: U3; GU: S. 73 (Seidensticker),
161, 236 (Seckinger), Innenklappe
vorne (Melzer); Jalag: S. 41, 267; Jump:
S. 10, 14, 69, 144, 191, 290; Jupiter
Images: S. 78; KEYSTONE: S. 81; Mau-
ritius: S. 72, 83, 121, 222, 250; Plain-
picture: S. 64, 70, 136, 142, 150, 168,
216, 257, 286, 295, U4 re; Stills-Online:
S. 95; Stockfood: S. 1, 5, 8, 12, 18, 22, 26,
29, 34, 36, 39, 46, 58, 85, 93, 96, 98, 108,
113, 114, 120, 125, 131, 141, 158, 160,
172, 189, 208, 227, 244, 256; T. Willem-
sen: S. 176

Umwelthinweis

Dieses Buch wurde auf chlorfrei ge-
bleichtem Papier gedruckt. Um Rohstoffe zu sparen, haben wir auf Folien-
verpackung verzichtet.

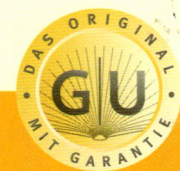

Unsere Garantie

Liebe Leserin und lieber Leser,

wir freuen uns, dass Sie sich für ein
GU-Buch entschieden haben. Mit
Ihrem Kauf setzen Sie auf die Qualität,
Kompetenz und Aktualität unserer
Ratgeber. Dafür sagen wir Danke! Wir
wollen als führender Ratgeberverlag
noch besser werden. Daher ist uns
Ihre Meinung wichtig. Bitte senden Sie
uns Ihre Anregungen, Ihre Kritik oder
Ihr Lob zu unseren Büchern. Haben
Sie Fragen oder benötigen Sie weite-
ren Rat zum Thema? Wir freuen uns
auf Ihre Nachricht!

Wir sind für Sie da!
Montag – Donnerstag: 8.00 – 18.00 Uhr;
Freitag: 8.00 – 16.00 Uhr
Tel.: 0180 - 5 00 50 54*   *(0,14 €/Min. aus
Fax: 0180 - 5 01 20 54*   dem dt. Festnetz/
E-Mail: Mobilfunkpreise
leserservice@graefe-und-unzer.de   maximal 0,42 €/Min.)

P.S.: Wollen Sie noch mehr Aktuelles
von GU wissen, dann abonnieren Sie
doch unseren kostenlosen GU-Online-
Newsletter und/oder unsere kostenlosen Kundenmagazine.

GRÄFE UND UNZER VERLAG
Leserservice
Postfach 86 03 13
81630 München

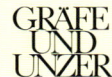

GRÄFE
UND
UNZER

Ein Unternehmen der
GANSKE VERLAGSGRUPPE